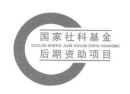
国家社科基金
GUOJIA SHEKE JIJIN HOUQI ZIZHU XIANGMU
后期资助项目

重大公共卫生事件下社会心理干预与重建

Social Psychological Interventions and Reconstruction in Public Health Crises

任志洪　著

中国人民大学出版社
·北京·

国家社科基金后期资助项目
出版说明

后期资助项目是国家社科基金设立的一类重要项目，旨在鼓励广大社科研究者潜心治学，支持基础研究多出优秀成果。它是经过严格评审，从接近完成的科研成果中遴选立项的。为扩大后期资助项目的影响，更好地推动学术发展，促进成果转化，全国哲学社会科学工作办公室按照"统一设计、统一标识、统一版式、形成系列"的总体要求，组织出版国家社科基金后期资助项目成果。

全国哲学社会科学工作办公室

前　　言

　　近年来，全球多次暴发重大公共卫生事件，从严重急性呼吸综合征（SARS）到新型冠状病毒（COVID－19），这些事件对社会的各个层面产生了深远的影响。公共卫生危机不仅带来了直接的健康威胁，还对人们的心理健康和社会结构造成了深远的冲击。面对这些挑战，社会心理干预与重建的重要性愈发凸显。

　　重大公共卫生事件不仅对个体心理健康产生了短期的巨大冲击，如焦虑、恐慌、抑郁等情绪问题，同时也对家庭和社区的社会结构产生了深远的影响。面对这些挑战，研究和实践有效的社会心理干预与重建策略显得尤为重要。

　　本书是国家社会科学基金后期资助重点项目"重大公共卫生事件下社会心理干预与重建"（21FSHA001）的成果，旨在系统探讨和梳理重大公共卫生事件对社会心理健康的影响，并提供相应的干预和重建框架。本书的编写初衷源自对近年来重大公共卫生事件的深刻反思，特别是对这些事件中暴露出的社会心理问题的关注。我们希望通过本书，能够为政策制定者、心理健康专业人士、社会工作者以及广大的读者提供有价值的理论和实践参考，帮助他们更好地应对未来的公共卫生危机。

　　本书共分为七章，涵盖了社会心理干预与重建的各个方面。从绪论开始，介绍了重大公共卫生事件的社会生态及其对社会心理健康的影响，并构建了社会心理干预与重建的总体框架。随后，各章详细探讨了不同层面的影响及应对策略：重大公共卫生事件对社会心理健康的影响部分深入分析重大公共卫生事件对个体、家庭和社区的多层面影响，包括生理、心理和社会层面的影响，提出相应的应对措施。社会心理干预部分详细介绍危机干预、焦虑症状干预、抑郁症状干预及创伤后应激症状干预的策略和实践，通过案例分析展示这些干预方法的实际效果。网络化心理干预部分立足于信息化时代背景，探讨网络化心理干预的概念、应用及伦理问题，提出利用网络技术进行心理干预的具体方法和注意事项。复原力部分探讨个体、家庭和社区的复原力建设，强调复原力在社会心理重建中的重要性，提供增强复原力的具体方法和策略。社会心理重建部分讨论心理健康素养提升、个体意义构建、家庭心理功能恢复和社会网络重组的具体措施，提出综合性的社会心理重建方案。特殊议题部分关注污名现象、丧失与哀伤、助人者常见心理问题等特殊议题，分析这些问题在重大公共卫生事件中的表现及应对策略。

本书努力做到以下几个特点：

其一，系统性。本书基于社会生态系统视角，构建重大公共卫生事件下社会心理干预与重建模型。该模型从社会生态系统的三种基本类型（微观、中观、宏观）出发，将灾难心理健康与心理社会能力建设两大领域进行有机结合。一方面，将灾难心理健康领域所强调的心理干预融入生态系统各层面，以达到促进平静、提升安全感、给予希望感的目标。另一方面，从复原力视角出发，强调优势与资源，重视文化和公平，通过提升个体、家庭、社区系统各个层面的复原力来促进心理社会能力重建，并为事件发生当地的人民和政府赋能。最终，实现整个社会生态系统的新常态。

其二，前瞻性。融合社会心理学、临床心理学、精神病学和计算机科学等新兴交叉学科的知识，探索网络化心理干预模式。基于"教育部华中师范大学心理援助热线平台"的建设管理以及网络化心理干预的研究与实践经验，介绍重大公共卫生事件下网络化干预的具体应用，系统探索其干预效果及影响因素。

其三，积极心理视角。强调重大公共卫生事件下社会生态系统各层面所拥有的优势与资源。已有重大公共卫生事件下的心理干预侧重于将个人、家庭和社区的痛苦医学化，忽略个人、家庭、社区自身的资源和优势。本书从资源与优势视角出发，关注个体的资源、能力、知识、动机、经验和其他可以用来解决问题和追求积极改变的积极品质。

本书的编写得到了众多专家学者的支持与帮助，也特别感谢我的研究生在各章节相关研究和书稿撰写中的辛苦付出，他们分别是（按姓氏笔画排序）：

博士研究生：史从戎、杜夏雨、李丹阳、赵春晓、郭晓丽、赖丽足；硕士研究生：王鹏、卢易、卢珊、仝敬强、朱琳、朱梦桃、肖雪欣、宋永莉、张宇、张涛、柯颖资、郭思远、曹起正、蔡曼琪、魏欣洁。他们的智慧和努力使得本书能够顺利完成。

我们希望通过本书的出版，能够促进社会各界对社会心理干预与重建问题的关注和探讨，为应对未来可能出现的公共卫生危机提供理论支持和实践指导。同时，我们也希望本书能够为读者带来启发和帮助，共同为提升社会心理健康水平、构建和谐社会贡献力量。

任志洪

2024 年 6 月

于华中师范大学南湖畔

目　录

第一章　绪　论

2017 年，习近平总书记在十九大报告中指出，实施健康中国战略。要完善国民健康政策，为人民群众提供全方位全周期健康服务。2019 年，国务院印发《国务院关于实施健康中国行动的意见》，强调加快推动从以治病为中心转变为以人民健康为中心，提高全民健康水平。自 2019 年底，新冠疫情席卷全球，已构成国际重大公共卫生事件，对人类生存和发展产生了不可估计的影响。为此，有必要对重大公共卫生事件背景下的各类群体予以心理援助。本书正是对国家发展战略需要积极响应的成果，重点关注重大公共卫生事件产生的社会心理影响及相应的干预与重建措施。

第一节　社会心理干预与重建的国家战略背景

党的十八大以来，我国卫生健康事业取得新的显著成绩，医疗卫生服务水平大幅提高，居民主要健康指标总体优于中高收入国家平均水平，然而在卫生健康领域仍面临一些挑战，如慢性非传染性疾病与重大传染病防控等。为有效应对上述挑战，在 2016 年全国卫生与健康大会上，习近平总书记指出，应把人民健康放在优先发展的战略位置，提升全民健康素养。在 2017 年党的十九大报告中，习近平总书记提出实施健康中国发展战略，人民健康是民族昌盛和国家富强的重要标志，要完善国民健康政策，为人民群众提供全方位全周期健康服务。

健康中国战略以习近平新时代中国特色社会主义思想为指导，坚持以人民为中心的发展思想，牢固树立"大卫生、大健康"理念，坚持预防为主、防治结合的原则，以基层为重点，以改革创新为动力，中西医并重，把健康融入所有政策，针对重大疾病和一些突出问题，聚焦重点人群，实施一批重大行动，政府、社会、个人协同推进，建立健全健康教育体系，引导群众确立正确健康观，形成有利于健康的生活方式、生态环境和社会环境，促进以治病为中心向以人民健康为中心转变，提高人民健康水平。健康中国战略的总体目标是：到2022年，覆盖经济社会各相关领域的健康促进政策体系基本建立；到2030年，全民健康素养水平大幅提升。

心理健康工作是《"健康中国2030"规划纲要》中的重要组成部分，是建设健康中国的重要保障（高文斌等，2016）。《"健康中国2030"规划纲要》明确提出：加强心理健康服务体系建设和规范化管理；加大全民心理健康科普宣传力度，提升心理健康素养；加强对抑郁症、焦虑症等常见精神障碍和心理行为问题的干预，加大对重点人群心理问题早期发现和及时干预力度；加强严重精神障碍患者报告登记和救治救助管理；全面推进精神障碍社区康复服务；提高突发事件心理危机的干预能力和水平；到2030年，常见精神障碍防治和心理行为问题识别干预水平显著提高。《"健康中国2030"规划纲要》为心理健康工作指明了方向。

2020年1月30日，世界卫生组织（World Health Organization，WHO）宣布，新型冠状病毒（Corona Virus Disease 2019，COVID-19）疫情构成国际关注的突发公共卫生事件。COVID-19是继2002年的严重急性呼吸综合征（Severe Acute Respiratory Syndromes，SARS）和2012年的中东呼吸综合征（Middle East Respiratory Syndrome，MERS）之后，不到20年暴发的第三次大规模病毒疫情。2003年暴发的SARS是21世纪第一次全球公共卫生重大事件。2014年8月，世界卫生组织宣布，在西非暴发的埃博拉疫情已构成国际公共卫生紧急事件；同时，世界卫生组织建议，所有报告有埃博拉疫情的国家都应宣布进入国家紧急状态。其他大流行疫情包括2008年的H5N1禽流感、2009年的甲型H1N1流感、2016年的寨卡病毒疫情等。通过上述重大公共卫生事件，人们意识到，在全球化进程的影响下，全球人口快速流动，公共卫生安全已成为需要全球协作解决的问题。

与此同时，各类重大公共卫生事件的频频发生对人类生存和发展产生了不可估计的影响（王一牛，罗跃嘉，2003）。短期来看，事件往往导致巨大的生命损失、人身伤害和财产损失，对个体的身心健康造成严重影响。长期来看，事件可能加剧个体的心理症状，并对社会和谐与可持续发展产生不利影响。《"健康中国2030"规划纲要》指出，应提高突发事件心理危机的干预能力和水平。如果不能进行及时有效的心理健康工作来提高突发事件下心理危机的干预能力和水平，人民群众的身心健康将会受到较大影响，同样不利于"健康中国"战略的实施。

因此，本书将逐一探讨：什么是重大公共卫生事件？这类事件有什么共同特点？事件的后果和影响有哪些？是什么帮助个人、家庭和社区从重大公共卫生事件中恢复？我们应该如何应对这类重大公共卫生事件，进一步推进"健康中国"战略实施？本书的意义在于：第一，积极响应"健康中国"发展战略，重点关注可持续发展和人民群众的身心健康问题，致力于解决重大公共卫生事件背景下人们的心理健康问题。第二，从社会心理干预与重建角度出发，整合并应用各种概念和技术，建立社会心理干预与重建模型，以帮助人们更好地处理突发公共卫生事件中产生的社会心理问题。

第二节　重大公共卫生事件的社会生态

本节将基于社会生态学视角对重大公共卫生事件的含义及影响展开探讨。首先，将对重大公共卫生事件的含义和特点进行梳理。之后，将简要介绍社会生态学及社会生态系统的含义和构成。最后，从社会生态学视角出发，分析重大公共卫生事件背景下可能产生的社会心理问题。

一、重大公共卫生事件的定义

在了解重大公共卫生事件之前，首先需要了解重大事件的含义。美国国土安全部 2004 年出台的《国家重大事件管理体系》将重大事件定义为一种自然发生的或由人为原因引起的、需要紧急应对以保护生命或财产安全的事件。它包括重大灾难、紧急事件、恐怖主义袭击、火灾、洪水、危险物质泄漏、核事故、空难、地震、飓风、龙卷风、热带风暴、与战争相关的灾难、公共卫生与医疗紧急事态，以及其他需要紧急应对的事件，分为自然性的重大事件和人为性的重大事件（赵丽梅，2015）。我国 2007 年出台的《中华人民共和国突发事件应对法》则指出，突发事件是指突然发生，造成或者可能造成严重社会危害，需要采取应急处置措施予以应对的自然灾害、事故灾害、公共卫生事件和社会安全事件。

重大公共卫生事件是重大事件中影响力较大、传播较广的一种类型（赵宇翔等，2021）。国内外政府和学者从不同角度出发，对重大公共卫生事件给出不同的定义。2000 年美国国会通过的《公共卫生威胁与紧急状态法》认为，重大公共卫生事件既包括由疾病或动乱引发的重大公共卫生事件，也包括由重大传染病疫情或生物恐怖分子攻击引发的重大公共卫生事件（赵丽梅，2015）。我国 2003 年颁布的《突发公共卫生事件应急条例》第二条规定，突发公共卫生事件是指突然发生，造成或者可能造成社会公众健康严重损害的重大传染病疫情、群体性不明原因疾病、重大食物和职业中毒以及其他严重影响公众健康的事件。综合已有研究，重大公共卫生事件的含义主要包含突发性、对公众健康有严重损害、造成不良社会影响等要点。

虽然各国政府及学者对重大公共卫生事件有不同的定义，但是各类重大公共卫生事件一般具有以下六个特征（徐鹏，2007；郭兴旺，2005）：第一，重大公共卫生事件具有突发性。重大公共卫生事件是突然和意外的，一般不可预测。第二，重大公共卫生事件具有公共性和群体性。重大公共卫生事件的范围和影响具有公共性，即重大公共卫生事件往往会引起公众关注，成为公共热点并可能造成公共损失、公众心理恐慌和社会秩序混乱（郭兴旺，2005）。第三，重大公共卫生事件具有不确定性。重大公共卫生事件的产生原因、影响因素、所带来的影响通常是不可预测、非线性的。例如，COVID-19作为一种新的流行疾病，在其暴发初期，其诊断信息往往并不充足（Ryu et al.，2020）。第四，重大公共卫生事件的处理具有复杂性。由于重大公共卫生事件具有不确定性，很少以可预测的方式发展，因此，对于重大公共卫生事件的处理常常具有难度，需要多个部门协调。第五，重大公共卫生事件具有严重危害性。例如，COVID-19不但影响人们的身体健康，而且影响人们的心理健康，使人们产生焦虑、抑郁等症状（Zhang，Li，et al.，2020）。初步证据显示，焦虑和抑郁症状（16%～28%）和自我报告的压力（8%）是COVID-19大流行的常见心理反应，健康风险的不确定性和日益增加的经济损失也将导致广泛的情绪困扰和精神疾病的风险增加（Rajkumar，2020）。第六，重大公共卫生事件具有深远性。重大公共卫生事件对公众身心及社会发展的影响比较深远（徐鹏，2007）。例如，COVID-19广泛暴发及全球传播正在对社会的方方面面产生深远影响，包括身体健康和心理健康（Holmes et al.，2020）。

重大公共卫生事件具有多种规模，有些影响整个地区或国家，有些则仅扰乱小社区或小团体。在众多类型的重大公共卫生事件中，世界卫生组织提出的"国际关注的突发公共卫生事件"（public health emergency of international concern，PHEIC）影响最深远，涉及面最广。国际关注的突发公共卫生事件是指通过疾病的国际传播对其他国家构成公共卫生风险，并且可能需要国际协调应对的特殊事件（World Health Organization，2005）。例如，自2019年12月以来，COVID-19以惊人的传播速度在全球范围迅速蔓延，几乎影响了所有国家。鉴于其严重程度，2020年1月

30 日，世界卫生组织宣布 COVID - 19 为引起全球关注的公共卫生事件，代表了最高级别的国际警告。2020 年 3 月 11 日，世界卫生组织宣布 COVID - 19 发展为大流行。自 2005 年颁布的《国际卫生条例》实施至今，世界卫生组织共宣告了 6 次国际重大公共卫生事件，分别为 2009 年甲型 H1N1 流感、2014 年脊髓灰质炎病毒、2014 年西非埃博拉疫情、2016 年寨卡病毒疫情、2019 年刚果民主共和国埃博拉疫情及 2019 年起的新型冠状病毒疫情（陈璟浩，2014）。世界卫生组织经过评定，认定以上 6 次事件构成较大的公共卫生风险，标志着最高级别的警告，需要国际协调应对；同时，当重大公共卫生事件被认定为全球关注的公共卫生事件时，各国政府应采取行动，以防止严重的、不可逆转的损害，试图避免风险。

重大公共卫生事件，尤其是国际关注的重大公共卫生事件的频频发生，对人类生存和发展产生了不可估计的影响，我们愈发需要以一种更广泛的视角来分析重大公共卫生事件所产生的影响及应对措施。

二、重大公共卫生事件的社会生态

每一次重大公共卫生事件都有一种独特的社会生态，由历史、文化、社会结构以及政治经济所形成和塑造。同时，由于独特的社会生态，不同的个体或群体受到同一事件的不同影响时，往往对事件及其后果形成不同的叙述。这种叙述不但反映了灾难的经历，而且建构和塑造了灾难的意义。在探讨重大公共卫生事件可能产生的影响时，考虑事件发生的集体、社会背景是至关重要的。具体而言，重大公共卫生事件既涉及个人痛苦层面，也涉及公共和集体层面，即个人和家庭所发生的一切都是在集体的创伤和损失以及公共政策的背景下发生的，个人痛苦有一定的集体背景。了解特定的重大公共卫生事件的社会生态背景，对于谁需要帮助、如何应对以及谁最有能力来应对都具有重要意义。接下来，我们将从社会生态学视角出发，详细阐述重大公共卫生事件的含义及影响。

生态学一词涉及生物体与其环境之间的相互关系。从生物学的早期起源开始，生态学研究就在多个学科（如心理学、经济学、社会学和公共卫生等）中发展，为理解人们与物质和社会文化环境的相互作用提供了一个总体框架（Lejano & Stokols，2013）。早期的生态学倾向于生物逻辑过程和地理环境。社会生态学领域则更加关注人与环境关系的社会、制度和文化背景等社会因素，这些社会因素是不可分割的，它们代表了不同社会力量间的相互作用。社会生态学涉及人们如何到达特定地理区域的历史以及这些地区的民族关系模式，包括对社会和经济差异，以及获得资源和服务的机会差异的研究。社会生态学为理解多种健康问题的病因提供了一个概念框架，并为设计广泛的教育、治疗和政策干预措施以增进个人和社区福祉提供了基础（Stokols，1992）。

由此可见，社会生态学并不局限于对特定问题的研究。相反，它包含以一个广泛的、多学科的视角来看待人与环境之间的动态关系。在社会生态学的视角下，我们认为重大公共卫生事件并不是一个单独的事件，而是一个过程。该过程包含一个事件或一系列事件，影响多个人群、群体和社区，造成严重的损害或生命损失。此外，该过程往往超出了一般经验，颠覆了通常的个人和集体应对机制，扰乱了社会关系，至少暂时剥夺了个人和社区的权力，具有极强的危害性。换言之，重大公共卫生事件等灾难性事件可能与社会和政治领域中相互作用和共同进化的因素相关联，而不仅仅是物理环境的一种功能（Rigby，2011）。因此，在制定可能的干预与重建策略时，必须考虑到危害、脆弱性和暴露之间的相互作用及事件所在的背景水平。一旦认识到社会的复杂性，特别是考虑到互联的基础设施、服务和系统，就必须从风险管理转向复原力管理，制定促进社会网络等组成部分发展的行动（Linkov et al.，2014）。也就是说，在制定社会心理干预与重建方案时，了解特定的重大公共卫生事件的社会生态背景，对于设计多层次的干预与重建措施具有重要意义。然而，如何从社会生态学视角出发，来理解和分析重大公共卫生事件的含义及影响呢？社会生态系统理论对此问题给出了更为具体的解答。

生态系统理论是一种用来描述与分析人和其他生命系统及其交互的系统理论（Ostrom，2009），它结合了系统理论和生态学概念，提供了一个框架来看待人类行为。社会生态系统理论认为，人们生活在独特的生态系统中，不断地、动态地参与同社会环境的互动，受到其他系统（包括家庭、团体、组织和社区）的影响并与这些系统保持不断的动态交互。其中，系统指由一组相互关联的元素组成的一个功能整体。社会生态系统理论的代表人物 Charles 等人（2018）将人们生存的生态系统分为三种基本类型：微观系统、中观系统和宏观系统。社会影响可以归纳为以个体为圆心扩展开来的嵌套式系统。首先，微观系统的核心是个体。从广义上讲，个体是一种包含生理、心理和社会系统的系统，且生理、心理与社会系统相互作用。社会生态系统理论强调，在微观系统层面应关注个人的需求、问题和优势。同时，它还强调个人如何解决问题，提出解决方案，并尽可能做出最佳、最有效的选择。因此，微观系统主要涉及与个人合作并增强其功能。其次，中观系统指任何一个小群体，是对个体产生最直接影响的社会因素，包括家庭、朋友、学校、工作群体和其他社会群体。最后，宏观系统是指一个大于小群体的系统，包括制度、文化等。个体主要受到两种类型的系统的影响：社区和组织。其中，社区指的是具有共同特征的人的集合，共同特征可能是人们居住的社区、人们共享的活动（如工作）或其他联系。组织是一组结构化的人聚集在一起为共同的目标而工作，并执行在不同单位之间划分的既定工作活动；组织通常有明确定义的成员资格，即知道谁加入、谁退出，如学校、公共社会福利部门等机构（Besio et al.，2020）。宏观取向包括关注影响人们获得资源和生活质量的社会、政治和经济条件与政策。因此，在宏观系统层面，更加注重努力改善人们生活的社会和经济环境。个体处于社会生态系统中，微观、中观、宏观因素相互作用，影响着事件的发生、发展以及重建。

从社会生态系统的视角来看，重大公共卫生事件具有独特的社会生态背景。一方面，重大公共卫生事件会在生态系统的各个层面（微观、中观、宏观）产生不同程度的影响。重大公共卫生事件在个人、家庭、社区和社会层面造成了广泛的问题。在每一个层面，重大公共卫生事件都会削弱正常的保护性支持，增加各种问题的风险，往往还会扩大社会不公正和不平等预先存在的问题。然而，重大公共卫生事件在各个层面所产生的影响并不相同。具体而言，在微观、中观系统层面，重大公共卫生事件容易导致以下问题：第一，重大公共卫生事件引起的一系列心理问题。例如，哀伤、非病理性痛苦、抑郁和焦虑障碍及创伤后应激障碍（posttraumatic stress disorder，PTSD）等。第二，援助引起的相关问题。例如，由于缺乏食物分配信息而产生的焦虑情绪等。在宏观系统层面，重大公共卫生事件背景下具有社会性质的重大问题主要有：第一，重大公共卫生事件发生之前已经存在的社会问题，如贫困人口或者是被歧视或边缘化的群体；第二，重大公共卫生事件引起的社会问题，如家庭分离、社会网络中断、社区的结构与信任遭到破坏等；第三，人道主义援助引起的社会问题，如社区结构或传统支持机制遭到破坏（Carll，2008）。因此，重大公共卫生事件对生态系统各个层面产生了不同的影响。

以 COVID-19 为例，本次疫情暴发在生态系统的各个层面对青少年的心理健康产生了不同程度的影响。青春期是生理和心理发生重大快速变化的时期（Dahl et al.，2018），也是心理健康问题第一次发作和恶化的高风险时期（Hamilton et al.，2020）。在微观系统层面，尽管青少年似乎不太容易受到 COVID-19 的感染，但这种流行病的副作用可能是毁灭性的，因为儿童和青少年可能高度暴露于大流行产生的生物、心理和社会压力源中。一项研究评估了意大利 148 名 17～19 岁的青少年（84 名女性和 64 名男性）在封锁期间的焦虑等情绪意识状况，其中被试出现较明显的焦虑症状，且女性焦虑水平显著高于男性（Smirni et al.，2020）。另一项研究表明，由于 COVID - 19 在澳大利亚的流行，被隔离的青少年（13～19 岁）身体活动显著减少，社交媒体和互联网使用增加，幸福感显著下降（Munasinghe et al.，2020）。旨在减少病毒传播的社会隔离政策使得青少年可能会受到日常生活中断的潜在影响；但在心理层面，青少年却往往尚未具备理解本次疫情暴发的短期和长期后果的能力（Spinelli et al.，2020）。在中观系统层面，COVID - 19 暴发后，学校实行关闭措施，学生被要求滞留在家中。青少年面临减少社会交往、限制运动、学业困难、日常生活发生重大变化、担心被感染等一系列问题，这些问题对青少年的心理健康产生了巨大的影响（Zhang，Li，et al.，2020）。宏观系统主要指疫情下青少年所处的社会、政治和经济条件和政策。例如，在社区层面，在疫情暴发前期，存在社区工作人员疫情知识缺乏、社区缺乏系统的救助体系、社区居民社区归属感薄弱等一系列问题（徐艳乐，2020），不利于维护疫情期间青少年心理健康。因此，由于生理、心理和社会因素的综合作用，COVID - 19 对青少年心理健康产生了一系列的影响。

另一方面，由于个体或群体所处的社会生态系统各不相同，不同群体现有和可获得的支持心理健康和心理社会福利的资源可能因社会、心理、生物等因素的不同而不同，即同一突发公共卫生事件给不同个体或群体所带来的影响不尽相同。第一，重大公共卫生事件对不同人群（一般人群、COVID - 19 患者、青少年、老年人、医护人员、边缘化群体等）心理健康的影响程度不同。一些人在逆境中有相对较强的应对能力，然而，另一些特定人群产生社会或心理问题的风险则更大（Kar & Singh，2020）。研究指出，老年人（Yang et al.，2020）、无家可归者（Tsai & Wilson，2020）、外来务工人员（Liem et al.，2020）、精神病患者（Zhu et al.，2020）、孕妇（Rashidi Fakari & Simbar，2020）和中国留学生（Zhai & Du，2020a）的心理健康可能更容易受到 COVID - 19 大流行影响。除此之外，另一项研究表明，不良心理健康后果风险较高的人群包括 COVID - 19 患者及其家属、现有身体或精神疾病患者及卫生保健工作者（Rajkumar，2020）。例如，在 COVID - 19 暴发期间，医护人员由于长时间工作、面临感染风险、防护设备短缺、孤独、身体疲劳和与家人分离，存在严重的不良心理健康后果风险（Kang et al.，2020）。第二，同一重大公共卫生事件下，不同群体所表现出的症状或程度也不尽相同。具体来说，在疫情期间，女性、学生、出现新冠病毒感染症状人群、健康状况较差人群与较高的焦虑和抑郁发生率相关（Wang et al.，2020）；老年人难以获得精神卫生服务，先前存在的抑郁症状的发生率较高（Yang et al.，2020）；孕妇由于产生与新冠病毒感染有关的应激和焦虑而可能导致新生儿的不良结局（Liem et al.，2020）；中国留学生可能面临歧视和污名，导致焦虑和压力相关的障碍（Zhai & Du，2020a）；无家可归者可能会因为恐惧非自愿入院或隔离，从而妨碍精神保健（Tsai & Wilson，2020）；外来务工人员需要更多的社会支持，以降低患常见精神疾病的风险（Liem et al.，2020）。第三，根据社会分层理论（李路路，1999），处于不同阶层位置的社会成员在重大公共卫生事件中的社会和心理需求不同，因而需要采取不同的干预策略。在上述情况下，精神病学家、心理健康工作者与其他医生、当地政府和社区卫生工作者之间的密切合作是至关重要的。当我们对重大公共卫生事件背景下的各类群体进行心理援助时，应考虑从微观、中观、宏观等不同层面来提供较为完善的心理健康服务。

综上，重大公共卫生事件由历史、文化、社会结构和过程以及政治经济所形成和塑造，是人类和非人类实体在物质生产和社会建构的权力关系网中相互作用的结果（Kotsila & Kallis，2019）。一方面，重大公共卫生事件会在生态系统的各个层面（微观、中观、宏观）产生不同程度的影响；另一方面，由于个体或群体所处的社会生态系统各不相同，同一突发公共卫生事件给不同个体或群体所带来的影响不尽相同。因此，对于重大公共卫生事件背景下产生的各类问题，从社会生态系统视角出发，全方面、多角度分析研究特定心理问题及社会问题产生的原因，有助于寻求较为完善的干预与重建方案，从而解决不同群体的问题，实现整个社会层面的心理重建，促进社会健康发展。

第三节　社会心理干预与重建的框架构建

重大公共卫生事件具有重大而深远的影响。因此，保护和改善人们的心理健康和心理社会福利，进行及时有效的社会心理干预与重建，成为重大公共卫生事件发生后亟待解决的事项之一。然而，以往的具体实践往往只注重个人层面的心理干预，忽略了家庭、社区等系统的心理社会能力建设，缺乏一个多层次的、较为完善的社会心理干预与重建框架。构建一个重大公共卫生事件背景下的社会心理干预与重建模型，澄清不同的心理干预和重建方法如何相互补充，对于促进个体健康和增进社会福祉具有重要意义。

在构建模型之前，我们将首先对现有社会心理干预与重建的研究与实践进展进行论述，厘清灾难心理健康（Disaster Mental Health）与心理社会能力建设（Psychosocial Capacity Building）两大领域的发展过程、含义及核心概念，梳理现有方法的不足，进而为模型的提出奠定基础。之后，我们将对社会心理干预与重建的核心原则与注意事项进行梳理，凝练社会心理干预与重建领域的研究进展。最后，从社会生态系统的视角出发，我们将社会心理干预与社会心理重建放在一个层级系统中，提出社会心理干预与重建的总体框架。

一、灾难心理健康与心理社会能力建设

在 Miller（2012）的研究基础之上，我们对灾难心理健康与心理社会能力建设两个领域的研究主题进行了整合，并对两大领域的研究进展进行了补充。具体来说，灾难心理健康主要关注以下主题：个体的普遍反应、个体恢复、专业人士援助、病理学；心理社会能力建设则重点关注以下主题：复原力、赋权、优势视角、集体能力、使用团体和活动、文化反应能力、公平、医源性影响。

（一）灾难心理健康

重大公共卫生事件对人们的心理健康产生了一系列负面影响。为缓解人们的心理痛苦，精神卫生专业人员采取了广泛的心理干预措施（Kang et al.，2020）。近年来，越来越多的研究者和心理专业实践工作者将工作中心转向灾难心理健康领域（Halpern & Vermeulen，2017）。

1. 灾难心理健康的发展概述

灾难心理健康起源于危机干预。危机干预在第二次世界大战中发展而来，是一种用以应对飞机失事、自然灾害等灾难的干预（Halpern & Vermeulen，2017）。近年来，灾难心理健康领域的研究不断发展。1951年，Tyhurst（1951）提出"灾难综合征"的概念，指在灾难发生后，当暴露的人"头昏眼花、目瞪口呆、意识不清、冻僵或漫无目的地游荡"时，症状会影响20%～25%的暴露者，并且通常会随着时间的推移而消失。20世纪六七十年代，研究者重点研究了灾害如何影响社区并产生大规模影响、不同类型灾害导致的身心健康后果、环境对心理健康风险的影响以及不同类型灾害受害者的不同需求等内容。在研究方法上，研究开始纳入基于人群的流行病学方法（Raphael & Maguire，2009）。20世纪70年代，

研究者主要采用临床访谈进行数据收集，部分采用症状问卷或心理测试（North，2016）。

1980 年，PTSD 被添加到第三版《精神障碍诊断与统计手册》（*The Diagnostic and Statistical Manual of Mental Disorders*，DSM）中。将 PTSD 纳入 DSM 以及基于 DSM 标准的结构化诊断工具的开发促进了创伤事件（包括灾难）后果相关研究的发展（Juul & Nemeroff，2012），是灾难心理健康研究领域的一项重要进展。在方法层面，研究者发展了结构化诊断访谈，并将其引入包括灾害研究在内的流行病学研究中（North，2016）。此外，为召集研究人员制定灾难规划和应对策略，成立了国际创伤应激研究学会。随后，研究者开始对用以预防或减少灾后精神病的干预措施展开研究，这进一步促进了诸如心理简报和心理急救等技术的出现（Raphael & Maguire，2009）。

20 世纪 90 年代以来，随着世界卫生组织制定了灾害规划和应对指南，研究人员出版了专门研究创伤应激的出版物，该领域的研究范围扩大到包括恐怖主义、流行病、艾滋病和疟疾等，以及持续的压力源在灾后易受精神病理学影响事件中的作用。同时，研究开始采用严格的流行病学方法，并制定了早期干预和应对大规模暴力的循证指南（Raphael & Maguire，2009）。

2001 年的"9·11"恐怖袭击事件极大地改变了灾难心理健康研究的轨迹。这场灾难的影响范围巨大，对广大区域的大量人口产生了深远的影响，为研究者提供了新的机会来探索灾难对心理健康的影响（North，2016）。具体而言，在此之前，灾难研究对象主要集中在直接暴露于灾难的受影响群体。"9·11"恐怖袭击事件产生了广泛的影响，促使人们开始研究灾难对于非直接暴露人群的心理健康影响（Breslau et al.，2010），这一转变促使灾难心理健康的研究对象涉及更广泛的人群。随着与"9·11"恐怖袭击事件有关的灾难心理健康研究的激增，灾难心理健康领域的研究方法也进一步发展，即寻求更快地获得研究样本，并用简单的自我报告症状筛查量表代替费力的诊断评估（North，2016）。

2. 灾难心理健康的重点主题

灾难心理健康领域存在一些重点研究主题，主要包括个体的普遍反应、个体恢复、专业人士援助、病理学。

（1）个体的普遍反应。灾难心理健康干预的方法假定人们对灾难有类似的反应，这些反应是人类对灾难的普遍反应。在灾难背景下，人们产生类似的生理、认知、思维、情感、社会等层面的普遍反应；灾难与个体所处的社会生态系统相互作用，共同影响着这种普遍反应。同时，研究者发现，社区的性质在一定程度上影响灾难带来的后果（Halpern & Vermeulen，2017）。灾难心理健康干预的方法更关注灾难背景下个体所产生的心理、情绪和生理反应。尽管灾难也会对家庭、团体和社区产生影响，但在灾难心理健康干预方法中，灾难对于家庭、团体和社区的影响通常是次要的（Miller，2012）。

（2）个体恢复。在灾难心理健康领域，恢复的目标是个体的心理健康，而改善社会功能和人际关系通常是个体恢复的次要因素，这与大多数西方心理健康干预的观念一致。许多早期灾难心理健康干预措施侧重于借助小组的力量，如任务报告。后来，任务报告不再被强调，研究者和实践者更加注重心理急救和认知行为治疗等侧重于个体恢复的方法（Halpern & Vermeulen，2017）。

（3）专业人士援助。灾难心理健康的方法强调通过训练有素的专业人士（心理学家、咨询师、社会工作者等）来帮助个体从灾难中恢复。例如，认知行为疗法被认为是最有效的帮助人们恢复心理平衡的方法（Rodriguez et al.，2013）。同时，由于灾难往往会压倒当地专业人员的应对能力，所以一般都会请外来专业人士来进行心理援助。

（4）病理学。在病理学方面，灾难心理健康专业人士侧重将个人、家庭和社区在灾难后的痛苦"医学化"（Miller & Pescaroli，2018），即使用精神疾病概念将个体的痛苦"医学化"。创伤反应尤其是 PTSD 已成为组织专业人员努力帮助人们从灾难中恢复的主要范例。在此基础上，一些研究者致力于研究灾难的不利后果以及早期心理急救和危机干预的必要性（Halpern & Vermeulen，2017）。

（二）心理社会能力建设

多年来，灾难心理健康领域的假设被广泛应用于灾难心理健康干预的实践过程。然而，灾难心理健康干预由于过于侧重将个人、家庭和社区在灾难后的痛苦"医学化"以及轻视个体所处的文化和社会背景而饱受批评（Reyes，2004）。近年来，学者、实践者、非政府组织和国际机构开始关注社会心理支持领域，特别是心理社会能力建设。

心理社会能力建设是由当地和外部的专业和非专业人士共同作用的干预措施，它是一种多系统、以文化为基础、赋权和复原力导向的方法，旨在帮助个人、家庭、社会团体和社区从灾难中恢复（Miller，2012）。心理社会能力建设领域通常关注以下重点主题：复原力、赋权、优势视角、集体能力、使用团体和活动、文化反应能力、公平、医源性影响。

1. 复原力

心理社会能力建设强调复原力。研究发现，尽管所有人都在灾难中产生很大的心理负担，但许多人并未或仅暂时产生心理困扰，这种现象缘于复原力（Bonanno et al.，2011）。换言之，复原力指在逆境中的积极适应能力，即使用自身或当地的资源从灾难中恢复的能力（Kalisch et al.，2017）。研究表明，灾后复原力可能普遍存在。Bonanno 等人（2006）研究了"9·11"恐怖袭击后 6 个月内纽约市居民样本中恢复的普遍程度，发现 65.1%（$n=2\,752$）的样本表现出复原力。由于世界范围内灾难的日益普遍，这种适应和应对创伤事件的能力对于个人和社会恢复到创伤前的状态或在危机后及时有效地积极适应新形势十分重要（Kalisch et al.，2017）。

2. 赋权

赋权是指增加个人、人际等权力的过程，以便个人能够采取行动改善其生活状况。促进赋权意味着相信人们有能力做出自己的选择和决定（Gutierrez，1990）。它不但意味着人类拥有解决自身生活困境的力量和潜力，而且意味着人类通过这样做来增强自己的力量，为社会的福祉做出贡献。当地人在评估、规划和实施灾害应对服务方面具有中心地位（Miller，2012）。当地人除了了解自己社区的社会文化背景外，还了解社区需要什么以及如何提供帮助。除此之外，当地人还可以对外来专业人员带来的概念和技能进行一定程度的改动，使之适用于当地人群（Corbin & Miller，2009）。因此，在社会心理重建的过程中应更加强调鼓励、协助、支持、刺激和释放当地人的力量，阐明人们在自身所处的生态系统中可以利用的力量，进而促进社会各阶层的公平和正义。

3. 优势视角

优势视角关注个体的资源、知识、动机、经验、智力和其他可以用来解决问题和追求积极改变的积极品质。注重优势可以为赋权提供良好的基础。研究表明，在创伤事件背景下，虽然一部分人会出现心理健康问题，但许多人的心理功能仍然完好，甚至可能产生积极的情感体验（Bonanno，2004），社会心理能力建设更加注重对此类积极现象的挖掘与研究。具体而言，Saleebey（2013）提出四个优势视角的原则：第一，每个个体、团体、家庭和社区都有自己的长处。第二，创伤和虐待、疾病和斗争可能是有害的，但它们也可能是挑战和机遇的来源。第三，重点在于重视个人、群体和社区的优势。第四，每个环境都充满了资源，资源可以提供巨大的优势。社会心理建设强调将个体与他们所需的资源联系起来，使他们能够改善自己的生活。

4. 集体能力

任何灾难，尤其是重大灾难，都会产生负面的社会心理后果。以往灾难心理健康领域的研究通常关注个体承受的心理和情感压力，但灾难也会对家庭和社区产生深远影响。例如，灾难常常会造成停电、通信或交通中断等事件，这些事件会在短期和长期内严重影响家庭与社区（Pescaroli & Alexander，2016）。不同于灾难心理健康，心理社会能力建设的基础是重建和恢复集体生活。集体生活是连接人们并赋予他们生命意义的社会线索。重建集体能力有赖于增强了解其文化、社区和彼此的当地人的能力（Carll，2008）。个人复苏与集体复苏密不可分（Walsh，2007）。社会心理能力建设并不假定个人是干预的基本重点，家庭（包括大家庭和氏族）、社会团体、社区等通常被视为灾难发生后社会心理重建的基本单位，即这种方法更加强调灾难后如何加强和重建集体能力。

5. 使用团体和活动

在自助与互助团体中，人们广泛地参与到娱乐、社交或心理教育等活动中，以实现重建社会关系和网络或哀悼、纪念等目的（Miller，2012）。团体将人们与其他人联合起来，培养协作的社会关系。当面对灾难带来的连锁反应的心理社会影响时，团体提供了一种可能性，让不同的行动者和组织参与进来，他们能够适应，全面地做出反应，实现社区的集体团结。无论是分享故事和经验，还是策划活动，团体都能帮助人们减少孤独感，体现集体赋权。与他人分享有助于减少那些会破坏个体希望感和效能感的消极情绪，如羞耻感、内疚感和绝望感（Miller & Pescaroli，2018）。

6. 文化反应能力

文化是定义人格的核心。文化反应代表人们如何经历灾难，以及他们需要什么和期望什么才能从逆境中复原。文化塑造的人格决定了我们的想法和感受，我们如何向他人展示我们的内心世界，我们如何理解所发生的事情，以及我们在需要时向谁求助（Cannon，2008）。此外，Alexander（2000）指出，文化是动态的，而不是静态的。换句话说，当地文化并不总是"好的"或"更好的"，在特定的文化环境中形成的反应可以在一系列的文化环境中使用。关键的一点是，文化不应被忽视，因为我们在不同的社区工作，有着不同的文化，身处不同的社会生态，而采取普世主义的方法来帮助人们从灾难中恢复是有风险的。因此，文化反应能力建设是心理社会能力建设的关键。

7. 公平

尊重所有人的公平对于心理社会能力建设至关重要（Carll，2008）。公平的前提是所有人都有权享有基本权利和待遇。这些基本权利包括生命、自由和人身安全等基本的公民权利，人们有获得有偿就业、足够的食物、教育、住房、医疗保健，以及免于暴力和自由追求梦想的权利（Wheeler & McClain，2015）。在重大公共卫生事件背景下，并不是每个人都受到同样的打击。无论是经济、社会还是个人资源的缺乏，都会影响到弱势群体及其恢复的能力。例如，一项研究表明，COVID‑19 对于不同人群（一般人群、COVID‑19 患者、青少年、老年人、医护人员、边缘化群体等）心理健康的影响程度不同（Kar & Singh，2020）。鉴于任何灾难都会加剧不公平现象，心理社会能力建设的一项重要原则是，所有受影响的人都有权获得公平待遇（Carll，2008）。

8. 医源性影响

心理社会能力建设强调应特别注意在干预与重建过程中有可能导致的负面影响，即警惕医源性影响。人道主义援助是帮助受紧急情况影响的人的重要手段，但援助也可能造成无意伤害。因此，在应对灾难时，考虑有益的干预措施可能带来哪些意外伤害是非常重要的（Wessells，2009）。具体而言，心理健康和心理社会支持方面的工作有可能造成伤害，因为它涉及高度敏感的问题，在应对重大公共卫生事件时也是如此。例如，在COVID‑19大流行期间，许多国家的政府发布了留在家里的命令，因为社会隔离是控制疫情发展的必要措施，然而，这使得人们与工作、社会网络和地理社区隔离开来（Shah et al.，2020）。在这种情况下，提供援助和帮助能够直接满足被隔离者的情感和心理需求，但同样可能造成被隔离者对最终必须离开的外部专业人员的依赖。因此，对于外部专业人员来说，明确的退出策略应该是任何干预措施的一部分（Wessells，1999）。

二、社会心理干预与重建框架

基于以往灾难心理健康和心理社会能力建设这两个领域的相关研究，我们试图澄清不同的心理干预和重建方法如何相互补充以实现有效的协调，并提出一个基于社会生态系统视角的社会心理干预与重建框架。

（一）社会心理干预与重建的基本要素

在进行重大公共卫生事件的社会心理干预与重建时，了解现实的社会结构和文化因素等是至关重要的。同样重要的是，找到社会心理干预与重建中的基本要素，并有针对性地对这些要素进行干预与重建。Hobfoll 等人（2007）在回顾即时和中期大规模创伤干预的实证研究的基础上，提出了五个社会心理干预与重建的基本要素：提升安全感、促进平静、提高自我效能感和集体效能感、促进社会联系和给予希望。这些基本要素得到了实证研究的支持，提供了一项较为明确的关于如何帮助人们从重大公共卫生事件中恢复的指导方针。

1. 提升安全感

当人们感到不安全时，他们很难获得优势和资源。急性或慢性的不安全感会削弱恢复力，导致过度紧张、压力和创伤；在社会层面，人们的社会支持被削弱，恐惧和焦虑会被媒体的过度曝光放大，人们难以进行心理重建和从灾难中恢复。

由于重大公共卫生事件和其他类型的灾难等大规模创伤事件的性质，人们被迫对威胁他们生命、亲人或他们最珍视的东西的事件做出反应（Xiong et al.，2020）。研究发现，受创伤事件影响的人群往往会出现高患病率的心理健康问题，包括急性应激障碍、PTSD、抑郁、焦虑、分离焦虑、恐惧症、躯体化和睡眠障碍等（Başoğlu et al.，2005），且这些负面的创伤后反应往往在持续的威胁或危险条件下持续存在（Wang，Pan，et al.，2020）。然而，研究表明，当人们感到安全的时候，上述心理健康问题则会随着时间的推移而逐渐减少（Ozer et al.，2003）。另一项研究表明，即使是在威胁持续的情况下，那些能够保持或重新建立相对安全感的人在暴露后的几个月内发生 PTSD 的风险也要比那些未能做到的人低（Cai et al.，2014）。此外，研究人员发现，在生理层面，生活在危险状态下会对个体产生负面的生理后果，特别是在神经和内分泌反应方面。增强动物和人类的安全感对于减少伴随持续恐惧和焦虑的生物反应至关重要（Bryant，2006）。也就是说，只有当人们和社区感到安全、有能力时，他们才能够直面威胁，并为创造更大的安全条件做出贡献。因此，当我们进行社会心理干预与重建时，需要考虑的一个重要问题是：如何帮助受到影响的人群在面临暴力、重新安置和不确定等情况下获得安全感。

2. 促进平静

暴露与大规模创伤往往导致个体的生理和情绪处于一种高激发状态。这种极高的情绪和生理水平往往会导致饮食和睡眠等对健康至关重要的日常活动的中断；此外，还可能导致人们的决策和执行能力下降，正常的生活节奏受到干扰（Hobfoll et al.，2007）。同时，过高的情绪和生理水平会对人们的心理健康产生不利影响。研究表明，在创伤后的即时阶段，过高的情绪水平可能导致恐慌、分离等症状，而恐惧和焦虑的加剧会扭曲认知，导致逃避，并可能发展为创伤后应激障碍（Bryant et al.，2003）。长久来看，情绪反应增强的状态延长还有可能导致躁动、抑郁和躯体问题（Heron-Delaney et al.，2013）。

因此，在进行社会心理干预与重建时，鼓励保持平静的心态是至关重要的，可以在一定程度上缓解个体的生理和心理问题，并有利于缓和社会关系。具体来说，Hobfoll 等人（2007）指出，对于那些产生更严重的压力反应的人和一般暴露人群来说，压力反应的"正常化"是促进平静的关键干预原则。提供准确的信息，对幸存者进行有关反应的教育，应用认知治疗方法，可以帮助幸存者通过挑战消极思维冷静下来。

3. 提高自我效能感和集体效能感

自我效能感是指个体认为自己的行为可能导致普遍积极的结果，主要是通过对思想、情绪和行为的自我调节（Bandura，1997）。自我效能感的概念可以扩展到集体效能感。创伤中的自我效能感和集体效能感指一个人或一个群体能够有效地应对威胁和挑战的能力，即个体或群体在人际关系、财产恢复、重新安置、工作再培训和其他创伤相关任务等领域中调节不安情绪和解决问题的能力（Benight，2004）。一项以退伍军人为研究对象的研究表明，较高的一般自我效能感与较低的创伤后应激障碍严重程度相关，自我效能调节了战斗暴露与创伤后应激障碍严重程度之间的关系；同时，自我效能感越高，抑郁症的严重程度越低（Blackburn & Owens，2015）。另一项研究表明，集体效能感与较低的创伤后应激障碍症状有关，并且缓和了暴露与创伤后应激障碍之间的联系（Heid et al.，2017）。因此，社会心理干预与重建应建立在这样一个命题上，即人们必须感到自己有能力克服威胁并解决问题（Hirschel & Schulenberg，2009）。

此外，自我效能感和集体效能感之间存在互惠关系（Landau & Saul，2004）。当个人和家庭感到被赋予权力时，他们的行为方式会使他们的社区更安全，而更安全的社区会让更多的人感到安全、平静和赋权。这种相互联系意味着针对个人心理层面的干预措施（如心理急救、咨询和治疗）与针对社区层面的干预措施（如心理社会能力建设）将相互补充和加强，这进一步说明心理和社会两方面的办法比只注重其中一个方面的干预措施更为可取（Miller，2012）。

4. 促进社会联系

在重大公共卫生事件背景下，强制的社会距离和封锁往往会导致社会脱节，引发人们的孤独感（Shah et al.，2020）。例如，在 COVID - 19 大流行期间，许多国家的政府发布了留在家里的命令，限制了公民可以参与的社会交往类型，史无前例的社会隔离措施导致人们的社会生活发生了重大变化。社会隔离对于心理健康功能具有负面影响，同时，社会隔离与较低的幸福感和生活价值有关（Smith et al.，2020）。

社会联系对我们的健康和幸福至关重要，在高度不确定和危难时期尤其如此（Nitschke et al.，2021）。社会联系不仅能够帮助人们获取灾害应对所必需的知识，还能够为一系列社会支持活动提供机会，包括解决实际问题、情感理解和接受、分享创伤经历、使反应和经历正常化，以及相互指导应对（Benight，2004）。与此同时，社会支持与更好的情绪健康和大规模创伤后的康复有关。一项研究表明，在 COVID - 19 隔离期，更大的社会联系与较低的感知压力水平和较低的疲劳程度有关（Nitschke et al.，2021）。此外，研究表明，在创伤后的几个月至几年中，社会联系和社会支持发挥的关键作用是持续的（Solomon et al.，2005）。因此，在大规模创伤后尽快建立社会联系并帮助人们保持这种联系对社会心理重建至关重要（Nitschke et al.，2021）。

5. 给予希望

希望指的是一种积极的、以行动为导向的期望，即未来有可能实现积极的目标或结果（Haase et al.，1992）。在本书中，创伤中的希望指的是一种普遍的、持久的、充满活力的自信，即一个人的内部和外部环境是可预测的，事情很有可能会如合理预期的那样顺利进行。这种充满希望的状态又被称为"连贯感"（Antonovsky，1979）。希望对于建构生命意义是不可或缺的，并且能够带来效能感和社会能动性（Hobfoll et al.，2007）。

大规模的创伤通常会带来一种颠覆性的体验，它超出了人们所学的应对技能范畴。由于人们没有受过训练或经历过如此事件，大规模的创伤往往伴随着"破碎的世界观"和灾难化的体验，这些都会破坏希望，导致个体产生徒劳和绝望的反应（Janoff-Bulman，1992）。在大规模创伤后保持希望是至关重要的。一项研究表明，COVID - 19 大流行期间，个体所感知的希望越大，幸福感和情绪控制感越强，焦虑感和 COVID - 19 压力感越弱；上述结果表明，希望可能与 COVID - 19 大流行相关的慢性应激源的恢复力有关（Gallagher et al.，2021）。

给予希望是灾难心理健康和心理社会能力建设的纽带，它是通过内部信仰、价值观和情绪与社会、经济和政治重建的相互作用来实现的（Miller，2012）。值得注意的是，给予希望通常需要时间，并且可能很难实现，但给予希望是帮助人们和社区进行心理能力重建不可或缺的重要部分。换言之，虽然有效的灾害干预可能侧重于对压力、创伤、丧失和哀伤等反应的干预，但灾后心理重建的所有实践都需要带来希望。

（二）社会心理干预与重建的整合要点

灾难心理健康和心理社会能力建设这两种方法有着重要的区别。灾难心理健康领域主要侧重于灾难的负面后果，采用心理模型并注重个体心理反应，由受过训练的专业人员提供心理服务，且专业人员往往来自受影响社区之外；心理社会能力建设则更强调优势视角，重视复原力、赋权、集体恢复等方面。然而，这两种方法都旨在促进更广泛的社会心理健康，在实践中并非不可调和（Carll，2008）。那么，灾难心理健康与心理社会能力建设的不同方法在相互补充的过程中应注意哪些问题呢？

Ager（1997）认为，当试图整合灾难心理健康与心理社会能力建设时，需要考虑以下三个主要的分歧点。其中，每一个分歧点都以一个连续体的形式展现，这三个连续体反映了社会心理干预与重建的基础（见图 1-1）。值得注意的是，连续体的每一端都是有价值的；在制定社会心理干预与重建方案时，应尽力平衡连续体的每一端。

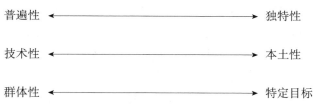

图 1-1　灾难心理健康与心理社会能力建设的整合要点

资料来源：Ager，1997.

首先，第一个连续体代表了对干预与重建过程中普遍性的判断。连续体的一端代表干预与重建方案的独特性。在这一端，个体的幸福感、心理健康和适应是独特的、情境化的，由其所处的社会建构。因此，在其他文化、社会中适用的干预与重建方案在此情境下并不适用。连续体的另一端代表方案的普遍性。普遍性这端假设个体的核心心理功能在不同的社会、文化中大致不变。在这种情况下，我们可以根据社会心理干预与重建的基本原则来制定本土化的方案。如果在一种环境中吸取的经验教训可以用于另一种环境中，则必须假定一定程度的普遍性。第一个连续体说明了在制定社会心理干预与重建方案时所面临问题的复杂性。心理学理论更倾向于强调所有人的共同点，而心理社会模型强调的是地方性和独特性。Summerfield（2004）指出，即使一种行为似乎发生在不同的文化背景下，也不应该假设它对所有人都有相同的意义和共鸣。因此，在制定社会心理干预与重建方案时，我们应考虑到普遍性与独特性的平衡：一方面，从独特性角度，考虑文化的敏感性和社会背景至关重要，需要根据不同社会、文化背景制定符合当地文化背景的方案；另一方面，也要考虑不同文化背景下反映心理社会功能的一般性原则，能够吸收借鉴其他文化背景下干预与重建方案的精华。

其次，第二个连续体反映了外部技术性支持与本土能力之间的关系。连续体的一端代表技术性，重视外部专业人士所提供的专业技能。连续体的另一端则代表本土性，强调对创伤和困难的本土化理解。当地人将继续生活在一个地区，是当地的专家，可以与更多的人互动，他们只是缺乏专业人士的技能。外部驱动和实施的方案往往会导致不当后果，并且往往具有有限的可持续性（Carll，2008）。因此，在灾后重建时应最大限度地提高当地受影响者的参与水平。在大多数紧急情况下，相当一部分人表现出足够的复原力，能够参与救济和重建工作。许多关键的心理健康和社会心理支持来自受影响社区本身，而不是外部机构。需要注意的是，技术性支持与本土能力并不是一种非此即彼的情况，许多项目都利用外部专家来培训当地的专业人员，当地的专业人员又进一步致力于发展当地非专业人员的能力（Miller，2012）。因此，在制定社会干预与重建方案时，应注意引进外部专家与依赖当地人能力之间的平衡。具体来说，在专业人员的帮助下，应使当地受影响者能够保留或恢复对影响其生活的决定的控制，并建立对实现方案质量、公平和可持续性很重要的地方主人翁意识。从紧急情况的最初阶段起，当地人就应尽可能参与援助的设计、实施、监测和评估（Carll，2008）。

最后，第三个连续体侧重于探讨干预与重建方案所针对的群体范围，即方案是针对某一特定群体还是针对广大群体。连续体的一端代表方案应针对特定群体，也就是说，应考虑到不同群体的不同需要，最大限度公平地提供心理健康干预与心理社会支持（Carll，2008）；连续体的另一端则强调方案应尽量努力涉及广泛的人口。在重大公共卫生事件下，人们受到不同方式的影响，需要不同种类的支持，因此，组织心理社会支持的一个关键是建立一个满足不同群体需要的分层补充支持系统。在此基础上，联合国机构间常设委员会（Inter-Agency Standing Committee，IASC）开发了一个干预金字塔，以说明心理健康和心理社会模型是如何沿着这个维度整合的（见图1-2）。

干预金字塔从下到上分为四个层次：基本服务和安全、社区和家庭支持、专注的非专业支持和专业服务。金字塔底层代表基本服务和安全，指应通过实现安全、适当的治理和满足基本物质需要（食物、住房、水、基

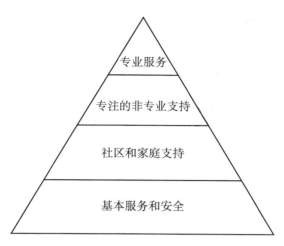

图 1 - 2 干预金字塔

资料来源：Carll，2008.

本保健、控制传染病）的服务来保护所有人的福祉。在大多数紧急情况下，食品、卫生和住房等部门的专家提供基本服务。金字塔的第二层（由下至上）代表社区和家庭支持。该层是针对较少一部分人的应急反应，旨在为个体提供社区和家庭支持（如家庭追踪、协助哀悼和社区康复仪式、支持性养育方案、正规和非正规教育活动等），帮助维持心理健康和心理社会福利。金字塔的第三层（由下至上）代表专注的非专业支持，该层旨在为更少的人提供必要的支持。在该层中，需要由经过培训和监督的工作者对受影响者进行更集中的个人、家庭或团体干预。此外，该层还包括由初级专业工作者提供的心理急救和基本心理保健。金字塔的顶层代表了专业服务。该层代表了一小部分人口所需的额外支持，包括对严重精神障碍患者的心理或精神支持。此类问题需要转诊到专业服务机构或者对初级或一般保健提供者进行长期培训和监督（Carll，2008）。在金字塔中，所有人的基本服务和安全是最广泛的，其次是社区和家庭支持；而重点和专门的干预措施是干预范围的一部分，但涉及的人数要少得多。值得注意的是，金字塔的所有层次都很重要，理想情况下应该同时实现。所有受影响的群体都拥有支持心理健康的资产或资源，关键任务是确定、调动和加强个人、家庭、社区和社会能力。

综上，在试图对灾难心理健康和心理社会能力建设两个领域进行整合时，尤其应考虑到方案的普遍性与独特性权衡、外部支持与本土能力权衡、干预所针对人群范围权衡等要点。

(三) 社会心理干预与重建框架构建

鉴于重大公共卫生事件的广泛后果，需要对心理社会需求做出多系统、多层次的反应 (Bragin, 2014)。2017 年，世界卫生组织发布了心理社会反应指南，重点是"可扩展"的干预措施 (由准专业人员或通过视听和在线资源等其他方式提供心理服务)。世界卫生组织还提出了一系列干预措施，包括压力管理和提供法律服务，以及强调"心理健康的社会决定因素"(如社会不平等)。同时，世界卫生组织 (2014) 提出将重点从主要关注脆弱性和责任转向主要关注能力，并采取了更具发展性和符合社会生态的观点。此外，联合国减少灾害风险办公室 (United Nations International Strategy for Disaster Reduction, UNISDR) 于 2015 年发布了"仙台减少灾害风险框架"(Sendai Framework for Disaster Risk Reduction)。该框架指出，世界上大部分人口往往对社会关系和身份认同具有集体主义倾向，关注个人心理康复可能会影响与家庭、团体和社区的合作。因此，在社会心理干预与重建的过程中，应更加强调让利益攸关方参与心理社会支持的准备、规划和实施的重要性，同时重视文化和权利，并赋予地方人民和政府权力。该框架强调了当地知识、智慧、专业知识的重要作用及可持续性的重要性，对社会心理干预与重建的实践产生了重要影响。

因此，更好的社会心理干预与重建框架需要整合自上而下和自下而上的方法，考虑到独特的当地环境、复原力、信息共享、社会和文化差异等因素 (Pescaroli, 2018)。尽管上述原则已得到一定程度的重视，但相关研究和实践尚未充分整合灾难心理健康与心理社会能力建设领域的方法。从长远来看，什么样的预期干预措施能够提高备灾能力？以先前的研究和实践经验为基础，我们从社会生态系统视角出发，提出了一个社会心理干预与重建框架 (见图 1-3)。

该框架描绘了重大公共卫生事件下社会心理干预与重建的模式，强调和关注个人、家庭和社区在事件发生之前拥有的力量和资源。社会心理干预与重建框架旨在将灾难心理健康与心理社会能力建设两大领域有机结合。一方面，该框架将灾难心理健康领域所强调的心理干预与微观系统层面的具体干预手段有机整合。本书的第三章对社会心理干预的内容进行了梳理，着重探讨了重大公共卫生事件下的危机干预、焦虑症状干预、抑郁症状干预、创伤后应激症状干预四大方面。此外，第四章基于网络化心理干预领域的研究和实践经验，对重大公共卫生事件下网络化心理干预进行了系统的介绍，主要介绍了网络化心理干预的应用及伦理问题。另一方面，该框架强调在生态系统的各个层面从复原力视角出发，提升个体、

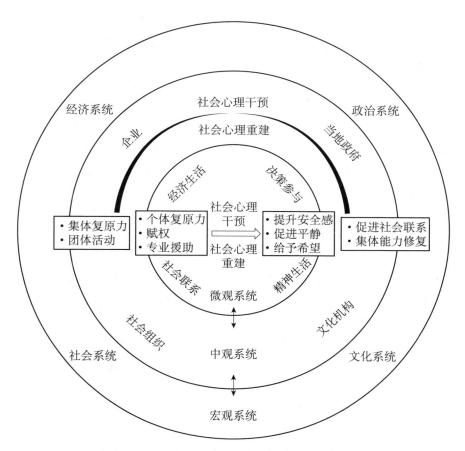

图 1-3　社会心理干预与重建框架

家庭、社区各个层面的复原力，从而实现各个层面的社会心理能力重建。本书的第五章对重大公共卫生事件下复原力的相关研究进行详细介绍，具体而言，从个人、家庭、社会三个层面出发，阐述复原力在应对重大公共卫生事件中的重要性及其影响因素，为探索提升复原力的途径提供参考。第六章从整体社会结构出发，阐述了社会心理重建的目标、干预活动和干预伦理等内容。

　　该框架从社会生态理论的三个系统（微观、中观、宏观）出发，分析了不同系统中干预与重建的侧重点和目标。首先，在微观系统层面，强调关注个体的资源、能力、知识、动机、经验等积极的方面，将个体与他们所需的资源联系起来，使他们能够改善自己的生活。与此同时，强调鼓励、协助、支持、刺激和释放当地人的力量，阐明人们在自身所处的生态系统中可以利用的力量，最终达到促进平静、提升安全感、给予个体希望的目标。值得注意的是，该层面包含必要的专业援助与支持，如危机干预、心理急救、临床干预以及针对哀伤与丧失的干预。其次，在中观系统层面，致力于寻找家庭、工作团体、社会团体所拥有的优势与资源。同时，强调使用团体和活动。团体将人们与其他人联合起来，培养协作的社会关系；人们广泛地参与到娱乐、社交或心理教育等活动中，以实现社会关系的重建与集体能力恢复的目标。围绕着中观系统的是一些组织与团体，如当地政府、企业、社会组织、文化机构，这些组织与团体可以在一定程度上支持经历重大公共卫生事件的社区，以尊重社区文化和社会完整性的方式提供资源和干预措施。最后，在宏观系统层面，特别强调文化反应能力，即尊重当地的文化和规则，以尊重社区文化和社会完整性的方式提供资源和干预、重建措施。与此同时，该层面同样强调公平的重要性，强调所有受影响的人都有权得到公平的待遇。以上是各个系统在重大公共卫生事件发生后社会心理干预与重建的任务和活动，这些任务和活动有助于集体和个人的康复和恢复，其中包括来自灾难心理健康和心理社会能力建设的想法和干预措施。最终，在整个生态系统层面，实现心理社会能力的重建，人们及其社区形成一种新常态。

此外，宏观、中观、微观系统之间是相互影响、相互作用的。因此，该框架强调，在进行社会心理干预与重建时，需关注宏观、中观、微观系统各个层面的干预与重建及不同系统间的相互作用。首先，在社会生态系统中，微观系统与中观系统相互作用。个人的行为会受到家庭、工作、其他群体的影响，反之，个人的行为也会影响这些系统（师海玲 & 范燕宁，2005）。以往的研究表明，特定的社会群体成员往往在主观上影响个体自身的思想、情感、认知和行为。个体往往更加信任他们所处的社区或组织成员，因此个体通常主观上认为朋友、家人和同事相较于团体外的成员所带来的风险更小。例如，个体可能会避免在公共汽车上、街道上和商店里与陌生人密切接触；在公共场所，他们可能会戴口罩和手套。然而，当他们与朋友、家人或组织内成员在一起时，他们可能会放弃预防措施（Siegrist et al.，2021）。因此，应避免仅考虑重大公共卫生事件对个体的影响，还需考虑事件的家庭影响和社会影响，更要考虑到人与家庭、社会的互动层面。其次，微观系统也会受到宏观系统的影响。例如，个体在微观系统中的社会联系活动会受到宏观系统层面社会系统的影响。在进行心理干预与重建时，无论是宏观系统中社会系统的整体重建，还是中观系统中社会联系的增多，都将有助于微观系统中个体社会联系活动方面的恢复与重建。反之，个体社会联系活动方面的恢复与重建将有助于集体能力的恢复与重建，进而能够促进宏观系统中的整体重建。因此，仅仅关注某个层面的干预与重建是不可取的，需要避免只关注个体所处的微观和中观系统，而忽视宏观系统层面。在本书的第五章中，我们既关注微观层面个体复原力的干预与重建，又关注家庭复原力与社区复原力，并致力于阐述三者间的相互影响与作用机制。同样，在探讨社会心理干预与重建的目标时，我们关注了个人、家庭、社会各个层面的目标与干预方法。

　　综上，本章从社会生态系统的视角出发，为重大公共卫生事件下社会心理干预与重建构建了一个整体框架。首先，对重大公共卫生事件的含义和特点进行了梳理。其次，对社会生态系统的含义和构成进行了阐述。最后，从社会生态学视角出发，分析重大公共卫生事件可能引发的社会问题和心理问题，提出了社会心理干预与重建的整体框架，强调微观、中观、宏观系统之间的相互作用。

第二章 重大公共卫生事件对社会心理健康的影响

世界卫生组织认为，公共卫生是通过有组织的努力来预防疾病、延长寿命、促进健康和提高效益的科学和艺术。然而，在追求公共卫生安全的过程中，人们却无时无刻不受到各种危机的威胁与挑战。公共卫生危机包括所有影响社会公共健康的事件，如重大传染病疫情和群体性不明原因疾病。随着现代交通的便捷和人员的流动，公共卫生危机也突破了地域的局限，容易演化为国际公共卫生危机。

重大公共卫生事件给人们带来生理和心理健康的威胁，社区和社会环境的改变以及隔离管控等措施对每个人都产生了影响。封锁隔离措施虽然必要和有效，但也有负面的经济、社会和个人后果。例如，新冠疫情期间的封锁措施导致了各种健康行为的普遍变化，包括物质使用增加、身体活动减少、睡眠障碍增加等，所有这些都容易导致心理健康水平的下降（Di Renzo et al.，2020；Sher，2020；Vanderbruggen et al.，2020）。本章将从个体、家庭以及社区三个层面分别阐述重大公共卫生事件对社会心理健康造成的影响。

第一节 重大公共卫生事件对个体的影响

重大公共卫生事件不但带来了巨大的经济损失和严重的人员伤亡，而且会给人们造成严重的身心伤害。突发灾难特别会给直接受害人以及灾难后幸存者的心理带来极大的创伤，造成一系列的心理危机，主要表现在生理、情绪、认知、行为等方面的应激反应。突发事件导致的创伤体验也不仅仅局限于个体，更多的是集体创伤。集体创伤进而破坏了个体间稳定的社会关系，从而加剧了个体创伤的程度。

一、个体生理层面

重大公共卫生事件近几年在全世界的发生率都在上升，个体的生理健康也受到了严重影响。事件会对个人的健康造成威胁、伤害甚至导致死亡。生理反应是指个体受到外界刺激而使机体有所反应的一种紧张状态。个体在面对压力和突发事件时，往往会出现某种类型的胸痛、乏力、心悸、头晕目眩等症状。应激会引发机体的不协调状态，主要表现为神经系统的交感肾上腺髓质以及神经内分泌系统的活动异常。神经系统在参与机体对应激的不断调节方面有着重要的作用，内分泌系统则对机体的功能稳定有着重要的作用。

（一）对植物神经系统的影响

植物神经系统也称自主神经系统（autonomic nervous system），包括中枢植物神经系统和周围植物神经系统。植物神经系统的任何部位受到损害和刺激都会导致植物神经系统功能紊乱。简井末春等人（1984）认为，机体依靠躯体神经系统（somatic nervous system）适应外界环境，依靠植物神经系统调节内环境。交感神经系统（sympathicus）兴奋时会出现血压升高、心跳加速、瞳孔放大、血糖变化，以及随着情绪变化，肾上腺素和去甲肾上腺素分泌过多。同时，伴随情绪情感的变化，身体也会出现副交感神经系统亢奋的表现，比如消化系统功能性疾病。

当个体面对各种各样的威胁和不确定时，有些生理反应似乎是所有人固有的，如自主神经系统的激活导致"战或逃"的反应（Halpern & Vermeulen，2017；Sanz et al.，2014）。当个体直觉到心理或生理上的应激时，大脑会激活神经系统的防御机制以应对需要，同时恢复内环境的平衡。此时，个体的交感神经系统被激活，流向肌肉和重要器官的血液增加，前额叶皮质的影响被最小化，理性思考的能力降低（Smith et al.，2007），同时心跳加速、呼吸急促。

植物神经系统出现紊乱时，往往会出现心跳加速和心律异常等症状。心脏是人体的主要供能器官，是血液运输的动力器官，只有它正常工作才能保证我们的身体健康和正常工作。研究发现，不同的重大公共卫生事件对心脏功能造成的损伤有所不同。赖日权等人（2003）的研究指出，SARS 患者多会出现类似心力衰竭的表现，即呼吸困难加重并伴有心悸、喘息、不能平卧、心动过速等症状表现，部分患者突发心脏骤停而死亡；MERS 临床表现较为复杂，从无症状到危及生命，部分患者会出现心肌损伤（Assiri et al.，2013）；COVID - 19 可引起暴发性心肌炎，并伴有急性心力衰竭和心源性休克以及无症状心肌炎症（Kwong et al.，2021）。Akhmerov 和 Marbán（2020）指出，心脏功能受损被认为是 COVID‐19 感染的突出特征之一，在 20%～30% 的住院患者中均会出现心脏损伤。在因 COVID‐19 而住院的患者中，有超过 1/3 的患者被发现有各种神经系统表现，最为常见的包括头晕、头痛、意识障碍、乏力、味觉障碍、嗅觉障碍；与非重症 COVID‐19 患者相比，重症 COVID‐19 患者更容易出现这些症状。

中国疾病预防控制中心（Center for Disease Control and Prevention，CDC）（国家卫生健康委办公厅，国家中医药管理局办公室，2020）发布的一项流行病学研究资料表明，截至 2020 年 2 月 11 日，中国内地确诊病例中合并心血管疾病患者的粗病死率（确诊病例死亡数量除以确诊病例总数）高达 10.5%，除去本身心脏功能受损的患者外，既往健康的 COVID‐19 患者在发病过程中也出现了心脏受损并发症。一项针对 6 项研究的 COVID‐19 患者的元分析发现，有 8% 的患者患有急性心肌损伤，且重症患者心肌损伤的风险是非重症患者的 13 倍。除了心肌损伤外，SARS-CoV-2 还可能与心律失常相关。一项研究发现，高达 16.7% 的住院 COVID‐19 患者出现心率异常（Wang et al.，2020）。SARS、MERS 以及 COVID‐19 三种冠状病毒是同源序列冠状病毒，均会对心脏造成不同程度的损害，在感染者临床症状等方面都有明显相似性，患者可有心律失常、心力衰竭、心肌炎等心脏疾病相关临床表现。除其生理病理学的原因，可能还与病毒损害肺组织引起缺氧以致心肌电不稳定，以及在事件期间精神异常紧张，儿茶酚胺过度释放，导致心电不稳定，进而导致心律失常等原因有关（Huang et al.，2020）。

对于未感染病毒的公众来说，随着重大公共卫生事件愈发频繁地发生，恐慌和不确定的情境下个体的生理功能愈会受到影响。应激状态会导致多种心律失常的症状出现。应激是一种防御和保护性的生理反应，适度的应激有利于调动机体潜能，但当应激强度过大、时间过长时，可能会导致机体功能失调，甚至是应激性疾病的出现。应激导致交感神经张力增大时，心脏的生理病理会出现障碍，从而导致恶性心律失常。Whang 等人（2009）调查了 6 300 名无心血管疾病的女性患者，发现抑郁跟心脏猝死有关。老年抑郁患者在急性应激时皮质醇反应水平降低，这种反应可能与慢性系统性炎症和心血管病风险增加有关（Taylor et al.，2006）。相对于低水平的焦虑，中、高水平的焦虑导致的心律失常风险更高（Habibovi et al.，2013）。Peacock 和 Whang（2013）认为，应激导致自主神经系统功能紊乱，即交感神经张力升高和迷走神经张力降低。而愤怒、焦虑等情绪的剧烈波动导致的自主神经系统功能紊乱，表现为交感神经张力升高和迷走神经张力下降（Lampert & Rachel，2010）。

（二）对内分泌系统的影响

内分泌系统（endocrinium）是神经系统以外的另一重要机能调节系统。当个体遇到压力或者应激源时，刺激直接或通过神经系统作用于内分泌系统，体内激素出现波动，打破了原有的平衡和稳定，就会造成内分泌紊乱，并引发相应的临床表现。SARS-CoV-1 或 SARS-CoV-2 感染患者显示出内分泌组织中不同程度的损伤。特别是与 SARS 患者相比，COVID－19患者血栓形成更常见，在小血管和肺外器官也更常见。一般而言，COVID－19 的这种特异性致病效应可能会影响到血管高度发达的器官，如内分泌腺，特别是包括垂体在内的血管网络非常密集的器官（Yao et al.，2020）。

突发事件不仅会引发个体的生理障碍，还会诱发短暂的意识不清及行为异常，严重的会影响神经内分泌功能，如皮质醇浓度异常、血糖升高、睾丸酮降低、生长激素和催乳素浓度升高，继而影响免疫功能，导致产生各种疾病。皮质醇浓度异常会导致内分泌方面的失调，降低免疫力（Smith et al.，2007）。皮质醇耗竭与创伤后应激障碍相关。因此，不规则的皮质醇水平，无论是高还是低，都可能与痛苦有关（Miller et al.，2006）。

内分泌系统失常，首先表现在皮质醇水平的紊乱。皮质醇水平紊乱对于神经系统、胃肠道、心血管系统、代谢系统、生殖系统以及免疫系统都会产生影响。Kelly 等人（2010）认为，皮质醇水平过高会引起糖、蛋白质、脂肪、电解质代谢紊乱，以及多种脏器功能障碍，也可能导致认知、情感、记忆等方面的异常，表现为兴奋、抑郁、惊恐发作等症状；过低则会出现乏力、淡漠、消化不良、血压降低、心脏供血不足、低血糖等症状。皮质醇水平过高时，极易诱发糖尿病。Wang 等人（2020）在一项对138 名患者的研究中发现，有72％的新型冠状病毒携带者并发糖尿病患者需转入重症监护室治疗；而没有并发糖尿病患者中，这一比例为37％。中国疾病预防控制中心报告的新型冠状病毒的总病死率为 2.3％，而糖尿病患者病死率高达 7.3％。Chow 等人（2020）的报告显示，糖尿病患者与COVID－19 相关的病死率和并发症率最高，这可能是由于未控制的糖尿病处于一种免疫抑制状态。

其次，个体由于在事件期间时时刻刻受到外界信息和病毒传播的影响，极易出现心情焦虑和悲观情绪，从而影响到内分泌系统和免疫系统，造成一段时间内个体免疫力急剧下降。孟惠平等人（2005）调查了突发事件对大学生心理和生理的影响，结果显示，大学生在突发事件所导致的压力和焦虑状态下，会产生一系列的生理反应。过度的压力会使人的适应能力下降，免疫力也随之下降。如果不能有效地应对事件，就会导致身心疾病。统计结果显示，在 SARS 和禽流感暴发期间，大学生表现出的生理反应主要是肠胃不适、腹泻、食欲不振、头痛、失眠、疲劳乏力、易做噩梦、容易受到惊吓、感觉呼吸困难、肌肉紧张等。慢性呼吸道疾病是 SARS-CoV-2 感染和死亡率的最大因素之一。多项研究已指出，吸烟是 COVID - 19 易感性的一个独立风险因素，男性的病死率高于女性，可能是因为男性的吸烟率较高（Wu et al.，2020）。在突发事件发生时，想象、猜测往往会让人们无意识地忽视一些科学数据，从而造成心理的过度恐慌，进而引发生理不适，带来一系列的生理反应。

二、个体心理层面

重大公共卫生事件会引起精神紧张、心理冲突，以致影响心理健康。不同的心理健康问题都会对个体的情绪、认知和行为产生影响。焦虑、抑郁、应激障碍和职业倦怠是在重大公共卫生事件发生后极易出现的心理问题。

（一）焦虑

焦虑（anxiety）是一种由紧张、害怕和担忧等情绪交织而成的负性情绪体验，是一种压力应激反应。焦虑可能是在重大公共卫生事件发生及蔓延期间公众的普遍心理情绪反应，也是最容易识别的一种情绪。这种负面情绪可能会随着事件结束而消失，也有可能长期存在（Daly & Robinson，2020），呈现某种特定的症状，甚至精神障碍。公共卫生事件期间，人们不仅会面临许多威胁，包括接触患者、感染与被感染、死亡、经济贫困和被孤立，同时还伴有对于事件发展的不确定性和威胁。对不确定性的不耐受以及努力想要避免令人恐惧的刺激源，都会加剧焦虑（Rettie & Daniels，2020）。

对于在事件中受到感染以及幸存下来的个体，他们在被集中隔离的情况下更容易出现焦虑情绪。那些需要住院的患者由于生活受到更大的干扰，心理状态受到更大的威胁。Tine 等人（2016）的研究指出，在埃博拉疫情暴发期间，受到感染的人可能由于感染过程中的创伤、对死亡的恐惧和目睹他人死亡而出现焦虑的表现。一些幸存者被认为是肮脏和危险的，受到家人和社区的威胁、攻击、驱逐、遗弃或排斥。我国台湾的一项研究发现，在 SARS 流行期间，受影响人群的焦虑症状水平最高（Cheng et al.，2004）。陈希等人（2020）的研究发现，集中隔离者焦虑症状的发生率超过 10％，与 MERS 相比，焦虑出现的概率高出 3％。同样，澳大利亚的学者也在流感流行期间做过类似调查，结果显示，34％的隔离者处于紧张焦虑中，而普通民众只有 12％（Taylor et al.，2008）。对于隔离的负面主观感知使被隔离人员焦虑的发生风险增加近 3 倍。

当面对各种重大公共卫生事件时，一线的医护人员暴露于多种压力源之下，包括持续和反复接触严重感染和濒临死亡患者、紧张的工作环境、长时间的高压工作，以及医疗道德、医患关系等问题（Lai et al.，2020）。先前的研究报告了 2002 年 SARS 暴发时医护人员的不良心理反应（Bai et al.，2004；Lee et al.，2007；Maunder et al.，2003）。这些研究表明，卫生保健工作者害怕传染和感染他们的家人、朋友和同事，感到不确定和承受污名化，经受高度的压力和存在焦虑抑郁症状。目睹他人感染的创伤过程会导致对生病或死亡的恐惧和焦虑（Tine et al.，2016）。这些风险会增加许多负面结果的风险，如焦虑、抑郁、创伤压力和相关障碍（Pablo et al.，2020），同时还会给长期暴露在高危环境中的一线工作者增加不确定和威胁。在新冠疫情期间，医护人员的焦虑水平高于其他职业。Sánchez-Garcia 等人（2021）的研究表明，COVID－19 期间患有罕见病的患者中，有 26％的患者有严重的焦虑，74％的患者有轻度焦虑和无焦虑症状。冷芳（2020）对 COVID－19 期间一线护士的调查则显示，参与研究的一线护士中有 61.11％存在焦虑、抑郁情绪，其原因包括：新冠疫情的突发性和强传染性，使得护士工作负担加大；缺乏相关的专业培训并且专业人士较少；封闭式隔离情况下，缺少家庭和社会的支持。

在重大公共卫生事件期间，普通公众因事件防控需要等原因也容易出现焦虑情绪。在 SARS 暴发蔓延期间，初期由于病因、危害性等知识的缺乏，公众普遍出现了紧张、焦虑等情绪表现，主要表现在：频繁测量体温，以及由于测温过程带来的心理紧张造成体温升高，加重紧张情绪；对于事件和病毒的反感和烦躁心理，表现出更多的无助感；表现出疑病的症状，比如无缘无故的头痛、睡眠障碍等躯体反应；与他人沟通的欲望降低；反复洗手、消毒、擦拭物品等行为（陈萍，2005）。一项综述表明，在新冠疫情暴发期间，普通人群中焦虑的比例从 6％到 19％不等（Xiong et al.，2020）。对于 408 名海南省居民在 COVID－19 期间的调查显示，焦虑的发生率为 16.3％（林国天等，2020），远高于 SARS 流行期间的焦虑发生率（12.5%）（王学义等，2003）。Sánchez-García 等人（2021）的研究也表明，在有家庭成员或朋友感染 COVID-19 的情况下，即使不居住在一起，个体的焦虑症状也比患者本人或密切接触者多。

　　在面对重大公共卫生事件时，个体的焦虑表现存在显著的人口学差异。一项对于 COVID-19 和其他突发公共卫生事件期间人群心理健康水平的研究数据显示（王英雯等，2020），在 SARS 暴发期间，女性的焦虑水平明显高于男性；农村居民心理状况显著差于其他区域人群；隔离区的人群的焦虑水平明显低于隔离区外的人群，这可能跟隔离使得感染概率降低有关。在 H1N1 暴发期间，心理异常的女性多于男性，且女性焦虑水平高于男性，青少年焦虑水平高于中老年群体，城市居民的焦虑水平高于农村居民。而 COVID-19 暴发期间，女性出现的高警觉症状多于男性，人们的焦虑和抑郁水平均较高，出现更多的群体性心理问题。由于老化的免疫系统和基础疾病使老年人更容易死于 COVID-19（Applegate & Ouslander，2020），他们在大流行期间处于焦虑的高风险（Meng et al.，2020）。此外，必要的居家命令扰乱了老年人重要的日常活动和社会联系，这也可能加剧老年人的焦虑（Buenaventura et al.，2020）。文化程度较低的人在面对重大公共卫生事件时往往会受到更多的影响。董兵和潘孟昭（2000）对北京、长春的正常人群和抑郁群体的调查发现，不同文化程度的人焦虑程度也不同。一项关于 SARS 流行期间文化程度对不同群体的焦虑影响的研究显示，小学组和初中文化组的人焦虑水平远高于其他组，这可能与低文化程度的人在面对突发事件时缺乏正确的认识或者获得的信息存在误导有关（丛中等，2003）。一项对于大学生在居家隔离期间的研究表明，有近半数大学生存在不同程度的焦虑和压力等负性情绪，这可能与长时间手机娱乐和受疫情影响的严重程度有关（韩拓等，2021）。一项对于香港大学生在 SARS 流行期间焦虑情绪的调查显示，焦虑平均得分最高的是医学生（Wong et al.，2007），医学生的平均得分略高于正常范围 20～34 的界限（Fruewald et al.，2010）。这也表明，不同专业的学生对重大公共卫生事件的感知存在不一致。近期一项关于医学生对新型冠状病毒的焦虑的研究指出，部分医学生表现出轻度至中重度的焦虑（吴欢等，2021），这可能跟新型冠状病毒的高传染性以及没有特效药物有关（国家卫生健康委办公厅，国家中医药管理局办公室，2020）。

（二）抑郁

　　抑郁（depression）是个体感到无力应对外界压力而产生的消极情绪，包括沮丧、无价值感、无助与绝望感。抑郁障碍（depressive disorder）是最常见的精神疾病，它的主要临床表现为：抑郁心境、失眠、食欲下降、体重异常变化以及自杀意念等。抑郁障碍有多种表现形式，主要包括破坏性心境失调、重性抑郁障碍、持续性抑郁障碍等。这些障碍的共同特点是抑郁、易激惹，并且伴随着认知改变和躯体化症状，社会功能严重受损。

其一，在重大公共卫生事件背景下，受感染人群极易出现抑郁。一项对于 SARS 后回访的调查显示，高度抑郁状态的患者中，有接近 60% 有被隔离的经历。同时，对 SARS 流行期间人群抑郁情况的调查显示，对危机的负面主观感知是导致抑郁的显著危险因素（Liu et al.，2012）。陈希等人（2020）的研究发现，集中隔离者抑郁症状的发生率超过 10%。操静等人（2020）在研究中使用抑郁自评量表（SDS）来评估 148 名新型冠状病毒感染患者的抑郁情况，其中轻度抑郁占 31.08%，中至重度抑郁占 17.57%，重度抑郁占 1.35%。重度抑郁者占比较小，这可能与较为完善的公共卫生防控体系以及政府的防疫政策和行为有关，明确且充分的准备有效地减轻了患者及公众的恐惧感；但仍有超过 50% 的患者存在抑郁的情况，这可能是由于担心自己的病情以及担心家庭成员的病情，并且由于极度担心传染给亲人朋友而产生负罪、抑郁等症状。回归分析的结果显示，除上述原因外，睡眠状况也是导致抑郁的一个重要因素（Babson et al.，2014）。

其二，当面对一种新出现的传染病时，医护人员的恐惧和抑郁状态通常会高于普通群众，这与他们的工作性质有一定的关系。Rana 等人（2020）指出，在面对重大公共卫生事件时，全世界的医务人员普遍存在压力、抑郁等情绪。一项针对新冠疫情期间医护人员心理健康的跨国研究显示，中度至极重度的抑郁症诊出率为 5.3%（Chew et al.，2020）。Sommer 和 Bakker（2020）的研究指出，与 SARS 和 MERS 相比，COVID-19 疫情下医务人员出现的心理应激远高于 SARS 和 MERS 时期，这可能与新型冠状病毒传染性强、蔓延范围广以及医疗资源不足有关。

其三，对于正处于发展阶段的青少年以及较为脆弱的老年人群体，抑郁的表现与普通群体相比可能会更为突出。对大学生而言，COVID-19 期间的抑郁水平较之前有所提高，身体距离和孤独是影响心理健康的重要因素（Jenkins et al.，2021）。孤独是抑郁的预测因子（Cacioppo et al.，2010），COVID-19 期间，独居是抑郁的一个风险因素。同样，Vindegaard 和 Benros（2020）的研究指出，大学生睡眠质量差愈发普遍和严重，这同样也与普通人群的抑郁有关。一项对于大学生在居家隔离期间的研究表明，有近半数大学生存在不同程度的抑郁等负性情绪，这可能与长时间手机娱乐和受疫情影响的严重程度有关（韩拓等，2021）。在功能、运动、社会支持等方面受限的老年人可能会面临更严重的后果风险，比如因为活动限制而导致的剥夺和因为失去社会支持而导致的沮丧与抑郁（Cheung et al.，2008；Cruz & Banerjee，2020；Wndi，2020）。Huang 和 Wong（2014）指出，年龄和经济压力与灾难幸存者的生活满意度和抑郁程度有显著的相关关系，灾难发生距离现在时间越久，他们的生活满意度越高，抑郁程度越低。

（三）应激障碍

应激反应是在各种内外因素作用下个体所出现的身体以及心理上的非特异性适应性反应。它会引发个体产生包括客观刺激、主观评价等在内的应激源。由于应激源的刺激，个体会产生生理、心理、行为等方面的应激反应。心理应激是一个较复杂的系统，如图 2-1 所示，它是由个体的认知评价、社会支持、应对方式、人格特质以及其他生理心理因素共同作用形成的一个平衡系统。当由于某些因素刺激导致其平衡遭到破坏时，就会出现心理应激反应，也就是个体认识到需求与实际的能力不平衡时所做出的适应过程。重大公共卫生事件之后的心理应激障碍主要包括急性应激障碍（acute stress disorder，ASD）和创伤后应激障碍（PTSD）。ASD 与 PTSD 的最主要区别是诊断时限以及 ASD 对分离性症状的强调。

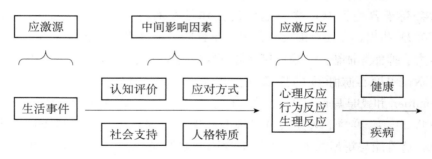

图 2-1　心理应激系统

资料来源：姚树桥，杨艳杰，2018.

1. 急性应激障碍

急性应激障碍是指在遭遇急剧、严重的精神创伤性事件后数分钟或数小时内所产生的精神障碍，一般在数天或一周内缓解，最长不超过一个月。它可能发生在各个年龄段，多起病于青壮年，没有显著的性别差异。它是在应急灾难性事件发生后最早出现的，主要表现在意识、行为和情绪改变三个方面，核心的症状是创伤性体验重现、回避与麻木，以及高度警觉的状态，同时可能会伴有躯体反应，主要表现为心慌、气短、胸闷、消化不良、头晕以及入睡困难等。

ASD 是在突发性事件发生后出现较早的心理障碍之一（Gnanavel & Robert，2013）。ASD 与焦虑的发病率呈正相关，其症状较为复杂，包括焦虑、抑郁、恐惧等负性情绪，很容易被援助人员忽略，如果不能得到及时有效的干预，最终可能发展成 PTSD。一项对新型冠状病毒感染患者的研究指出，在隔离病房中，多数患者会出现应激反应，出现较明显的 ASD 症状（琚明亮等，2020）。已有研究证明，社会支持对 ASD 的发病率有显著影响（陶炯等，2008）。研究指出，有 18.6% 的人在 COVID-19 期间存在不同程度的急性应激反应，同时存在人口学差异。女性的急性应激反应水平显著高于男性，武汉地区的急性应激反应水平显著高于非武汉地区，湖北非武汉地区的急性应激反应水平显著高于非湖北地区（郭磊等，2020）。

对新冠疫情期间一线医护人员的急性应激反应的研究指出，暴露风险可以帮助预测急性应激反应，抗疫效能感和积极应对策略对于 ASD 有负向的预测作用。这是因为，暴露风险与实际被感染风险是密切相关的，是一线医护人员的重要应激源，直接导致一线医护人员对感染的担忧，进而导致其出现焦虑、抑郁甚至认知解离等急性应激反应（周婷等，2020）。这一结果也证实了 Maunder 等人（2004）在 SARS 流行期间的调查结果，即暴露风险和感知风险对一线医护人员的心理状态有显著影响。

负性情绪和社会支持对 ASD 有显著影响。有学者认为，存在 ASD 的人群在焦虑、抑郁、恐惧和社会支持方面显著高于没有 ASD 的人群（郭磊等，2020）。何梅和覃霞（2013）认为，个体采用负性的自动思维和消极的应对方式是导致创伤事件后出现 ASD 的重要原因。社会支持对于 ASD 个体焦虑、抑郁情绪的缓解有显著效果。社会支持可以带来安全感和归属感，在隔离期间可以更有效地缓解个体的消极身心反应。对于低 ASD 个体，更好的社会支持可以有效缓解恐惧情绪，减轻来自环境的威胁，减少 ASD；对于高 ASD 个体，社会支持会增加恐惧情绪，主要由于个体处于重度的应激状态时，过度警觉会使得个体对创伤后环境、人际关系等产生高度敏感性反应。当给予高 ASD 个体更多的关注时，增加了个体对危险信息的感知，使其认为事件带来的影响远大于现在的实际状态，从而增加了其恐惧（郭磊等，2020）。

2. 创伤后应激障碍

ASD 的症状表现与 PTSD 相似，主要区别在于，PTSD 是应激反应持续超过 4 周以上，并且回避和麻木等分离性症状比较突出。ASD 虽不一定继发 PTSD，但它是预测 PTSD 发生的一个高危因素。PTSD 是指个体经历或目睹一起或多起涉及自身或他人死亡，或受到死亡威胁，或严重受伤，或躯体完整性受到威胁的事件后，所出现的个体延迟和持续存在的精神障碍，主要表现为创伤性再体验、回避或麻木、注意力不足、警觉性增强等症状。事件发生后，人们可能会失去食欲，或者吃得过多，或者吃寻求安慰的食物，如高糖或高盐食物（Everly et al.，2000；Everly & Mitchell，1999；Halpern & Tramontin，2007），甚至有可能饮酒或吸毒。除了试图通过酒精和药物麻木反应，受到影响的人还可能会过度冒险甚至自杀（Everly & Mitchell，1999；Halpern & Tramontin，2007）。

在重大公共卫生事件下，部分患者更有可能出现 PTSD 的症状表现。比如，在 SARS 流行期间，有研究表明患者面对急性疾病的创伤会出现或延迟出现 PTSD 的相关症状，严重影响患者生活质量和身心健康（张克让等，2005）。与 SARS 相似，COVID - 19 的人传人现象可能导致知道或认为自己感染他人的人更有可能感到焦虑和内疚。研究证明，遭受巨大的精神创伤后，有大约 80% 的个体会出现 PTSD 甚至是更为长期的精神痛苦（周爱保，何立国，2005）。一项对于武汉火神山医院 COVID - 19 患者的 PTSD 调查显示，检出率为 61.8%，同时，COVID - 19 患者的 PTSD 症状和消极应对呈正相关，患者对于传染病的治疗、自身病情等出现消极态度和反应时更容易产生 PTSD 症状（白秀梅等，2021）。

由于工作特殊性和高风险性这些特性，一线医护人员长期处于超负荷高强度的工作状态，在重大公共卫生事件中普遍会出现心理应激的情况。医护人员的心理问题可能与普通公众有所不同。据研究调查，SARS 流行期间，18%～57% 的医护工作人员存在一定程度的心理应激（Holroyd & Mcnaught，2010），PTSD 阳性的检出率为 25.8%（孙燕，2005）。在 CO-VID - 19 暴发期间（Chen et al.，2020），也有研究报告了医护人员的压力、焦虑、失眠、抑郁、否认、愤怒、易激惹等心理应激反应。这些应激反应可能会转化为心理创伤，引发 PTSD。但是，并非所有医护人员的心理应激反应都会转化为创伤。研究指出，工作岗位、子女数量以及应对方式都会影响一线护士产生 PTSD（范慧等，2020）。与普通护士相比，在隔离病房工作的护士是与患者接触最密切的人，加之工作负荷较重、救治任务繁重，使得他们承受极大的压力，因而其出现 PTSD 症状的可能性更大。出现这些症状可能跟以下几点原因有关：首先，他们的工作本身是一种高度紧张的工作，持续压力会影响他们对于创伤的应对能力，令他们产生面对重症病人的自我能力怀疑、对逝去病人的内疚和无力感（汶爱萍，2018）。其次，创伤的恢复过程可能会消耗其有限的精神和情感，使可供其安全工作的资源更少。最后，与其他受害者不同的是，一线工作者有再次面对类似创伤事件的可能性，二次创伤带来的认知和精神压力使其创伤恢复更为困难。

普通民众虽不像直接感染者和医护人员最直接地与病毒接触，但在社会氛围下，也可能出现 PTSD 的症状表现。首先，较为脆弱的青少年和老年人更有可能出现应激行为。学生由于防控措施需要、学校线下停课，被迫在家接受线上课程教育。社会支持的减少和社交距离的加大，使得处在价值观形成阶段的大学生极易受到外界环境刺激，产生心理问题。疫情期间，有 PTSD 症状的大学生约占 27.22%，且男大学生的比例高于女生，症状表现也普遍比女生严重（朱雅兰，张灵聪，2021）。其次，与年轻人相比，较为脆弱的老年人更容易出现 PTSD 的症状。他们在离开工作岗位后与社会逐渐隔绝，社交活动越来越少，交际圈越来越窄，同时，他们也缺乏倾诉的对象，许多情绪无法及时宣泄，普遍内心孤独。随着年龄增长，各项生理机能逐渐退化，免疫力下降的同时自我调节恢复的能力也下降。生理老化必然伴随着心理老化。在进入老年期之后，认知能力、情绪人格、行为等方面出现变化。有学者指出，90%以上的老年人都有一些心理问题，这限制了他们的生活、活动和应变能力，使得他们的独立性受到影响，心理变得更为敏感和脆弱（杨莉萍，2019）。例如，在 COVID-19 期间，武汉封城，新闻媒体的高产出使得信息真假难辨，加剧了脆弱人群的恐惧和担心。由于心理更为敏感脆弱，心理创伤将会持续很长时间，严重的会演化成 PTSD。另外，男性和女性在面对应激时，会有不同的表现和症状反应。与男性相比，较低的社会支持使得女性面临更多的睡眠困难（Birkeland & Heir，2017）。Cao 等人（2019）也强调了性别的影响，并揭示了性别在 PTSD 症状网络的整体连通性和个体连通性方面的差异。也就是说，女性和获得社会支持较少的人在经历创伤事件时更容易出现 PTSD 症状。

（四）职业倦怠

职业倦怠是指个体长期处于工作压力下产生的情感、态度和行为的衰竭状态（谢彩霞等，2019）。职业倦怠主要表现为情感衰竭、去人格化和成就感降低三个方面。研究表明，职业倦怠会增加消极行为的出现（魏晓昕等，2014），导致个体注意力下降，产生心智游移，在任务中出现差错（Smallwood et al.，2004）。同样，Vinski 和 Scott（2013）也认为职业倦怠对于心智游移有正向影响。

在突发公共卫生事件暴发期间，某些职业将增加沮丧、焦虑、倦怠和创伤性压力的风险。与服务行业工作者、潜在的或已知的受感染的人、医护人员等群体的接触，使得感染风险和交叉感染的可能性增大。一线工作者可能会暴露于多种压力源之下，包括持续和反复接触严重感染与濒临死亡患者、紧张的工作环境、长时间的高压工作及医疗道德、医患关系等问题（Lai et al.，2020），他们会更容易受到同伴或者病人带来的压力和创伤影响。

职业倦怠在医生中的出现比例高达 75%（Willcock et al.，2004），这与医生职业有一定的关系（Shanafelt et al.，2002）。在医生中，职业倦怠与较差的人际关系、个人幸福感以及病人护理有关（Hall et al.，2016；Ramirez et al.，1996；Shanafelt et al.，2010）。倦怠的影响是非常大的，不仅仅是对医生，对其病人更是如此。这与更大的犯错误风险（如用药错误等）和对患者的态度相关（West et al.，2006）。邹雨霞等人（2014）对广州市 20 家社区卫生服务中心的工作人员研究发现，广州市社区卫生服务中心工作人员的职业倦怠处于较高水平，并认为年龄、学历、职称、工作回报等均会对职业倦怠产生影响。对 1983—2004 年发表的关于医生倦怠的文献进行分析研究可知，住院医师有严重的工作倦怠倾向（Thomas，2004）。一项对国内 218 名一线医护人员的调查发现，约 42.1% 的人有高度情感衰竭，22.7% 的人有高去人格化倾向，48.6% 的人有较低的个人成就感（李超平等，2003）。赵玉芳和张庆林（2004）发现，不同科室、职称的医生职业倦怠程度不同，中级职称和精神科医生的职业倦怠情况较为严重。有学者对北京市 3 所三甲医院的 100 名低资质护士调查发现，护士的职业倦怠较为严重，约 50% 的人存在情感衰竭的情况，60% 的人存在去人格化现象，49% 的人存在个人成就感低下的情况（许亚红等，2015）。

在新冠疫情暴发期间，医护人员的职业倦怠现象更为突出。一项对武汉市某三甲医院护士的研究（陈清玥，2021）指出，护士心理灵活性对 PTSD 症状水平有显著的负向预测作用，其解释变异量为 61.0%。一方面，国内医务工作者短缺，长期处于高压、高风险的工作环境当中，医患关系比较复杂，并且面临高水平的职业倦怠，种种因素会对护士的职业幸福感产生负面的影响；另一方面，面对国家和社会所发生的无法预测的突发灾难性事件，医护人员总是冲在第一线，艰苦的工作环境、高强度的工作甚至可能威胁到自己的生命安全，这些因素都会给医护人员带来更大的身心创伤，因此护士群体本身就属于 PTSD 高危易感人群。此外，一项对后疫情时代武汉市三甲医院护理人员的研究提到，在纳入调查研究的样本中，约有87.2%的护理人员存在不同程度的情感衰竭，82.6%存在不同程度的去人格化，83.9%存在不同程度的个人成就感低下，护理人员的职业倦怠发生率较高（黎轶丽等，2021）。当疫情作为应激源时，与应激源距离越近，其负性情绪越明显，应激反应越强烈（冯杰，杨君，2004）。武汉当地的医护人员与应激源最近，抗疫时间更长，精神长期处于应激状态，导致身心过度消耗，更容易感到情感耗竭。

在重大公共卫生事件期间，其他奋斗在一线的工作人员，如心理健康服务提供者、临床教师、疾控人员以及建筑工人等群体，或多或少地都会出现职业倦怠。首先，心理健康服务提供者（以下简称"咨询师"）更加直接地面对经历创伤和悲剧的来访者进行工作。咨询师在工作期间面对众多感染人群带来的视觉冲击，加之生理疲劳，在高压工作环境下，容易出现替代创伤、同情疲劳、继发性创伤后应激障碍、反移情等症状。咨询师在面对患者痛苦和其他情绪反应时，产生了无意识的情绪感染和行为反应。在这种生理高压疲劳与心理疲惫的双重压力下，咨询师也会表现出PTSD的症状。其次，与这类受过较为专业的指导和危机训练的群体相比，大多数情况下，建筑工人没有接受过应对紧急状况的指导和培训。对于在大规模破坏以及自身安全受到威胁的场所工作可能带来的精神损失，他们并没有做好准备。2019年新冠疫情暴发期间，一线建设者们暴露在危机环境中，放弃了回乡过年的机会，用不可思议的速度建造了"火神山"和"雷神山"两家收治感染病人的院区。高强度的工作，加之高暴露的情况下，极易出现消极行为，甚至出现人际关系问题和冲突，增加职业倦怠的发生。再次，一项对临床教师职业倦怠的研究表明，临床教师普遍存在职业倦怠，其中重度倦怠者的社会支持利用度低于轻度倦怠者，且社会支持利用度的降低与倦怠的发生程度可能互为因果（肖光明等，2021）。职称是临床教师职业倦怠的一个重要因素，高职称者发生倦怠的比例高于低职称者，这可能跟工作责任和风险的承担有关，同时，来自家庭、社会活动、职称晋升等的压力源增多，都有可能更易引发职业倦怠。最后，在COVID-19期间，疾控人员的职业情绪耗竭也是较为严重的。他们与普通群众一样，也会因为承受巨大的心理压力而导致焦虑、恐惧等问题（Li，Yang，et al.，2020）。多因素分析发现，疾控人员担心感染新型冠状病毒的程度越高，职业情绪耗竭程度也越高；职业自我概念越模糊，职业情绪耗竭越严重（邱倩文等，2020）。这与护士群体中职业自我概念与情绪耗竭的研究结果类似（曹晓翼等，2010）。李玉莲等人（2014）也指出，中层干部和领导人员的情绪耗竭程度较高，这可能与其承受的压力较大有关。

三、个体人际层面

公共卫生事件往往带有很强的随机性、不确定性以及扩散性（李青等，2004）。不论是多年前的 SARS 还是现如今的 COVID－19，确诊病例均成倍增加，且被感染存在很多不确定因素，也具有偶然性。不同年龄段的人群因其自身条件、免疫力、接触程度等不同，被感染的情况也不同。此外，在感染过程中，还有一段时间的潜伏期，在这期间被感染者与正常人没有较大区别，但又可以传染其他人，这就增加了病毒传染的不确定性。正是由于这种不确定性和扩散性，人们被迫隔离在家或者医院，空间距离和心理距离的加大催生了人际隔离的现象。同样，感染者与被感染者以及重灾区的人们不可避免地会被评价，被贴上标签，污名化现象也随之出现，给生活和心理状态带来一定的影响。

（一）人际隔离

在病毒活跃期间，为了降低传染的概率，往往会将传染源传播者和高度易感人群安置在指定地点和特殊的环境中，暂时避免其和周围人群接触。对传染病人采取隔离措施，切断传染途径，同时又对易感人群采取保护性隔离措施。而这种保护性隔离措施往往阻断了人们面对面的交流沟通，造成人际隔离。我国在防控中采取超常规的社会管控措施，严格实施，涉及范围广，权威力度强，面向大范围隔离对象，采取严厉的隔离手段，主要表现在以下四点：居家隔离；增加社交距离，关停娱乐场所，学校停课，企业线上办公；口罩防护带来距离感；由于交通限制，省市间互动减少。人们对于认知客体的心理表征有不同的解释水平，而解释水平取决于人们所感知到的与认知客体的心理距离，这会影响人们的判断和决策行为。心理距离主要包括时间距离、空间距离和社会距离，这也是影响社会认知的关键（李雁晨等，2009）。研究发现，人们对感知到的远距离事件会形成高水平解释，相反，对近距离事件会形成低水平解释（Fujita et al.，2006；Henderson et al.，2006）。

首先，居家隔离是最为直接的阻断病毒蔓延的方式，但是长期居家隔离会使人们产生一定的生理和心理负担。社交范围缩小对个体造成不适感。在常规时期，人们日常娱乐活动频繁，也早已习惯丰富的社交活动，当受到外界因素影响，活动范围限制在家时，活动环境骤然缩减，很多人心理上产生不适感，同时也造成了与亲友间的人际隔离。由于无法进行面对面的沟通，空间距离的限制带来的疏离感也大大提升。事件过后，人们可能变得孤僻，将自己与他人隔离。羞耻、恐惧和麻木都会导致对他人的不信任和警惕。之后，人们可能需要更多的社会支持，并且比平时更依赖他人。或许也是因为这种依赖性，有些人在关系中会变得非常有控制欲（Halpern & Tramontin，2007）。人际暴力可能也会加剧，特别是当日常有酗酒或使用其他药物的习惯时，这种暴力会被放大。一项针对 SARS 感染者和暴露者的研究表明，感染者和接触者以及卫生保健工作者面临更大的耻辱感、偏见和歧视。疫情的压力源及其结果，如药物滥用，将增加亲密伴侣的暴力行为（Gosangi et al.，2020）和虐待儿童的行为（Bryant et al.，2020；Schneider et al.，2016；William et al.，2017）在脆弱的夫妇和家庭中发生的概率。许多研究记录表明，由于行动限制而住在一起的亲密伴侣，暴力行为会随着双方失业或感染病毒的情况进一步恶化而增加。当家庭成员和亲密朋友需要人际支持时，伴侣之间以及父母与孩子之间的紧张关系可能会加剧。

其次，这种情况不仅发生在家庭中。当安全受到威胁、日常事务中断、沟通受损以及信任被破坏时，这种情况也会发生在工作和社交场所中（Hamaoka et al.，2007）。非常规时期的隔离，公共场所进行封闭管理，也加剧了人们沟通的困难，面对面的交流机会减少，空间距离增加，更容易导致人际关系的破裂。

再次，在日常社会交往中，由于防控措施的要求，出门需要佩戴口罩并保持一定的距离。"佩戴口罩"这一行为给面对面的沟通增加了障碍。在佩戴口罩这件事情上，东西方的思维南辕北辙。在中国，人们将佩戴口罩看作防止被传染的一个途径，同时也可以起到积极的心理暗示作用，因为它可以强化保持距离的意识。这种物理距离虽然可以带来一定的生理性的安全，但同时也加大了心理空间距离，使得人际距离也随之变大。

最后，不同的文化和社会背景下，人们感知到的社交距离也是不一样的。事件除了带来负面消极的影响，也可以有一些积极的方面。它可以拉近人与人之间的距离，特别是那些一起经历过同样事件的人，通常他们会有一种经历过类似悲剧的感觉，或者是一起从某件事情中幸存下来的感觉。求助是一种与所有文化相关的行为。中国是一个更偏向集体主义文化的国家。对于更具有集体结构和人际关系的文化来说，与他人建立联系可以说是对抗痛苦的主要缓冲方式和一种弹性形式。失去家庭成员和朋友对于人际关系的破坏性更强。人际灾难的影响不仅仅反映在内在、心理和情绪方面。由于突发事件对家庭及社区的破坏，人际关系往往也会被破坏，抑制了社会互动的机会。

（二）污名化

在重大公共卫生事件背景下，污名（stigma）是指具有某些共同特征的个体或群体与某种特定疾病之间的消极联系。疾病或事件暴发可能会导致人们因为被认为与疾病有关而被贴上标签、受到歧视或者特殊对待。没有这一疾病或没有经历这类事件但与这一群体有其他特征关联的人可能也会产生耻辱感。

在新冠疫情下，污名化现象出现的可能性较大。在谈到新型冠状病毒时，某些敏感的词语和语言，诸如"疑似病例""隔离"等，会对人们产生负面影响，助长污名态度，强化疾病和其他因素之间的虚假联系，带来广泛的恐惧，也会让人们在寻求帮助的时候面临更多的困难和阻碍。耻辱感会破坏社会凝聚力，并可能导致群体的社会隔离，带来更严重的健康问题和遏制病毒传播的困难。世界卫生组织相关报告指出，污名化程度可能由于以下两个原因：一是新型疾病尚存在很多未知因素，而人们通常对于陌生和未知的事物有恐惧感；二是我们很容易将这种恐惧与"他人"联系起来。污名包括四个相互作用的因素，即：预期的、感知的、经历的和内化的。COVID-19 与这些社会污名化因素有关。因为担心受到歧视，人们改变了他们的行为方式，比如避免进行核酸检测（预期的污名化），患者及其家属感到被他人评判（感知的污名化），受感染者被其家庭成员或社区成员排斥、隔离和歧视（经历的污名化），以及一些患者可能会感到羞耻和自我排斥（内化的病耻感）（Bailey et al.，2015）。

重大公共卫生事件期间，不同人群中均可能出现歧视情况。首先，非感染者对感染者的恐惧、不信任、排斥和疏远态度在事件暴发甚至解决后很长一段时间内仍然存在。由于传染性以及随后的长期的身心疾病和死亡状况，患有传染病的人会受到来自外界的污蔑（Goffman，1963；Lau et al.，2005）。已有研究指出，感染肺结核的患者通常被认为是肮脏的，疾病的传染性被过分夸大（Yamada et al.，1999）。对感染者的恐惧和孤立也是常见的，甚至排斥行为在家庭和朋友中也出现（Jaramillo，1999）。对 SARS 流行期间感染者污名化现象的研究也指出了这一点（Lee，Chan，et al.，2005）。污名化现象对患者的伤害不亚于疾病本身，不仅给受影响的人的生活质量带来一定的影响，还影响公众对相关卫生政策的态度（Herek et al.，2003）。

其次，许多感染过病毒但康复的病人不允许进入社区，因为人们认为他们可能再次感染，并将病毒传染给其他人。他人和社区的态度和污名给疫情控制带来了一定的阻碍，并增加了援助服务者和管理人员的负担。环境的不支持也加大了对于感染者、接触者追踪的难度。由于这种污名的存在，人们可能会选择隐瞒疾病以避免遭受歧视，同时也阻碍了人们寻求相应的医疗和心理援助。这些行为最终可能导致更严重的健康问题，甚至导致 COVID‐19 病例的增加和死亡率的提高。许多研究表明，在 SARS 和埃博拉病毒暴发期间被采取防控措施的人，即使康复、恢复正常生活，也会受到不公平对待，甚至家人和朋友拒绝和其交往，对于其健康持有怀疑态度（Digiovanni et al.，2004；Robertson et al.，2004）。埃博拉病毒疫情期间在利比里亚进行的一项研究表明，病毒污名不仅影响到被隔离的人，还影响到幸存者及他们的家人，同时由于防控措施带来的社会污名还剥夺了多数少数族裔的权利（Umberto et al.，2015）。

再次，一线医护人员、患者、康复者、社会地位较低的群体甚至一些特定宗教和种族的人都受到了歧视。一线医护人员面临包括工作场所和社会环境中的污名和歧视在内的挑战（World Health Organization，2020）。目前，医疗服务提供者是社会不赞许（social disapproval）的受害者之一，一些在医院工作的一线医护人员在隔离期间受到酒店员工的歧视和排斥。此外，参与新冠疫情应对的其他一些人对一线医护人员也表现出歧视，拒绝与一线医护人员交谈，不同意与其在同一家餐厅用餐等。尽管医护人员采取了必要的防护措施并且接受了核酸检测，某些邻居和社区居民对允许一线医护人员在家居住仍表现出不满的情绪（Tandon，2020）。一项评估 10 511 名健康一线工作者抗击 SARS 的研究指出，尽管他们中的大多数人受到社会的赞赏，但仍有近一半的人感到来自社会的污名化（49%）和家庭成员的排斥（31%）（Koh et al.，2005）。由于与 COVID‐19 有关的污名化，医护人员正在被贴上标签，甚至面临地位的丧失和歧视。

最后，新冠疫情的应对措施本身就有增加污名和歧视的风险。社交距离的控制对遏制病毒的传播十分重要。限制行动和隔离措施可能会对已经受到污名化的人造成影响。出境限制也可能会助长污名化现象，它将病毒和疾病的社会结构重新定义为外国入侵，进而加剧了社会等级制度和权力的不平等（Logie，2020；Logie & Turan，2020）。有研究指出，在意大利封锁前几周，政府宣布了紧急状态，日常生活并没有受到影响，但是人们对华人社区的情绪发生了变化，华人的餐厅空空如也，越来越多的家长表示如果孩子有中国同学就不想让他们去上学（Adja et al.，2020）。在疫情期间，羞耻感和由此产生的歧视可能给普通群体特别是弱势群体的身心健康带来重大的挑战，严重的可能会降低为遏制病毒传播而实施的公共卫生

措施的效力，加剧现有的社会不平等，导致社会支持的减少（Chopra &
Arora，2020）。

四、个体影响的调节机制

由于重大公共卫生事件的传播特性、采取强制隔离的措施、长期的不
确定性和缺乏社会化等原因，世界各地精神健康症状增加。COVID‐19
的长期流行仍然是巨大心理压力的来源，而压力源一直被证明是导致抑
郁、焦虑和失眠等心理健康后果的强烈风险因素（Jia et al.，2020）。但这
些影响存在个体差异。通过分析人口统计学、认知、情绪、行为以及社会
等调节因素，有助于我们理解哪类人或哪种情况下，影响较为严重或较
轻，厘析其调节机制。

（一）年龄因素

COVID‐19 的共同心理影响包括但不限于压力、焦虑、抑郁、失眠、
否认、愤怒和恐惧（Khanna et al.，2020），而最常见的症状是发烧和咳嗽
（Lei et al.，2020）。已有研究指出，COVID‐19 可能会影响任何年龄组的
人（Verity et al.，2020）。其中，成年人（18 岁及以上），特别是老年人
（65 岁以上），由于他们先前存在的慢性疾病和年龄相关的免疫系统特点，
更容易受到感染和死亡（Nikolich-Zugich et al.，2020）。最近的研究表
明，年轻人（18～30 岁）和老年人（60 岁以上）报告了在 COVID‐19 大
流行期间焦虑、抑郁和压力的中高流行率（Holmes et al.，2020）。

高龄是 COVID‐19 不良预后的最强预测因子之一（Richardson et
al.，2020）。护理机构与住院患者的家人和朋友接触的机会有限。尽管这
些措施对限制疾病传播至关重要，但它们既加速了痴呆症病程，又提高了
抑郁症等精神疾病共病的发生率。事实上，保持社交距离会使老年人更容
易抑郁和焦虑。在 COVID‐19 大流行期间，与其他群体相比，老年人的
社会支持、经济资源和自我调节能力等应对资源较少（Buenaventura et
al.，2020），导致对地方政府应对 COVID‐19 大流行的依赖增加。因此，
对于老年人来说，地方政府信任对心理健康的作用可能更加突出。

（二）认知因素

在新冠疫情的开始阶段，有些认知风格会导致疫情后对不确定性、逃
避性应对和焦虑的不容忍增加。潜在的认知方式（looming cognitive
style，LCS）是一种不适应的认知方式，将对威胁的感知解释为正在加剧
和迅速逼近（Riskind et al.，2000）。这一解释与疫情相关，因为新冠疫情
代表着未来的威胁，并且与疾病正在迅速传播和接近的看法相关。先前的

研究表明，这种认知风格是各种焦虑亚型的脆弱性因素，在控制其他因素的情况下，它也能独立预测焦虑（Riskind & Rector，2018）。这种认知导致的焦虑是由于对未来威胁的预期，即对于事件快速发展、传播、规模扩大的预期（Riskind & Calvet，2020）。LCS 也被证明与担忧有关（Riskind & Rector，2018）。因此，高 LCS 的人可能会将更具有灾难性的普通事件想象成威胁迅速升级，提升感知的威胁水平，导致不必要的担忧（Riskind & Rector，2018）。随着疫情的发展，感染和死亡人数上升，个人可能被感染的威胁越来越突出，因此，LCS 是焦虑的一个重要预测因素。Riskind 等人（2000）发现，LCS 虽然与焦虑的关系最为密切，但在控制焦虑时，对抑郁也有显著影响。

风险感知是对新冠疫情威胁的认知反应和评估，包括两个维度：一是"恐惧"，反映了感知到的缺乏控制和灾难性的潜在危险；二是"未知的风险"，指的是无法观察到的危险（Peters & Slovic，2010）。威胁会传播消极情绪，恐惧会让威胁显得更加迫近。Witte 和 Allen（2000）的一项元分析发现，聚焦恐惧在某些情况下是有用的，但是在其他情况下则不然。如果人们觉得自己有能力应对威胁，聚焦恐惧会导致他们改变行为；但当他们感到得到帮助时，聚焦恐惧会导致防御性反应，而不是采取行动。结果表明，只有当人们感到有效时，强烈恐惧的唤起才会产生最大的行为变化，而带有低有效性信息的强烈恐惧的呼吁则会引发最大程度的防御反应。新冠疫情的出现可能会严重唤起这两个心理层面，使人们感到威胁。人们从认知上感知风险，并在情感上对其做出反应（Loewenstein et al.，2001），换句话说，风险感知通常会驱动情绪，带来心理困扰（Leppin & Aro，2009）。有研究表明，风险感知与压力存在显著的正相关（López-Vázquez et al.，2003）。在重大公共卫生事件这一背景下，根据社会压力理论，事件的威胁会诱发压力，进而影响情绪和心理健康（Guidi et al.，2020；Wu et al.，2020）。对于新冠病毒的高风险认知可能反映了病毒威胁优先于其他重要生活目标和需求的动机。这种动机性的专注可能会在疫情大流行期间引起情绪波动（Kopetz，2017）。以往在 SARS、H1N1 疫情期间的研究也证明，风险认知与情绪反应高相关（Bults et al.，2011；Qian et al.，2005；Raude & Setbon，2009；钱铭怡等，2003）。Gabriele 等人（2011）指出，2009 年 H1N1 的感知严重程度和情感反应之间高度正相关。在新冠疫情期间，对感染的担忧和经济问题是新冠疫情风险感知的两个因素（Wndi，2020）。在新冠疫情暴发初期，中国的一项全国性调查显示，27.9％的参与者存在抑郁症状，31.6％的参与者存在焦虑症状（Shi

et al.，2020）。2020 年 4 月对美国成年人的另一项调查报告显示，13.6%
的参与者存在严重的心理困扰症状，这大大高于 2018 年的估计（3.9%）；
13.8% 的参与者经常感到孤独（Mcginty et al.，2020）。Martin 等人
（2020）从他们的调查数据中观察到，风险感知水平与新冠疫情相关的恐
惧、抑郁和广泛性焦虑的时间趋势相似。

除此之外，对不确定性的不容忍（intolerance of uncertainty，IU）也
是一个重要因素。对不确定性的不容忍是由于对不确定性及其影响的一系
列消极信念，与过度焦虑有关（Buhr & Dugas，2009）。最近的研究发现，
IU 是新冠疫情大流行期间心理痛苦的一个重要预测因素（Mertens et al.，
2020）。Satici 等人（2020）的研究表明，IU 和心理健康的关系是通过反
思和对 COVID - 19 的恐惧进行中介处理的。Smith 等人（2020）的一项
研究发现，IU 调节了社会隔离对心理痛苦的影响，因此，社会隔离水平
越高，心理健康结果越差，这种关系的强度随着 IU 水平的提高而增大。
此外，IU 可能会导致旨在减少焦虑的适应不良行为，如寻求安慰和回避，
以减少对威胁的不确定性的感知（Rettie & Daniels，2020）。

（三）情绪因素

情绪常常驱动风险感知，有时甚至比事实信息更重要。对危险情况的
情绪反应可以在两个阶段影响思维。首先，情绪的效价将人们集中在一致
的信息上。其次，这些信息，而不是感觉本身，被用来指导判断。例如，
一项元分析认为，暴露在更多负面情绪健康警告下的吸烟者关于警告和吸
烟体验到更多的负面情绪，花更多的时间检查警告，回忆更多的风险，且
随后会对风险认知和戒烟意图产生影响（Noar et al.，2016）。随着负面情
绪的增加，人们可能会更多地依赖关于 COVID - 19 的负面信息而不是其
他信息来做决定。媒体对新冠疫情的报道通常是负面的，如报道感染人数
和死亡人数，而不是报道康复或轻微症状的人数。这可能会增加负面情
绪，使人们对自己或他人本来被忽视的风险更加敏感。

已有研究表明，新冠病毒恐惧是 COVID - 19 封锁期间压力最强的预
测因子。新冠疫情影响的一个组成部分是对感染和相关发病率以及死亡率
的具体恐惧、感知风险和焦虑（Rajabi Majd et al.，2020）。高度孤独、
COVID - 19 特异性担忧和低痛苦耐受性与较高水平的抑郁、焦虑和 PTSD
症状有关，而弹性与较低水平的抑郁和焦虑症状有关（Liu et al.，2020）。
同样，较低水平的复原力与较差的心理健康结果相关，包括更严重的抑
郁、焦虑和自杀意念（Killgore et al.，2020）。

（四）应对方式

在全球 COVID - 19 大流行期间，人们已发现应对方式对心理健康有

显著影响（Dawson & Golijani-Moghaddam，2020；Minahan et al.，2020；Wang，Hu，et al.，2020）。在疫情暴发的早期阶段进行的一项横断面研究发现，那些采用消极应对方式的人群表现出更高程度的心理压力（Wang，Hu，et al.，2020）。这一观点被用来解释对当前 COVID-19 疫情的应对。现有文献中讨论的主要应对方式包括逃避性应对（个体为避免思考或对压力产生感觉而采取的行为，如分心、物质使用和发泄）和接近应对（个体为积极应对而采取的行为，如寻求情感支持、认知重构和接受）（Dawson & Golijani-Moghaddam，2020）。逃避性应对在疫情期间对于心理压力增加有显著影响。研究发现，在大流行期间，逃避性应对会显著增加痛苦（Dawson & Golijani-Moghaddam，2020；Rettie & Daniels，2020）。值得注意的是，Minahan 等人（2020）发现，在年轻人和老年人中，逃避性应对更能显著地调节疫情相关压力与抑郁之间的关系，并且老年人可能有独特的适应性积极应对行为。

（五）社会支持

心理支持在对抗 COVID-19 特定的应激后果方面有显著效果。新冠疫情早期的研究显示，社会支持与焦虑和应激程度呈负相关。有研究指出，COVID-19 的特点是其明确的人际传播能力，但其最初并未得到明确认识，结果是卫生保健工作者的保护不理想，职业暴露和感染频繁（Wang，Hu，et al.，2020）。高感染率、长潜伏期和大量无症状病毒携带者可能是造成卫生保健工作者对其家庭成员担忧的主要原因，因为卫生保健工作者在日常临床工作中无法区分 COVID-19 的感染者。一些社区甚至禁止卫生保健工作者下班后进入社区，认为他们可能是潜在的传染源，这进一步加剧了卫生保健工作者的自责和对家人的关切。因此，大多数卫生保健工作者不得不与家人分离，这进一步削弱了来自家人的支持。

居家隔离也是重要的压力因素。隔离对心理健康、情绪和感觉有显著的负面影响。隔离与失眠症状的风险增加有关（Ammar et al.，2020）。睡眠时间的减少与昼夜节律的变化、高水平的压力都有关系，这反过来会使个体更容易感染病毒（Irwin & Michael，2015），增加心理障碍出现的风险（Paga et al.，2020），对认知表现和决策产生负面影响，以及增加成瘾和冲动的风险（Chaumet et al.，2009）。Gallo 等人（2020）的研究指出，与疫情之前的几年相比，隔离降低了 30% 的活动水平，并增加了不活动的时间（每天静坐时间，从 5 小时到 8 小时）。长期不活动可能会导致各种健康问题，如心血管疾病和死亡率（Giuseppe et al.，2020）。

值得注意的是，并不是每一个人在这些压力下都会表现出消极的结果。那些有能力充分应对压力源的人也许能够利用他们的心理资源来处理即将发生或已经发生的问题（Smith et al.，1993）。因此，提升个体的心理韧性、学会调节情绪、寻找稳定的社会支持是十分必要的。

第二节　重大公共卫生事件对家庭的影响

家庭是一个系统，家庭沟通模式和风格受到文化、性格、性别等社会文化变量以及角色期待的影响。关系模式以及对于情感的表达因家庭而异，每个家庭都有属于自己的模式和规范。家庭和非家庭成员间的界限以及如何权衡这一界限在每个家庭中都是不同的。家庭内部也有界限，每个家庭都有自己的相处模式。经济和社会保障对于每个家庭都非常重要，尽管范围和具体情况各有不同。这些过程可能在重大公共卫生事件中受到了影响。

一、家庭结构

家庭结构是指家庭成员的构成及其相互作用、相互影响的状态，以及由这种状态形成的相对稳定的联系模式。包括两个基本方面，即：家庭人口要素（由多少人组成，家庭规模大小），以及家庭模式要素（成员间的相互联系，以及因联系方式不同而形成的不同家庭模式）。家庭结构对家庭成员的生理、心理和行为有着巨大的影响（徐汉明等，2010）。

首先是公共卫生事件对于家庭人口要素的影响。在事件发生时，家庭常规很难维持，饮食习惯和从事娱乐活动的能力受到妨碍，经济和物质支持受到威胁，衣食住行的每一个方面都影响着家庭成员。事件发生之后，很多家庭成员之间存在短期分离的现象（Park et al.，2010）。家庭结构可能因分离而暂时改变，或因为死亡而永久改变。一些家庭成员可能失业甚至由于其他原因永远不能工作，这对于家庭角色和责任产生了一定的影响和破坏。这期间离婚或者关系破裂，使家庭结构发生了变化。对新冠疫情暴发期间居家隔离的研究提到，在抑郁水平上独生子女的抑郁得分显著高于非独生子女（李朝阳等，2020）。值得注意的是，在18～25岁这个年龄阶段抑郁水平更高，可能与这个阶段个体刚刚进入成年，心理发展水平不稳定，更容易受到外界的影响有关。是否结婚也对个体的抑郁、焦虑和压力水平有一定的影响。相比未婚的个体，已婚个体表现出更好的心理适应性以及更低水平的焦虑、抑郁和压力。同样，也有学者研究发现，对于已婚家庭来说，居家隔离状态可能会影响其已有的生活规律，改变其现有的生活方式（马翠等，2021）。

其次，公共卫生事件对于家庭模式要素的影响体现在由防控措施带来的停工停学会增加许多家长的经济负担、照料负担以及其他责任，其中一些家长可能失去资源或能力供养子女。在新冠疫情期间，人们面临着失业和经济收入下降的风险，也面临着就业困难和担心自己的健康等心理问题，家庭成员间的沟通也会相应减少。所有这些原因都可能导致家庭功能障碍。家庭功能障碍影响了伴侣间的亲密关系。许多儿童与同龄人、社会支持和安全环境脱节，这会对儿童的身心健康产生不利的影响，甚至由于学校封校隔离，会加剧儿童和青少年的心理健康问题。儿童遭遇暴力虐待和忽视行为的激增，也会导致低自尊和创伤后应激障碍（Campbell，2002；Leeb et al.，2011）。同时，研究发现，家庭经济条件对于大学生的心理健康存在着不同程度的影响（邓小平等，2018）。家庭人均月收入越低，大学生心理应激反应越严重。家庭是满足经济需求的重要来源。在应对疫情时，低收入家庭的抗风险能力相对较差，在安全感较低的情况下，会产生更多的负面情绪，导致出现心理健康问题。

二、亲子与代际关系

代际关系通常泛指老年人与年轻人两代人间的人际关系。代际关系既可以出现在家庭中，也可以出现在社会范围之内。家庭范围内的代际交换是家庭代际关系的重要规律，即父母一代给予子女一代经济或服务性的帮助，子女则给予父母一代感情慰藉和尊重（蔡翔，1995）。但是，这种交换往往是不平衡的，会产生代际矛盾。社会范围内代际隔阂的消除或弥合，往往表现为新意识代替或变革旧观念。

首先，亲子关系和代际情感沟通对于家庭关系的亲密和谐有正面的影响。当面对突发事件时，家庭可以作为处理和包容复杂情绪的安全港湾。然而，情感情绪也可能会被更强烈地感受和表达，这可能会对既有的家庭关系模式和成员共情能力产生影响。如果家庭成员在情绪上表现退缩，甚至变得抑郁，使用药物和酒精来自我治疗，或变得富有攻击性和充斥暴力，关系可能会变得疏远，以至破裂。在居家隔离的政策下，孩子与家庭其他成员间较长时间密集相处，面对疫情的态度在代际间的差异可能会引发矛盾，同时一些旧有的矛盾在这期间也有可能暴发。资源的缺失和日常生活受阻使得成年人很难有效地养育子女。当感到不知所措时，父母照顾孩子的能力就会下降。当学校停课隔离，朋友和娱乐资源不再可用时，孩子们失去了日常生活和社交网络，使他们处于更脆弱的位置，并为已经枯竭的照顾者创造了更多的责任。

其次，亲子和代际沟通的频率和方式也会受到一定的影响。研究表明，在事件期间，家庭成员间的联系方式和频率都会受到一定的影响。一是面对面接触的频率显著降低；二是通过电话和短信与家人联系的频率没有显著变化，但对视频电话等技术的依赖大幅增加。有超过一半的家庭报告称，在新冠疫情暴发期间，视频电话是主要的沟通方式（Araten-Bergman & Shpigelman，2020）。同时，也有一部分人希望更多地进行面对面的探望。

在危机和不确定时期，新技术对关系和支持有重大的贡献（Carmit-Noa，2018；Caton & Chapman，2016；Simon et al.，2015）。例如，采用视频电话等远程通信技术可能为家庭提供与有语言障碍的亲属沟通的机会，因为这些视觉措施可以促进各种通过电话无法实现的沟通方式。具体来说，视频通话可以利用辅助和替代通信辅助（Hynan et al.，2015）或依赖简单的手势（Lancioni et al.，2018）。然而，也有学者的研究结果表明，尽管家庭采取了积极的交流方式，但这些交流方式并不能有效地弥补面对面接触减少所造成的差距（Araten-Bergman & Shpigelman，2020）。

最后，信息在家庭中传递的方式可能会影响家庭信任关系。媒介与风险感知中的信任关系，是在事件防控阶段家庭内部信息传递的核心关键。也就是说，当人们没有足够的科学知识判别风险时，人们就只能依赖所信赖的媒介。尤其是当面对公共卫生事件这类科学性的议题时，媒介对于家庭中风险感知的影响更大。当个体通过媒介对疫情有了初步了解之后，大部分人会第一时间向周围人进行预警，而最重要的预警对象是家庭成员（唐乐水，2020）。

由于家庭内部个体间的风险感知存在落差，这种落差在代际间的体现尤其明显。青年群体总是不同代际间最先接触到风险信号的，而中老年人相对接触到较晚且不全面。由于我国传统文化的影响，文化反哺在疫情风险沟通中也会出现（周裕琼，2014）。文化反哺可以理解为子代在文化方面对父代的反向影响，在公共卫生事件中具体表现为青年一代在健康知识方面对长辈发起的反向信息输出。这一行为可能会挑战传统中国老年群体的权威感，可能造成代际关系的减弱。

第三节　重大公共卫生事件对社区的影响

社区通常被定义为生活在连续的地理空间中、具有共同利益或共享活动的相互关联的集体（Sherrieb et al.，2010）。中国的社区是根据地理因素和社会政治力量，由政府划分的基本行政单位（Yip et al.，2013），它为居民提供重要的社会服务，并在很大程度上扮演着行政角色（Bray & Gunnell，2006）。社区是人们生活的最大和最重要的平台，重大公共卫生事件带来的社会支持和资源损失严重影响居民的心理状态（符丽，蔡放波，2007）。社区卫生服务是一种能满足居民卫生服务需求的新型卫生服务形式，可以充分发挥贴近居民的优势，了解居民的健康需求，对社区的疾病构成敏锐的洞察力。同时，也可以运用预防医学的手段，有效地采取健康教育和健康干预措施来预防和控制疾病的发生和发展。由于我国社区卫生服务起步较晚且组织基础尚不完善，所以，在重大公共卫生事件期间，这些因素都会扩大事件对社区的影响。

一、社区应急管理

社区是隔离政策的基本单位，社区封锁管控旨在控制公共空间中的群集并保持社会距离。社区封锁管控对于减少病毒传播和攻克疫情是有意义的，然而这种从城市到社区的封锁管控也涉及与限制自由相关的伦理问题（Jennings et al.，2016）。社区模式对于应对能力至关重要。严晓和刘霞（2009）指出，我国现阶段依然处于社区健康"管理"而非"治理"阶段，在公共卫生事件的应对上更是如此。首先，SARS之后，我国逐渐建立起重大公共卫生事件应急管理体系，但仍遵循传统管理理念，政府为主导，非政府组织并不是现行公共卫生事件应急的制度化主体。其次，社区治理缺少健康的供给制度，导致社区医疗卫生资源匮乏，公共卫生人才分配不到社区，无法满足社区需求及应对公共卫生的社区防疫要求（王睿等，2018）。

对于我国社区应急管理体系而言，社区应急机制的建立是最为重要的一步。社区应急机制包括社区应急预警、社区应急处置以及社区应急恢复。社区应急预警主要是指社区对突发事件的预测、感知和通报，重点在于定期进行隐患排查和建设畅通的信息通报渠道。社区应急处置是指迅速成立应急指挥中心，有效组织居民开展自救和互救，有效协调各部门的救援活动，保障信息沟通渠道的畅通。社区应急恢复是指社区在灾后重新恢复到正常秩序，主要是安抚居民心理、制定和实施恢复重建计划（刘万振，陈兴立，2011）。

在应对重大公共卫生事件时，应急管理体系现存的问题和缺陷愈发严重。主要表现在以下几方面：第一，传统治理方式的限制。由于重大公共卫生事件多是传染病，具有高传染性和突发性的特征，常规的上门或者面对面的服务方式行不通，需进行无接触服务（张瑞利，丁学娜，2020）。如果仍按照常规方法进行社区管理，很难适应事件的应急管理需求。在新冠疫情期间，当小区及部分住户封锁隔离时，社区严峻的防疫工作、隔离人群的生活保障工作、社区人员的心理疏导工作带来工作量成倍的增长和效率的低下。第二，特殊人群生活保障困难。防控措施给社区居民生活带来极大的不便，尤其对于孤寡老人、残障人士和低收入家庭。尽管近年来我国社区日间照料机构、养老机构越来越多，但由于防控要求，机构为减少外来人员传播病毒的风险，尽量减少新增老年人的入住。对于社区养老机构的孤寡老人和社区残障人士而言，生活困难加剧。经济困难家庭的劳动力大多从事较为不稳定的非正规就业，如摊贩、家政、服务员等工作，与工作稳定的家庭相比，受到疫情冲击更大。对于社区中的流动人口，不论其流动的原因如何，在病毒扩散的过程中，其都很可能被认为是潜在的受害者和传染源（吴晓，张莹，2020）。第三，社区资源匮乏带来的问题。社区治理缺少健康的供给制度，导致社区医疗卫生资源匮乏，公共卫生人才分配不到社区，无法满足社区需求及应对公共卫生的社区防疫要求，主要表现为基层医疗资源配置不足、防控资源配给不足以及社区心理援助建设不足（王睿等，2018）。

重大公共卫生事件也给基层医疗卫生服务资源带来了巨大的挑战。面对传染性极强的病毒时，防控任务要求基层医疗卫生服务机构的医护人员与当地居委会、民警和居民协作，共同承担起联防联控、群防群控、严防严控的责任，对辖区内从疫区来的落地人员、有流行病学史的人员、高风险人员以及密切接触人员进行地毯式流行病学排查，筛查疑似或确诊病例，并通过及时有效的方式转诊到定点医疗机构，最大程度降低社区感染风险。在这个过程中，社区基层医生如何在保障自身健康的前提下，继续承担社区居民的常规诊治工作，尤其是对老弱病患的适时跟踪，成为社区医护人员在防疫物资短缺的情况下承担工作职责时面临的紧迫问题。在这期间，如何同时满足疫情防控和常规性疾病患者的医护的需求，对于原本医疗资源就相对紧缺的社区而言也是亟待解决的问题。

此外，社区的日常心理援助作为一个系统工程，需要的不仅仅是专业人员的支撑，同样需要政府的规划和支持。尽管社区心理健康服务已有一些相关的法规政策，但是并不完善，一定程度上制约着社区心理健康服务事业的发展。以我国社区心理健康服务体系建设为例，目前我国社区心理健康服务和精神卫生防治的经费长期投入不足（张瑞凯等，2010）。北京市的调查结果显示，46 个社区中只有 7 个社区每年为心理健康工作投入了经费，且多数社区的负责人对于该类型问题都持有回避的态度。社区心理健康服务体系的不健全或许也与此有关。同时，由于居民在社区心理服务认知上存在偏差、缺乏专业社会心理服务人员、服务模式落后、资金困难以及长效机制的缺乏等原因，我国社区心理健康服务存在较大问题。与医疗救助不同的是，心理援助不仅需要大量的心理危机干预专业技术与方法，还需要借助社会工作，需要政府和社会机构的支持和参与。这也使得参与心理援助的主体不再局限于心理学专业的人员力量，还包括政府部门、医院、高校等事业单位，红十字会、志愿者协会等组织机构，以及社区、社会工作者等。通过相互协作，心理援助才能更加全面和及时，更有效地进行危机预防。

二、社区治理

社区治理是指社区范围内的机构对于社区利益相关的公共事务进行有效管理，从而增强社区凝聚力，增加社区成员社会福利，推动社区发展进步的过程。

首先，社区与社区成员间的问题解决。有学者认为，社区通过行动来维护成员自身利益，促进社区的发展和进步。在社区工作实践过程中，社区工作者常常是通过有效的社区行动来推动社区问题的解决（刘丽娟，2019）。但是，在公共卫生事件发生期间，社区行动的开展比较困难。社区问题是社区行动能否成功开展的前提条件。社区问题是指在社区发展过程中出现的妨碍多数社区成员共同利益的一种问题，这种问题仅仅靠某个社区成员的力量无法解决，需要整个社区共同解决。社区人群往往具有多样性和复杂性。在同一社区内，成员的健康诉求存在差异，存在不同的健康状况、相同疾病的不同严重程度以及有不同层次特殊照料需求的人群（张颖等，2021）。在特殊时期，加之社区医疗和心理服务配套的不完备，社区居民的恐慌情绪被放大。重大公共卫生事件威胁社区所有成员的健康和安全，高传染性表明任何一个社区成员的感染都会给其他成员带来感染风险。

其次，社区人际互动方面也产生了一定的障碍。接触假说（contact hypothesis）认为，人们的互动越多，关系越有可能亲密（Allan & Allan，1971；Festinger，1950；Sherif & Harvey，1955；Wilson & Miller，1961）。在公共卫生事件流行期间，由于防控需求，人们被迫隔离在家，人际互动减少，邻里关系也将有所下降。这种广泛传播性激发出社区成员的社区防疫行为。随着网络和通信技术的发展，人们在性别、地域、身份上的差异变得模糊；通过网络的联系，彼此间在网络上的界限缩小了。然而，正是这种现象，将现实生活中的交往距离拉大了。这种熟悉的网络交往模式与陌生的现实交往模式，使得社区的人际关系也呈现复杂化的特征。在公共卫生事件流行期间，防控措施使得社区内的人际关系主体相互变成了"熟悉的陌生人"。更加开放的社区网络社交也带来了一些弊端，比如，网络谣言、网络诈骗增多，人们的防范心理也在增加，居民间的不信任加剧。人们为了更好地保护自己，选择熟人进行网络社交，如亲人、朋友，在满足社交需求的同时也降低了风险，但是，也正是因为这种强烈的自我保护意识，对于社区社交而言，产生了明显的人际疏远（Bauman，2012）。

最后，公共卫生事件中信息的传播对于社区也有着较为严重的影响。在 SARS、禽流感、H1N1 等公共卫生事件中，社区广播宣传一直扮演着"最后一公里"的抗疫角色。这种"主动播放，被动接收"的形式，在快节奏的生活下，为居民构建全新的社区交互环境，影响疫情时期居民的言行举止。网络化的社区社交平台主要表现为社区微信群。人们在这一虚拟平台的互动中熟悉，这种熟悉实则更多的是对虚拟账号的熟悉，这种网络社交使得居民间看似熟悉实则陌生。在虚拟且公共的平台上，人们传递的信息更多的是围绕公共事件的讨论，且内容较为分散，这种只言片语的信息容易造成沟通的混乱和无序（张克永等，2015）。而且，大流行期间，人们对于信息的敏感度提高，更容易捕捉相关信息，以致加重内心的恐慌情绪，造成沟通的混乱。

三、社区间人际信任

隔离带来信任问题，对于人们的日常社会交往造成影响。在防控期间，人们更多地在网络媒体上获取信息；在紧张的状态下，对于信息的筛选能力减弱。在以往的流行病期间，媒体的大量报道和对威胁的不平衡强调似乎助长了人们对巨大风险和焦虑的看法（Klemm et al.，2016）。Sharma 等人（2017）研究发现，准确的报道占 75%，但是不准确的帖子在社交媒体上被分享的频率更高。在高压和无法控制的不确定情况下，人们似乎失去了准确判断信息的能力（Brown et al.，2020；Fischhoff，2012；Lerner et al.，2003；Liston et al.，2009）。

我们在搜索信息时，会优先考虑那些与我们现有的价值观和理念相一致的信息，很有可能无法区分可靠的信息和不准确的信息。通常情况下，一条新闻引发的情绪决定了它是否会像病毒一样传播（Berger & Milk-man，2012）。假新闻似乎比真相传播得更快、传播得更广（Vosoughi et al.，2018）。研究表明，人们关注新闻或社交媒体的时间越长，风险就越大，报告的精神健康问题就越多（Ahmad et al.，2020；Bu et al.，2020；Gao et al.，2020；Tasnim et al.，2020；Zheng et al.，2020）。在不确定的时期，沟通是困难的，但当人们信任权威或新闻来源时，沟通是可能的。信任决定了人们如何记住、解释和回应公共卫生信息，因此，信任可以决定沟通是否成功地增加了采用或保持推荐的自我保护行动的动机和意图（Vaughan & Tinker，2009）。

然而，有些事件本身就很严重，比如新冠疫情暴发，以至于对任何经历了这些事件的人来说，不管他们的心理调节和支持资源如何，短时的应激压力几乎不可避免。环境灾难，不论是出于自然原因还是出于人为原因，最终损失的不只是财产和性命。重大事件过后，社区成员多会齐心协力、同舟共济（Norris et al.，1990）。然而，事件本身也会造成巨大的压力，削弱人们对当地和社区的情感依恋（Mileti et al.，2000；Thompson et al.，2015）。

第四节　总结与展望

本章主要探讨了重大公共卫生事件对社会心理健康的影响。个体自身、家庭、社会和文化背景以及社区管理都会在这个过程中受到影响，甚至在事件结束后仍持续一段时间。我们考虑了患者、康复者、一线工作人员以及普通群众在事件期间可能出现的一系列生理和心理问题，包括生理、认知、情感、行为及人际关系方面。有些人可能会出现严重的反应，如急性应激障碍和创伤后应激障碍。此外，重大公共卫生事件也会破坏家庭人际联系以及人与社区间的联系。对于家庭来说，日常生活和关系被破坏，家庭角色和界限被打破，经济安全受到影响。在社区中，可能会让人更多地体会到社区凝聚力和社会支持的减弱。

重大公共卫生事件有一定的突发性和不确定性，所以在事件发生初期，公众往往会因为没有做好事先的心理准备而出现一些或生理上或心理上的反应，比如紧张、焦虑、抑郁的情绪，以及激素和内分泌的紊乱等，严重的行为和心理异常可能会延续到事件结束后一段时间，带来长期的心理创伤和生理疾病。从某种程度上讲，公众在重大公共卫生事件中受到的心理创伤和精神创伤远远大于生理伤害。我国自 SARS 疫情开始，逐步制定了相关的应急预案和相应的预防策略。在逐步提升医疗卫生服务的同时，对于心理援助的宣传和心理援助者专业素质的提升也开始更为关注。心理援助的服务对象也从感染者、医护人员、心理异常者扩大到普通民众，因为相对于真正受到病毒感染的人群，涉及事件的绝大多数普通民众受到的社会心理影响不可小觑。

从 2002 年的 SARS，到 2004 年的禽流感，再到 2019 年起的新冠疫情，以及其他一些重大公共卫生事件，为我们敲响了处理重大公共卫生事件的警钟。公众既是危机的受害者也是反应者，是核心的关键。到目前为止，关于重大公共卫生事件对医护人员、大学生，以及儿童、青少年、老年人等弱势群体心理影响的报道和实证研究已经有了一些；但对于其他群体，比如幸存者、政府工作人员等人群的心理健康和应对策略的研究相对较少。因此，对于更广泛的人群在面对重大公共卫生事件时可能会受到的影响进行研究是十分有必要的。这些研究可以起到预警作用，帮助援助人员更快速准确地做出应对方案，避免后期产生更大的伤害和损失，同时也可以为后期的心理干预与重建提供相应的方向。

第三章　重大公共卫生事件下社会心理干预

重大公共卫生事件对个体、家庭和社会都产生了深远的影响。及时开展有效的社会心理干预，可以预防和减少心理疾病的发生，维护社会的整体稳定。事件发生初期，针对特定人群进行有效的危机干预是心理干预的重点。通过有效的心理干预，帮助卷入危机的个体稳定情绪状态，提升应对能力，平稳度过应激期，减少或避免发展为创伤相关的心理障碍。事件发生3～6周之后，大部分个体能够逐渐恢复至危机前的心理水平；而少部分个体会发展出长期心理症状，如持续的焦虑、抑郁以及创伤后应激障碍症状，这些症状将对个体的心理功能及社会功能造成严重的影响，甚至危及个体和社区的安全。因此，重大公共卫生事件的初期阶段，社会心理干预的重点在于危机干预；在此之后，应重在筛查、识别、干预持续出现的心理症状。

第一节　重大公共卫生事件下的危机干预

重大公共卫生事件容易引发广泛的心理危机。不同的个体在面对危机事件时做出的反应是不尽相同的。Cavaiola 和 Colford（2017）认为，大多数个体在危机状态下都会产生"战或逃或僵化"的反应。"战或逃或僵化"的反应是一种程式化的生理机能反应，具有适应性价值。一些个体在经历危机事件后并不会经历严重的心理困扰，他们可以快速调整自己的心理，从焦虑、恐惧、麻木和恐慌中恢复过来，并迅速适应这种压力刺激。

尽管在危机干预的实践中，我们不从病理学角度给当事人贴上诊断的标签，但是对于诊断标准的理解，有助于专业人员对个体症状的判断和评估，能够更好地帮助当事人。因此，作为专业的危机干预人员，需要理解处在危机中的个体对危机事件的反应是一个连续的分布，在干预实践中要根据个体不同的情况进行评估，选取合适的干预策略。

一、危机干预的主要方法

危机干预被定义为向遭受创伤的当事人提供心理关怀，以帮助其恢复到适应性水平的心理功能，并且预防和减少潜在的心理创伤造成的负面影响（Everly & Mitchell，1999）。下面将对重大公共卫生事件下危机干预的理论及模式进行梳理和归纳。

（一）危机事件应激管理体系

危机事件应激管理是一种综合的危机干预模式，涉及从危机发生前的预防到危机发生后的干预的所有阶段，也综合考虑了应用于个人、小团体、大团体、家庭、组织甚至整个社会的各种干预方式，用以降低创伤事件导致的心理障碍的发生率、持久性和损害程度（Everly & Mitchell，1999）。完整的危机事件应激管理体系（critical incident stress management，CISM）包含七个核心要素，分别是危机前的准备（个人和组织层面）、危机后使用的大规模动员程序、个体快速危机咨询、简短的小组讨论、关键事件压力汇报、家庭危机干预技术、后续的跟进程序（例如，转诊进行心理评估或治疗）。CISM 提供的服务范围相对较广，旨在提供全面的危机应对能力，可以针对不同个体的需求制定个性化的干预措施。

（二）任务模型

Myer 等人（2013）将心理危机干预的主要成分归纳为 3 个连续任务和 4 个焦点任务，初步构建了任务模型。任务模型是一种针对个体的心理危机干预模型。其中，连续任务包括评估、保障安全和提供支持，是心理危机干预过程中需要反复多次甚至持续不断开展的基础性任务，没有特定的实施顺序，可以在干预过程中的任何时候进行，干预人员应根据危机当事人的心理危机发展状况去调整干预进程。焦点任务指的是心理危机干预中，有些任务需要在某个阶段集中进行，包括建立联系、重建控制、问题解决和后续追踪。一般情况下，这些任务可以按序进行，但也有可能需要同时进行或阶段性地重复进行。

（三）七阶段干预模型

Roberts（2002）的七阶段干预模型是一种针对个体的心理危机干预模型，是整合多种危机干预策略后提出的一种综合性危机干预模式，包括危机评估、危机干预和创伤治疗三个程序，分为 7 个阶段的干预，具有极强的可操作性，为咨询师指出了每一个阶段需要重点关注的方面。

第一阶段是危机评估，工作重点在于评估危机中的个体是否濒临危险，比如是否需要医疗照料，或者有自杀倾向；还包括其是否有精神病史，以及酒精或药物滥用的情况等。第二阶段是建立默契并迅速建立关系（通常与第一阶段同时发生），传达尊重和接受是这个阶段的关键步骤。第三阶段是确认主要问题以及问题的不同维度以便定义问题，咨询师需要尝试找到导致来访者求助的激发事件、来访者原先的应对方法或危险。第四阶段是鼓励探索情绪和情感，通过有效地使用主动倾听技巧，提供一个不带评判的、支持性的环境，让来访者表达感受和情绪。第五阶段是形成并探索选项，通过识别来访者的优势，以及探索以前成功的应对机制，来生成替代方案。第六阶段是实施行动计划。第七阶段是达成跟进计划和契约，例如后续的转介、约定跟进的方式与时间等，以确保来访者继续恢复生活的平衡和平静。该模式要求干预者在最短的时间内对当事人进行干预，促使当事人接受系统的心理治疗，彻底摆脱自身的心理困扰。

（四）心理急救方案

心理急救（psychological first aid）是由美国国家儿童创伤应激服务中心和国家创伤应激障碍中心联合开发的危机干预模型。该方案用以协助经历重大危机事件的儿童、青少年、成人，以及家庭，主要的设计目的是减轻创伤事件引发的初期不适感，促进实现短期及长期的适应性功能，尽快恢复心理平衡。心理急救主要包含八个方面的基本内容：联系并承诺帮助幸存者；让受助者保持安全和舒适状态；稳定当事人的情绪；提供信息咨询服务；提供实质性的帮扶；帮助受助者联结社会支持；帮助受助者解决适应不良问题；与其他服务组织取得联系。

目前，心理急救广泛应用于紧急医疗救助反应系统，并得到包括世界卫生组织、国际红十字会等人道主义组织的大力推荐。在后"9·11"时代，心理急救已经成为对灾难和极端事件的幸存者进行早期心理干预的支柱。在国际创伤后应激障碍治疗指南中，也一贯推荐心理急救，并将其作为灾难幸存者的早期干预措施（Shultz & Forbes, 2014）。

（五）联合应对模型

联合应对模型是基于我国国情，参照发达国家的现有经验，提出的危机事件干预的新的理论框架。在国内公共危机事件应对过程中，心理干预的成效受到政府决策单位、基层服务组织和个人等因素影响。在具体的行动中应该强调整体联动、多因素整体协作的重要性，使政府、基层服务机构以及个人参与到规划中，建立自上而下的系统性危机应对体系，并且在心理危机干预的过程中应包括三个阶段：准备、应对和恢复。三个阶段各有侧重，在整体危机应对过程中都扮演着重要角色。联合应对模型综合考虑了政府决策部门、社区和心理服务机构以及个人三个层面的内容，适合我国国情，但仍需在具体的实践中进行检验（江瑞辰，吴云助，2021）。

（六）危机干预模式实例：教育部华中师范大学心理援助热线平台

在重大公共卫生事件中，心理热线服务是一种重要的心理援助方式。新冠疫情期间，教育部华中师范大学心理援助热线平台制定了热线情境下的危机干预流程。流程主要包括以下五个部分。

设置危机干预管理小组：危机干预管理小组，或称危机干预督导小组，由接受过危机干预训练、有危机干预经验的资深专业人员组成，即由热线资深督导师组成。其职责是指导和协助热线接线员、值班督导师处理危机个案和特殊个案，必要时直接接手处理危机个案。

三层督导模式：危机干预分为三层督导架构。第一层是热线咨询师，直接面向社会大众提供心理援助服务；第二层是督导师，定期为咨询师提供督导；第三层是资深督导师，即危机干预管理小组，定期为督导师提供督导的督导（吴才智等，2021）。

危机干预流程：热线咨询师评估危机的严重性，将来电者的风险级别分为中低风险与高风险。对于具有中低自杀风险的来电者，干预策略侧重提供支持与寻找资源，并与来电者共同制定安全计划，指导来电者在热线结束后通过安全计划稳定自己的状态，为来电者提供转介资源。对于高风险来电者，干预策略侧重于稳定与安抚来电者的情绪状态，确保通话期间来电者的安全，灌注希望，必要时由同事协助报警或联系亲友。

基本的处理原则：评估自杀风险，保障安全，发掘来电者资源。评估自杀风险，即评估痛苦程度、自杀计划、自杀史、当前状况（即资源）。帮助来电者找出可以寻求帮助的人的电话等资源，提供必要的就医资源信息等。了解来电者当前的处境，并帮助其离开危险处境（如高楼）。收集来电者的相关联系方式，联系家人。紧急情况下须报警，必要时同时呼叫救护车，保障其生命安全。

干预处理之后的后续工作：仅通过一次电话对高自杀风险者的干预，往往难以保证实际有效性。高危来电后应考虑随访。如果在第一次通话中获得了高危来电者亲友的联系方式、危机者本人的联系方式等，之后应有专人负责随访，并记录随访结果，保留该随访记录。有些热线要求进行三次随访，以确保高危来电者的安全。

二、危机干预的效果

随着心理危机理论的不断完善、心理危机干预模型及干预措施的发展，研究者对危机干预方法的有效性进行了系统综述和元分析，为其干预效果提供了证据。

（一）危机事件应激管理体系的干预效果

CISM 作为一种综合的多成分危机干预系统，在重大事件或创伤事件后干预方面的有效性已得到实证研究的支持。Everly 和 Mitchell（1999）在一场多重死亡自然灾害后建立了 CISM 项目。在 3 年时间里，临床医生通过对 18 名密切参与灾难期间救援工作的患者进行观察，评估了创伤后应激症状，将灾后 42 个月进行的初步评估与灾后约 48 个月产生的评估数据进行了对比，并在第 42 个月进行为期 5 天的强化 CISM 干预，随后进行间隔 2 周或 3 周的个体随访，结果显示，创伤后症状的个体数量显著下降。Busuttil 等人（1995）评估了皇家空军沃劳顿创伤后应激障碍康复计划的有效性，该项目包括为期 12 天的多成分 CISM 干预，使用小组汇报危机干预、心理教育和其他支持方法，发现一年后创伤后应激障碍的病例从 34 例减少到 5 例（$\chi^2 = 27.03$，$p < 0.01$）。Everly 等人（2002）汇集了 8 项旨在评估 CISM 有效性的实证调查，发现了显著的效应量，Cohen's $d = 3.11$。这代表了一个大的效应量。目前，CISM 已在世界各地得到广泛应用，具有较强的可靠性，日益成为一种标准的心理干预方案（Everly & Mitchell，1999）。

国内对 CISM 相关应用中，关键事件压力汇报（critical incident stress debriefing，CISD）的干预效果也得到了实证研究的支持。例如，2008 年进入四川地震灾区的某部救援官兵接受了 CISD 干预，干预后 5 个月，干预组的心理症状得分明显下降，同质对照组的得分明显上升；另外，93％的干预组官兵也在随访中报告 CISD 对他们有帮助（陈文军等，2009）。

虽然这些干预措施似乎是有效的，但还需要更多的研究来完善 CISM。迄今为止的研究大都是自然实验，需要进一步采用随机对照研究来验证结果，以及将 CISM 方法应用于不同类型的关键事件，以推断跨研究发现的概括性（Everly et al.，2002）。

（二）任务模型的干预效果

目前，心理危机干预的任务模型已被引入《危机干预手册：评估、实施与研究》（2015）、《实践课与实习期：心理咨询与治疗的教材与教辅资料指南》（2015），以及《美国心理学会临床心理学手册》（2016），并且有研究在对心理危机干预有效性的考察中借鉴了这一模型（高雯等，2017）。

任务模型能够及时、有效地提供心理干预方案，对积极预防、减缓和尽量控制疫情的心理社会影响有着重要意义和参考价值。陈雪莲等人

（2021）采用任务模型对处于焦虑、抑郁、失眠状态的 166 名新冠疫情隔离人员一级人群进行 2 周的心理干预，结果发现，心理干预组的焦虑、抑郁、失眠评分较干预前均显著降低，任务模型心理危机干预对其具有显著效果。

与任务模型有关的实证研究目前还相对较少，这或许与心理危机干预研究整体发展相对缓慢的现状有关。其一，危机的发生往往是混乱的，且无法预料，这加大了心理危机干预研究本身的难度。其二，心理危机干预的临床实践者较少结合实际工作开展或参与研究（Nielson，2015），这给理论研究与临床实践的结合带来一定的困难。

（三）七阶段干预模型的干预效果

七阶段干预模型为临床医生以及危机干预者提供了一个有效的遵循框架，有助于解决危机和减少创伤，以促进当事人的恢复。对重大事件或创伤事件中个体的心理状态，危机工作人员做出快速评估和临床决策，如果处理得当，则有助于尽快解除个体的严重应激障碍或危机状态。此外，七阶段干预模型注重个体自身的内在力量在危机干预中的作用，强调通过危机干预提高个体的心理复原力。研究表明，某些群体从危机干预项目中受益。15～24 岁和 55～64 岁年龄组的女性个体从自杀预防和危机干预项目中获益最多（Corcoran，2000）。"9·11"恐怖袭击事件发生后，危机干预者曾运用七阶段干预模型对当地的一些高危人群进行危机干预，效果显著。

三、危机干预的影响因素

在危机干预理论的发展过程中，危机干预是在重大事件或创伤事件后有效提供紧急心理支持的重要方法（Everly et al.，2002）。当然，也存在诸多影响危机干预效果的因素（张童童，葛操，2009）。

（一）危机评估

对处于危机之中的个体进行准确的评估是提供有效危机干预服务的重要前提。危机评估要求快速、准确和有效（Cavaiola & Colford，2017）。Lewis 和 Roberts（2001）认为，评估和衡量一个人是否处于危机状态是极其重要的，以便能够制定个人治疗目标和实施适当的危机干预方案。所有危机干预和创伤治疗专家一致认为，在干预之前，必须对个人和重大事件状况进行全面评估。通过早期评估，可以在最大程度上防止急性创伤应激反应成为慢性应激障碍（Lerner & Shelton，2001）。

全面的评估能够让受助者与干预人员快速建立融洽的治疗关系，并且为下一步的危机干预实施奠定良好的基础。七阶段干预模型在第一阶段强调了全面的生物心理社会的危机评估。其中包括对风险和危险程度的快速评估、自杀和他杀/暴力风险评估、医疗护理需求、积极和消极的应对策略，以及目前的药物或酒精使用情况（Eaton & Ertl，2000；Eaton & Roberts，2002）。

危机干预前的评估是必要的，但是由于事实情况的复杂性，真正进行起来需要根据现实情况灵活掌握。综合性心理干预模式将评估设为连续任务，即心理危机干预过程中需要反复多次甚至持续不断开展的基础性任务，可以在干预过程中的任何时候进行，干预人员应根据危机当事人的心理危机发展状况去调整干预进程。在任务模型中，评估多次出现在干预的各个阶段，以确保当事人在危机前、危机中和危机后能够得到准确的评估以及干预。陈雪莲等人（2021）采用任务模型对166名新冠疫情隔离人员一级人群进行为期2周的心理干预，在干预的三个阶段多次使用评估。其中，第一阶段（危机前）：隔离人员通过电子调查问卷进行评估，根据问卷信息提供心理援助热线。第二阶段（危机中）：区级心理危机干预组面访建立关系，进行危机三维评估，保障安全，提供支持，进行心理疏导，重建控制，了解当事人人格特质及应对策略、社会支持系统，明确干预目标和计划。第三阶段（危机后）：（1）区级心理危机干预组评估干预结果，提供指导意见，调整后期干预方式；（2）由驻点酒店心理医生通过电话访视动态评估心理状况；（3）隔离解除后一周电话随访，后续追踪评估心理危机干预的有效性。

此外，疫情期间教育部华中师范大学心理援助热线平台也制定了标准化的危机评估流程，协助接线员在热线这一援助情境下迅速对来电者的危机程度做出评估。该流程指导接线员收集有关自杀念头、自杀计划、自杀准备、自杀未遂史、精神状态、应激压力、社会支持、冲动性八个方面的信息，这些信息包括预测自杀风险的重要因素以及保护性因素，最终帮助确定来电者的风险程度。这一流程在应用方面具备很强的可操作性。

这些危机评估在结构与框架上有所不同，有的着重从评估社会功能入手，有的从情感、行为、认知领域入手，有的结合自杀干预研究从风险因素与保护因素入手。尽管有以上的不同，但所有评估的共同功能都是协助干预人员依据某一个标准快速、准确和有效地评估当事人的危机状态，为后续危机干预策略的制定提供重要依据，也是后续干预发挥作用的必要前提。

（二）危机干预时机

一般而言，尽早实施危机干预是符合道德伦理规范的做法，因为个体具有一定的应对或自我调节能力。在危机发生几小时之内或当天，危机事件应激管理者会对当事人的反应做出评估，并进行简短的小组讨论，缓解其症状，消解危机公共事件给当事人带来的冲击，以及激活早期干预。

然而，过早的干预也可能存在风险。过早的干预不仅可能浪费宝贵的干预资源，还可能干扰一些受害者的自然恢复机制。针对这种情况，Everly（2000）认为，通过明确界定危机现象本身的性质，就可以避免过早的干预。Brewin（2003）认为，不应该干扰危机干预早期的最佳自然康复过程，而心理急救为自然康复创造了条件，并且能清除康复过程中的障碍。

另外，危机干预实施的时机建立在个体心理准备就绪的基础上，而不是依据固定的时间点。团体咨询、团体紧急事件应激晤谈等干预只有在所有的当事人都转移到一个安全的地方且都准备好后才可以开始。在灾后的几周和几个月里，危机干预者也需要准备好进行危机和创伤评估（Roberts，2002）。通常在危机后的 1～10 天或者灾难后的 3～4 个星期内实施关键事件压力汇报，在危机后的 48～72 小时内进行回溯，可以产生最大的预防作用（高雯等，2013）。

从重大公共卫生事件所造成心理伤害的持续性和深远性可以看出，长期的心理危机干预也是必不可少的。2012 年国家减灾委《关于加强自然灾害社会心理援助工作的指导意见》指出，要进一步探索心理援助的常态化工作模式，确保心理援助工作的可持续性发展。美国灾难心理卫生服务根据当事人心理危机反应的不同阶段，将心理危机干预划分为急性期、灾后冲击早期和恢复期三个时期，每个时期都有不同的服务重点。日本作为自然灾害多发的国家，重视长期的心理危机干预，把灾后的心理救助分为灾后早期应对或救生期（灾后 2～3 天内）、灾后初期应对或亚救生期（灾后 2～3 天之后的几个月）、灾后心理重建期三个阶段。阪神地震后，日本政府实施了长达十年的重建工程，名为"不死鸟计划"，心理救援也纳入该计划（宋晓明，2017）。

（三）整体联动性

整体联动性也是影响危机干预有效性的重要因素之一。在早期的重大公共危机事件中，心理危机干预是由一些志愿者进行的，例如经历过类似危机的人、参与救灾的医护或行政人员等。由于缺少整体协作的干预方式，危机干预实施者难以有效协调各方的关系，容易导致救援或援助出现各种问题。危机干预在历史上存在很多单一的、缺少协作的、受时间限制的干预措施，但随着危机干预理论的发展，出现了更为复杂的多成分危机干预系统（Everly et al.，2002）。实际上，重大公共卫生事件发生后，政府部门、警察、军队、医生和心理学工作者都应该积极参与进来。

国家应该成立隶属政府的专门危机干预机构，在危机出现时有效协调各方力量，包括心理干预的力量，有效地进行预防、事故处理与事后的心理辅导工作。以"5·12"汶川地震为例，在地震发生后，全国心理学家和精神卫生医生做出最快的反应赶赴灾区。据四川省心理学会统计，震后一个月，先后共计千余名心理学相关组织成员进入灾区。但由于这些心理援助缺乏国家层面的组织与协调，心理干预一度陷入无序和混乱。这些心理危机干预虽然对灾区的人们产生了一定的积极作用，但是杂乱无章的组织同时也可能产生负面作用，给被干预者带来"二次伤害"（叶一舵，2009）。

经过数十年的发展，我国心理危机干预系统逐渐成熟。新冠疫情发生后，国家卫生健康委员会立即发布了《关于加强应对新冠肺炎疫情工作中心理援助与社会工作服务的通知》，为新冠病毒感染者和广大群众提供有效心理支持、心理危机干预和精神药物治疗；同时，从国家宏观层面给出顶层设计和指导意见，第一时间将心理危机干预纳入疫情防控救治整体工作，为疫情期间的心理卫生服务工作提供了政策支持和指导依据（岳晶丽等，2020）。疫情发生后，各地迅速组建由医生、心理健康专业人员、社会工作者、相关专业志愿者等人员组成的服务队，分批奔赴疫情一线；协调受疫情影响严重地区的精神卫生、心理健康和社会工作等本地专业人员与对口支援的精神卫生专业人员组成服务队，采取"线上＋线下"的方式，提供心理疏导、心理救助和精神医学干预等心理援助服务（许明星等，2020）。

四、危机干预的作用机制

重大公共卫生事件容易诱发或加重一系列精神心理问题。及时、有效的心理危机干预策略有利于减轻事件带来的心理社会影响，缓解个体的情绪和躯体紧张。在回顾心理危机干预模型的基础上，对国内外重大公共卫生事件下心理危机干预的作用机制进行分析具有重要意义。

（一）基于稳定化的危机干预作用机制

基于人体生理内稳态（homeostasis）的视角，Everly 和 Lating（2019）认为心理危机是当事人在危机事件中表现出的心理失衡状态，危机干预是应对心理危机的自然对策。当不确定性危机事件或强烈威胁发生时，大脑更容易表现出焦虑和恐惧，个体表现出情绪、躯体、认知和行为反应，其中情绪问题往往出现较早并较为突出（Krkovic et al.，2018）。危机干预的目标在于稳定和减弱急性应激反应的症状表现，使干预对象恢复心理功能至稳定状态、减少功能损害，帮助干预对象恢复适应功能。

心理危机干预首先是要帮助当事人将心理状态调整到可以控制的稳定范围内，各种干预技术也只有在个体稳定的状态下才可能有效。Everly 和 Lating（2019）提出危机干预的 SAFER-R 模型，将稳定化（stabilize）放在第一个步骤，并进一步指出心理危机干预模式的多样性（Yeager & Roberts，2015）。

危机干预的心理稳定化技术作用机制，首先体现在帮助当事人建立内在的稳定性，快速平复情绪，远离内心的无助与恐惧，这是使当事人能够面对创伤的基本条件；其次，寻找内在资源，增强可控感和面对创伤的能力；最后，为当事人以后能够把创伤经历整合到新生活中打下扎实的基础（刘让华等，2020）。常见的心理稳定化技术包括放松训练、保险箱、安全岛、内在观察者和内在智者技术等。

（二）基于社会支持的危机干预作用机制

提供社会支持在心理危机干预过程中起到关键作用。一般认为，危机当事人正是由于缺乏社会支持而陷入心理危机之中。在最初的紧急心理援助中，提供支持就是首要目标（Slaikeu，1990）。社会支持是指各种社会关系对人的主观和客观的影响力，是来自社会各方面的给予个体精神或物质上的帮助和支持的系统。研究表明，良好的社会支持具有减轻心理应激反应、缓解精神紧张状态、提高社会适应能力的作用。

提供及时的社会支持，鼓励危机当事人寻求支持与建议，才能促进当事人恢复，帮助当事人更好地应对危机。七阶段干预模型中的评估阶段，最早评估的是当事人的复原力、内部和外部的应对方法与资源，以及社会支持的程度。许多处于危机状况的当事人在社会上孤立自己却不自知，也不了解应该向哪些人寻求支持与危机的解决方法（Yeager & Gregoire，2000）。因此，及时且充分的社会支持不仅能够给当事人提供外部的帮助与资源，更能够调动当事人的内在资源，消解当事人内心的恐惧与无助，提高其适应能力。

干预人员不仅要在危机发生时支持当事人，还要帮助他们找到那些危机结束之后能够继续提供支持的资源。危机干预的任务模型将提供支持设置为连续任务，其中包括安全、心理、后勤、社会支持和信息支持（Myer et al.，2013）。危机事件结束后，干预人员还可以通过为当事人建立资源来实现长远支持的提供，例如，找到一家心理咨询诊所或者一个丧亲支持团体。

心理急救虽然不足以解决灾难的继发性心理问题，但是通过降低痛苦、减少烦躁不安，以及与失去联系的家人、社会支持取得联系等措施，可以加强行为控制，降低风险。Litz（2008）认为，心理急救作为早期心理危机干预方法中首选的方法，主要基于以下假设，即：突发事件发生以后，由于当事人处于无组织状态，以及随之而来的家庭与社会支持缺失、组织功能衰竭和失调状态，此时个体的资源无法有效利用，所以当事人更容易从非侵入性、支持性的帮助中受益。心理急救正是从现实需求和人性需求的首要反应中总结出来的干预模式。

2007 年，联合国机构间常设委员会在给世界卫生组织的报告中强调了大多数人经历急性精神痛苦后暴露在极端的压力下时最需要的是支持而非药物，并且提出了突发事件心理健康与社会支持干预的金字塔模型，从下往上依次是基本服务和安全、社区和家庭支持、专注的非专业支持，以及专业服务。由此可见，来自各方面的支持在心理危机干预过程中是极其重要的。

第二节　重大公共卫生事件下焦虑症状干预

焦虑症状通常表现为情绪恐慌、躯体不适，有的还会表现出强迫性的行为。重大公共卫生事件具有很强的不确定性和突发性，导致人们往往处于慌乱、紧张、不安等焦虑相关的情绪状态，如果不及时干预，延续到事件结束，就可能导致比危机事件本身更为严重的消极后果。例如，公众在疫情背景下容易对由焦虑产生的躯体不适进行错误或者过度解读，进而造成恶性循环，对心理功能的稳定性造成负面影响。根据一项针对甲型H1N1 流感的全球调查，10％～30％的公众对自己可能会被感染这件事表现出了过度的担心（Rubin et al.，2010）。这些人可能会更多地产生对自己生病或死亡的恐惧、无助感和耻辱感。此外，一项元分析比较了新冠疫情之前和期间心理健康问题的变化，结果显示人们的焦虑症状显著增加（Robinson et al.，2022）。因此，在重大公共卫生事件背景下，对公众的焦虑进行及时有效的干预显得尤为重要。

一、焦虑症状的主要干预方法

药物治疗和心理干预是解决焦虑问题乃至焦虑障碍的两种主要方式。

药物治疗通常针对达到临床严重程度的焦虑症状或者焦虑障碍，虽然在急性期的效果显著，可得性强，但是具有较多的副作用，停药后的长期效果也相对不稳定；心理干预副作用小，效果可能更持久，被越来越广泛地运用于临床或者非临床焦虑问题的治疗，或者辅助药物治疗以达到更好的临床效果。重大公共卫生事件下，焦虑症状的心理干预不仅要考虑选择常用的认知行为疗法、接纳承诺疗法、正念减压疗法、性格优势干预来帮助患者明确病因诱因，确定影响因素，学习控制焦虑症状，同时也要结合时事进行适当调整。例如，在疫情期间，民众处在充斥各种负面信息的环境当中，因此可以尝试结合积极心理学视角，让民众关注积极事件，促进个体的正性情绪、积极品质的培养，从而使个体用正确的力量面对疫情，减少个体的焦虑情绪。

（一）认知行为疗法

认知行为疗法（cognitive behavioral therapy，CBT）通常从认知与行为两个层面入手实施干预，目的是通过思维和活动，帮助个体从焦虑的感受中抽离出来。从认知层面入手主要是协助来访者觉察自己的不合理认知。例如，来访者可能认为情况糟糕至极，出现以偏概全、绝对化的思维方式。通过各种认知练习表格的使用，协助来访者觉察不合理的思维，进行辩论，进而学习用更符合事实的理性认知替代原有的非理性认知。从行为层面入手主要是暴露疗法（exposure therapy）以及系统脱敏。焦虑症状的核心是指向未来的过度担心，进而产生回避等适应不良的行为，进一步加强负面想象。暴露疗法通过现实检验打破来访者之前的负面想象，并通过正反馈进一步强化其新行为，进而逐步消除焦虑症状。系统脱敏则是结合放松训练对焦虑刺激源进行分级，逐步建立新的身体反应联结。

一套完整的CBT通常包含以下成分：对于焦虑和恐惧的心理教育；症状的自我监控；放松、呼吸训练；认知重构（逻辑经验主义和证伪）；行为实验；暴露于想象或者实际的恐惧图像、身体感觉和情境中；撤除安全信号；反应和预防复发，即让当事人暴露于恐惧环境中，减少其焦虑和回避行为。精简的CBT可能只包括心理教育、认知重构和行为暴露。

（二）接纳承诺疗法

接纳承诺疗法（acceptance and commitment therapy，ACT）包含两个部分、六个阶段。第一个部分是正念和接纳过程，通过无条件接纳、认知解离、关注当下、观察自我，减少主观控制、评判，减少经验性回避，主要是帮助当事人认识到，过去为了改变、控制或者摆脱恐惧和焦虑所付出的努力可能是导致他们回避、限制或者破坏自身价值的原因。第二个部分是承诺和行为改变的过程，通过关注当下、明确价值观、承诺付出行动，朝着有价值、有意义的人生前进。

与 CBT 类似，ACT 也涉及干预个人想法、感受、态度和行为，但是它并没有采用逻辑上的否定、改变和控制，而是采用基于正念的自我觉察方式，强调尽可能活在此时此刻，接受不管是好还是坏的任何体验（Eifert & Forsyth，2005）。因此，ACT 的目标和 CBT 不同，不是为了改变认知和症状，而是为了提高对认知和症状的接纳度和容忍度，即提高个体的心理灵活性。在 ACT 的六个干预成分中，只有承诺行动涉及"内容"上的改变。

（三）正念减压疗法

正念减压疗法（mindfulness-based stress reduction，MBSR）和 ACT 同属于认知行为疗法第三浪潮，也被广泛用于焦虑问题的干预。MBSR 是 1979 年 Kabat-Zinn 将东方佛教中的一些理念西化后形成的针对处于压力状态下的病人的结构化治疗方法。它结合了基于正念的冥想和传统瑜伽，早期主要是作为慢性疼痛病人的团体项目，后来不断发展和改进，成为压力管理的重要干预方法。

具体来说，提高个体正念水平的训练包含呼吸训练和身体扫描。对于所有的焦虑管理训练，呼吸都是关注的核心。由于思维、情绪、行为和生理之间的相互作用，呼吸对于情绪和生理的调节都起到了至关重要的作用。尽管人类情绪的源头在大脑皮层以及杏仁核等大脑结构，但是这种情绪引发了广泛的身体反应（Cacioppo et al.，2000）。近年来，大量的研究揭示了生理和情绪之间的关系。自主神经系统和呼吸与情绪体验密切相关（Kreibig，2010）。鉴于呼吸、自主神经系统活动和情绪之间的密切联系，个人应当有能力利用呼吸和心态的自主控制来改变情绪状态。放慢呼吸、深呼吸、瑜伽和气息调整法，以及某些形式的冥想都被用来改善状态（Shaw & Chand，2021）。与呼吸训练一样，一些身体练习也有助于来访者改善负面情绪。部分来访者可能更习惯以思维作为他们的放松方式，另一些来访者则可能更容易通过身体的训练来减轻焦虑。日常的活动练习有助于个体重新与身体建立联结，并且降低身体的敏感度。瑜伽就是一种结合身体姿势与呼吸技术和深度放松的日常身心练习。另外，还有一种渐进式肌肉放松练习，可以帮助来访者放松不同的肌肉群，以实现整体的放松。在渐进式肌肉放松练习中，个体可以学会感受紧张和松弛，仔细感受其间的差别，并在肌肉紧张的时候，通过回想放松时的感受来使其恢复至放松的状态。

（四）性格优势干预

性格优势（character strengths）是指一个人在思想、情感和行为上所显示出来的正面的人格品质（Peterson & Seligman，2004）。积极的人格品质可以抵消焦虑，在促进心理健康中有着至关重要的作用。研究中发现了 24 种性格优点，它们分成 6 个方面，称为六大美德，包括：知识（创造力、好奇心、开放思维、好学、洞察力），勇气（正直、勇敢、毅力、热情），仁慈（善良、爱和被爱、社交），公正（公平、领导、合作），节制（宽容、谦虚、谨慎、自我调节），自我超越（审美、感恩、希望、幽默、信仰）。

为了测量上述性格优势，Park 等人编制了"性格优势问卷"（values in action inventory of strengths，VIA-IS）。此问卷为自评调查问卷，共有240 题，每 10 题测量一种性格优势（例如：本人对外界的一切都充满了好奇心，并且始终遵守自己的诺言），并使用李克特 5 点评分。通过对 150 多万人进行测试，结果表明信效度良好（Peterson & Seligman，2004）。

目前，基于性格优势的干预是一种个性化的干预策略，一般采用"认识—探索—运用模型"（aware-explore-apply model），即参与者首先通过问卷测量、优势评价等方式认识自己现有的积极品质，再强化认识优势品质的技巧，最后学会在日常生活中运用性格优势，并不断练习。这一干预可以增加幸福感，减少负性情绪。

（五）其他疗法

对于焦虑问题，除了以上介绍的四种常见方法，还存在诸多其他经实证检验的方法，包括但不限于：音乐疗法，作为一种身心练习方法，旨在通过音乐刺激，帮助经历严重精神问题痛苦的个体提升心理躯体状态，并且减少消极情绪（Wang et al.，2022）；人际情绪处理疗法，聚焦于人际问题和情绪处理过程（Newman & Zainal，2020）；幸福疗法，来自积极心理学，旨在增强个体的自主性，确立生活目标，促进健康的人际关系，进而减轻焦虑症状（Cosci & Fava，2021）；元认知疗法，关注导致焦虑的元认知信念，训练个体减少适应不良的元认知策略，是一种有效的、循证的心理治疗方法，且其效果有时可能超越认知行为疗法（Wells，2011）；运动疗法，包括鼓掌、手臂和腿的运动、深呼吸练习和微笑练习，可以放松肌肉，改善呼吸，通过减少血液中产生焦虑的激素提高疼痛阈值、增强忍耐力、改善心理健康（Dogan，2020）。

二、焦虑症状的干预效果

近年来，研究者针对焦虑症状的干预效果做了很多研究，上述这些不同的干预方法的效果也获得了很多证据支持。

（一）认知行为疗法对焦虑的干预效果

大量的实证显示，CBT 能够有效减轻焦虑症状。一项元分析纳入了 108 项 CBT 干预焦虑障碍的研究，结果显示 CBT 和暴露疗法或者二者结合，或者加上放松训练，对不同类型的焦虑障碍都有显著的疗效（Norton & Price，2007）。较近的一项元分析关注 CBT 干预焦虑相关障碍的随机对照试验（Carpenter et al.，2018），结果显示 CBT 对焦虑相关障碍的干预效果量为中等（Hedge's $g = 0.58$）。在一项大型元分析中，研究者纳入了可收集的对焦虑障碍的短期干预研究，涉及约 35 000 位患者，比较了单纯药物治疗与认知行为心理治疗焦虑症的效果，结果表明 CBT 治疗组相对药物安慰剂对照组的前后测效应量虽然相对于药物治疗稍低，但仍具有较高的效应量（$d = 1.22$），且认知行为治疗与药物联合治疗具有相对更高的效应量（$d = 2.12$）（Bandelow et al.，2017）。CBT 能显著地减少患者的用药剂量以及减轻患者对药物的长期使用。在一项研究中，670 名成年人报告每天对新冠疫情及其可能产生的后果（如疾病、死亡、经济、个人家庭）的无法控制的担忧，同时接受 3 周的针对新冠疫情的担忧及其相关焦虑症状的自我指导式在线认知行为干预（Wahlund et al.，2021）。结果显示，担忧显著减少（$d = 0.74$），焦虑症状也有所改善。一项对新冠疫情背景下心理干预进行的元分析表明，CBT 是使用最多的一种心理干预，而且在缓解焦虑症状方面比其他心理干预有更大的效果（D'Onofrio et al.，2022）。

（二）接纳承诺疗法对焦虑的干预效果

已有一些综述探讨了 ACT 对于多种心理问题的干预效果。不管是针对心理障碍患者还是躯体疾病患者，ACT 都能够有效减轻个体的焦虑。元分析为此提供了有力的证据，显示 ACT 对个体的焦虑问题有效（Coto-Lesmes et al.，2020）。还有一些研究将 ACT 应用于癌症患者的焦虑问题。2015 年的一项综述纳入 6 项使用随机对照试验考察 ACT 对于癌症患者焦虑的效果的研究，这些研究结果都显示 ACT 干预是有效的（Hulbert-Williams et al.，2015）。其中，有 4 项研究针对乳腺癌患者进行干预，干预后患者的抑郁、焦虑水平下降，生活质量提高。国内也有一些研究将 ACT 应用于乳腺癌患者，通过训练医护人员掌握 ACT 技术对患者进行干预，也显示 ACT 能改善患者的抑郁、焦虑情绪，提高患者的生活质量、社会适应能力及心理弹性（欧丽嫦等，2017；矫蕊等，2016）。不过，相对于其他疗法，在治疗效果上，ACT 是否更具有优势尚不明确。一项比较 ACT 和 CBT 疗效的元分析显示，在 11 个结果变量上，ACT 的表现显著优于 CBT（Jiménez，2012）。但是，也有其他综述提出，不同疗法之间的疗效没有显著差异（Swain et al.，2013）。有研究探索自助式 ACT 干预对正在经历新冠疫情的人们的心理健康的影响，定性与定量结果均显示参与者的焦虑和抑郁状况得到了改善，且效果在随访中持续（Shepherd et al.，2022）。

（三）正念减压疗法对焦虑的干预效果

MBSR 在焦虑干预中也有广泛的运用，并具有良好的效果。已有研究显示，MBSR 对于医学生和在校学生的自评焦虑症状有显著的改善，且在青少年中，MBSR 能够有效减轻抑郁、焦虑、压力引起的躯体化症状等。多项元分析显示，MBSR 对于青少年、成年人、老年群体的焦虑症状和其他心理问题都有显著的改善。较新的一项元分析纳入了 14 项研究，关注 MBSR 对于青少年群体的焦虑干预，结果显示，相对于对照组，MBSR 显著减轻了被试的焦虑（Zhou，Guo，et al.，2020）。有研究发现，使用渐进式肌肉放松等干预手段可以有效减轻新冠患者的焦虑（Xiao et al.，2020）。大量研究表明，正念作为其他心理干预的辅助治疗手段，可以有效减轻隔离个体的焦虑（Wei et al.，2020；Weiner et al.，2020）。

（四）性格优势干预对焦虑的干预效果

有证据显示，个体具有诸如"希望和乐观"等正面人格优点，可以增强其在突发状况或者应激状态下的应对能力，缓解焦虑情绪；同时，已有研究表明，"希望和乐观"与个体的生活幸福感呈显著正相关，能够增强个体的自我保护能力，使个体在遭遇突发应激事件时能够以积极的心态去看待，从而采取积极的应对方式。具备"正直"性格优势能够直面人生遭遇的种种情况，具备"判断力"这一性格优势的女性能够更加客观地看待和分析问题，具备"激情"的女性在遇到应激事件时更倾向于采取全身投入、全力以赴的应对方式，充满干劲和希望（Park & Peterson，2006）。这些积极的性格优势对生活应激及其诱发的神经症性症状构成了一种有效的心理保护。在一次以大学生为对象的调查中，首先让被试填写了性格优势问卷，并且将得分最高的五种性格作为性格优势。在接下来的两个星期里，被试运用自己的积极心态，学习诸如"感恩拜访""正面思考""自我觉察"等各种理论，并进行实践。干预后，受试者的心理和谐度、复原力、总体幸福感均有所提高，焦虑和抑郁程度也有所下降（吴九君，2019）。面对疫情，市民可以参照这类积极的心理干预计划，衡量自身的性格优势，认识自身的长处，以及它们在日常生活中的作用，尽量运用正面的性格优势，例如友好（在网上或真实生活中支持和关怀别人）、观察力（对负面信息的理性处理、独立思考）、真诚（实事求是、避免说谎）等，从而增强正面情绪，减轻焦虑，帮助自我疗愈。

三、焦虑症状干预效果的影响因素

研究显示，存在诸多影响焦虑干预效果的因素。厘清疗效的影响因素有助于帮助特定当事人或者临床工作者进行疗法个性化定制。基于循证医学理念，可从被试（population）、干预（intervention）、对照组（comparison）、结果（outcome），即 PICO 四个方面关注临床研究问题（Akobeng，2005），并探讨可能影响焦虑症状干预效果的影响因素。

（一）被试特征

干预对象的特征是影响心理干预效果的重要因素。一些研究者认为年龄会影响不同疗法的干预效果。例如，CBT 作为程序性的、无术语的治疗方法，强调关注当下，具有能够提升技能且实践性强等特点，是特别适用于干预老年人的各种常见心理障碍的疗法（Laidlaw，2021）。而且这种年龄效应不仅适用于面对面的干预，对于计算机化的 CBT 也是如此（Podina et al.，2016）。对于 CBT 来说，相对于青少年，儿童的干预更弱一些，这可能是因为年龄越大，社会经验越多，个体的认知发展越全面。因此，年龄较大的个体对于 CBT 这类基于认知和行为改变的治疗方法更容易接受。

对于基于正念的干预方法而言，任志洪等人（2018）运用元分析技术，以即时效果与追踪效果为结果变量，结果显示，东方国家的干预效果显著优于西方国家，有相关经验者的干预效果优于无相关经验者，年龄越大越能掌握正念的精髓。而健康状况对干预效果的调节作用不显著，即正念冥想对于不同健康水平的个体的干预效果是相近的。

（二）干预特征

干预剂量、开展形式等都对焦虑症状干预效果具有影响。对于部分针对焦虑问题的心理干预，存在剂量反应关系，即干预周期越长，干预效果越好。针对 CBT 的元分析显示，大部分研究中，对于不同的焦虑障碍类型，CBT 干预单元数量并没有显著差异，不过，对于特定障碍相关的焦虑而言，干预剂量能显著预测干预效果，解释了干预效果 9％的变异，虽小但显著（Hans & Hiller，2013）。然而，在正念干预的相关元分析中，干预周期长短并不能显著预测干预效果（任志洪等，2018），说明是否存在剂量反应还要视具体疗法而定。

对于计算机化的干预方法来说，咨询师的卷入程度也是效果的影响变量。在基于互联网的认知行为疗法（又称网络化认知行为疗法，Internet-based cognitive behaviour therapy，ICBT）或者计算机化认知行为疗法（computerized cognitive-behavioral therapy，CCBT）的研究中，如果咨询师提供更多的支持，相对于咨询师提供少量或者不提供支持的完全自助干预而言，更能够促使干预对象参与治疗，并获得更好的干预效果（Podina et al.，2016）。此外，个体干预与团体干预的效果也存在一定的差异。如正念对焦虑问题的干预中，采用团体形式干预的即时效果显著优于个体自我练习效果（任志洪等，2018）。

（三）对照组特征

不同的对照组设计可能得到不同的干预效果。对照组类型通常划分为安慰剂组、等待组、常规治疗组和替代阳性对照组。等待组在实验组进行干预过程中不实施任何处理，且不考虑事后补偿性安慰的影响；替代阳性对照组则施加与实验组类似的处理。与等待组相比，安慰剂组与替代阳性对照组在一定程度上能降低主试关注的影响，使结果更接近实际的干预效果量。

随机对照设置、盲法使用和退出与失访常作为随机对照试验研究质量评价的三个重要指标。如果在心理干预研究中未采用盲法控制"期待效应"，效果可能会被咨询师的期待效应混淆，从而夸大疗法本身带来的效果（Tinsley et al.，1988）。所以，低质量研究可能夸大了干预本身的效果；而高质量研究排除了更多第三方影响因素的可能，可能呈现较低的干预效果。

（四）结果分析

被试脱落率与干预效果紧密联系。一般情况下，完整参与干预的个体比中途脱落的个体的参与动机强或依从性高，所以前者的干预效果可能更好。干预研究的数据处理可分为两种：意向治疗与完成治疗。一般临床随机试验以意向治疗为主要的分析方式。然而，意向治疗分析忽略被试的任务完成与脱落情况，尽管对结果的估计较为保守，但易犯二类错误（Gupta，2011）。

四、焦虑症状干预的作用机制

下面将结合相关理论模型对焦虑症状的主要干预方法的作用机制进行阐述。

（一）认知行为疗法的作用机制

焦虑的信息加工模型（information processing model）提出，焦虑问题的产生、维持以及干预的核心在于情绪信息的类型和加工的过程（Beck & Clark，1997）。焦虑是个体对特定信息的选择性加工带来的情绪反应，即将特定信息显著知觉为危害个人安全的威胁刺激（Beck et al.，2005）。而且，在选择性加工的过程中，焦虑个体还会低估自身对威胁刺激的处理和应对能力。恐惧是有机体面对威胁刺激时所具有的正常的、具有适应功能的反应，在有机体生存中起着至关重要的作用。不过，正常焦虑和病理性焦虑之间的区别在于程度的不同。病理性焦虑在对信息的注意、解释和记忆中存在偏差，与实际环境或情况的紧急程度并不相符合。在非临床焦虑状态中，个体对于刺激威胁性的估计更接近客观水平。例如，在 COVID - 19 期间，一线工作人员面临较高的感染风险，因此他们的普遍焦虑是很正常的，但是对于那些处于非疫区又严格居家隔离的民众来说，如果出现过度的焦虑反应甚至躯体不适，就可能是病理性焦虑。

　　该模型认为，焦虑包含复杂的情感、生理和行为变化（Beck et al.，2005）。在生理层面，焦虑导致自主神经系统过度觉醒。在行为层面，焦虑促使个体逃避或者防御感知到的危险，控制冒险行为，企图最大程度增强安全性。如果行为反应失活，则会导致回避和无助感。在认知层面，焦虑将引发某些感官知觉（如不真实的感觉、过度警觉和自我意识等）、思考困难（如注意力不能够集中、无法控制思考、推理困难等）、概念性症状（如认知扭曲、频繁的自动思维等）。Beck 等人（1985）认为这种复杂的认知—情感—行为模式起源于三阶段信息加工序列。第一阶段是对威胁刺激的非常快速的、自动化的识别；第二阶段是原始图式的激活，旨在满足进化衍生的目标，如生存、安全、保障、生育和社交；第三阶段是二次评估过程，即个体评估自身应对资源的有用性和有效性。

　　基于此，对于焦虑问题的干预核心在于减少自动化的原始威胁图式的激活，加强建设性、反思性的思维模式激活。换句话说，治疗旨在减少第二阶段加工带来的影响，并加强第三阶段加工的影响。认知行为疗法针对这两个阶段，成为最普遍、常用的焦虑干预手段。对于焦虑问题，CBT 中的认知干预和行为干预背后依托的作用机制有所不同。认知行为疗法中有关行为干预的作用机制主要是习惯化与经典条件作用。习惯化是指在学习过程中焦虑的自然减少。焦虑症状是对于刺激建立了一套适应不良的条件作用，习得了适应不良的条件反应。行为干预主要通过暴露、肌肉放松等方式，使得来访者面对相同的刺激，原有的适应不良反应逐渐消退，进而通过练习建立新的条件反射，学习到更为健康的条件反应。有关认知干预的部分通常被称为认知重构，是认知行为疗法的核心组成部分，由 Ellis

首创。他假设人类的思维和情感是相互关联的，提出了 ABC 模型，认为行为和情绪的症状是非理性信念系统的后果。这个模型假设人类有非理性思考的倾向，这种非理性思考，而非事件本身，是造成情绪困扰的根本原因。用更具适应性的理性思维替代非理性思维，能够有效地缓解情绪困扰。

（二）接纳承诺疗法的作用机制

ACT 扎根于功能语境主义的实用哲学，是基于关系框架理论（relational frame theory，RFT）发展而来的第三代认知行为疗法，也称为语境认知行为疗法（contextual cognitive behavioral therapy）（Hayes et al.，2011）。根据 ACT 的理论，焦虑等问题主要源于语言认知和个体经历事件的交互作用过程中产生的心理僵化。Hayes 使用一个六边形描述了心理僵化的六个来源（Hayes et al.，2006）：（1）经验性回避，指的是人们试图回避消极经验或者情绪，但是由于"悖论效应"（paradox effect）而适得其反；（2）认知融合，指的是行为受限于经验，当个体将不合理信念当作事实，没有意识到信念是认知的产物时，就容易陷入僵化；（3）概念化过去与恐惧未来的主导，指的是个体脱离当下的体验，沉浸于可怕的过去或者未来；（4）依恋于概念化自我，自我概念指的是和自我有关的标签、解释、评价和期望，当个体被自我概念限制住时，会变得狭隘，导致不灵活的行为模式；（5）缺乏明确的价值观，价值观指的是个体真正想要和向往的生活方向，对生活价值和意义不明确容易导致个体缺乏价值感和尊严感；（6）不动、冲动或者持续回避，指的是不灵活的行为反应方式，可能有短期效应，但是长期来看，可能导致生活质量下降。因此，ACT 认为，要改善焦虑问题，核心是改变患者的心理僵化，提高心理灵活性（Swain et al.，2013）。

（三）正念减压疗法的作用机制

焦虑症状有其生理基础，受到自主神经系统支配。自主神经系统由交感神经和副交感神经两大系统组成，主要支配心肌、平滑肌、内脏活动、腺体分泌，不受意志控制，属于不随意运动，所以称为自主神经。交感神经兴奋引发一种使器官处于抵御所有进攻和应激状态的反应，其特征为肾上腺素释放增加、心率加快、血压升高、经过骨骼肌和肺的循环血量增加、血糖升高、内脏循环血量减少、肠蠕动抑制、尿潴留、睑裂、瞳孔扩大。换言之，以上症状也是焦虑状态下生理反应的体现，如心跳快、口干舌燥、呼吸急促等，常称为"战斗或逃跑"状态。而副交感神经能够引发一种休息和放松的反应来维持器官功能，具体表现为心率减慢、每分钟血流量下降、血压下降、基础代谢率降低、肾上腺素释放减少、血管扩张、膀胱收缩、肠蠕动增加、瞳孔缩小。通过激活副交感神经，可产生拮抗交感神经的作用，即激活了"休息或消化"状态，使得心跳减慢、呼吸放缓、血压下降等。MBSR 的关键在于正念，正念指的是以知晓、接受、不作任何评价的立场，体验并接纳自己的想法和感受（Germer，2013）。正念对于焦虑问题的干预在于通过呼吸、放松等具体手段协助个体激活副交感神经，进而缓解焦虑症状。

（四）性格优势干预的作用机制

生物心理学、认知神经科学等领域的理论和研究结果为积极心理干预产生作用的生理机制提供了多种解释。脑成像研究表明，大脑皮层（如眼窝前额皮质、扣带皮层、前额叶皮层）是与愉悦感、幸福感相关的关键区域（Funahashi，2011；Machado & Cantilino，2017），而个体的性格和气质与大脑皮层的激活有关（Cloninger et al.，1993；Machado & Cantilino，2017），因此，积极心理干预的策略能够激活大脑相关区域，从而提升幸福感。

皮质醇是一种和压力相关的激素，创伤和压力事件会提升皮质醇分泌的水平和持续时长；同时，皮质醇分泌水平也被认为是一项预测幸福感的指标，与心理健康、生活满意度、积极情绪、感知社会支持等积极功能呈显著负相关，皮质醇水平越低，个体积极功能越强（Rickard et al.，2016）。性格优势是一种压力防御因素，能够帮助个体在生理和心理上适应压力（Li et al.，2017），从而减少皮质醇分泌，提升幸福感。

Kini 等人（2016）招募了一批寻求心理咨询的案主作为被试。一组被试在每次咨询之后，进行感谢信写作，每次写作 20 分钟，连续 3 周；另一组进行普通的心理治疗，并在每次咨询后书写生活中所感受到的压力事件和时期。3 个月之后，两组被试参与一项"金钱传递"的游戏并接受核磁共振扫描。在游戏中，被试作为受益人可以获得 1～20 美元的捐助，同时被试会被告知捐助者是一个真实的人而不是电脑，而实际上捐赠是由电脑决定的。之后，被试会得到另一个受益人的信息，被试可以自行决定与另一个受益人分享其获得的捐助的比例。被试会被告知捐助人并不想要回钱，但是如果被试想要表示感谢，可以将金额与他人分享。分享的金额的比例和自我报告式的感恩量表被用于量化感恩的程度。游戏反复进行 5 次，游戏过程中通过核磁共振对被试的大脑进行扫描。结果显示，感恩表达通常与大脑顶叶和外侧前额叶皮质的活动有关，感恩信写作也与这些区域中更高水平、更持久的神经敏感度显著相关，这就意味着参加感谢信书写组的被试的感恩行为增加。在感恩的激发下，被试内侧前额叶皮质中表现出更高水平的神经调节，从而使得被试的临床结果（如焦虑、抑郁）有极大的改善。

第三节　重大公共卫生事件下抑郁症状干预

抑郁症状是重大公共卫生事件下的常见心理症状。Luo 等人（2020）对新冠疫情对于医务工作者、普通大众、患者的心理影响进行了元分析研究，结果显示，疫情引发的抑郁综合流行率高达 28％，其中患者人群的抑郁症状检出率最高，达到 55％，医护工作者和普通人群的检出率相当。此外，调查显示，在埃博拉疫情暴发之后，有 12％～75％的感染者达到抑郁障碍的诊断标准（Kamara et al.，2017；Lehmann et al.，2015；Wilson et al.，2018）。在传染性疾病暴发期间，有研究显示医护工作者的抑郁症状检出比例是 27.5％～50.7％（Preti et al.，2020）。这表明迫切需要针对重大公共卫生事件下的抑郁症状进行干预。

一、抑郁症状的主要干预方法

目前被证实有效的干预抑郁症状的方法有很多，例如，认知行为疗法、人际心理疗法（interpersonal pyschotherapy，IPT）。近年来，随着认知行为疗法的发展，特别是"第三浪潮"（Öst，2008）的发展，产生了基于正念的认知疗法（mindfulness-based cognitive therapy，MBCT）、元认知疗法（metacognitive therapy，MCT）以及接纳承诺疗法。

认知行为疗法是经科学评价对抑郁症以及其他精神障碍有效的一种治疗取向。认知行为疗法的理论依据源于学习理论和功能分析（Ferster，1973）、社会学习理论（Bandura，1977），以及人类行为的现象学或知觉模型（Beck，2005；Kelly et al.，1963）。认知行为疗法常用的干预手段有认知重建（cognitive restructuring）、分级暴露（graded exposure）、行动计划（activity scheduling）、暴露与反应阻止（exposure and response prevention）、渐进式放松训练（progressive muscle relaxation）等。

人际心理疗法是一种限时的、人为的心理疗法，最初就是为治疗成年人的抑郁症而发展出来的。它侧重于人际关系和抑郁之间的双向联系。它利用了精神疾病的素质-压力模型，并整合了关系理论（为关系与心理健康的联系提供了基础），以及对压力、社会支持和疾病的研究（Klerman &

Weissman，1994）。

基于正念的认知疗法是一种结合了认知行为疗法和正念减压的冥想程序。正念通常被定义为完全关注当下，并具有对内部和外部体验的不带评判的注意（Kabat-Zinn，2005）。越来越多的证据表明，基于正念的干预措施对治疗身心障碍有潜在的有效性，并可以有效减少抑郁症状的复发。

元认知疗法基于自我调节的信息处理模型（Wells & Matthews，1996）。该模型提出，心理障碍是对消极思维的激活和执行特定思维方式的结果。这一模式导致了负面的内部体验、思维以及情绪。元认知取向的治疗师并不关注来访者的负面思维的内容和对自我、世界的信念。治疗师关注病人对消极思想、信念和情绪的反应方式，这样做的目的是减少扩展的思维和注意力的固着。在元认知模型中，认知是由另一个层面的认知所控制的，而非认知行为疗法中的图式和信念。元认知疗法的工作指向元认知层面，而非普通的认知内容。

接纳承诺疗法是作为一种跨诊断路径发展出来的，它不是寻求障碍特异性症状的缓解，而是更关注针对不同形式的人类痛苦中常见的致病过程的心理治疗方法（Hayes & Jacobson，1987）。接纳承诺疗法是一种基于功能语境主义和关系框架理论的新一代认知行为疗法（Hayes，2004）。这一疗法帮助来访者以一种不评判的方式来观察自己的思维和情绪。它强调确认价值和采取行动，而不强调内部状态。接纳承诺疗法不着重于改变情绪和思维，而是强调通过改变行为来提升生活质量，其目的在于提升心理灵活性。

除了以上介绍的几种常见方法，应对抑郁症状还存在诸多其他经实证检验的方法，包括但不限于：音乐疗法，即通过音乐刺激，帮助经历严重精神问题痛苦的个体提升心理躯体状态，并且减少他们的消极情绪（Wang et al.，2022）；幸福疗法，来自积极心理学，旨在增强个体的自主性，确立生活目标，促进健康的人际关系，进而减轻焦虑症状（Cosci & Fava，2021）；运动疗法，包括鼓掌、手臂和腿的运动、深呼吸练习和微笑练习，可以放松肌肉、改善呼吸以及心理健康。

二、抑郁症状的干预效果

近年来，学界对于抑郁症状的干预效果做了大量的研究，并对不同干预手段的效果进行了系统的分析。

认知行为疗法对抑郁症的干预有显著效果。与等待组相比，认知行为疗法对抑郁症和恶劣心境有中等的效果量（Beltman et al.，2010；Van

Straten et al.，2010）。早期的元分析表明，认知行为疗法比其他类型的心理疗法更有效（Dobson，1989；Gloaguen et al.，1998），但并非所有元分析都支持这一结论（Gaffan et al.，1995；Wampold et al.，2002）。后续的元分析包括更多的研究，重点关注那些认知行为疗法与其他类型的心理疗法进行比较的研究，结果没有发现任何迹象表明认知行为疗法比其他心理疗法更有效（Currier et al.，2008）。与药理学方法相比，它和药物治疗对慢性抑郁症状有相似的影响，效果量大小在中等到大的范围内（Haby et al.，2006）。此外，Song 等人（2021）开发了"COVID‐19 期间心理健康与睡眠关怀"微信小程序，并探讨了基于该程序的自助认知行为疗法在新冠疫情相关心理健康问题中的应用。该研究对 129 名有抑郁症状的中国参与者进行纵向对照试验，参与者被分为基于移动互联网的认知行为疗法（MiCBT）干预组和等待组，干预组在一周内接受三次自助式的 MiCBT 干预，结果显示干预组抑郁症状得到改善。

Cuijpers 等人（2011）对人际心理疗法干预抑郁症的效果进行了元分析研究。在 16 项研究中，比较了人际心理疗法与等待组、常规护理和安慰剂组之间的效果差异。在排除了可能的异常值后，获得的效应量为 $d=0.52$。在与其他心理疗法的效果比较中，人际心理疗法未显示有显著的效应量的差异，药物治疗的效应量显著大于人际心理疗法。在一项对新冠患者进行基于人际心理疗法的心理干预的个案研究中，患者接受四次心理干预后，抑郁症状得到显著的改善（Hu et al.，2020）。

基于正念的认知疗法是一种预防重度抑郁复发的干预措施，近年来也有学者对其治疗效果进行了元分析研究。Goldberg 等人（2019）对 10 项研究的结果进行元分析，发现基于正念的认知疗法与非特定控制条件的对照组相比，在作为治疗后干预手段方面具有优势。在包括多个比较组的研究中，排除了三种非特异性对照条件的敏感性分析后的效果是相似的。此外，在 6 项研究中，基于正念的认知疗法与治疗后的特定积极对照组在统计学上没有差异；基于正念的认知疗法与非特定控制条件的随访组相比，有不显著的大效果量；在 4 项研究中，基于正念的认知疗法在随访时与特定的积极条件对照组之间没有统计学差异。Al-Refae 等人（2021）在新冠疫情的背景下对 78 名参与者进行了基于自我同情和正念的认知移动干预，结果显示抑郁症状得到显著的改善（$d=-0.43$）。该疗法可以促进自我认知与理解，这可能会让人们对当前令人不安的疫情局势有一个更平衡的视角，从而积极地转变他们在疫情期间面临的挑战。

元认知疗法对抑郁症的治疗效果也经过了实证研究的检验。Normann

等人（2014）对 16 项研究的元分析显示，治疗后的效果量为 $g=2$。从治疗前到后续跟踪的效果量证据显示，治疗的效果得到了长时间的维持。此外，元认知疗法相比等待组具有大的效果量 $g=1.81$；同时，元认知疗法与认知行为疗法相比也有较大的效果量 $g=0.97$。

Bai 等人（2020）针对接纳承诺疗法干预抑郁症状的效果进行了元分析研究，纳入了 18 项随机对照试验以评价接纳承诺疗法的效果。结果显示，接纳承诺疗法与对照组相比，干预效果是显著的。进一步的分析表明，接纳承诺疗法的效果相比对照组在干预后测、追踪 3 个月时都有显著差异，但到追踪 6 个月的时候，效果减弱到不再具有统计上的显著意义。亚组分析显示，接纳承诺疗法的干预效果在轻度抑郁方面是显著的，而在中度到重度程度的抑郁症病人身上不显著。此外，有研究在新冠疫情背景下对人们进行 ACT 干预，结果显示参与者的抑郁症状得到了改善（Shepherd et al.，2022）。

三、抑郁症状干预效果的影响因素

近年来，学者们开展了一系列研究，以探索可能影响抑郁症状干预效果的诸多因素。

（一）人格功能变化

Huber 等人（2017）探索了治疗中人格功能变化对治疗长期效果的影响，结果表明，在治疗期间人格功能有所改善的患者在治疗 3 年后表现出的一般精神症状较少，当加入其他预测变量及变量间的交互作用后，这一现象就不再显著。3 年随访时，人格功能变化与长期治疗效果之间的相关性随着患者经历的负性生活事件的增加而增加。可见，人格功能的改变在一定程度上可以影响负面生活事件导致的抑郁症状的变化。

（二）认知变化

认知变化对治疗效果的影响得到了实证研究的支持。Coleman 等人（2009）对认知和防御机制在抑郁治疗过程中的作用进行了研究，早期自动化思维的变化对抑郁症状改变的预测作用的指向性得到了部分证实，但不成熟的防御机制的改变与症状的变化之间是同步或者滞后的。Fournier 等人（2009）对认知扭曲的变化与随后（第四次治疗和治疗结束之间）的抑郁症状变化之间的联系进行了检验，结果表明，认知扭曲现象的变化预测了随后抑郁症状的减少。此外，CBT 减少了使用绝对的、二分法的思维方式的倾向，并且这种变化（而不是简单地变得更积极）降低了随后抑郁症状复发的可能性（Teasdale et al.，2001）。

（三）疾病特征

疾病的特征也与治疗的效果有关。CBT 干预慢性抑郁的预后不良
（Fournier et al.，2009）。持续较短的抑郁发作、更晚的发病年龄、家族无
情感障碍病史，以及更多的抑郁发作次数，可以帮助预测个体对 CBT 的
良好反应（Sotsky et al.，2006）。此外，研究者也发现，抑郁发作的严重
程度将影响 CBT 的治疗效果，更严重的发作对 CBT 的反应效果更差
（Hamilton & Dobson，2002）。

（四）干预设置

干预设置包括干预人员采用的疗法取向和干预的剂量，干预的剂量又
包括被试接受干预的次数与干预之间的间隔。Barth 等人（2016）对 7 种
疗法治疗抑郁症的效果进行了网状元分析。通过对调节变量的分析可知，
没有证据表明患者群体特征和治疗形式对治疗效果产生影响。因此，对于
不同的患者群体以及在不同的设置下，针对抑郁症的心理治疗的效果是相
当的；心理干预措施的有效性在患者被正式诊断为抑郁症的研究中和患者
被诊断为可能抑郁的研究中的有效性相同。此外，心理治疗的有效性受到
治疗剂量的影响。而且与期望相悖的是，在一项分层分析中，结果显示低
剂量的干预更加有效。在 Bruijniks 等人（2015）对治疗频率的研究中，
关于治疗剂量对疗效的影响有不同的结果。通过一项多中心的随机试验，
研究者招募了 200 名抑郁症患者，随机分为 4 组，自变量为治疗频率（每
周两次和每周一次）和治疗取向（认知行为疗法和人际心理疗法），最多
进行 20 次治疗，主要的结果测量指标为抑郁的严重程度、成本效益和生
活质量，过程变量为治疗同盟、回忆、治疗技能、动机和依从性。评估在
基线期间、治疗期间每月，以及跟踪期的第 9、12 和 24 个月进行。此外，
在第 12 个月和第 24 个月，对前一年抑郁发作的频率进行评估。结果发
现，每周两次的疗程更有效，能促使抑郁症状更快缓解。

对于 CBT 而言，家庭作业是治疗过程中的常见任务。有研究表明，
家庭作业依从性（在治疗结束时进行回顾性评估）与 CBT 的治疗效果相
关。但是，这些研究并没有很好地控制反向因果关系，无法排除是否因为
更好的治疗效果，病人有更强的动机来完成家庭作业（Burns & Spang-
ler，2000）。Feeley 等人（1999）在控制了既往的症状变化后发现，咨询
师在早期阶段使用以症状为重点的 CBT 具体方法的程度帮助预测了抑郁
症状的后续变化，而咨询同盟和助长条件等非特定过程则没有。在随后的
会谈中，咨询同盟的评级是由之前的抑郁变化所预测的。这表明 CBT 治
疗中以症状为中心的技术可能发挥作用，而治疗关系的质量可能更多的是

一个结果，而不是改变的原因。

四、抑郁症状干预的作用机制

下面将结合相关理论模型对抑郁症状的主要干预方法的作用机制进行阐述。

（一）基于正念的认知疗法的作用机制

目前尚未有关于 MBCT 干预抑郁症状的明确机制。Van der Velden 等人（2015）将正念技能、元意识、自我同情、反刍、担忧、认知反应等作为中介变量，对 MBCT 降低患者抑郁症复发风险的作用机制进行了检验。对 23 项研究的分析结果表明，与理论预测的机制一致，有 12 项研究发现正念技能、反刍、担忧、自我同情、去中心化或元意识的变化可以帮助预测、中介化 MBCT 的干预效果，或与效果相关。在中介效应分析方面，三项研究中的两项发现提升的正念技能对治疗的效果有中介作用；对反刍的中介分析的三项研究中，有两项研究结果表明减少的反刍思维对抑郁的干预效果有中介作用；另有两项中介效应分析表明减少的担忧对干预结果有中介作用。此外，增加的自我同情对复发风险的降低有中介作用，并弱化了认知反应与复发风险之间的预测关系。

（二）认知行为疗法的作用机制

根据认知理论，可以通过改变与负面影响相关的认知功能、内容和结构来降低抑郁的严重程度（Beck et al.，1979）。因此，CBT 侧重于识别和修正与抑郁情绪相关的扭曲思维模式。CBT 干预产生认知变化，反过来改善抑郁症状，称为 CBT 的认知中介模型。DeRubeis 等人（2014）认为，现有的研究为认知中介模型提供了一些支持，但支持力度并不强。他们得出的结论是，认知变化是一种机制，但很可能不是认知疗法特有的。Quigley 等人（2019）检验了认知变化和抑郁症状之间的关系，但结果并不是认知中介模型所假设的纵向关系。这可能表明测量时间与认知和症状变化的动态之间存在不一致。

Lemmens 等人（2016）选取了失调信念、人际功能、反刍、自尊和治疗同盟作为候选中介变量，检验了以上因素在认知疗法中的中介效应。研究者计算不同时间点（0、3、7 个月）的抑郁症状分数和中介变量分数之间的相关性（横断面相关性），然后评估了抑郁症状的变化分数与各种中介指标的变化指数之间的相关性（纵向相关性）。两个变化评分之间的正相关性表明，抑郁症严重程度的改善与中介指标的改善有关（反之亦然），中介变量和抑郁症状的同时变化密切相关。具体而言，抑郁症严重程度的改善，与自信的显著提高，以及功能失调的态度、人际关系问题和反刍的减少有关。Penedo 等人（2020）通过随机对照试验研究了基于暴露的认知疗法和 CBT 干预下患者的改变机制与长期效果。结果显示，虽然不支持完整的序列中介路径，但基于暴露的认知疗法在治疗期间比 CBT 更能增加情绪加工和随访过程中的自我效能感，这两者都与更好的长期抑郁干预结果相关。在 CBT 和基于暴露的认知疗法中，治疗期间的认知重组有更大的增加，从而在整个随访期间减少了认知行为回避和提升了自我效能感，这与长期抑郁的缓解相关。

（三）人际心理疗法的作用机制

大量的实证研究已经证实人际心理疗法对情感障碍可以发挥有效的干预作用，但对其作用机制的研究较少。Lipsitz 和 Markowitz（2013）对人际心理疗法的作用机制进行了系统的论述。通过动员以及与患者合作来解决问题，人际心理疗法试图激活人际关系的变化机制，包括加强社会支持、降低人际压力、促进情绪处理、提高人际交往技能。

在加强社会支持方面，人际心理疗法认为情绪失调是许多精神疾病的一个特征（Gross，2009）。通过加强社会支持，可以起到情绪调节的作用。社会角色（丈夫、父亲、儿子、朋友等）通过社会义务、日常生活和期望来提供行为约束和调节。社会角色提供了无数可预测的、互动的任务，这可以增强自我效能感（Bandura，1977）和增加成功经验，从而增强自尊。人际关系缺陷反映了普遍的孤立，以及缺乏人际联系和支持（Weissman & Markowitz，2007）。在所有这些情况下，解决人际关系问题需要改善患者的社会支持。

在降低人际压力方面，消极的人际压力是社会支持的反面，所以减轻人际压力被看作另一种促使改变发生的机制。压力性的人际经历会比非人际压力源引发更大的情感痛苦（Bolger et al.，1989）。人际心理疗法认为，人际关系问题是造成当前压力的罪魁祸首，它试图通过改变现实压力或患者与它的关系来减轻压力。

在促进情绪处理方面，人际心理疗法中面对和解决人际关系问题的中心任务包括识别、处理和表达所产生的情绪。人际心理疗法主要将情绪处理服务于面对和解决焦点性人际问题。通过促进问题的解决，情绪处理可能有助于增强社会支持和减轻压力。

在提高人际交往技能方面，人际心理疗法认为社交技能对于成功解决当前的人际危机或困境至关重要。因此，提高社交技能可能会通过改善社会支持和减轻压力间接地产生症状改变。

值得注意的是，以上机制还处于假设阶段，人际心理疗法中每一个组成部分对治疗效果的中介作用有待进一步检验。

第四节　重大公共卫生事件下创伤后应激症状干预

创伤后应激障碍是一种由巨大威胁性突发事件导致当事人延迟出现和长期持续的精神障碍。疫情相关的压力源可能引发心理障碍，包括情感障碍、焦虑障碍和创伤后应激障碍（Shultz et al.，2015；Wu et al.，2005）。创伤后应激障碍可由疫情相关压力源触发，如至亲的去世。如果当事人认为他们应该拯救他们所爱的人，或者认为他们应该对疾病的传播负责，就可能产生严重的内疚（Taylor，2017）。这些障碍所呈现的创伤后应激症状将给个体的社会功能带来损害，严重影响个体的生活和工作。研究表明，武汉居民在解除新冠疫情管控后仍普遍存在回避提醒、情绪麻木、回避思考、过度警惕、重温经历等创伤后应激症状（Li et al.，2022）。因此，在重大公共卫生事件背景下，迫切需要对公众的创伤后应激症状进行及时有效的干预。

一、创伤后应激症状的主要干预方法

在过去几十年间，研究者和临床工作者基于不同理论和大量的实践经验，发展了诸多不同类型的心理干预方法，包括认知行为疗法、接纳承诺疗法、暴露疗法、辩证行为疗法（dialectical behavior therapy，DBT）、眼动脱敏再加工（eye movement desensitization reprocessing，EMDR）等。其中，认知行为疗法、接纳承诺疗法已在焦虑和抑郁症状的干预方法中做过详细介绍，在此不再赘述。以下，我们将对暴露疗法、辩证行为疗法、眼动脱敏再加工进行重点介绍。

暴露疗法是认知行为疗法中常用的处理恐惧、焦虑和回避的干预技术。暴露治疗的基本前提是，来访者在小的、有计划的和可管理的部分谈论其创伤经历，最终将能够应对情绪，并有效地处理与创伤相关的触发因素（Foa et al.，2000）。暴露技术是基于系统脱敏的基本原理。创伤相关的思想和记忆引发强烈的身体反应和负面情绪，然而，如果这些想法与新的生理反应关联，它们就会失去力量。最终，身体反应的变化会导致更容易控制情绪。从根本上，思维、感觉和身体反应之间的新联系会形成（Foa et al.，2008）。

　　辩证行为疗法旨在解决被诊断为边缘性人格障碍的个体的自杀和破坏性行为与情绪调节问题（Linehan，1993）。辩证行为疗法显著区别于传统认知行为疗法的特征在于其强调有效性、正念，以及接纳与改变的辩证关系。辩证行为疗法同样也强调正念，除此之外，还通过人际有效性、情绪调节和痛苦忍受等技术来提升经历创伤的来访者应对痛苦的能力。CBT、ACT 和 DBT 三种疗法均强调对情绪体验的接触和暴露，而非回避；都重视来访者应对技能的提升，并且增强对自身情绪和思维的觉察。ACT 和 DBT 所强调的正念技术可以帮助来访者应对创伤相关思维和感受的回避，提升认知灵活性，从而有助于加强人际连接。

　　眼动脱敏再加工是由美国心理学家 Shapiro 偶然发现的一种基于适应性信息加工（adaptive information processing，AIP）模型的整合心理治疗方法，且具有能够与大多数心理治疗取向兼容的程序要素（Shapiro，2001）。该疗法强调大脑信息加工系统在人类健康和病理发展中的作用，而把对于不安或创伤经历加工不足的记忆认为是临床病理学的基础，对于这些记忆的加工是通过在更大的自适应记忆网络内的重新巩固和同化来解决的（Oren & Solomon，2012）。与 CBT 的不同之处在于，EMDR不需要来访者描述记忆的细节或完成在 CBT 中常见的作业。EMDR 不只是脱敏，似乎还导致了视角和情感的适应性转变，这种变化在所有 EMDR 的再加工阶段自发发生，而不是像 CBT 那样通过直接的认知挑战和行为塑造来引发变化（Solomon & Rando，2012）。EMDR 常用于针对 PTSD 患者进行治疗，并获得了较高的认可（Bisson & Andrew，2007）。EMDR 的治疗过程通常包括八个阶段。第一阶段：收集来访者历史信息（client history）。在这个阶段，专注于发现来访者自身的优势与困难，还有与来访者当前需要解决的问题相关的过去的事件、引发问题的情境以及未来的目标。第二阶段：准备（preparation）。在这个阶段，向来访者解释 EMDR 的工作原理、过程和效果，通过与来访者建立工作同盟来准备对于来访者记忆的处理。第三阶段：评估（assessment）。在这个阶段，治疗师帮助来访者识别目标记忆中的细节，包括当前持有的一些消极认知、内心期望的积极认知、当前的情绪和身体感觉。第四阶段：脱敏（desensitization）。在这个阶段，来访者被要求跟随治疗师的指导，对过去或当前目标事件令人不安的记忆进行处理，积极的未来行为模式的模板也会在之后的阶段进行处理，这个过程包括感觉、认知、情绪和身体信息的变化。第五阶段：置入（installation）。在这个阶段，治疗师帮助病人识别与记忆有关的积极的和自信的内容并予以加强，从而促进记忆融入自适应记忆网络，此时来访者对于目标记忆的正向认知和情感变得越来越明晰。第六阶段：身体扫描（body scan）。在这个阶段，治疗师会帮助来访者识别和处理任何残留的躯体感觉，以实现躯体问题的完全解决。第七阶段：结束（closure）。在这个阶段，治疗师会给来访者一个关于整个治疗过程的反馈和结束后的预期；如果有必要的话，治疗师会使用放松技术以确保来访者回到一种平静的状态。第八阶段：再评估（reevaluation）。这个过程将在下一次会谈时进行，评估在两次治疗之间来访者发生了什么变化以及来访者的治疗效果是否有所保持，这些收集到的信息被治疗师用来确定整个治疗进程的下一步（Oren & Solomon，2012）。

二、创伤后应激症状的干预效果

学界对于创伤后应激症状的干预效果做了大量的研究。通过元分析，研究者对不同干预方法的效果进行了系统性的探索。

元分析研究结果表明，心理治疗、躯体治疗和药物治疗对创伤后应激障碍的干预效果都与对照组有显著的差异，其中心理治疗的效应量显著大于药物治疗，躯体治疗的效果大小与心理治疗和药物治疗没有差异（Watts et al.，2013）。在心理治疗中，CBT 有最大的效应量，EMDR 也显示有大的效应量（$g=1.01$）。关于催眠疗法和精神动力疗法的研究不多且年代久远，结果显示具有中等的效应量。团体心理治疗、自助/自我指导和生物反馈等三类疗法仅有中等以下的效应量，且置信区间包含 0，表明其与对照组之间无显著差异。但在团体心理治疗中，人际团体有中等的显著效应量。在 CBT 中，研究较多的是认知疗法、暴露疗法和混合认知行为治疗，压力接种和脱敏疗法的研究较少。该研究中，认知疗法被分为认知加工疗法和其他认知疗法，都具有较大的效应量（$g=1.63\sim1.69$）。暴露疗法则主要包括四个具有较大效应量的子类别（$g=0.80\sim1.38$）：长期暴露（最常研究的方案）、使用模拟设备的暴露、叙述性暴露和其他暴露疗法。结合两种或两种以上形式的 CBT 具有较大的显著效应量（$g=1.02\sim1.52$）。

针对 EMDR 治疗效果的元分析（Chen et al.，2014）表明，EMDR 可以显著减轻创伤后应激障碍的相关症状，在纳入的 22 项研究中，其整体效应量为 $g=-0.640$。有研究者比较了创伤聚焦的 CBT 和 EMDR 对创伤后应激障碍的干预效果，结果表明，从目前的研究中得到的数据并不足以确定其中一种治疗形式相对于另一种治疗形式的优越性，EMDR 和聚焦创伤的 CBT 目前都可以被视为成人创伤后应激障碍患者的有效治疗形式（Seidler & Wagner，2006）。有研究比较了 EMDR 和 CBT 对受新冠疫情影响的公共卫生人员的疗效，38 例创伤后应激障碍患者被随机分配到 EMDR 或 CBT，结果显示，7 个疗程后两种治疗都减轻了 55% 的创伤后应激症状。

基于正念的方法包括正念减压疗法和正念认知疗法（mindfulness-based cognitive therapy，MBCT），可以有效干预创伤后应激障碍的核心症状，包括回避、过度兴奋、情绪麻木、羞愧和内疚等负性情绪，以及解离。Banks 等人（2015）对基于正念的干预效果进行了系统回顾，多项随机对照试验研究报告了基于正念的干预效果。Bränström 等人（2010）比较了 MBSR 干预组和等待组的结果，MBSR 干预组在干预后表现出感知应激和创伤后回避的显著减少，以及积极精神状态的显著增加，所有这些均具有中等效应量。Kearney 等人（2012）还比较了以分组形式开展的 MBSR 组与常规治疗组，发现干预后 MBSR 组与常规治疗组没有显著差异，但 MBSR 组的健康相关生活质量确实有显著改善。Kim 等人（2013）开展了一个注意呼吸和拉伸的小组项目，并将干预组与等待组和健康对照组进行了比较，发现：与健康对照组相比，干预后正念组的创伤后应激障碍症状显著改善，在重复体验、过度唤起、回避三类症状的减轻上都有较大的效应量。新冠疫情暴发之后，有研究者从辽宁省锦州市驰援武汉的 3 家医院中随机选取于 2020 年 4 月返锦并结束隔离期的援鄂护士 60 人，对其进行为期 8 周的战友模式联合正念认知疗法的心理干预（陈美涵，2021），结果显示，创伤后应激障碍症状显著减少，正念水平显著提升，且创伤后应激反应和正念水平之间存在高度相关。

三、创伤后应激症状干预效果的影响因素

创伤后应激症状的干预效果受诸多因素的影响，包括咨询师的经验、干预手段、干预对象的特点等。厘清疗效的影响因素有助于为特定当事人提供个性化干预，加强临床心理工作者对疗法的深入理解与应用。

（一）干预设置

咨询师的经验、干预形式等对 PTSD 的干预效果存在一定的影响。Chen 等人（2014）对 EMDR 干预 PTSD 的随机对照试验进行了元分析。亚组分析显示，具有 PTSD 团体治疗经验的咨询师领导的治疗组效果（$g=-0.753$）显著大于没有经验的治疗师领导的治疗组（$g=-0.234$）。此外，多种心理治疗的方法都可以用来干预 PTSD，不同治疗取向包含不同的构成元素，而这些差异可能会对治疗的脱落率产生影响。PTSD 的循证治疗中，关注创伤事件的治疗方法和旨在减少创伤应激症状而不直接针

对创伤记忆或创伤相关思维的疗法之间的主要区别是，聚焦创伤事件的疗法效果获得了最强的临床证据支持（Bisson et al.，2013；Bradley et al.，2005；Jonas et al.，2013）。早年的研究结果一般认为，不同疗法对 PTSD 的治疗在脱落率上没有显著差异。Lewis 等人（2020）通过元分析比较了不同心理治疗方式的脱落率，通过对纳入的 115 项研究的分析，以治疗后评估为时间点进行统计，发现整体的脱落率为 16%，聚焦创伤的疗法具有显著的更高的脱落率。

（二）干预对象

PTSD 是一种高度异质性的障碍，通常表现为共病障碍和症状上的差异。探究与个体特质相关的调节变量对于指导 PTSD 的干预十分必要。然而，在这方面的研究中，不同的研究者未获得一致的结论。Cloitre 等人（2016）测量了 PTSD 症状严重程度、抑郁症状、解离、人际问题、愤怒表达、负面情绪调节等六个变量的基线水平，作为干预效果的潜在调节变量。在六个基线协变量的所有可能的线性组合中，研究者确定了使标准中介模型最显著的三向交互（处理×协变量×时间）的线性组合。这是一个被构造出来的具有某些特征的变量，而非一个特定的先验指标。研究者构造了两个变量，一个代表症状负担（symptom burden），另一个代表情绪调节（emotion regulation），这两个构造变量之间是负相关的（$\beta=-0.58$）。研究者根据两个构造变量的评分，对被试进行了分组试验，结果显示，构造的调节变量能够显著帮助预测在不同的治疗下不同时间的症状发展。这一结果表明，对 PTSD 的干预与个人特质有关，在干预过程中应根据个体特质的差异进行针对性的干预。

此外，在 DSM-5 中，PTSD 的诊断标准增加了一个解离性的亚型，这是基于多种证据，包括相关的因素分析、大脑激活模式和对治疗的反应。大约 14% 的 PTSD 患者符合解离亚型的标准。Hoeboer 等人（2020）就解离对心理治疗的影响进行了元分析研究，研究纳入了 21 项试验（其中 9 项是随机对照试验），涉及 1 714 例患者，结果显示，治疗前的解离症状与 PTSD 患者的治疗效果无关。

四、创伤后应激症状干预的作用机制

下面将结合相关理论模型，对创伤后应激症状的主要干预方法的作用机制进行阐述。

（一）认知行为疗法的作用机制

延迟暴露疗法建立在情绪加工理论（Foa & Kozak，1986；Tuma &

Maser，2019）基础之上。根据情绪加工理论，恐惧结构是记忆中的一种表现，这种结构包括恐惧的刺激、反应，以及刺激和反应的意义；在创伤后应激障碍中，与创伤记忆相关的恐惧结构在两个关键方面是病理性的（O'Donohue & Fisher，2012）。首先，恐惧结构包含大量的刺激元素，它们被错误地与危险的意义相关联。其次，患者在创伤期间和之后的反应被错误地认为与自我无能的意义有关。这种病态的恐惧结构是通过回避和对自我以及世界的非准确感知的恶性循环来维持的。延迟暴露疗法的目标是通过激活创伤记忆和呈现不确定的信息来改变病态恐惧结构和相关的错误感知，这个过程被称为"情绪加工"。因此，错误感知的改变被视为延迟暴露疗法中症状减少的一种关键心理机制。

针对创伤的认知疗法是基于创伤后应激障碍的认知模型（Ehlers & Clark，2000）。当个体以一种导致当前严重威胁感的方式处理创伤时，就引发了创伤后应激障碍。这种威胁感的维持是由于：（1）对创伤和创伤后遗症的过度负面评价；（2）自传体记忆的混乱，会引发重复体验的症状；（3）试图通过回避与创伤有关的记忆来阻止这些记忆的变化或更新。因此，在针对创伤的认知疗法中，关键的心理变化机制包括：（1）改变那些能保持当前威胁感的有问题的评估；（2）将创伤相关的记忆进行阐述与整合，进入个人自传体记忆中；（3）减少使用失调的行为和认知策略。这些机制的目标是使用行为激活作业，通过写作或意象的再现进行认知结构重组、行为实验，将纠正信息与创伤记忆配对，以及将创伤触发因素与不相容的思维/行为配对。

认知加工疗法建立在社会认知理论之上，主要关注个体对创伤的认知，以及这些认知如何影响个人的情绪和行为（Zalta，2015）。根据社会认知理论，人们通过以下三种方式来调和新信息（即来自创伤的信息）和先前的图式：改变新信息以匹配先前的信念（同化），充分改变先前的信念以融入新信息（适应），或者完全改变自己先前的信念以匹配新信息（过度适应）。同化和过度适应都导致了对创伤、自己、他人和世界的错误信念。认知加工疗法旨在通过使用认知重组技术来识别和直接修改不适应的认知，以减轻创伤后应激障碍的症状。因此，不适应同化和过度适应信念的减少，以及自适应信念的增加，被视为认知加工疗法的核心心理机制。

（二）基于正念的干预作用机制

基于正念的疗法通常包括基于正念的减压、基于正念的认知疗法、接纳承诺疗法，以及辩证行为疗法（Baer，2003）。就目前的实证研究而言，正念对 PTSD 的闯入和解离的症状簇的干预机制还有待研究；针对回避、情绪和认知方面的变化、唤起和反应强度方面的变化，都已经有相关实证研究支持其作用机制。

对于 PTSD 的回避倾向，正念通过提升个体对体验的开放程度，促使个体更愿意接近可怕的刺激。实证研究结果表明，基于正念的干预可以显著减少回避行为。对于情绪和认知方面的变化，对创伤相关认知的非评判性接受是干预的主要作用机制（Boyd et al.，2018）。

在情绪唤起和反应性的变化方面，正念干预减少对创伤刺激的注意偏向，增强保持当下的能力，被看作主要的作用机制。实证研究表明，非反应性和意识相关行动将导致过度唤起症状的减轻。

（三）眼动脱敏再加工的作用机制

EMDR 干预技术的元分析显示（Chen et al.，2014），该技术治疗创伤后应激障碍、抑郁和焦虑的效应量为中等，而治疗主观痛苦的效应量较大。这些结果表明，EMDR 可以增强患者的自我意识，改变他们的信念和行为，减少焦虑和抑郁，并导致积极的情绪。EMDR 治疗采用眼球运动来诱导定向反应，并使 PTSD 患者能够建立适应性联系，以整合负面体验与积极情绪和认知，从而显著改善 PTSD 的症状。

第五节　总结与展望

本章主要探讨了重大公共卫生事件下社会心理干预方法、干预效果、效果的影响因素及作用机制。事件发生初期的社会心理干预重点在于危机干预。心理危机干预能够有效预防及干预危机事件所导致的精神心理问题。之后，少部分个体会持续出现心理症状，如持续的焦虑、抑郁，以及创伤后应激障碍等。这些症状将对个体的心理功能及社会功能造成严重的影响，甚至危及个体和社区的安全。及时开展有效的社会心理干预，可以预防和减少心理疾病的发生，维护社会的整体稳定。

第一节主要介绍了国内外重大公共卫生事件下的心理危机干预模型和干预方法，包括危机事件应激管理体系、任务模型、七阶段干预模型、心理急救方案以及联合应对模型。虽然模型各异，步骤繁简不一，但整体的结构有相通之处，都包含建立情感联结、倾听安抚、探索内外资源、明确行为指导与问题解决策略等。随着心理危机理论的不断完善、心理危机干预模型及干预措施的发展，国内外研究者对危机干预方法的有效性多次进行探索与研究，为其干预效果提供了证据。虽然危机干预对积极预防和减少重大公共卫生事件的社会心理影响有着重要的意义，但是有关的实证研究目前还相对较少，这或许与心理危机干预研究整体发展相对缓慢的现状有关。此外，围绕危机评估实施是否恰当、干预实施的时机以及干预实施的整体联动性等影响危机干预效果的因素做了简要说明，并对国内外重大公共卫生事件下心理危机干预研究的作用机制进行了分析。危机当事人正是由于缺乏社会支持而陷入心理危机之中。在最初的紧急心理援助中，提供及时的社会支持，鼓励危机当事人寻求支持与建议，才能促进他们的恢复，帮助他们更好地应对危机。

第二节重点关注了重大公共卫生事件下个体的焦虑症状。焦虑症状表现为超出客观事件本身的过度和持续的担心、各种心理和身体的不适。公众在疫情背景下容易对由焦虑产生的躯体不适进行错误或者过度解读，进而造成恶性循环，对心理功能的稳定性造成负面影响。我们介绍了几种主要的焦虑症状干预方法及其干预效果，包括认知行为疗法、接纳承诺疗法、正念减压疗法等。其中，认知行为疗法是目前使用最为广泛、运用对象最为丰富的心理治疗方法，其治疗效果具有足够的实证证据支持。同时，我们从干预方法和干预对象两个角度总结了焦虑症状干预效果的影响因素，并讨论了干预起效的可能机制，为重大公共卫生事件下焦虑症状的干预提供了一些启示。

第三节围绕抑郁症状的干预方法、干预效果、影响因素和作用机制进行了讨论。在重大公共卫生事件背景下，抑郁是一种综合流行率较高的心理症状。精神动力学治疗、认知行为疗法、人际心理疗法对抑郁的干预有不同程度的效果。我们重点讨论了认知行为疗法和人际心理疗法对抑郁进行干预的相关问题。人际心理疗法在干预效果方面与包括认知行为疗法在内的其他疗法之间并无显著差异，其主要方法是通过激活人际关系的变化机制，动员来访者以实现改变。人际心理疗法的这些特征较好地针对了由新冠疫情导致的治疗隔离、社区隔离、社会支持降低等容易引发心理痛苦的诱因，有较高的实践价值。认知行为取向的干预方面，重点讨论了认知行为疗法、元认知疗法、基于正念的认知疗法以及接纳承诺疗法的干预效果。认知行为取向的干预通过改变扭曲信念、认知重建等途径来帮助来访者，在社会心理干预中有较好的效果。在认知行为干预的基础上，结合正念技术的干预手段也被广泛用于对抑郁症状的干预，可以有效减少抑郁的复发。在未来的研究中，以下几个方面值得重点关注：重大公共卫生事件下预防抑郁发生的保护性因素及其作用机制；社会及文化相关因素对重大公共卫生事件下抑郁干预的中介及调节作用；转化为慢性抑郁的康复患者的长期干预与追踪研究。

第四节主要介绍了重大公共卫生事件下创伤后应激症状的干预方法、影响因素和作用机制。研究者基于不同理论和实践经验，针对创伤后应激症状发展了诸多不同类型的心理干预方法，包括认知行为疗法、接纳承诺疗法、暴露疗法、辩证行为疗法和眼动脱敏再加工等。它们大都被证明有显著的干预效果，其中认知行为疗法具有最大的效应量。创伤后应激症状的干预效果受诸多因素的影响，包括咨询师的经验、干预手段、干预对象的特点等。最后，根据不同的干预方法，我们讨论了创伤后应激症状干预的作用机制。未来需要更多的实证研究来厘清不同的影响因素之间的关系，以及整合创伤后应激症状的干预机制模型。

第四章　重大公共卫生事件下网络化心理干预

　　传统的社会心理干预在缓解心理症状方面已做出许多尝试，虽然富有成效，但难以应对重大公共卫生事件下庞大的心理需求。如今，互联网技术进入千家万户，基于互联网实施心理干预是大势所趋。本章将对重大公共卫生事件下网络化心理干预的研究与实践进行梳理。

　　首先，从整体的视角，概述网络化心理干预的形成过程，介绍其在应用中的要素和规范，特别突出网络化心理干预在重大公共卫生事件下的发展特点。其次，介绍重大公共卫生事件下公众的焦虑、抑郁和创伤后应激障碍网络化心理干预的方法、效果、影响因素及作用机制等，以期助力重大公共卫生事件下的社会心理干预与重建。最后，介绍重大公共卫生事件下网络化心理干预可能出现的伦理问题和其他问题，并提出未来展望。

第一节　重大公共卫生事件下网络化心理干预概述

　　重大公共卫生事件下，传统的面对面干预方式难以施展，导致心理援助资源不足。在这种情况下，专业人员建议使用网络技术进行心理干预，以对公众的心理问题进行及时干预，防止事件对心理的负面影响（如抑郁、焦虑和创伤后应激障碍症状）转化为永久性心理障碍（Bayageldi，2021）。基于网络化心理干预在重大公共卫生事件下的重要作用，本节将对重大公共卫生事件下的网络化心理干预进行概述，以期展现网络化心理干预在研究与实践领域不容忽视的意义和价值。

一、网络化心理干预的概念与发展

（一）网络化心理干预的概念

　　不同的研究采用不同的术语描述了网络化心理干预，例如互联网支持的干预、远程心理干预和数字化心理干预等。有的研究着眼于网络化心理干预的实施方法来将其概念化，如 Barak 等人（2009）就使用四个类别概念化了互联网支持的干预：基于网页的干预措施（web-based interventions）、在线咨询和治疗（online counseling and therapy）、互联网操作的治疗软件（Internet-operated therapeutic software），以及其他在线活动。有些研究强调咨询师指导的非接触性。远程心理干预指在专业心理咨询师指导下，通过电话、视频、即时文字、邮件等方式进行的非面对面心理干预（Olthuis et al.，2016）。有的研究则根据网络化心理干预与面对面心理干预的区别下定义，如 Rauschenberg 等人（2021）认为，数字化心理干预是不需要面对面接触的干预，它们可以大致分为远程医疗（telemedicine）、基于互联网的干预措施（Internet-based interventions）和基于应用程序的移动健康干预（app-based mobile health interventions）。

随着互联网的快速发展，网络化心理干预的内容不断变化，我们可以从多种角度对网络化心理干预做出定义。本书强调网络化心理干预对互联网的充分利用及其对个体心理问题的处理，因此本书中的网络化心理干预采纳的是 Berger 等人（2019）的定义：网络化心理干预是指一切利用互联网作为媒介进行的心理干预，旨在帮助受影响的个体预防和治疗心理障碍的症状。网络化心理干预的概念涵盖基于各种角度提出的术语，包括基于不同循证理论背景提出的术语（如基于认知行为疗法、接纳承诺疗法和心理动力学疗法的网络化心理干预，以及面向不同心理障碍的网络化心理干预等），基于不同供应模式（如通过在线网页或移动应用程序提供的干预、集成聊天/视频/音频/电子邮件/短信功能的网络化心理干预）和基于咨询师提供指导的不同程度（非指导性网络化心理干预、指导性网络化心理干预或混合性网络化心理干预）所提出的术语（Dülsen et al.，2020）。在重大公共卫生事件期间，结合互联网技术运行的心理热线、通过应用程序提供的文本支持、通过网络提供的心理教育材料、在线心理咨询、基于互联网社交媒体的人工智能自杀救援以及通过在线平台进行的小组或团体咨询等（Miu et al.，2020；Zhao et al.，2020），都属于本书中网络化心理干预的范畴。

（二）网络化心理干预的发展背景

近年来，随着计算机技术的不断发展，传统心理干预紧随时代潮流，借助互联网的诸多特点，包括互联网的普及性、即时性、经济性、匿名性等多种优势，实现了极具潜力的网络化心理干预，在重大公共卫生事件背景下尽显优势。

全球互联网使用率不断上升。截至 2021 年 12 月，普及率已达

66.2%，网民数量近 53 亿（Internet World Stats，2022）。截至 2021 年 12 月，我国网民规模达 10.32 亿，互联网普及率达 73.0%；互联网已经深度融入人民日常生活，人均每周上网达 28.5 小时，采用多种终端设备触网；尤其得益于互联网应用的适应性改造，互联网在农村人群和老年人群体中的普及得到持续推进，如今农村地区互联网普及率为 57.6%，60 岁及以上老年网民规模也达 1.19 亿（中国互联网络信息中心，2022）。互联网的广泛使用为心理干预的网络化打开了新市场，以网络为载体的心理咨询和治疗无须通过面对面接触，就能够迅速覆盖几乎所有的地区及民众。

互联网信息传递的即时性也为迅速响应心理求助者的需要提供了保障。目前，我国即时通信用户已经突破 10 亿，仅 2021 年就新建超过 65 万个 5G 基站（中国互联网络信息中心，2022）。截至 2021 年 11 月，全球超过一半的移动互联网用户享受着超过 29Mbps 的数据连接速度，网络延迟时间的中位数不到 0.03 秒（Kemp，2002）。以秒为单位的传输速度不仅为网络化的心理咨询和治疗中的信息传递与交流提供了便利条件，还保证了在紧急情况发生时，政府等部门可以迅速调取和利用互联网中已经存在的心理援助资源，分发给需要援助的人，并且实时得到数据反馈（Budd et al.，2020；马辛，2021）。

互联网资费低廉，节约了互动的成本，允许以经济、高效的方式整合现有资源，使有限的资源发挥更大的作用。一些中等收入和低收入国家使用数字平台，通过提供培训、数字化诊断工具、有指导的治疗、便利的监管和整合服务，来支持各种非专业人士提供心理卫生保健，以弥补卫生系统中心理服务人力资源的匮乏（Naslund et al.，2019）。另外，由于互联网数据的可复制性，应用于心理干预的文字或多媒体材料、网页或者程序只需要设计出来便可以以极低的成本大规模推广，从而大大减少了咨询师的精力投入。

互联网具有匿名性，用户可以以虚拟的身份上网，包括寻求帮助。人们通常对心理健康问题讳莫如深，这种污名化态度是阻碍人们寻求专业帮助、改善心理健康的一大障碍（江光荣等，2021）。身份的匿名性对减少心理求助污名化的限制有重要的意义，匿名的保护能促使更多受影响的人群主动产生求助行为（任志洪等，2020）。匿名性也更大程度地保护了个人信息，为人们营造了自我披露的安全氛围（Borghouts et al.，2021）。年轻人出于心理健康的需要进行在线求助时，这种匿名性和隐私性是他们最注重的好处之一（Pretorius et al.，2019）。

　　重大公共卫生事件的发生往往伴随着公众强烈的心理援助需求（Zhong et al.，2020）。然而，在重大公共卫生事件发生后，传统的面对面心理干预由于其自身存在的局限性，常常难以满足广大求助者的需要。具体而言，面对面心理干预需要咨询师和当事人近距离接触，这已经使数百万人长期缺乏得到传统心理干预的机会，如今由新冠疫情造成的隔离环境则进一步加剧了获取面对面心理干预的困难（Bennett et al.，2020）。而且，面对面心理干预较高的花费，以及大众对心理咨询及心理问题的污名化，都阻碍着人们寻求面对面心理干预的帮助，导致心理干预的普及受限（Bird et al.，2019；Liu & Gao，2021）。此外，心理治疗资源的地区分配不均，经济较差的地区与经济发达地区获得心理卫生干预措施的差距很大（Weightman，2020），这在给贫困地区带来不公平的同时，也给大规模实施心理援助造成了困难。这些缺陷阻碍了灾后群众心理症状的缓解及心理复原力的建设。网络化心理干预结合我国互联网空间特征，在很大程度上解决了传统面对面心理干预中遇到的困难，使心理干预更便利，让更多人获得有效帮助，为我国心理卫生服务领域贡献出不可忽视的力量。

（三）网络化心理干预的发展历程

　　虽然早在弗洛伊德时代就已经有利用信件提供远程心理支持的先例（Perle et al.，2011），但根据本书定义，即强调互联网技术在网络化心理干预中的作用，我们认为网络化心理干预起源于互联网兴起的 20 世纪 60 年代，形成于 80 年代，活跃自 90 年代。"Eliza"是已知第一种使用自然语言来模拟治疗对话的计算机程序（Weizenbaum，1966）。随着时间的推移，程序不断完善，变得更加复杂有效，从"Eliza"逐渐演变为基于互联网的、可以辅助传统心理治疗决策的、具有干预技术的多功能程序（Hedlund & Gorodezky，1980；Johnson et al.，1981）。除了程序的演化，其他基于互联网的干预技术也接连出现。早在 1982 年，互联网上就出现了在线自助支持小组（Kanani & Regehr，2003）。在 90 年代，在线论坛（Schoech & Smith，1995）、在线心理咨询（Lloyd et al.，1996）、心理健康信息网站和聊天室（Korn，1998）等支持性、教育性和治疗性干预形式都已经在网络中活跃。进入 21 世纪的互联网时代，网络化心理干预的实施形式、适用范围、技术保障都上升了一个台阶。网络化心理干预除了可以通过文本和视频提供外，还可以通过运动游戏、虚拟现实、娱乐游戏、生物反馈和认知训练等方式实现，这有力地证明了将传统的循证干预转化为网络化心理干预是可行的（Fleming et al.，2017）。

　　在过去的几十年中，基于不同疗法的网络化心理干预被开发，例如，认知行为疗法（任志洪等，2011）、心理动力学疗法（Johansson et al.，2013）、正念疗法（任志洪等，2018）等，也有一些干预措施考虑了多种疗法的并用（Iloabachie et al.，2011）。其中，ICBT 是网络化心理干预研究的主要内容。大多数 ICBT 都采用指导式自助，这种方法包括在网络上提供自助材料和额外的咨询师指导（Johansson et al.，2013）。指导式自助为重大公共卫生事件下的心理危机干预提供了便利和有效的条件。正如美国国家卫生服务专员和管理者所相信的那样，面对新冠疫情的限制，人们会偏爱指导式自助的网络化心理干预（Simon et al.，2021）。实证研究也证实，治疗师指导的在线治疗和基于互联网的自助治疗都对新冠疫情事件诱发的焦虑和抑郁有疗效（Al-Alawi et al.，2021）。值得注意的是，除了咨询师的人工指导，近年来还发展出了基于人工智能代理的指导。现代人工智能，尤其是机器学习，正被用于心理健康护理的预测、检测和治疗方案的开发；在治疗方面，人工智能正被纳入网络化心理干预措施，特别是运用在网络和智能手机应用程序中，以增强用户体验并优化个性化心理健康护理（D'Alfonso，2020）。

在新冠疫情暴发以前，很少有专业人员或组织在重大公共卫生事件发生的情形下对受影响的人群采用网络化心理干预措施。当 SARS、MERS 和埃博拉病毒这样典型的重大公共卫生事件暴发时，几乎没有研究提到为相关人员提供网络化心理干预措施（Callus et al.，2020；Kunzler et al.，2021）。中国的专业人员常采用基于电话的危机热线方式对受影响的民众进行心理干预（张琳等，2020）。而在本次新冠疫情期间，全球都充分地依赖互联网技术的力量，利用多种技术为受疫情影响的人们提供帮助。例如，一些专业组织利用人工智能程序提供大众心理支持（Allen，2020），为一线医务人员建立在线同伴小组并进行心理技能培训（Cheng et al.，2020），并且用"树洞救援"监督微博帖子上的自杀危机（Wang & Li，2020）。教育部华中师范大学心理援助热线平台更是综合多种干预功能于一体，以在线文本咨询、网络电话援助、人工智能对话干预、网络团体等方式为各类人群提供全方位的帮助（Zhao et al.，2020）。可以说，新冠疫情是网络化心理干预在心理卫生保健应用中的潜在转折点（Wang et al.，2021），为在重大公共卫生事件期间大规模运用网络化心理干预的首次尝试提供了契机。

网络化心理干预在当今的世界舞台上发挥着越来越重要的作用，其应用过程中的效果评估和服务流程也在不断进步。在新冠疫情暴发后，许多网络化干预措施被应用，一些学者相当注重这些干预的有效性，并基于系统性回顾和元分析给出了循证建议（Rauschenberg et al.，2021）。我们推荐将网络化心理干预作为传统心理干预的额外补充手段。这是因为从目前来看，传统服务模式的转变仍面临一些专业挑战，混合方法最有可能保留面对面方法和互联网干预方法的优势，在将来会越来越受欢迎（Andersson et al.，2019）。

二、网络化心理干预的可行性及干预要素

（一）网络化心理干预的可行性

尽管网络化心理干预已然成为研究的重点，但是否可行是关系到网络化心理干预推广实施的重要因素。以下将从社会、心理卫生保健服务提供者和使用者的角度出发，从接纳程度、经济评价、实用性和有效性方面，结合中国互联网空间特征，对网络化心理干预进行可行性分析。

1. 接纳程度

实施任何干预方法都必须考虑到服务使用者是否愿意接受。使用者对网络化心理干预的接纳程度可以通过满意度和脱落率（drop-out rates）来测量。满意度指的是使用者对干预实施的方式和效果感到满意的程度；而脱落率指的是使用者参加研究后，在未完成全部试验的情况下不再继续参加试验的人数比例。总体上，人们对网络化心理干预的接纳程度比较高，几乎等同于传统的心理干预。

近年来的研究发现，无论是患者还是普通公众，人们对网络化心理干预的满意度和接纳程度都比较高，尤其是在重大公共卫生事件发生之后，人们对网络化心理干预的接受程度有所提升。就患者而言，心理障碍患者对抑郁和情绪障碍、自杀预防和社区心理卫生服务等方面的网络化心理干预均具有较高的满意度和较强的依从性（Carter et al.，2021）。绝大多数门诊抑郁症患者（88.7%）对使用网络化心理干预服务都感兴趣（杨小瑞等，2019）。就普通公众而言，儿童和青少年在总体上均表现出对网络化心理干预的高接受度（Payne et al.，2020）。有72%的成人愿意在将来尝试网络化心理干预，这和愿意尝试面对面心理干预的比例（73.2%）相当接近（Renn et al.，2019）。尤其在一场持续的大流行之后，公众对网络化心理干预的主观需求有所增加（Marshall et al.，2020a）。一项基于Ios系统的调查表明，在2020年3月13日美国发布新型冠状病毒国家紧急状态通知后，大多数的心理健康应用程序下载次数平均增加了22%，用户数量增加了18%（Wang et al.，2021）。

脱落率是评价心理治疗效果的另一项重要指标（Hunt & Andrews，

1992），可以用来评价人们对网络化心理干预的接纳程度。由智能手机提供的心理健康干预的脱落率平均为 24.1%（干预短于 8 周）和 35.5%（干预长于 8 周）（Linardon & Fuller-Tyszkiewicz，2020）。而在面对面心理干预中，心理障碍的人际心理疗法的加权平均脱落率为 20.6%（Linardon et al.，2019），辩证行为疗法的加权平均脱落率为 28.0%（Dixon & Linardon，2020）。虽然以往的一些研究认为，脱落率较高一直是网络化心理干预的局限（Eysenbach，2005），但可能由于技术的发展和服务质量的不断提高，一些新兴的研究发现网络化心理干预的脱落率与传统面对面心理干预不相上下。一项随机对照试验表明，分配到面对面治疗组和在线治疗组的患者脱落率差异不显著，且在线治疗组的患者对治疗计划的依从性相对更强（Lippke et al.，2021）。总体而言，网络化心理干预的脱落率与面对面心理干预相似或略差。当然，脱落率还有改进的空间，可以从加强人工指导、提供多种支持、解决技术障碍等方面入手。有指导的干预比起无指导的干预具有更低的脱落率（Bennett et al.，2020）。另外，比起传统面对面心理干预，网络化心理干预为使用者提供的个人支持形式多样，不仅限于治疗师支持，这种多样化的支持似乎可以增强治疗依从性并降低脱落率（Musiat & Tarrier，2014）。有的研究访谈了网络化心理干预的脱落者，发现访问技术的障碍和对网络化心理干预的不了解是他们中止干预的原因。因此，在开始干预之前，帮助当事人了解网络化心理干预可能存在的技术障碍、要采取的预防措施和优缺点，可以减少当事人中止治疗（Buyruk Genc et al.，2019）。

2. 经济评价

目前为止，调查网络化心理干预的成本效益的系统综述并不多（Rauschenberg et al.，2021）。但总体而言，网络化心理干预具有经济性，主要在节省使用者的金钱和治疗师的时间方面具有较大优势。一方面，在线的认知行为治疗具有成本效益，并且通常比标准治疗便宜（Kooistra et al.，2019）。有研究评估了一种单次在线抑郁干预软件在肯尼亚抑郁症青少年中的应用成本，发现每名学生只需不到 4 美元，这大大低于传统心理干预的花费（Wasil et al.，2021）。另一方面，无指导的心理干预几乎不占用咨询师的时间，哪怕是有指导的干预，通过电子邮件等在线媒介提供指导或在线团体指导也大大减少了咨询师的时间成本（Bielinski & Berger，2020）。在其他方面，网络化心理干预的经济效益还体现在能替代其他形式的护理、预防高危疾病、提高精神科医生的使用率、推动降低治疗成本的服务竞争加剧、降低精神科医生的运营成本、为应用程序开发人员带来收入，以及减少对护理人员的需求等（Powell et al.，2017）。

在新冠疫情期间，全世界都在利用低成本的数字资源和机器学习的技术进行公共卫生响应，提供在线心理健康服务，评估与公众交流的方式（Budd et al.，2020）。从当前互联网发展的特点来看，在我国，"互联网＋"的经济模式空前流行，网络化心理干预正是这一概念在心理卫生服务领域的体现。这种模式已被证明可以有效提升贫困地区居民的精神健康与生活质量（许伟玲等，2020），且逐渐成为新型经济增长点，使行业繁荣与经济发展相互促进，更好地发挥网络化心理干预的优势，体现出巨大的经济效益。

3. 实用性

实用性可以用易用性和可得性来衡量。网络化心理干预是基于智能化的"人-机"治疗模式，存在大量人与智能机器的交互过程，因此，相比传统心理干预模式，易用性和可得性尤为重要。

易用性指的是网络化心理干预是否容易操作。技术使用的困难是造成当事人最终脱落的重要原因之一（Himle et al.，2022）。近年来，在实施网络化心理干预技术时，专业人员的介入和技术指导已经越来越少，这显示了网络化心理干预技术的易用性越来越强（任志洪等，2011）。人们不再需要技术人员复杂的指导，就可以通过网页、手机或电话等网络媒介获取需要的帮助。人们总体上都认为移动心理健康应用程序易于使用（Chan & Honey，2022）。在技术困难已逐渐被克服的今天，服务提供者更为注重用户体验的优化。新的研究尝试让用户参与设计的过程（例如，Ospina-Pinillos et al.，2019）。在用户看来，心理健康应用程序仍然需要改善的易用性问题包括程序出错、用户界面设计糟糕、数据丢失、电池和内存使用问题、缺乏指导和解释，以及互联网连接问题（Alqahtani & Orji，2019）。这是未来的应用设计中需要规避和注意的。

在可得性方面，有证据表明，世界上大多数人口，包括低收入和中等收入国家的人口，都可以使用移动技术（手机、平板电脑等移动设备），这让在互联网上提供的心理健康循证评估和干预的范围更广（Li，Lewis，et al.，2020）。澳大利亚的一项研究显示，大约78％的家庭可以使用电子卫生保健服务，但教育水平低、社会经济地位低和偏远地区等因素会对网络化心理干预的获取产生负面影响（Alam et al.，2019）。中国的网民规模超10亿，人们可以使用手机、笔记本电脑、台式电脑、平板电脑、电视等多种终端设备上网（中国互联网络信息中心，2022）。在线医疗、在线教育和短视频等可用于传播心理知识与干预的服务拥有巨大的潜在客户群体。以教育部华中师范大学心理援助热线平台为例，在新冠疫情暴发后开通热线的 2 个月内，就有超过 2 万名受疫情影响的患者、医护人员和学生等访问了服务（Zhao et al.，2020）。可以看到，无论在国内还是国外，网络化心理干预都具有较佳的可得性。

尽管网络化心理干预的易用性和可得性正在改善，我们仍然要提醒国内互联网空间里数字鸿沟的存在（Hong et al.，2017）。结合这一特点，改善实用性要求设计具有文化适应性的网络化心理干预（Hong et al.，2017），提高弱势人群（例如，老人、低社会经济地位人群等）对心理卫生服务的使用率（Yao et al.，2020），减少技术壁垒，避免因互联网发展的不平衡导致社会心理健康差距进一步扩大的可能性（Cheshmehzangi et al.，2022）。

4. 有效性

网络化心理干预在许多方面都体现出其良好的效果，几乎与面对面心理干预等价，适合作为面对面心理干预的补充。从实证研究的角度看，许多研究已经发现，网络化心理干预与面对面心理干预具有同等的疗效（Carlbring et al.，2018；Weightman，2020；任志洪等，2016）。在具体治疗实践中，例如，任志洪和江光荣（2014）的元分析表明，抑郁症的计算机化认知行为治疗整体效果量 $d=0.53$，3 个月追踪效果量 $d=0.14$，6 个月追踪效果量 $d=0.16$。从用户的直观感受出发，用户对在线咨询的评价也体现出不同咨询方式在起效方面的优势。大多数网络用户对在线咨询的效果都有较正面的评价，电话咨询最受欢迎，用户认为文本咨询具有很强的隐私保护功能、在线视频的面对面咨询更真实全面（Liu & Gao，2021）。

在重大公共卫生事件方面，网络化心理干预也被初步认定具有有益效果，可以使人们更好地应对事件暴发引起的痛苦。已经有充分的证据表明，新冠疫情暴发后，网络化心理干预对促进心理健康、预防心理问题是有效的，这些效果包括提高心理健康水平、体育锻炼水平、幸福感，改善压力、抑郁、焦虑状态和物质使用等，并且如果干预措施是由临床指南、服务使用者及心理健康专业人员共同设计的，网络化心理干预的效果会更好（Rauschenberg et al.，2021）。总的来说，网络化心理干预对疫情后青少年和成人的心理问题解决大多具有小到中的效果，对减少老年人的社会隔离和增加老年人的社会参与也起作用（Rauschenberg et al.，2021）。

回顾以往的研究，可以发现网络化心理干预具有良好的可行性，尤其是有咨询师指导的网络化心理干预措施，非常适用于重大公共卫生事件的背景。将网络化心理干预配合面对面心理干预一起使用，能使干预发挥更好的效用。一些研究进一步指出未来的工作方向，即在重大公共卫生事件发生之后，让网络化心理干预措施包含与心理健康专业人员的某种形式的社会互动（混合护理方法），嵌入治疗环境中，则措施的可接受性、可行性和用户满意度将得到使用者更高的评价（Rauschenberg et al.，2021）。

（二）网络化心理干预的要素

Andersson 等人（2019）基于多年的工作经验，从客户的角度通过治疗平台、评估程序、治疗内容和咨询师的参与描述了网络化治疗的形式和治疗程序。可以认为，这亦是构成网络化心理干预的四个基本要素。网络化心理干预需要一个在线的治疗平台，通常是网页、电脑软件或智能手机的应用程序，用于访问治疗及信息交换。网络化心理干预的评估程序用于收集数据、评估当事人的心理状况，它可以提供量表式的心理测试、咨询师的在线访谈，有时还能利用生理功能传感器提供活动监测功能。网络化心理干预的内容包括基于各种流派、针对不同心理问题等设计的干预计划，其中包含使干预有效的成分。咨询师的参与则有不同程度之分，如前文所述，有指导的干预效果会比无指导的更好，这体现了咨询师在网络化心理干预的实施中重要的作用。

除了常规的基本要素以外，在重大公共卫生事件背景下，我们更需要关注网络化心理干预的特殊要素。重大公共卫生事件背境下的网络化心理干预具有特殊性，表现为有特定的干预对象、特定的干预时机以及特定的干预问题。面对求助人群的不同特征、事件发展的不同阶段以及事件引发的特殊问题，干预的内容应有所侧重，灵活选择恰当的干预方式。

1. 求助人群的特殊性

在面对重大公共卫生事件时，不同的群体具有不同的心理反应和不同的求助特点。根据以往在 SARS、MERS 及新冠疫情（Kunzler et al.，2021；Mendes-Santos et al.，2020；钟杰等，2003）中的心理工作经验，在重大公共卫生事件发生后，遭遇心理危机的人群可以分为患者、医护工作者、接受隔离的人，以及一般人群。这些人群遭遇心理压力的水平依次降低。以往的研究表明，被感染的风险越大，个体的心理状况就越差（朱旭等，2020）。因此，专业人士建议，应为高危人群配备专业心理医疗服务，可以为轻症人群提供更多的自助材料（Luo et al.，2020）。

无论是在患者治疗还是康复期间，减轻压力、放松情绪、提高复原力都是进行网络化心理干预的重点。新型冠状病毒感染患者和治愈幸存者的心理症状包括睡眠质量差、情绪低落、焦虑、注意力不集中，以及两种最常见和最严重的长期精神疾病——抑郁症和创伤后应激障碍；在康复期，他们还可能面临疾病污名化的影响（Mo et al.，2020）。对此，研究者建议，需要理解他们的情绪反应，稳定其面对染病的情绪，灵活地评估其心理问题，开展积极有效的心理健康教育，及时提供心理支持和自我应对策略，增强心理复原力，减少恐惧、焦虑和压力（Mo et al.，2020；王一牛，罗跃嘉，2003）。减轻压力的网络化心理干预措施对处于隔离状态的患者很有效。通过在线听音频进行呼吸放松训练、正念减压（身体扫描）、"避难"技能和蝴蝶拥抱法的练习，能够缓解轻度至中度抑郁和焦虑症状（魏华等，2020）。针对新冠疫情住院患者的在线多媒体心理教育干预（包含认知行为技术、压力管理技术、正念减压和积极心理治疗），比起仅接受电话咨询，体现了更强的复原力和更少的感知压力（Shaygan et al.，2021）。

　　需要特别注意医护人员的压力和应激症状，尤其是一线医护人员，并且把握进行网络化心理干预的时机。医护人员需要应对疫情开始后可能被感染的恐惧、工作量突然加大带来的压力和焦虑、前期物料不足的无奈、中期病人去世的内疚和心痛，以及经历丧失的哀伤。有证据表明，医护人员的压力有所增加、抑郁和焦虑症状有所加剧，这些症状在女性、护士和一线人员中更为常见（Aghili & Arbabi，2020；Chen et al.，2005）。重大公共卫生事件发生前的心理复原力预防训练、发生时的心理应激干预和发生后的创伤治疗都会对医护人员的心理健康有帮助，但现实条件下对医护人员的需求量大，很多医护人员很可能未受过心理韧性预防训练就上"战场"（张琳等，2020）。工作量之大，可能使医护人员无法在疫情期间顾及自己的心理状态；如果疫情持续时间较长，在疫情后对医护人员的心理干预可能已经错失了最佳时机。因此，需要在恰当时机灵活运用网络化心理干预手段，如在疫情暴发期使用便捷的心理支持数字资源包（Blake et al.，2020），帮助医护人员减轻压力（Callus et al.，2020）。

　　隔离人群的恐慌、压力和愤怒情绪，是干预的重点。由于接触过病毒携带者或有疑似感染的症状，一些人会接受在特定场所或居家的隔离措施。疫情期间的隔离措施与承受心理健康负担的风险增加有关，尤其是对于弱势人群——已存在心理障碍或患有慢性身体疾病的人群、一线工作人员、疫情最严重地区的人群、感染者或疑似患者，以及经济状况较差的人群。大多数研究报告了隔离带来的短期或长期的负面影响，包括创伤后应激症状、困惑和愤怒，而带来影响的压力源包括隔离期延长、感染恐惧、沮丧、厌倦、供给不足、信息不足、财务损失和耻辱感（Brooks et al.，

2020）。隔离引发的现实问题也相当常见，如生计问题、学业困扰、社会隔离，这些现实问题对心理健康的潜在影响不容忽视。在隔离期，网络化心理干预将是最佳的心理干预策略。一种提供给居家隔离者的基于正念和共情的简短在线干预，在可接受性、满意度、实用性，以及改善焦虑、感知压力等方面都有令人满意的效果（González-García et al.，2021）。Tang等人（2020）指出，需要向居家隔离的大学生提供减少恐惧和改善睡眠的心理干预措施，并应优先关注即将毕业的学生和受灾最严重的地区的学生。

普通公众相对于其他人群受到的心理负面影响较轻，在资源有限的情况下，更适合使用自助类的网络化心理干预。普通公众的远程心理干预量在疫情前两周达到高峰，随后逐渐减少（高文斌等，2003）。面对重大公共卫生事件，普通公众通过媒体和相互间传播的消息，较易产生恐慌、不敢出门、盲目消毒、过分关注，以至恐惧，甚至易怒、攻击、报复，还可能发展至患有抑郁症乃至自杀（王一牛，罗跃嘉，2003）。因此，网络化心理干预可以为大众提供正确的健康教育的信息和自我识别症状的方法，指导积极应对、消除恐惧、适宜防范，做到自助和助人，并根据需要提供进一步服务的信息（王一牛，罗跃嘉，2003）。另外，网络心理热线也是对普通公众有所助益的干预方式。在 SARS 和新冠疫情期间，心理危机干预热线都接到了大量来自普通人群的求助（Zhao et al.，2020；钟杰等，2003）。

2. 求助阶段的特殊性

网络化心理干预的重点应随着事件的发展而有所不同。在事件初期，应向公众提供必要的资源和危机干预；在后期，应实施心理康复干预（Qiu et al.，2020）。具体而言，重大公共卫生事件中公众心理变化有三个阶段：恐慌期、烦闷期和恢复期。在不同时期，公众有不同的情绪反应和求助主题（张琳等，2020；钟杰等，2003）。

在事件发生后的恐慌期，公众面临感染的风险、生活节奏打乱、信息传播不确定等带来的慌乱，此时首要和立即的社会心理支持干预是心理急救，第一时间给予现实的支持和情绪的安抚。关于 SARS 及新型冠状病毒的研究都发现，在恐慌期，公众求助的主题以医学问题为主（王维丹等，2020；钟杰等，2003），此时给予公众心理安全感的支持将是心理急救的重点。在以网络化心理干预的形式提供心理急救时，重要的是需要确定适当的通信工具、工作时间和帮助服务，以确保帮助的有效性（Bayageldi，2021）。

在烦闷期，个体的恐慌心态逐渐平缓，但疫情带来的生活节奏改变、复学复工的不确定信息导致了焦虑情绪与不确定、不安全感的进一步升级（王维丹等，2020）。因此，此时的干预重点在于帮助公众应对焦虑、抑郁和不安的负面情绪。网络化心理干预可以轻松地做到这一点。网络化心理干预可以提供更新的资讯，便捷地提供各种缓解情绪的干预方式、专业的心理健康教育，这对于处在烦闷期的个体将有很大帮助。不少研究都指出，网络化心理干预措施，包括应用市场可以下载的手机应用程序、综合多种放松措施的网络化心理干预等，的确在缓解焦虑、抑郁、压力等方面都有出色的表现（Drissi et al.，2020；Pizzoli et al.，2020；Vatansever et al.，2021；Wei et al.，2020）。

在恢复期与后疫情时代，随着情况的好转，生活回归正轨，人们的心情逐渐平复，但此时正是创伤后应激障碍显现的高峰期。以往重大公共卫生事件后的追踪研究都显示，创伤后应激障碍将会在较长一段时间内仍然存在（Dubey et al.，2020；Yuan et al.，2021；孙燕，2005）。针对创伤后应激障碍开发相应的网络化心理干预措施是很有必要的（Alexopoulos et al.，2020）。重大公共卫生事件稳定后，我们应保持警惕，注意公众正在出现的创伤反应和其他潜在的心理健康问题，并将灾后心理康复作为当务之急。可以根据实际情况利用网络化心理干预，帮助公众恢复心理健康。例如，可以考虑应用在线小组心理辅导、正念练习等方法缓解创伤体验，利用在线社交应用进行心理宣教，通过升级人工智能技术提供自助式和求助式的心理服务。需要注意的是，目前网络化心理干预后疫情时代的创伤后应激障碍实证研究有限，在使用时应注意其局限性及领域内尚未解决的问题（Marshall et al.，2020b；Wild et al.，2020）。

3. 求助问题的特殊性

面对应激源，人们可能产生各种各样的负面情绪与心理问题，最常见的是抑郁、焦虑和创伤后应激症状。但重大公共卫生事件会引发一些特别的问题，例如丧亲问题和社会隔离问题等，这些特殊问题所引发的一些不良心理反应，是在重大公共卫生事件下的网络化心理干预中需要特别注意与处理的。一些量身定制的网络化心理干预措施应用于面临特殊问题的人群，能够产生良好的效果。

Wagner 等人（2020）的综述总结了为丧亲者提供的 ICBT 措施，结果发现干预对哀伤症状和创伤后应激障碍的影响分别为中到较大的效果量，对抑郁症状的影响则为中等，并且效果随时间的推移逐渐稳定。

停课复学问题影响着广大学生群体。大学生对疫情封锁的恐惧，加之教学活动的在线提供，这些压力因素导致他们出现心理问题和/或先前存在的心理症状加重的情况（Savarese et al.，2020）。一些在线的同伴支持计划被推荐给大学生，帮助他们应对停课复学问题带来的抑郁和焦虑（Arenas et al.，2021）。

疫情引发的社会隔离也值得重视，尤其是对于不善使用网络的老人而言，隔离带来的孤独感将很难忍受。对于这类人群，简单的网络化心理干预将是首选，例如通过 zoom 视频会议平台提供的在线认知行为指导，能够显著改善老年人的孤独和抑郁症状（Shapira et al.，2021）。

当然，重大公共卫生事件带来的特殊问题远远不止于此。网络化心理干预的研究者应培养自身敏锐的专业嗅觉，对可能产生的特殊问题多加思考，为受困扰的当事人量身设计合适的网络化心理干预。

第二节　重大公共卫生事件下网络化心理干预的应用

随着互联网技术的发展，特别是在重大公共卫生事件的特殊境况下，网络化心理干预弥补了传统面对面心理干预的不足。网络化心理干预更具灵活性，用户可接受程度高，可通过视频、图文以及交互的形式对用户进行心理教育以及心理干预。以下将从网络化心理干预的方法、效果、影响因素以及作用机制等方面，对重大公共卫生事件下常见心理症状的网络化心理干预进行系统阐述。

一、抑郁症状的网络化心理干预

抑郁症状是重大公共卫生事件下的一种常见心理问题。例如，在新冠疫情暴发之后，由于病毒传播力强，各国政府在疫情防控方面都不同程度地采用了区域隔离、减少人员流动等措施，以抑制病毒传播。在社区隔离政策下，因为无法提供来访者与咨询师见面的机会，所以传统的面对面咨询无法有效地帮助受公共卫生事件影响产生心理痛苦的人群。同时，因为医疗机构采取了隔离治疗的措施，医护人员与确诊患者也与外界无法接触。在这种情况下，借助互联网、智能手机实现的干预措施，成为传染性疾病流行的情况下干预抑郁症状的新途径。

（一）抑郁症状网络化心理干预的方法

当前用于抑郁症状网络化心理干预的工具大多基于某种心理疗法，如认知行为疗法、接纳承诺疗法。从形式上看，有通过手机应用开展的自助干预，也有利用网络技术开展的指导性干预等。这些都可以作为网络化的干预手段，为重大公共卫生事件下无法获得面对面心理支持的人群提供针对抑郁症状的干预。

以下是常见的抑郁症状干预程序。

Deprexis：由德国汉堡的临床心理学家、医师、软件工程师、图形艺术家和其他专家组成的多学科团队开发。该程序目前支持 5 种语言（德语、英语、瑞典语、葡萄牙语和意大利语），临床医生可以在有或没有指导的情况下使用该程序。如果采用指导式，临床医生可以通过程序和症状轨迹查看各个用户的进度，前提是该用户已获得共享这些数据的权限。首次注册后，可以通过安全的加密网站（https：//deprexis. broca. io）使用个人账户访问该程序 90 天。平台建议用户每周完成大约每次 30 分钟的 1～2 次会话，尽管这可能会因个人喜好而有所不同。该程序通过使用响应式设计，可在任何具有互联网访问权限的计算机、平板电脑和智能手机上使用。研究表明，在没有常规临床医生或技术人员指导的情况下提供 CCBT 的有效性降低（Andersson & Cuijpers，2009；Andrews et al. ，2010；Arnberg et al. ，2014；Spek et al. ，2007）；令人惊讶的是，使用 Deprexis 指导和非指导效果的大小并没有影响。

Beating the Blues：英国卫生质量标准署（National Institute of Health and Clinical Excellence，NICE）推荐的用于治疗轻度、中度抑郁的 CCBT 程序（http：//www. beatingtheblues. co. uk），使用最为广泛（Titov，2007）。它主要运用认知行为治疗的原理去帮助用户理解自己的抑郁情绪，修正不合理信念，进而通过家庭作业的形式，将这些理念和想法应用在自己的实际生活中，从而逐渐地摆脱抑郁情绪，获得更加愉快的生活。该程序的好处是，每一模块的学习可以重复进行，并有一定的反馈和贴合实际的运用。程序的开始部分有一段 15 分钟的视频介绍，程序的主体部分是基于认知行为治疗原理的 8 个学习单元，用户每完成一个单元（包括主题学习和家庭作业）大概需要 50 分钟的时间，程序要求用户每周完成一个单元及其相应家庭作业的练习，并在每个单元结束后给予相应的反馈。

MoodGYM：用于治疗青少年抑郁和焦虑的 CCBT 免费程序（http：//moodgym. anu. edu. au）。它主要由五个互动模块组成：你为什么这样感觉、改变你的思维方式、改变你的扭曲信念、明白什么使你哀伤、自信和交往技能训练。每个大模块还包含知识传递、动画示范、小测验以及家庭作业等小的模块，用户每完成一个模块大概需要 30 分钟。该程序还设置有即时电话功能，如用户有紧急情况，可直接拨打电话。

E-Couch：澳大利亚国立大学的研究人员研发的用于解决抑郁、焦虑等心理问题的交互式网络版的免费 CCBT 程序（http：//ecouch. anu. edu. au/welcome）。它主要由测试、治疗、练习本三部分组成。用户可以先通过一系列的心理测试，对自己的情况有一个基本的了解，该程序会根据用户的测试分数推荐最合适的治疗方法，比如是采用针对性治疗还是综合治疗，然后根据治疗方案并结合练习部分，帮助用户实现抑郁症的治疗。

Good Days Ahead：用于治疗抑郁的常用程序（http：//www. mindstreet. com/）。它由五部分组成，开始部分是介绍，接着是基本原理、转变自动化思维的方式、采取行动、改变固有图式等部分。该程序通过帮助用户提高自信、处理情绪和管理压力来帮助用户增强问题的解决能力。

此外，值得关注的治疗程序还包括 Overcoming Depresson、Colour Your Life (https：//www. kleurjeleven. nl) 和 COPE (http：//www. CCBT. co. uk/cope. html)。

（二）抑郁症状网络化心理干预的效果

元分析表明，对于轻度至中度抑郁症患者，网络化心理干预是最易获得的选择且效果显著（Andersson et al.，2016；Andersson & Cuijpers，2009；Arnberg et al.，2014）。网络化心理干预的作用与面对面心理干预的作用非常接近，并且可能完全相同（Den Boer et al.，2004），但不同形式的网络化心理干预显示了不同的效果，包括临床医生通过电话（Mohr et al.，2013）、电子邮件（Klein et al.，2016）有指导的干预，以及不提供人工指导的独立干预措施（Lintvedt et al.，2013）。

1. 指导性与非指导性网络化心理干预的效果

指导性网络化心理干预的效果要好于非指导性网络化心理干预。一项元分析以网络化 CBT 干预为主题（Andersson & Cuijpers，2009），发现网络化心理干预的总体效果大小为 $d=0.41$，其中有指导的干预为 $d=0.61$，非指导的干预为 $d=0.25$。后来，同样的文献综述包括 19 项对照试验（Richards & Richardson，2012），结果与先前的元分析相符。另外，作者发现有指导的效应量为 0.78，无任何指导的效应量为 0.36，这与其他的元分析（Cowpertwait & Clarke，2013）结果相吻合。

一项关于抑郁症的大型有效性研究（Andersson et al.，2013）结果表明，指导性 CCBT 可以显著减轻抑郁症状，并具有较大的组内效应（$d=1.27$），他们还进行了为期 6 个月的随访，效果显著。Ruwaard 等人（2012）属于一个澳大利亚研究小组，提供了有效性数据的例子，该研究小组报告了 359 例接受 CCBT 治疗的初级保健患者的数据（Williams et al.，2013），均显示了同样的效果。

Cuijpers 等人（2015）对抑郁症的网络化心理干预做了综述。大量的随机对照试验表明，基于网络的自我指导式干预对抑郁的干预是有效的，并且在不同的元分析研究中得到了进一步的验证。研究的结果表明，对于认知行为治疗和人际心理治疗，基于网络的干预与面对面的干预在效果上有较好的一致性。数项元分析的研究将基于网络的自我指导式干预的效果和面对面干预的效果进行了比较，结果均未显示出显著的差异。

在新冠疫情期间，Brog 等人（2022）针对普通人群中受疫情影响产生心理痛苦的个体，采用基于网络的自我指导式干预，研究了自助干预对抑郁的干预效果。干预工具使用的是研究者基于认知行为疗法开发的一个名为"ROCO"的网页，干预周期为 3 周。结果显示，在随机对照试验中，基于网络的随机对照干预对于减轻抑郁症状没有显著效果，但在增加情绪调节技巧和提升被试复原力方面有着一定的效果。研究者认为，之所以出现上述情况，一方面是因为参与干预的被试症状较轻，另一方面是因为整个干预的设计周期太短，仅有 3 周。研究结果也有其积极的方面，证实了自助干预对于减轻心理痛苦是有帮助的。与上述研究结论不同的是，Wei 等人（2020）在针对具有抑郁症状的新冠患者的一项研究中，通过聚焦放松、自我关怀以及提升安全感的综合性自助式网络干预，采用随机对照试验的方式，获得的结果表明干预组在抑郁水平上有显著降低，这说明基于网络的综合性指导式干预在疫情期间有助于快速改善情绪状态，可以用于管理情绪困扰问题。这对于因疫情而受到隔离的患者减轻心理痛苦有着积极的意义。

同样是指导式干预，在咨询师在线指导和自助干预两种是否有差异方面，新冠疫情期间 Al-Alawi 等人（2021）的研究给出了参考。在随机对照试验中，参与干预的被试，一组接受咨询师在线干预，一组每周接收邮件，进行自助干预。为期 6 周的干预结束后进行测量。结果显示，咨询师在线指导的干预效果要显著好于自助干预的效果。这一研究的重要启示在于，针对在线心理干预，可以采用阶梯型渐进的方式来进行，将互联网和传统心理咨询相结合是有效的，从在线指导的自助干预逐渐转向咨询师在线咨询，这可以为因为疫情产生抑郁症状的个体提供更好的干预。

2. 短期干预效果和长期干预效果

短期和长期的网络化心理干预效果相当。一项长期的随访研究报告了 ICBT 的主要疗效，更多地收集了有关 ICBT 的长期疗效的数据，并且针对具有残留症状的患者直接给出了预防复发的治疗方法，在 3.5 年的随访中获得了更好的治疗效果（Holländare et al.，2011）。另一项试验涉及 3 年的随访，显示抑郁水平持续降低；在 18 个月的随访中，还发现了另一项由治疗师协助的治疗计划可以产生长期疗效（Andersson et al.，2013）。多项研究包括较短的随访时间，如在治疗后 6 个月显示出同样的效果（Johansson et al.，2012；Ruwaard et al.，2009）。

对于新冠疫情期间干预抑郁症的小程序 CMSC，有研究结果显示，与等待组中的人相比，CMSC 显著改善了抑郁症患者的抑郁和失眠症状（Song et al.，2021）。CMSC 可能帮助他们改变对 COVID - 19 相关心理问题（即知识）的不合理信念，学习如何正确处理此类问题（即态度），在现实中获取线索和适当策略（即可用性），并使应对抑郁和失眠症状的过程正常化（O'Dea et al.，2020；Rajabi Majd et al.，2020）。与其他探索数字心理健康工具应对心理症状潜力的研究相比，研究发现 CMSC 对抑郁（Cohen's $d=0.51$）和失眠（Cohen's $d=0.53$）的前后效果大小可能是中等的，在心理健康问题的软件干预实验中效果大小相对较高（Song et al.，2021）。

（三）抑郁症状网络化心理干预的影响因素

虽然利用互联网治疗抑郁症显示出疗效，但不同疗效之间仍然显示出相当大的质性差异，这主要取决于干预过程中不同的实施方法（Johansson et al.，2012；Van't Hof et al.，2009）。为了解释互联网干预的影响因素，以往的研究确定有无临床医生支持可以作为互联网干预抑郁治疗效果的潜在调节因素（Spek et al.，2007）。

1. 指导性

干预分为指导性和非指导性两类。非指导性干预为用户提供干预信息、干预任务，以及动机唤起和支持等（例如，自动电子邮件提醒），但没有其他个人帮助；指导性干预除了互联网干预内容外，在临床医生和用户之间增加了一定程度的联系，例如电话形式的支持（Berger，2017）。Spek 等人（2007）发现，在非指导性干预的情况下，症状减轻的可能性要低得多。后来的元分析证实了这一发现（Andersson & Cuijpers，2009；Richards & Richardson，2012）。更详细的研究（Johansson et al.，2012）发现，接触强度是治疗效果的直接函数，对于包括无接触（$d=0.21$）、干预之前的接触（例如，诊断性访谈）（$d=0.44$）、干预期间的接触（$d=0.58$），以及干预之前和干预期间的接触（$d=0.76$）的试验，平均效果估计越来越好。

然而，大多数元分析的大量证据与关于互联网治疗抑郁症的指导性和非指导性干预比较存在矛盾。尽管元分析的证据支持有指导的互联网治疗优于无指导的互联网治疗，但有一篇关于抑郁症患者的元分析文章发现，这些治疗方法之间没有显著差异（Josephine et al.，2017）。只有一项研究比较了相同的抑郁自救方案在有指导和无指导条件下的干预效果，在统计学上更倾向于有指导的干预方案（Berger，Hämmerli，et al.，2011）。但是，有 5 项研究，样本量仅处于 76～141 区间，分为 3 种治疗条件（2 种积极治疗和 1 种对照），测试了不同形式的指导方式（无支持、按需支持和每周支持），结果发现组间并没有明显的差异。值得注意的是，以电话为指导或以适度聊天为指导的试验研究结果，并没有一致的证据表明这些替代形式的接触优于非指导性干预（Farrer et al.，2011；Kleiboer et al.，2015；Mohr et al.，2013）。虽然元分析对互联网治疗的影响因素有重要的见解，但是一些来自元分析的比较仍存在不足（Sharpe，1997），这主要是由于以下事实：变量"指导"和"非指导"可能会与影响结果的其他特定于试验和环境的条件相混淆，而这很少被考虑到。元分析表明，干预类型之间存在抽样差异：非指导性干预试验在很大程度上基于社区的样本，而指导性干预试验通常基于一级和二级护理样本（Richards & Richardson，2012）。此外，在非指导性干预试验中，青少年样本的数量过多（Johansson et al.，2012）。总体而言，这两个方面都可能影响元分析的比较，因为较少的抑郁样本和青少年研究往往会产生较差的结果（Bower et al.，2013；Pennant et al.，2015）。

一项随机对照试验（Zagorscak et al.，2018）比较了同一互联网治疗方法下，指导性（治疗师每周反馈；按需提供联系）和非指导性（每周标准化反馈；按需提供联系）对于轻度至中度抑郁症的影响效果。研究表明，两种治疗方式均可有效降低抑郁症状的严重程度。总体而言，从评估前到评估后，完成者中有 53.4% 的抑郁症状在临床上有明显改善，在其他指标上也表现不俗（如感知到的社会支持和情感自我效能的提高、焦虑和僵化思维的减少、幸福感的增强），此外，在 3、6 和 12 个月后，所有影响均在统计学上显著，两组中观察到的组内效应大小均与先前针对轻度至中度抑郁症的临床医师指导的互联网治疗研究中（Farrer et al.，2011；Ruwaard et al.，2011）的结果相当。

疫情期间，咨询师在线指导的干预效果比自助干预的效果要好。Komariah 等人（2022）的一项针对 ICBT 干预效果的元分析研究，通过对疫情期间 12 项 RCT 研究的元分析，再次证实了在干预效果上，临床指导下的 ICBT 比自助的 ICBT 干预的效果更为显著。这一结果与 Cuijpers

等人（2019）的研究一致。在这项元分析中，研究者聚焦疫情背景下、常规护理条件下 ICBT 的干预效果。研究对心理健康工作者的启发在于，疫情条件下，指导性和非指导性的 ICBT 干预症状对于个体的抑郁症状干预都是有效的。在工作中，尽管受到条件的限制，但在采取网络化为主的干预手段的情况下，咨询师也应该尽量增加对来访者的指导。

2. 剂量效应

剂量效应指个体参与或练习的程度在指导性干预中对干预效果有一定的影响，这包括个体接受干预的总次数和每次干预之间的间隔等因素。对于由疗法衍生的干预，一些元分析检验了在不同干预剂量下的有效性。自我指导式的 CBT 干预没有显著的剂量效应（Blanck et al.，2018）；与之相反的是，基于智能手机的干预效果在长期干预中效果有所减弱，尽管此减弱在统计上并不显著（Firth et al.，2017）。基于 ACT 和 CBT 的干预从长期看有更大的效果。同样，在含有正念成分的干预方式和基于积极心理学的干预方式的效果上，不同的研究者在剂量效应方面得到的研究结论目前也尚缺乏一致性。

3. 其他影响因素

除此之外，有研究表明，用户的年龄、抑郁严重程度及不同的理论取向也会影响抑郁症的网络化心理干预效果。研究发现，成人与青少年群体之间的效果量存在显著差异：成人群体具有中等效果量（$d=0.59$），而已有的元分析则只有较小效果量（Andersson & Cuijpers，2009；Barak et al.，2008；Griffiths & Christensen，2006）；青少年群体中效果量较小，仅为 $d=0.24$。对基于网络的自我指导的 ICBT 干预的效果进行个体案例数据元分析研究（Karyotaki et al.，2018），结果显示在症状严重程度和治疗反应方面，试验组的结果显著优于对照组，但在参与者和研究水平相关的变量方面未发现对结果变量有调节作用。重性抑郁效果量显著高于非重性抑郁效果量，即计算机化治疗对重性抑郁患者的治疗有效性显著高于对非重性抑郁患者的治疗（任志洪，江光荣，2014）。这一发现与以往对重性抑郁症心理治疗效果的一般认识有所偏差，但与以往针对抑郁症面对面心理治疗效果的元分析（Driessen et al.，2010）结论一致，即抑郁程度越严重，干预效果越好。有学者认为，可能的原因是重性抑郁具有基线较高的抑郁水平（如 BDI 测量值），其治疗后测可改变的空间较大，也就是说其统计意义上的显著可能性也相应增大（Spek et al.，2008）。在干预取向方面，计算机化的 CBT 与问题解决疗法（problem-solving treatment，PST）二者疗效差异并不显著。这与传统面对面咨询的研究结果较为一致：一项

针对成人抑郁症的治疗效果元分析（Cuijpers et al.，2010）发现，目前 7
种不同心理治疗取向（认知行为疗法、非指导性疗法、行为激活疗法、心
理动力学疗法、问题解决疗法、人际关系疗法和社会技能训练）对抑郁症
的治疗效果差异并不显著，没有一种取向的治疗优于其他治疗。

（四）抑郁症状网络化心理干预的机制

虽然具有理论背景的网络化心理干预均可有效地治疗抑郁症（Ebert
et al.，2018；Karyotaki et al.，2018），但这些心理干预如何起作用？具有
不同理论取向和交互方式的干预机制可能会有所不同。

有关抑郁症状网络化心理干预措施的作用机制，可以通过两种研究方
法（成分研究和中介研究）获得（Domhardt et al.，2021）。成分研究旨在
确定单一干预成分对治疗功效的影响，从而有助于理解治疗的工作方式
（Cuijpers，2019；Domhardt et al.，2019）。用成分研究，通过随机对照试
验，可以产生强有力的因果证据，证明某一干预成分的有效性（Cuijpers
et al.，2017）。这些成分可被继续当作治疗的"活性成分"，并进一步成为
心理治疗干预的特定或共同因素（Mulder，Rucklidge，et al.，2017）。特
定因素是特定治疗方法所固有的那些治疗技术和程序，基于各自的心理治
疗模型或从特定的病因模型中划定（DeRubeis et al.，2005）；特定因素包
括与认知重建和行为激活相关的 CBT 或与心理动力疗法有关的防御和反
思功能。相比之下，共同因素通常被认为是心理治疗干预措施的组成部
分，无论其理论取向或特定的治疗方法是什么（Wampold，2015）；共同
因素如工作联盟、诱导期望等。特定因素和共同因素各自的作用都有助于
治疗有效性（Mulder，Murray，et al.，2017；Tschacher et al.，2014）。

虽然如此，但通过成分研究得出的结论并不一定能揭示心理治疗干预
的工作原理和导致用户改变的因素。它可以被视为心理治疗过程研究的实
质和核心方法，诸如自我效能感、功能性思维之类的中介是干预变量；它
解释了心理治疗干预与结果变量之间的关系（Kazdin，2007），从而潜在
地指出了机制干预措施可以达到其效果。因此，在心理治疗过程研究的背
景下，需要先从理论上推论中介变量，然后实施中介变量，并对其他已知
的潜在干预变量进行测试（Kazdin，2007；Kraemer et al.，2002；Laurenceau
et al.，2007）。相比之下，调节者是变量和人口统计特征，会影响干预与
结果之间关系的大小或方向，从而表明治疗在哪些情况下具有不同的效
果，但调节者本身并不代表治疗改变的机制。

通过系统综述可知，干预效果是由一系列认知、行为和情感过程，以
及不同技能的获得和使用所介导的（Lemmens et al.，2016）。很多研究调

查了如功能障碍（Cristea，Kok，et al.，2015）或一般性认知变化（Lorenzo-Luaces et al.，2015）等众多认知中介，并为 CBT 的理论认知过程及其第三波浪潮——接受和承诺疗法的理论化提供了支持（Stockton et al.，2019）。此外，在混合诊断的样本中记录了一些心理动力学疗法的特定认知过程，如知觉改变（Johansson et al.，2010）和自我理解（Leichsenring & Steinert，2018）。另外，行为激活已被证明是治疗的一个相关因素（Baumeister，2017；Richards et al.，2016），并通过减少回避行为和增加积极的体验来提升对抑郁的治疗效果（Hopko et al.，2016）。此外，可以通过不同的情绪调节策略（例如，重新评估，反思或解决问题的变化）来治疗抑郁症（Aldao et al.，2010）。研究表明，正念技能的获得和使用（Van der Velden et al.，2015）、人际交往能力（Lipsitz & Markowitz，2013）和问题解决技能（Malouff et al.，2007）都被认为是抑郁症心理治疗的重要中介变量。

由于大多数网络化心理干预是基于 CBT 原理的，因此在网络化心理干预过程中的认知和行为中介，在很大程度上与抑郁症的面对面疗法尤其是认知（行为）疗法系统综述总结的干预变量相对应（Cristea，Huibers，et al.，2015）。这些发现表明，对抑郁症进行心理治疗，某些认知和行为过程都是一致的，只不过它们是通过互联网或移动设备远程实现的，而不是通过面对面实现的（Hofmann et al.，2013；Kazantzis et al.，2018；Lorenzo-Luaces et al.，2015）。此外，对认知中介变量的比较表明，这些干预变量可能不是 CBT 特有的，不过，这很好地描述了心理治疗干预中普遍存在的潜在认知过程（Lorenzo-Luaces et al.，2015）。到目前为止，关于网络化心理干预和面对面心理干预中，ACT 或与正念相关的中介正频繁地影响干预措施（Lemmens et al.，2016）。

另外，"数字因素"如技术实施、数字工作联盟或对数字设备和干预的积极期望，或者某些干预措施固有的"数字特定因素"如移动或被动感应，智能手机或可穿戴设备的连续自动反馈，以及基于人的日常行为的实时触发等，是否引发了相同或不同的变化机制，需要在未来的中介研究中进行探寻（Domhardt et al.，2020）。

总的来说，网络化心理干预对抑郁症的良好治疗效果，是由一系列主要的认知变量和技能，以及行为和情感变量导致的，这些变量和面对面心理治疗的变量类似。但是，由于大多数的研究并未确立主要标准，因此尚无强有力的因果结论。

二、焦虑症状的网络化心理干预

突发公共卫生事件下公众常见的心理问题，除了抑郁，还包括恐惧和焦虑等。COVID-19 使得许多人面临不确定性、害怕感染、身处道德困境和哀伤。人们越来越关注如何应对由此产生的焦虑，这可能会加剧那些有创伤隔离史、强迫症或慢性精神分裂症病史，需要可预测的日常生活的人的焦虑（Peteet，2020）。

重大公共卫生事件下的隔离措施和心理治疗可得性不足的问题带来了一些精神卫生领域的挑战（Brooks et al.，2020）。焦虑症状往往会带来高社会经济成本，并对心理社会功能产生消极影响。然而，大多数患有焦虑症的患者无法获得适当的治疗（Wittchen & Jacobi，2005）。同时，如果未能及时进行心理干预，焦虑等心理症状可能进一步发展为更严重的心理症状，如急性应激障碍或创伤后应激障碍（Li，Li，et al.，2020）。因此，基于互联网和移动程序的网络化心理干预，可以通过灵活的时间和空间，融合不同的心理治疗模型进行治疗，并通过文本或音视频，结合不同程度的人为支持进行心理干预（Ebert et al.，2018）。

（一）焦虑症状网络化心理干预的主要方法

1. 基于互联网的认知行为疗法

焦虑症状网络化心理干预可以通过借助结构化评估，从有指导的自助服务到复杂的基于专家系统的治疗，以各种不同的方式为用户提供支持。最常用的干预技术主要是认知行为疗法。ICBT 也是经过试验验证获得最多实证支持的心理治疗方法（Mitte，2005）。Saddichha 等人（2014）的元分析中包括 24 项研究，其中有 18 项研究都涉及 CBT 技术的使用，包括心理教育、CBT 原理、认知重构、放松、暴露等级、沟通、自信技巧和预防复发等模块。Zhang 等人（2022）的一篇元分析文章比较了传统线下认知行为疗法和网络化认知行为疗法对 COVID-19 期间的广泛性焦虑障碍患者是否具有类似的疗效。该元分析纳入 26 项随机对照试验，共 1 687名被试，结果显示 ICBT 和 CBT 在治疗广泛性焦虑障碍方面效应量相近。这说明网络化认知行为疗法可以与认知行为疗法产生相近的效果，特别是在 COVID-19 大流行期间。由于网络在社交隔离的情况下具有重要作用，因此 ICBT 可以作为 CBT 的有力代替。

基于互联网的认知行为疗法干预焦虑症状通常使用一些手机应用程序。常见的应用程序有以下三类。

正念冥想类：此类 App 通过引导用户进行正念冥想练习（主要是丰

富的语音指导），使用户专注于当下，锻炼注意力和意识，获得清晰的思路，让情绪冷静，缓解焦虑，从而得到稳定的状态。如"心潮 Stress"，主要功能有两项：第一项功能是"云雨沙漏"——在轻柔的音乐中，在和缓的语音引导下，想象你的压力像冰山一样，随着每一次深呼吸慢慢融化，最终你的思绪像轻盈的纸飞机一样越过城市、穿过云海。第二项功能是"乐呼"——通过海浪的水位升降来引导你调整呼吸。此外，此款 App可以通过摄像头监测你的瞬时心率和内隐呼吸情况，判断你是否处于放松的状态，并及时调整语音指引。

认知行为治疗干预类：此类 App 以认知行为疗法为基础对用户进行干预，提供认知行为疗法的相关资料和专门的设计方案，帮助当事人改变现有的不合理思维方式，形成一套合理的思维方式和行为方式，从而有效缓解当事人的焦虑、抑郁情绪。如"30 天心理自助专家"——网络化自助干预焦虑和抑郁症状的平台，是目前本土化程度最高的网络自助平台，是由中国心理卫生协会 CBT 专业委员会、中国心理学会 CBT 学组、中华医学会 CBT 协作组、中国医师协会 CBT 工作组共同合作，参考英国、澳大利亚、美国的类似平台推出的网络平台。

智能管理类：此类 App 功能全面，大都分为几个板块，板块的功能大体分为诊断、指导、治疗、提供资料、进度跟踪、记录、讨论等，能帮助用户全面管理焦虑情绪、配合治疗。如 Anti-Anxiety，这是一款全面治疗管理病人压力和焦虑情绪的 App，不需要联网。用户能根据需要对治疗进程进行记录和浏览。该 App 包含六大主要功能：评估压力和焦虑水平的诊断问卷，为答卷结果设计个性化的治疗方案；教学视频，能指导用户有效地消除焦虑和压力；工作簿的信息和训练内容，能详细分步骤指导用户完成治疗；访问从 SoundMindz.org 下载的最新研究成果；进度跟踪器，能跟踪治疗进程和活动日志，该工具能自动同步更新 SoundMindz 的云服务；按需报告。

2. 基于互联网的心理动力学治疗

此外，基于互联网的心理动力学治疗（又称网络化心理动力学治疗，Internet-based psychodynamic treatment，IPDT）对焦虑症患者也很有效。Andersson 和 Paxling 等人（2012）的一项随机对照试验对比了 IPDT 与ICBT 及空白对照组的治疗效果。结果显示，虽然 IPDT 与 ICBT 的组间差异不显著，但 IPDT 与 ICBT 均能够提升参与者在 3 个月及 18 个月后的跟踪测量中的表现，且 IPDT 与 ICBT 对比对照组的治疗效果均有显著差异。

　　Marcinko 等人（2020）则提到应当重视疫情大流行期间的心理动力学过程，认为心理动力学过程对于理解和管理个人和公共心理健康问题及与流行病相关的行为很重要，如蔓延的恐慌、污名化、适应不良行为、防御反应、反应不足和反应过度、囤积等问题，可以被认为是一种集体无意识现象；而心理动力学服务，特别是基于网络的远程心理咨询服务在社会心理服务系统中占有重要地位。

　　常用的 IPDT 程序主要功能包括：看到导致负面情绪的无意识模式；理解这些模式；打破这种无益的模式；防范模式和/或将来复发。治疗包括每周提供 8 个基于文本的治疗模块/章节。每个模块的长度在 11～17 页不等。治疗模块包括：简介；发现自己潜意识模式的系统练习；从历史的角度看待人生，理解模式；可以用来打破一个人发现模式的不同方法；尽量减少回到旧的和非生产模式的风险；运用所学的模式知识，着力解决工作生活困境；应用有关模式的知识，重点改善人际关系；无意识模式与焦虑/担忧之间的关系。每个模块都以一系列讨论主题结束，鼓励参与者使用保密的加密通信平台编写，并将其发送给治疗师。治疗师的重点是通过对每周交流的反馈和鼓励来指导参与者完成自助计划。在治疗过程中没有安排正式的家庭作业。

（二）焦虑症状网络化心理干预的效果

　　已有众多研究结果说明了网络化心理干预可以用于改善患者的焦虑症状。有关焦虑症的元分析发现，计算机辅助心理干预与面对面心理干预在焦虑症状的治疗效果上没有显著差异（Cuijpers et al.，2009；Reger & Gahm，2009），其疗效甚至高于其他疾病，例如抑郁症。Spek 等人（2007）对 12 项随机对照试验进行的元分析，通过混合效应分析评估了抑郁症和焦虑症的在线干预措施，发现抑郁症的平均效应值较小，而焦虑症的平均效应值较大，由治疗师支持的干预措施的效果也要比非治疗师更好。Saddichha 等人（2014）的研究显示，对于焦虑症，治疗师辅助干预的作用强度大小类似于面对面 CBT，而独立的 CBT 研究也显示较大的效应。一般而言，在线治疗与治疗师指导的治疗（以面对面治疗、电子邮件等形式相结合）均显示出疗效（Cuijpers et al.，2009），但针对不同的焦虑症状有不同的效果。

　　网络化心理干预能够有效帮助患者减轻广泛性焦虑症状。在一项使用网络化行为疗法的随机对照试验中，共 103 名被诊断为患有广泛性焦虑障碍的患者被随机分配到治疗师指导的网络化基于接纳的行为疗法组或等待组中，随后进行 6 个月的跟踪。分层线性模型显示干预对广泛性焦虑障碍产生中到大的效应量（$d=0.70\sim0.98$）（Dahlin et al.，2016）。同时，在一项新近的元分析中，纳入了20项研究，共1 333名患者，结果显示网络化心理干预对焦虑症状产生了大的效应（$g=-0.79$）（Eilert et al.，2021）。

网络化心理干预对减轻社交焦虑也有一定的帮助，能在一定程度上帮助个体回到正常生活水平。Gershkovich等人（2017）发现，有或没有治疗师指导的网络化心理干预均能大幅度减轻社交焦虑症状，其中，26名参与者中的14名（53.8%）不再符合社交焦虑的标准，治疗后2个月焦虑程度均明显降低，并在3个月的随访中得以持续。

然而，网络化心理干预对一般焦虑症状（特别是在年轻的大学生中）的效果好坏参半。几项研究表明，网络化心理干预可以有效减轻这类人群的焦虑症状，并具有中到大的效果（Levin et al.，2014，2015，2017；Kelson et al.，2019）。然而，尽管Räsänen等人（2016）发现指导性网络化心理干预对焦虑有中等程度的组内效应，但在成人中，网络化心理干预组与等待组之间却没有显著差异。此外，Levin等人（2017）的随机对照试验（在3周的时间内提供了2个模块的非指导性网络化心理干预）并未发现焦虑症状明显减轻。这一结果与Levin等人（2014）较早的随机对照试验研究结果相矛盾。总之，这些结果表明网络化心理干预可能并非对所有年轻人的焦虑症状都有效。

在COVID-19大流行期间，公众对疫情的担忧、社会隔离及公众可得的心理援助的不足等导致的焦虑症状呼吁我们更加重视网络化心理干预。Kopelovich和Turkington（2021）认为，在当前大流行背景下，CBT因其框架和技能的灵活性、与常规结构化CBT对比具有易掌握的特性及与当前远程护理的适配性，更应该被视为一种在线干预。Murphy等人（2020）也认为CBT适合作为远程心理干预，比如可通过远程电话进行，在会谈之间通过任务专注于患者的改变，并且由于接受远程治疗的患者不太可能将症状的改善归功于治疗师，反而更能够提高患者自身的自我效能感。

近期的一项元分析（Shirotsuki et al.，2022）回顾了大流行期间应用心理干预的证据和有效性。该元分析纳入了12项发表于2020—2021年的研究，研究的主要心理干预类型是CBT，其他干预包括基于正念的干预等，其中11项是网络化心理干预，主要结果变量为抑郁、焦虑和创伤后应激症状。分析结果表明，在所有12项研究中，与干预前相比，干预后的心理健康结果得分显著提高，具有小到大的效应量（$d=0.21\sim2.89$），表明应对能力提升，抑郁和焦虑减少，说明网络化心理干预焦虑症状的效果良好，具有较强的可行性。

（三）焦虑症状网络化心理干预效果的影响因素

网络化心理干预之间尽管存在差异，但仍然有一些共性，包括内容的展示、平台的基本练习、改变机制、干预模块的数量及治疗时间等。另一个关键的共同因素是治疗师的指导，大多数研究都在不同程度上借助了治疗师。一般而言，由治疗师指导的干预措施比无指导的干预措施产生更大的效果（Andersson et al.，2014）。然而，Gershkovich 等人（2017）发现，在有或没有治疗师支持的情况下，网络化心理干预缓解焦虑症状的程度均相等。以下将讨论可能影响焦虑症状网络化心理干预效果的因素。

1. 治疗联盟

治疗联盟被定义为治疗师与服务对象之间的一种积极的情感纽带，并且他们在治疗的目标和任务上达成了共识（Bordin，1994）。治疗联盟对于预测传统面对面心理治疗的结果非常重要（Norcross & Wampold，2011），有效心理治疗的描述应包括治疗联盟的建立（Ackerman & Hilsenroth，2001）。此外，在互联网干预的技术环境中探索治疗关系可能会促进对治疗关系本身性质的更好理解。即使治疗联盟不能直接预测互联网干预的治疗结果，联盟的建立也可以支持对治疗的依从性，从而防止该治疗的过早终止（Hilvert-Bruce et al.，2012；Richards & Richardson，2012）。

研究发现，在网络化心理干预中也可以建立和维持治疗联盟。这些信息对于联盟本身的概念很重要，因为联盟被认为是成功的心理治疗的重要组成部分（Ackerman & Hilsenroth，2001）。治疗联盟与用户受到治疗师指导之间存在一定的关系。有研究表明，在一项程序中，每位用户借助治疗师的时间在 1.5～2.5 小时不等（Cavanagh & Millings，2013）。在另一项程序的 7 个模块中，每位用户接受不到 1 小时的支持（Andersson，Paxling，et al.，2012），并没有发现结盟与结果的关联。后来，有关网络化心理干预的综述评论认为，治疗师的时间安排对治疗结果可能并不关键（Baumeister et al.，2014）。然而，另两项研究中，每位用户借助治疗师的时间超过 2 小时的研究确实找到了这种关联（Andersson et al.，2015）。

在一项共纳入 19 项研究的综述中，9 项研究对比了网络化心理干预中有指导与无指导的效果。指导的类型包括提醒完成课程、跟踪进度、问题解决、对家庭作业给予反馈、回答技术性或临床问题，以及提供资源等。对于指导在网络化心理干预中的效果，研究结果呈现不一致，其中 4 项研究发现指导性网络化心理干预在减轻情绪和焦虑相关症状时效果优于非指导性网络化心理干预（Farrer et al.，2011；Kleiboer et al.，2015；Titov et al.，2008，2009），然而，剩余 5 项研究没有发现指导性与非指导性之间的显著差别，研究中对焦虑的干预效果的组间差异量由小到大表现出不同（Berger，Caspar，et al.，2011；Berger，Hämmerli，et al.，2011；Dear et al.，2015；Kobak et al.，2015；Santucci et al.，2014）。8 项研究报告了实验中的脱落，但只有一项研究报告了指导条件下更低的脱落率；9 项研究中的 4 项报告了指导条件下更低的未使用率。

在网络化心理干预焦虑的研究中，有一定的证据反映了指导在网络化心理干预中的效果。现有的数据虽然说明指导可能无法降低脱落率，却能鼓励参与者使用和坚持治疗，即降低未使用率，这也在某种程度上反映了指导对干预的隐性提升，具有一定的研究价值。未来的网络化心理干预研究可以将更多因素纳入考虑，探索网络化心理干预中指导所起的作用，以寻找治疗师接触的最佳时间点和治疗联盟的适宜强度。

2. 沟通方式与频率

沟通方式方面，Bergman（2013）和 Herbst 等人（2016）实验研究中主要的联系方式是基于文本的通信方式：一是与研究人员进行面对面筛查诊断访谈；二是通过电子邮件通信或电话沟通；三是使用 SMS 提醒。但在这三项实验研究中，并没有发现与结果变量显著相关的沟通方式。

沟通频率方面，一项对抑郁和焦虑的网络化心理干预效果的综述中提到三篇研究成果评估了网络化心理支持的时间安排，特别是对比了网络化心理支持中"固定时间间隔的支持"与"按参与者需求启动的支持"之间的效果（Shim et al.，2017）。其中，对于样本中的惊恐障碍患者，基于电子邮件的"定时心理支持"优于"按参与者需求给予的非定时支持"（Oromendia et al.，2016）；而基于手机的网络化"问题解决疗法"对抑郁和焦虑症状的"定时支持"优于"按需支持"。每周定时接受帮助的个体在抑郁和焦虑症状方面表现出更大的改善（Kleiboer et al.，2015）；相反，Berger 和 Caspar 等人（2011）在一次对社交恐惧症的参与者进行的网络化心理干预中关注了不同时间安排的心理支持的治疗效应，没有发现不同组之间的差异。

目前，对于焦虑的网络化心理干预影响因素中的沟通方式方面的研究，未发现有一种具有显著优势的沟通方式，或许需要进行更多探索。而沟通频率的实证研究结果表现出不一致，有一定的证据表明"定时支持"的治疗效果和脱落率优于"非定时支持"和"无支持"，但也有实证研究表明差异不显著。其中仍然存在为何"定时支持"往往结果更佳，但参与者很少主动寻求支持的问题，可能的原因有缺乏动机、相信自己不需要额外支持等，可以将其作为未来的研究主题，探究沟通频率作为网络化心理干预焦虑症状的影响因素的重要性。

3. 治疗师因素

有综述研究发现，就治疗结果而言，治疗师的资格没有差异（Baumeister et al.，2014）。根据关于网络化心理干预对焦虑症的干预效果的一项大型元分析，如果治疗师是管理人员而不是临床专业人员，则脱落率会更高（Richards & Richardson，2012）。然而，尚未有研究报告有关互联网治疗师的资格对于治疗联盟可能会导致良好结果的中介数据。此外，常规的治疗师倾向于面对面的治疗，并且在网络化环境中可能不是最佳的。治疗师的学历、经验等也应作为重要因素加以考虑。

也有综述报告了临床治疗师的专业知识或实践水平的影响。其中提到，五项研究评估了临床治疗师的专业知识或实践水平对抑郁和焦虑的网络化心理干预效果，并发现治疗师的水平对治疗效果的影响并不显著。另有四项研究（Andersson，Carlbring，et al.，2012；Kobak et al.，2015；Robinson et al.，2010；Titov et al.，2010）对比了有临床治疗师与无临床治疗师的治疗效果，均发现其差异不显著。同时，在干预的满意度方面，有两项研究（Kobak et al.，2015；Robinson et al.，2010）报告了结果，也发现治疗师的水平对满意度的影响不显著。

脱落率方面，三项研究对比了两种条件下的脱落率，四项研究对比了未使用率，其中两项研究（Robinson et al.，2010；Titov et al.，2010）发现有临床治疗师的条件下脱落率更低，一项研究（Johnston et al.，2011）没有发现差异。未使用率方面，四项研究对比了两种条件下的未使用率，但仅有一项研究（Titov et al.，2010）报告了有无治疗师的条件下未使用率的显著差异，同时该项研究还发现无治疗师条件下脱落率更低。

目前，对于治疗师作为网络化心理干预焦虑症状的影响因素方面的研究表现出结果的不一致。少有证据表明是否有治疗师、治疗师的资格和专业水平对提升治疗结果有影响，这可能是网络化心理干预高度结构化的特点所导致的，也在某种程度上说明了网络化心理干预无需更高知识和实践水平的治疗师，反映了其低成本的特性。无独有偶，也有一项研究的初步结论报告为，治疗师在网络化认知行为疗法中是重要的，但网络化心理干预的高度结构化使得治疗师之间的效应差异不大，可能反映了网络化心理干预相比常见的面对面心理干预需要的治疗师的训练和实践水平没有那么高（Hadjistavropoulos et al.，2012）。但有部分研究报告了治疗师对脱落率和未使用率方面的影响，可能部分反映了治疗师在网络化心理干预中所扮演的角色，将来需要更多实证研究的验证。

（四）焦虑症状网络化心理干预的作用机制

尽管有迹象表明用于治疗成人焦虑症的网络化心理干预有效，但人们对于引起治疗改变的干预成分知之甚少。到目前为止，关于有指导和无指导作为有效的成分引起了实质性的关注。Baumeister 等人（2014）通过系统评价认为，指导性网络化心理干预的效果优于非指导性网络化心理干预的效果。然而，仍需要进一步研究以确定焦虑症的网络化疗效是否取决于特定的指导因素，例如对人的支持程度、同质性程度。此外，互联网干预研究中的高技术标准化和方法学可能会引领新发现，这也加深了心理疗法研究中特定因素与常见因素之间的长期争论（Mulder，Rucklidge，et al.，2017）。特殊干预因素的支持者认为，心理治疗主要由治疗手册中描述的这些理论驱动的特殊因素（例如，认知重构或暴露）来运作，普通因素的支持者则提议心理治疗主要取决于治疗之间有效的共同因素（例如，治疗联盟或期望）（Cuijpers et al.，2017）。

常见的网络化心理干预焦虑的中介因素有情绪调节能力、社会支持、患者对疾病的知觉、患者对身体症状的注意、患者对不确定性的忍耐等。情绪调节能力是一种有效管理情绪状态的能力，并且被认为是很多心理问题出现的关键原因（Gross，1998）。不良的情绪觉知、不适合的负面情绪表达及适应不良的应对策略都是抑郁和焦虑症状的高风险因素（D'Avanzato et al.，2013）。一项网络化正念干预的随机对照试验对比了网络化团体正念干预、自我指导式的正念干预、讨论组与空白对照组共 4 组的干预效果，项目持续了 8 周，共 76 名参与者完成了干预前后的测试，结果显示，组间的情绪调节困难方面的改变可作为组间的正念和心理困扰维度上改变的中介因素（Ma et al.，2018）。

社会支持方面，通常与有相同问题的患者处在同一干预组内并分享个人经验能够使患者感受到社会支持。因此，社会网络的频率和质量通常与患者的幸福感和健康正相关（Reblin & Uchino，2008）。在一项网络化认知行为疗法的研究中，研究者纳入了 3 684 名 7～17 岁的有焦虑症状的被试，进行了网络化心理干预，并在干预结束后测量了自我报告的焦虑症状和治疗依从性。线性回归分析结果显示，无论来源如何，感受到更大社会支持的个体都显示出更强的治疗依从性（尽管能够解释的比例较小）。家庭和总体支持越多，焦虑症状减轻也越明显（Spence et al.，2019）。另有一项研究（Wen et al.，2020）对比了 64 名不同领悟社会支持水平的社交焦虑被试接受社会支持网络认知行为治疗与自助网络认知行为治疗的疗效，发现两组被试在接受干预后社交焦虑水平都有显著下降，领悟社会支持水平都有显著提高。同时，被试的领悟社会支持水平与被试的 ICBT 干预效果存在交互作用，即有支持组对低领悟水平干预效果更好，无支持组对高领悟水平干预效果更好，这进一步说明了社会支持在社交焦虑中的作用。

另外，一项随机对照试验研究（Hedman et al.，2013）将初步诊断有严重健康焦虑的患者按 1∶1 的比例随机分配至 ICBT（$n=40$）与等待组（$n=41$）中，考察了 ICBT 的效应与中介因素。结果显示，治疗产生较大的效应量（$d=1.62$）；同时，治疗和时间的交互作用在基于 CBT 模型的 4 个中介因素上均显著，这 4 个中介因素分别为感知的疾病风险、感知的疾病的负向结果、对身体感觉的注意、对不确定性的耐受性。同时，4 个中介因素对治疗结果的效应同样显著。

三、创伤后应激障碍症状的网络化心理干预

重大公共卫生事件暴发期间，创伤是很难避免的，生活状态的改变、攀升的感染人数甚至是亲人的去世，无不在影响着我们，并且带来焦虑、抑郁甚至是创伤后应激障碍等不良反应。张克让等人（2005）对 SARS 事件中受影响较深的第三大疫区山西省进行了相关人群心理卫生的系列调查研究，发现 SARS 患者创伤后应激障碍症状的检出率为 55.1%，一线医护人员为 26%，疫区公众为 31%。在新冠疫情期间，有调查发现，在大众和医疗卫生工作者中，创伤后应激障碍的检出率为 3%~16%，而新型冠状病毒感染者的检出率最高，达到了 93%（Luo et al.，2020）。创伤后应激障碍本身具有高危险性，例如，创伤后应激障碍患者自杀的可能性是非创伤后应激障碍患者的 6.74 倍（Fox et al.，2021）；具有高共病性的特征，有研究表明创伤后应激障碍与抑郁症（Steiner et al.，2017）、双相障碍（Cerimele et al.，2017）、躯体化、物质滥用（Smith & Cottler，2018）和精神分裂障碍（Seow et al.，2016）共病的可能性很大。

鉴于重大公共卫生事件下创伤后应激障碍的高流行率，以及创伤后应激障碍本身的高危险性特征，干预工作势在必行。但是，在疫情发生的情境下，传统的心理干预方法难以实施。随着移动智能设备和互联网的快速发展，创伤后应激障碍的网络化心理干预成为一种理想可行的方法。下面将介绍几种常用的创伤后应激障碍网络化心理干预的方法，探索治疗效果及其影响因素，厘清其发挥干预作用的变化机制，以期助力重大公共卫生事件下

社会心理干预与重建。

（一）PTSD症状网络化心理干预的主要方法

目前被证明有效的创伤后应激障碍的网络化心理干预方法有很多，包括网络化认知行为疗法（Kuester et al.，2016；Lewis et al.，2019；Sijbrandij et al.，2016）、网络化简短延长暴露疗法（condensed Internet-delivered prolonged exposure，CIPE）（Bragesjö et al.，2021）、网络化眼动脱敏再加工（Internet-delivered eye movement desensitization and reprocessing，iEMDR）（Lenferink et al.，2020；Spence et al.，2013）和网络化表达性写作（online expressive writing，OEW）（Kuester et al.，2016；Stockton et al.，2014）等。研究者将这些干预方法广泛应用到计算机化程序（Benight et al.，2018；Spence et al.，2013）、智能手机应用程序（Bragesjö et al.，2021；Reyes et al.，2020；Woud et al.，2021）、电话或电子邮件（Spence et al.，2011）、微信小程序（教育部华中师范大学心理援助热线平台），甚至社交软件（例如，Facebook）（Ellison et al.，2007）当中，以不同的方式和渠道呈现给大众，以供有需要的群体使用。

虽然各界专家努力探索了各种治疗创伤后应激障碍的网络化心理干预方法，也取得了一些较有价值的成果，但总体效果还是不尽如人意，表现为大量的创伤后应激障碍患者因得不到有效的治疗而难以正常生活、学习和工作（Friedman et al.，2014）。我们认为，很大部分的原因可能是，各种网络化心理干预方法和智能应用程序鱼龙混杂，且还停留在理论和实践探索层面，人们对它们的应用对象、干预的心理因素、作用机制没有很清晰和系统的认知。由此看来，对创伤后应激障碍的网络化心理干预方法进行必要的总结和反思既重要又必要。为此，我们将重点介绍一些较为成熟的网络化心理疗法及其应用程序，分析这些疗法和程序的治疗原理和干预步骤，以期为重大公共卫生事件下创伤后应激障碍的网络化心理干预的理论研究和实践应用提供参考。

1. 网络化认知行为疗法

目前得到实证研究支持的创伤后应激障碍的网络化心理干预方法，主要是以认知控制为基础，采用"自上而下"干预视角的疗法（Lewis et al.，2018）。"自上而下"的加工是指由个体的知识经验、预期和意图等引导的更积极、更具有适应性和建设性的认知过程（Theeuwes，2010）。网络化认知行为疗法（ICBT）这种经由有意识的学习而改变认知歪曲的方式，被看作"自上而下"治疗范式的代表（Lewis et al.，2018）。ICBT也就是指通过互联电脑交互界面，以清晰的操作步骤、高度结构化的多种媒介互动方式来表现认知行为治疗基本原则和方法的治疗方式（Cuijpers et al.，2018）。

研究者基于 ICBT 开发了不同的应用程序以干预创伤后应激障碍。常见的经过检验的干预创伤后应激障碍的程序包括：Survivor to Thriver（Littleton et al.，2012）、Interapy（Lange et al.，2001）、ICBT（Spence et al.，2011）、DESTRESS（Engel et al.，2015）、PTSD Online（Klein et al.，2009）。这些程序均涉及咨询师或治疗师的介入与反馈，因为咨询师的指导能显著提升干预效果（Klein et al.，2009；Litz et al.，2007）。具体内容见表 4 - 1。

表 4 - 1　基于 ICBT 干预创伤后应激障碍的应用程序

应用程序	干预周期	反馈形式	训练内容
Interapy	5 周	定期书面反馈	自我对抗、认知重评、分享和告别仪式
Survivor to Thriver	6～7 周	在线个性化反馈	心理教育、认知重组和应对技能
ICBT	8 周	电话和电子邮件反馈	思维挑战、书面和体内暴露练习、认知重组和复发预防的心理教育
DESTRESS	8 周	电话和电子邮件反馈	自我监控、压力管理策略、分级暴露、创伤写作课程和复发预防
PTSD Online	10 周	电子邮件反馈	心理教育、焦虑管理技能、认知重组、书面和体内暴露、复发预防

虽然现有的基于互联网的创伤后应激障碍治疗的设计各不相同，在干预形式上也有所不同（有些使用写作练习，有些使用互动练习或音频，时间长度、治疗师接触的程度和形式也不尽相同），但它们都使用了认知行为疗法的技术。如表 4 - 1 所示，每种治疗的基本成分大体相同，几乎都包括心理教育、认知重组和自我暴露。DESTRESS 是个例外，它采用压力和情感管理策略来管理痛苦或令人沮丧的创伤记忆的触发因素，而不是试图直接纠正创伤记忆（Engel et al.，2015）。

2. 认知偏向矫正

ICBT 模式多采用以认知重评为主体的社会认知技能训练（Sukhodolsky et al.，2005）或认知行为疗法（Armelius & Andreassen，2007）等方式减轻患者的创伤后应激障碍症状，但这些干预措施在一定程度上忽略了认知加工过程所具有的"自下而上"特征及其对行为的广泛影响（Hiemstra et al.，2019）。"自下而上"的加工是指由外部刺激开始和推动的加工，若刺激物与周围环境相比具有凸显性，则会自动捕获个体的注意

(Failing & Theeuwes，2018)。认知偏向矫正（cognitive bias modification，CBM）模式被认为是"自下而上"干预技术的代表，采用事先设计好的程序，将文字、图片或音频通过电脑或者手机等电子设备呈现给被试，并以系统化的训练来改变促使不良情绪或病症产生的特定的认知加工风格（Nikbakht et al.，2018）。

CBM 的基本假设为，认知偏向会导致情绪障碍，通过 CBM 训练，使参与者学会在与情绪障碍相关的模棱两可的刺激中，更多地使用积极解释反应，从而调整参与者的信息处理风格（Koster et al.，2009）。Ehlers 和 Clark（2000）针对创伤后应激障碍提出的认知模型的核心是，患有创伤后应激障碍的个体以高度功能失调的方式评估创伤事件及其后果，这会导致"当前的严重威胁感"。也就是说，患者的焦虑是与潜在的未来威胁相关的评估结果。一旦这种当前的威胁感被激活，就会引发创伤后应激障碍相关症状，如闪回、唤醒和强烈的负面情绪。根据此认知模型，研究者专门针对功能失调评估设计了一款计算机化的认知训练程序 CBM-APP，并将其作为治疗创伤后应激障碍的辅助方法运用到社会或医疗机构中（Woud et al.，2013，2017，2018，2021）。

其训练的一般过程为：参与者会看到与创伤相关的模糊句子，这些句子以一个单词片段结束，参与者需要以一种良性或积极的方式消除句子的歧义，从而完成单词片段。参与者被要求通过按下键盘上第一个缺失的字母来完成单词片段。如果字母正确，屏幕上将出现已解析的单词。如果按下了不正确的字母，参与者必须再次尝试，直到按下正确的字母。用于训练评估创伤后认知的材料来自 PTCI（posttraumatic cognitions inventory）（Sexton et al.，2018）。例如，基于关于"我不能相信我会做正确的事情"的 PTCI 项目，创建了以下训练刺激："在危机中，我预测我的反应将是 h_lpf_l（单词片段：有帮助的）"。每次训练包括 66 个创伤相关刺激和 15 个中性刺激。少量与创伤相关的刺激之后是一个理解问题，以加强对解决方案的处理（例如，"你认为，当出现危机时，你能够以有用的方式做出反应吗？"）。

训练持续两周，共分为 8 次训练，每次训练时长约为 20 分钟，参与者按照自己的速度完成训练。在训练过程中，场景的结局从中性开始，到最后阶段逐渐积极，以使参与者容易接受积极的解决方案。通过重复地训练句子，参与者被系统地训练以积极或良性的方式评估创伤相关信息。

3. 网络化简短延长暴露疗法

网络化简短延长暴露疗法由 4 个基于文本的单元模块组成，参与者在完成家庭作业练习后可以依次访问这些模块。所有材料还以音频文件格式提供，为参与者提供了获取信息的灵活方式。参与者被鼓励每天与治疗师联系，以充分利用 3 周的治疗时间。参与者被告知，他们预计每周使用治疗材料约 6 小时（Bragesjö et al.，2021）。

第一单元包括对经历心理创伤后常见反应的干预和心理教育的介绍；此外，还向参与者介绍了控制呼吸作为一种应对一般压力的方法，并鼓励他们每天练习 3 次控制呼吸。第二单元包括图像曝光和处理，向参与者提供了关于如何意识到影像暴露中常见陷阱的信息，例如在重访创伤记忆时过度投入、投入不足和缩小（Brown et al.，2019）；还提供了案例，说明了这些挑战和如何应对这些挑战，以及如何进行影像曝光。参与者可以通过记录创伤事件的口头叙述或将其记录在纸或者电脑上，重新审视创伤记忆。受试者被要求每天至少重新审视创伤记忆 20 分钟，然后进行 15 分钟的处理。处理的目的是帮助参与者从更有益的角度看待创伤事件，挑战关于自己和世界的错误想法。第三单元扩展了想象暴露练习，让参与者了解如何接近记忆中最痛苦的部分以及如何处理创伤热点（Brown et al.，2019）。本模块还包括体内暴露的说明：如何逐步接近自创伤事件发生以来参与者避免的安全或低风险情况。参与者被要求编制一份情景清单，并根据他们自己的主观单位痛苦量表对其进行评分。这一单元还向参与者提供了创伤幸存者需要避免的常见情况示例，其他创伤暴露个体如何在体内暴露的案例描述，以及可能出现的问题类型，例如参与安全行为。在本单元中，应注意向学员强调，不应对包含实际威胁的情况进行处理。与治疗师一起使用平台中的电子邮件系统仔细规划体内暴露练习。

在第二和第三单元中，鼓励参与者每天与治疗师保持联系，并在每次接近记忆或情境时使用提供的数字工作表进行影像曝光、处理和体内曝光。参与者可以轻松地跟踪以前的练习，因为它们保存在平台中。每个工作表可以复制并填写无限次。因此，参与者和治疗师都可以轻松地跟踪参与者的进度。

第四单元包括治疗总结，要求参与者为自己制定复发预防计划。参与者和治疗师通过干预平台内的电子邮件系统进行沟通，参与者有望在工作日 24 小时内收到治疗师的回复。治疗师被指示通过回答参与者的问题来指导参与者完成治疗，提供支持，就所取得的进展予以鼓励，并就完成的任务以及进展和困难提供个性化反馈。如果参与者在 3 天内没有登录平台，或者提交作业延迟，治疗师也会发出提醒，或者给参与者打电话。

4. 网络化表达性写作

网络化表达性写作主要是作为一种在线情绪表露的方法来呈现的，它要求当事人围绕某一创伤事件或者压力事件，写出自己的情感和认识。它也被称为书面表露、书面情感表露或者聚焦表达性写作（Hirai et al.，2020）。

参与者在完成基线评估时可创建唯一用户名，他们需要输入该用户名才能访问其书写说明。在网络化表达性写作干预创伤后应激障碍的研究中，参与者被随机分配到两个写作组中的一个：实验性披露组或对照写作组。简言之，要求暴露条件下的参与者在3种不同的场合连续书写15分钟，尽可能多地表达情感和感受，讲述他们生活中最具创伤色彩或痛苦的经历（Stockton et al.，2014）。参与者可以在每次会议上自由撰写相同或不同的经历。被分配到对照写作组的人被要求在3种不同的场合连续书写15分钟，讲述他们如何度过时间、安排日常生活以及下周的计划。对照组的参与者被特别指示在写作时不考虑他们的情绪或观点，并且要完全客观。所有参与者都被保证其作品的保密性。然后，向每位参与者发送一封个性化的电子邮件，确认收到他们完成的写作，感谢他们的继续参与，通知他们下次写作的日期，并在他们需要时提供包含情感支持来源的详细信息。在研究的第四天和第七天，参与者收到了该网站的电子邮件链接，要求他们重新登录并完成下一次写作练习（Baikie et al.，2012）。

5. 网络化问题解决疗法

网络化问题解决疗法（ePST）是一种基于手册的计算机化自助干预方法，通常与其他心理疗法联合使用，通过6次治疗过程达到改善情绪的目的（Carter et al.，2005）。ePST有一名虚拟治疗师，通过预先录制的分支视频剪辑进行显示，以模拟现场治疗的温暖和支持（Cartreine et al.，2012）。ePST是一种直接用于个人问题解决的疗法，已被证明是一种有效的创伤后应激障碍的治疗方法（Barth et al.，2016）。

ePST软件的设计目的是严格遵循影响研究手册，自主提供问题解决治疗。由一位热情且具有支持性的虚拟治疗师给ePST的使用者提供6次治疗，该治疗师是问题解决治疗方面的专家。虚拟治疗师通过预先录制的视频和音频片段呈现，这些视频和音频片段根据潜在的分支算法显示。治疗师对用户输入做出响应，并提供定制反馈。治疗师首先介绍治疗原理和解决问题的步骤：（1）定义问题；（2）设定可实现的目标；（3）集思广益找到解决方案；（4）评估解决方案并选择一个或多个；（5）制定实施解决方案的行动计划；（6）评估成功与故障排除（Bedford et al.，2018）。接下来，治疗师指导用户编制一份问题列表，从整个课程中提取问题。所有课程都需要反馈的有针对性和跨课程的连续性，包括应对解决问题过程中的困难，还包括安排令人愉快的活动。每节课结束时都会有一个课时总结，回顾解决问题的活动、当前的活动计划和愉快活动的时间表，并作为接下来一周开展家庭作业活动的指南。

（二）PTSD 症状网络化心理干预的效果

创伤后应激障碍的网络化心理干预的有效性得到了众多研究的验证，但各种证据的可靠程度不尽相同，随机对照实验和元分析获得的证据被认为是最佳证据（杨文登，叶浩生，2010）。目前，将网络化手段应用到重大公共卫生事件下的创伤后应激障碍心理干预中的研究仍然缺乏。为了评估创伤后应激障碍网络化心理干预的效果及其在重大公共卫生事件中的应用可能性，下面将根据不同的评估阶段（治疗后的即时干预效果和随访期的追踪干预效果）分别进行效果分析。

1. 即时干预效果

目前，大量随机对照实验证明了网络化心理干预对创伤后应激障碍治疗的有效性。通常，疗效有绝对疗效和相对疗效之分。绝对疗效旨在检验该疗法是否有效，其对照组一般是等待组（waiting list，WL）、常规治疗组（treatment as usual，TAU）、安慰剂治疗组等（Wampold，2013）。在一项关于 CIPE 干预创伤后应激障碍的研究中，33 名参与者被随机分配到 CIPE 组和等待组，使用智能手机应用程序评估创伤后应激障碍症状的严重程度；在经历为期 3 周的干预后，CIPE 组的 PCL - 5 总分显著低于等待组（$d=0.85$；95%CI：0.25，1.45）（Bragesjö et al.，2021）。在另一项结合 ICBT 和 iEMDR 的干预研究中，从治疗前到治疗后，实验组中的完成者在临床管理面谈（PSS-I）和创伤后应激障碍症状自我报告量表（PCL-C）中的得分均显著降低（PSS-I：$t_{10}=4.90$，$p=0.001$；PCL-C：$t_{10}=4.26$，$p=0.002$）（Spence et al.，2013）。相对疗效用于检验该疗法是否比其他疗法更为有效，其对照组通常是高度结构化的疗法，比如传统 CBT、认知疗法（cognitive therapy，CT）、人本主义疗法等（Wampold，2013）。Ziemba 等人（2014）将心理健康远程医疗服务的使用整合到居住在农村地区的军事人群中，并比较通过远程医疗和传统面对面治疗进行的认知行为治疗的等效性。18 名有服役经历且患有创伤后应激障碍的被试被随机分到 ICBT 治疗组和面对面 CBT 治疗组，结果显示，干预前后 69% 的患者在创伤后应激障碍量表（CAPS）中的得分显著降低，且 ICBT 治疗组和面对面 CBT 治疗组的创伤后应激障碍症状无显著差异，ICBT 治疗组的患者满意度显著高于面对面 CBT 治疗组。

多项随机对照实验元分析也显示网络化心理干预对创伤后应激障碍治疗具有中到大的效果量。Kuester 等人（2016）的随机对照实验元分析纳入了 21 项研究，考察了 ICBT 和 OEW 的干预对创伤后应激障碍的治疗效果。研究发现，与被动对照组相比，ICBT 对创伤后应激障碍和所有亚症状得分产生中到大的效果量（0.66＜g＜0.83）。另一项元分析（Sijbrandij et al.，2016）纳入了 11 项研究，对比 ICBT 与等待组/日常护理组的干预效果，结果发现：与对照组相比，ICBT 的效果量为中等效果量（$g=$ 0.71；95％CI：0.49，0.93）。Lewis 等人（2019）的元分析比较了 ICBT 与等待治疗组/常规治疗组/最低注意力组干预创伤后应激障碍的效果，也得到了相似的研究结果。

到目前为止，有少数研究者专门针对重大公共卫生事件下的创伤性或极端压力源相关的临床心理健康症状，开发网络化心理干预程序并测试其干预效果。Trottier 等人（2022）开发的 RESTORE 是一项专门针对新冠疫情环境开发的基于循证认知行为疗法的在线心理健康干预，他们对 21 名暴露于新冠疫情相关创伤或极度压力经历的医护人员（创伤后应激障碍症状的临床水平呈阳性）进行了初步的干预试验。研究发现，RESTORE 是可行和安全的，可以有效改善一线医护人员与新冠疫情相关的创伤后应激障碍症状。RESTORE 有可能成为广泛传播的循证干预，以应对重大公共卫生事件中与大规模创伤相关的心理健康症状。Sagaltici 等人（2022）调查了在线眼动脱敏再加工（online EMDR）对新冠疫情期间医护人员的创伤后应激障碍症状的干预效果，发现当医护人员出现的症状与新冠疫情大流行相关时，在线眼动脱敏再加工能够减轻或减少创伤后应激障碍症状。

2. 追踪干预效果

基于网络干预创伤后应激障碍的即时干预效果已得到研究的有力支持。然而，评估干预效果不仅要看即时干预效果，追踪干预效果更为重要。目前，关于创伤后应激障碍网络化心理干预的维持治疗结果的研究非常有限。有研究发现，网络化简短延长暴露疗法（Bragesjö et al.，2021）和网络化眼动脱敏再加工（Spence et al.，2013）的治疗效果可以维持 3 个月以上。Olthuis 等人（2016）的元分析发现远程干预的疗效在 3～6 个月（$g=0.78$；95％CI：0.59，0.97）和 7～12 个月（$g=0.75$；95％CI：0.25，1.26）后依然持续。也有两项元分析研究发现创伤后应激障碍网络化心理干预的效果不能维持（Kuester et al.，2016；Lewis et al.，2019）。

在新冠疫情期间，Trottier 等人（2022）开发的 RESTORE 程序和 Sagal-tici 等人（2022）使用的在线眼动脱敏再加工干预方案，均被证明对于患有创伤后应激障碍的医护人员具有 1 个月的维持治疗效果。目前，几乎没有研究者对治疗后 12 个月以上的患者进行随访，所以关于创伤后应激障碍网络化心理干预的长期疗效还需要大量实证研究的支持。

由此可见，目前关于重大公共卫生事件下创伤后应激障碍网络化心理干预的长期效果还需更多的实证支持。未来有必要设计严谨的追踪研究，进一步探索网络化心理干预对于创伤后应激障碍的长期、稳定的效果（Lewis et al.，2019）。需考虑的因素应该包括长期效果的影响因素、干预后患者应对创伤的方式等（Kangaslampi & Peltonen，2022），以便得出关于重大公共卫生事件下创伤后应激障碍网络化心理干预的长期疗效的确切结论。

（三）PTSD 症状网络化心理干预效果的影响因素

有很多因素影响创伤后应激障碍网络化心理干预的效果。了解影响因素，有助于提升干预效果，更好地服务于重大公共卫生事件下社会心理干预与重建。下面综合已有研究，从被试特征（population）和干预特征（intervention）两方面提出可能影响重大公共卫生事件下创伤后应激障碍网络化心理干预效果的因素。

1. 被试特征

被试特征可直接或间接地影响重大公共卫生事件下创伤后应激障碍的干预效果。首先，研究证明，性别、多重受害（Sherman et al.，2020）、与创伤有关的先前回忆（Palgi et al.，2014）、主观衰老的速度（Hobfoll et al.，2016）可直接影响创伤后应激障碍网络化心理干预的效果。其次，重大公共卫生事件期间，年龄、性别、受教育程度和家庭收入等人口学变量可通过影响创伤后应激障碍的严重程度，影响网络化心理干预的效果。新冠疫情期间，一项调查儿童和父母心理状况的研究发现，父母的创伤后应激障碍症状水平明显高于他们的孩子；女性患创伤后应激障碍的风险更高，且受教育程度较低、家庭月收入较低的父母患创伤后应激障碍的风险更高。睡眠时间（Tang et al.，2020）、对生命威胁的高度认知（Nguyen et al.，2022）和焦虑抑郁情绪（Tang et al.，2022）等也是新冠疫情期间影响公众创伤后应激障碍症状严重程度的重要被试特征因素。Frankfurt 等人（2019）考察了网络化表达性写作疗法对于重返社会困难的退伍军人的干预效果的预测因素，结果发现，与基线为中度或重度痛苦的退伍军人相比，基线为痛苦水平低的退伍军人创伤后应激障碍症状改善最为明显，证明了创伤后应激障碍症状较轻的患者更能从网络化心理干预中获益。

这些发现表明，与创伤有关的经历与体验，很可能在重大公共卫生事件下创伤后应激障碍的网络化心理干预中扮演着重要的角色。尽管这些发现是初步的，有待进一步证明，但这些发现为重大公共卫生事件下创伤后应激障碍患者或潜在患者的筛查与干预提供了新的见解。

2. 干预特征

干预特征包括干预周期、干预形式、干预方式等。在传统的面对面心理干预中，治疗关系被认为是关键。有研究者认为，即使是在网络化心理干预的环境中，与治疗师的接触仍然是治疗有效的关键（Klein et al.，2009；Litz et al.，2007）。有研究者甚至认为，如果没有足够的人际关系来指导网络化心理干预，网络化心理干预可能会无效（McCabe & Priebe，2004）。因此，很多网络化心理干预都会采取某些形式与使用者建立关系，例如通过使用者与治疗师的定期电话。

根据是否有治疗师的指导，网络化心理干预分为自助干预和有治疗师支持的干预。已有研究结果表明，有治疗师支持的干预效果优于自助干预。例如，在ICBT干预中，有治疗师支持的ICBT（$g=0.89$；95%CI：0.70，1.08）比自助式ICBT（$g=0.50$；95%CI：0.22，0.78）的合并效应量（$p=0.006$）更大（Sijbrandij et al.，2016）；有治疗师指导的ICBT比等待治疗组/常规治疗组/最低注意力组的效果更优（6项研究；$n=391$；$g=-0.86$；95%CI：-1.25，-0.47）（Lewis et al.，2019）。

除了治疗师的指导，干预剂量、干预方式都显著影响干预效果。Sijbrandij等人（2016）发现，进行8次以上干预的ICBT（$g=0.95$，95% CI：0.71，1.19）的综合效应量比少于8次的ICBT（$g=0.49$，95% CI：0.28，0.71）显著更大（$p=0.03$）。Lewis等人（2019）发现，与非创伤聚焦患者相比，以创伤为中心的患者的ICBT治疗后的效应量更大（创伤为中心：4项研究；$n=177$；$g=-1.04$；95%CI：-1.57，0.51）。但是，也有相关元分析表明，对于ICBT来说，干预项目的任何组成部分，如提供治疗支持、提醒或治疗次数，对创伤后应激障碍症状的改善都没有起到调节作用（Kuester et al.，2016）。

有多种因素影响创伤后应激障碍的网络化心理干预效果。总体上，现有的证据都支持这种干预模式至少有中等效果量，且随着计算机技术的不断发展，其疗效呈现上升趋势。值得注意的是，虽然创伤后应激障碍的网络化心理干预的有效性得到较多研究检验，但该干预模式在重大公共卫生事件中的应用还处于起步阶段，未来有必要从新冠疫情等公共卫生事件中探索影响创伤后应激障碍网络化心理干预效果的因素。

（四）PTSD 症状网络化心理干预的作用机制

越来越多的心理咨询与治疗研究者不但关注治疗是否有效，而且对心理干预产生效果的机制和过程更感兴趣（Laurenceau et al.，2007）。鉴别创伤后应激障碍的网络化心理干预效果的改变机制（即治疗性改变的实际过程），特别是甄别治疗改变的中介变量（如功能认知、情绪调节或解决问题的技能），有助于遴选出治疗模块中的有效干预成分，提升治疗的效果（Kazdin，2007）。下面以"自上而下"的 ICBT 和"自下而上"的 CBM 的双重视角，对创伤后应激障碍患者的认知歪曲和认知偏向特征进行全面系统的概述与分析，厘清创伤后应激障碍发生的认知机制，为发展创伤后应激障碍网络化心理干预的相关技术提供理论支持。

1. 基于认知重构提出的 ICBT 模型

如果说 ICBT 的干预理论基础是建立在传统 CBT 基础上，那么借鉴传统 CBT 作用机制的研究范式探索 ICBT 的改变机制应当是适宜的途径（任志洪等，2016）。创伤后负性认知（negative post-trauma cognitions）在创伤后应激障碍的发展和维持中起着核心作用，传统 CBT 作用机制的理论假设是通过改变创伤后负性认知改善创伤后应激障碍症状（Brown et al.，2019）。这种认知的常见例子包括："我完全无能""他人不可信""任何地方都不安全"。已有的研究文献直接或间接地证明了创伤后负性认知与创伤后应激障碍有密切的关联。

首先，创伤后应激障碍症状水平与创伤后负性认知存在显著相关。研究发现，与创伤事件无关的负性认知与创伤后应激障碍症状之间没有关联（Jun et al.，2013；Moser et al.，2010），由创伤事件导致的负性认知或治疗中期出现的负性认知与创伤后应激障碍严重程度相关（Clifton et al.，2017）。另外有研究表明，创伤后负性认知的改变程度与创伤后应激障碍症状的改善程度呈显著正相关（Foa & Rauch，2004；Nacasch et al.，2015；Rauch et al.，2015）。总之，在许多研究和治疗方式中，负性认知的变化与创伤后应激障碍症状之间存在显著的相关性。

其次，创伤前负性认知也可以帮助预测创伤后应激障碍症状。研究发现，较低的创伤前认知功能，尤其是反应抑制和注意力调节等执行功能，可能是创伤后应激障碍发展的危险因素，并与症状的严重程度有关（Aupperle et al.，2012）。Clausen 等人（2019）考察了执行功能对创伤后应激障碍症状改善的作用，结果发现，认知抑制和注意转换等执行功能并没有在创伤后应激障碍的改善中起到中介作用。而后续的一些研究大部分支持认知重评、情感识别等认知因素在症状改善中的作用。比如，Fonzo 等人（2019）对慢性创伤后应激障碍患者进行网络化认知和情感训练，从治疗前到治疗后，训练组的个体对恐惧面孔的情感识别速度加快（$F=20.96$，$p<0.001$，FDR-corrected $p<0.001$；$d=1.21$），创伤后应激障碍症状也显著减少（$F=2.87$，$p=0.09$；$d=0.47$）；自我报告的认知重评也调节了对整体创伤后应激障碍症状的干预效果，即在训练组中，报告较少使用认知重评的个体表现出更大的创伤后应激障碍症状改善。认知神经科学研究发现，创伤后应激障碍患者在情绪和执行功能任务中表现出前扣带回（ACC）和背外侧前额叶皮层（PFC）的功能障碍（Aupperle et al.，2012；Polak et al.，2012）。因此，针对认知与执行功能和潜在神经过程的治疗不但可以改善神经心理表现，而且可以显著减轻创伤后应激障碍症状。

最后，通过网络化心理干预改变创伤后负性认知，可以减轻创伤后应激障碍症状。许多研究表明，以创伤为主的认知行为疗法改善创伤后应激障碍症状的一种可能机制是创伤相关负性认知的改变（Brown et al.，2019），最常见的创伤相关负性认知是对自我的负面信念（例如，"我是一个软弱的人"）、对他人的负面信念（例如，"人们不可信"），以及对创伤的自责（例如，"事件的发生是因为我的行为方式"）（Foa et al.，1999）。Littleton 和 Grills（2019）将创伤相关认知作为心理教育网站干预创伤后应激障碍的治疗机制，对 46 名女生进行了随机对照实验研究，结果发现，尽管被分配到心理教育网站的被试创伤后应激障碍症状和创伤相关认知减少，但创伤后应激障碍症状的变化仅与治疗后认知的变化中度相关，与自我认知的变化无关。因此，微弱的证据表明创伤相关认知是心理教育网站的一种改变机制。

已有研究直接或间接地考察了负性认知与创伤后应激障碍之间的关联，以及创伤后负性认知在网络化心理干预中的认知机制，但仍没有研究探究重大公共卫生事件下创伤后应激障碍网络化心理干预的作用机制。未来的研究应该在整个治疗过程中利用多重评估来分析与重大公共卫生事件相关的创伤负性认知在时间线上的变化，以探索重大公共卫生事件中创伤后应激障碍患者的负性认知的动态变化过程。

2. 基于认知偏向提出的 CBM 模型

值得注意的是，上述创伤后应激障碍的认知重构模型，其作用机制最初都是源于临床实践（Beck & Dozois，2011），其测量通常采用传统的自陈式量表形式，是一种基于反思的间接测量。而近年来许多研究者开始关注对创伤后应激障碍患者的认知特征进行直接测量，发现创伤后应激障碍患者的认知存在消极的加工偏向，即认知偏向（cognitive bias）（Bomyea et al.，2017）。尽管存在许多与创伤后应激障碍有关的认知偏向，但研究者广泛关注和研究的主要是注意偏向（attentional bias）（Bomyea et al.，2017；Woud et al.，2017）和评估偏向（appraisal bias）（de Kleine et al.，2019）。

注意偏向是创伤后应激障碍治疗中关注的重要作用机制（Bomyea et al.，2017）。研究者通过一项眼球追踪实验，在网络化认知行为疗法干预前、干预后和3个月随访中对患者的注意偏向和创伤后应激障碍症状进行测量，结果表明注意偏向减少与创伤后应激障碍症状改善有关，网络化认知行为疗法干预会通过减少创伤后应激障碍患者对创伤相关刺激的注意偏向，缓解创伤后应激障碍症状（Kuester et al.，2020）。评估偏向在创伤后应激障碍患者身上体现为对创伤相关刺激的功能失调性评估（dysfunctional appraisals）（Woud et al.，2018）。相对于健康人群良性和积极的加工风格而言，创伤后应激障碍患者可能通过优先将信息处理资源分配给负面或威胁相关的信息，而不是中性或积极的信息，来维持创伤后应激障碍症状（Beck & Clark，1997）。这种选择性处理可能导致人们高估风险，选择性地关注潜在的威胁信息，从而导致过度警惕。研究表明，功能失调的评估是创伤后应激障碍的一个相关因素和预测因素，因此改变功能失调的评估是干预的重要组成部分（Bryant & Guthrie，2005，2007）。研究者利用CBM-APP干预创伤后应激障碍，结果表明，与接受假训练的参与者相比，接受CBM-APP训练的参与者功能失调性评估大幅度降低，患者的创伤后应激障碍症状得到改善。中介分析结果表明，CBM-APP干预通过改善功能失调性评估，改善创伤后应激障碍症状（Woud et al.，2021）。

关于重大公共卫生事件下创伤后应激障碍网络化心理干预的改变机制，还需要更多的干预机制研究以收集更多的研究证据。在Kangaslampi和Peltonen（2022）的元分析研究中，创伤后认知和情绪、注意过程、应对策略和行为、创伤记忆和创伤事件的中心性、正念和灵性、情绪调节和抑郁情绪六种中介变量在创伤后应激障碍的网络化心理干预中发挥了作用。而最近的一项元分析认为，创伤后应激障碍的网络化心理干预的改变机制可以分为自我效能感、感知身体损害、社会认可、创伤披露四类（Steubl et al.，2021）。在未来的重大公共卫生事件研究中，可以对这些认知因素以外的变化机制进行探索和分析，这将有助于临床医生和研究人员在重大公共卫生事件期间制定和实施更有效的干预措施。

第三节　网络化心理干预的伦理及其他问题

当前的网络化心理干预，无论是在理论研究方面还是在实践方面都存在一些不足。通过对以往研究文献提及的证据进行梳理可知，除了伦理问题备受关注外，主要的不足还包括其他三个方面：负面影响、隐私安全问题和效果研究的局限。在未来，仍然需要更多关于网络化心理干预效果的证据，尤其是发挥其成为个性化治疗途径的可能作用；在实践中，增加其作为传统心理服务的辅助手段，并在不同文化中推广实施。

一、网络化心理干预的伦理问题

在提供网络化心理干预时，必须考虑几个伦理问题，这些伦理问题取决于每个国家或地区的法律要求、专业准则，以及目的是提供治疗还是提供信息预防（Andersson et al.，2014）。当用户和提供者之间有直接联系时，伦理评估与常规临床实践中的道德评估相似。Dever Fitzgerald 等人（2010）在论文中提出的是基于国际心理学会的普遍原则宣言，这些建议在普及网络化治疗中尤为重要。总体而言，应考虑的方面是：尊重人和人的尊严、有能力照顾人和人们的福祉、诚实、在专业和科学上的责任（Andersson et al.，2014；Dever Fitzgerald et al.，2010）。

不少专家和组织为网络化心理干预的伦理守则制定了标准（Chipise et al.，2019；Hsiung，2001）。但随着网络化心理干预的发展中遇到的伦理问题越来越突出，相关的守则仍值得进一步完善和规范。维护道德标准应该是整个网络化心理干预开发和应用过程的首要目标（Van Daele et al.，2020）。但目前在应用网络化心理干预的过程中，仍存在模糊的法律和道德边界。例如，公共卫生研究人员利用人工智能或机器学习来识别社交媒体上有自杀风险的人，并指导他们获得相关支持——这一措施虽然有效，但可能存在法律与道德风险，尤其是在原始数据是由营利性企业以"秘密"方式收集的情况下（Gooding，2019）。

目前，提供网络化心理干预的运营环境伦理意识不足。赖丽足等人（2018）曾对我国大陆地区心理咨询网站进行伦理评估，发现网站存在咨询师的学历信息呈现不足、对来访者信息要求模糊、知情同意的内容不够充分、保密和安全工作缺乏等问题。在重大公共卫生事件中，咨询师的性别、年龄及受训经历、所在机构的督导制度及管理制度会影响心理援助热线咨询员伦理胜任力（安芹等，2021）。网络化心理干预需要比传统面对面干预更丰富和全面的伦理规范，这是网络化心理干预领域的研究者需要重视的。

二、网络化心理干预的其他局限

（一）负面影响

网络化心理干预所产生的负面影响是一个容易被忽视的重要问题。越来越多的人在网络化心理干预试验中报告了负面影响，这种记录尽管很少见，且程度通常相对不是很严重，但很重要（Rozental et al.，2014）。一项调查显示，使用了网络化心理干预的德国客户（$N=814$）中，有 8.6% 的参与者经历了干预带来的某种负面影响（Fenski et al.，2021）。

有研究证实网络化心理干预造成症状恶化的可能性很低（Batterham et al.，2020）。但不少研究仍然报告了对网络化心理干预症状恶化风险的担忧，因为许多已开发的干预措施并没有经过严格的实证检验。尽管网络化心理干预的恶化率似乎与面对面治疗报告的相似，也低于对照条件，但相当多的人确实经历了负面影响（Andersson et al.，2019）。一项元分析发现，5.8% 的 ICBT 参与者的情况恶化（Rozental et al.，2017）。与专业科学研究小组开发的网络化心理干预相反，手机应用商店提供的某些干预程序通常并非依据科学的理论基础开发，也未经过实证效果的检验。另外，某些心理健康应用程序甚至可能有害并且阻碍了心理恢复过程（例如，要求用户执行难以完成的任务，提供自我伤害手段和致命手段，引发不必要的痛苦记忆）（Rauschenberg et al.，2021）。尽管某些流行的应用程序在功能性和美观性方面令人满意，但支持其临床效果的证据普遍存在差距，大多数应用程序的可信度较低（Wang et al.，2021）。

面对可能的负面影响，有必要进一步完善网络化心理干预的理论基础，尤其是在应用商店中公开提供的移动心理健康干预（Rauschenberg et al.，2021）。公众应该谨慎使用这些应用（Rauschenberg et al.，2021）。另外，大部分网络化心理干预通常有固定的流程，咨询师在其中的时间投入有限，不像面对面心理干预那样能实现对恶化情况的及时反应和调整。因此，增加与服务提供者的接触、及时的支持和反馈，监测评估过程中的负面影响，将会对改善负面影响有帮助（Fenski et al.，2021）。

（二）隐私安全

隐私安全指的是在人们使用网络化心理干预的过程中，保护个人的隐私，使之不发生泄露。技术是信息开放的窗口，但也是隐私泄露的温床。从用户数据的安全性角度考虑，干预措施的研究通常没有明确地报告数据共享、数据安全法规、临床安全的标准，许多网络化心理干预措施的描述没有明确提及现行法规和临床指南；此外，有证据表明，主要应用商店提供的移动应用程序使用的数据共享做法是有问题的（Rauschenberg et al.，2021）。以往研究已经证明互联网的隐私成分是调节幸福感的重要变量，若被破坏，将给当事人带来不可估量的心理损害（Aboujaoude & Gega，2020）。

不同地区之间的数据隐私规定存在差异。例如，在英国和瑞典，公共资助的医疗保健会受到规范，但在允许执业的地方几乎没有限制；而在美国，只有在心理学家持有执照的司法辖区，关于用户的安全规定才更为严格（Andersson et al.，2016）。然而，大多数国家/地区的健康和数据隐私法通常会忽略与数字心理健康计划相关的要求，这可能导致隐私的泄露和第三方对隐私数据的滥用或不正当获益（Gooding，2019）。可以说，在许多地区，当前网络化心理干预技术的法律制定和监督管理并不充分。这将是非常棘手的问题。在技术问题尚未解决之前，网络化心理干预者应妥善保存当事人留下的在线记录，遵循当地有关数据安全的法规，尽可能保护当事人的隐私。

（三）效果证据

虽然网络化心理干预的有效性已经得到许多研究证实，但是仍然需要更多方面的证据。目前的证据还不能确保指导性网络化心理干预和面对面的治疗一样有效，尽管越来越多的对比研究发现，网络化心理干预和面对面治疗的有效性相似（Andersson et al.，2014）。虽然预测的改善效果一直在增长，但是仍然缺乏有关一些重要问题的明确信息：相比面对面治疗，哪些人适合进行网络化心理干预（Andersson et al.，2008）。有研究敏锐地指出，心理健康应用并不适用于所有抑郁症患者，仅对轻中度患者有效（Rubeis，2021）。

我们应该进一步探索干预措施的有效成分，解决其对谁有效、为何有效的问题，尤其是在广泛应用网络化心理干预的重大公共卫生事件背景下。移动心理健康应用程序的发展仍处于起步阶段，我们还不确定此类应用程序的作用机制，应用程序的设计、可用性等各种特征对于干预效果是否重要仍在探索（Marshall et al.，2020b）。需要进一步分离出有效成分。一些学者指出，网络化心理干预的安慰剂效应对网络化心理干预研究和临床护理具有重要意义，但目前的证据很难将基于应用程序的干预措施的真正有效性与安慰剂效应区分开来（Torous & Firth，2016）。另外，有关网络化心理干预长期效果的证据较少，关于老年人和儿童的研究数量也很有限（Rauschenberg et al.，2021）。使人们能够更好地应对事件痛苦的干预措施应该基于现有的最佳证据，因此，在重大公共卫生事件领域，需要更多高质量的随机对照试验研究。（Kunzler et al.，2021）。

三、网络化心理干预的发展方向

虽然网络化心理干预已经在全球得到大规模的应用，但在其应用过程中仍然有许多需要注意的问题。总的来说，网络化心理干预在循证实践方面还有所欠缺，相关的伦理法规尚不完善，这些很可能给当事人带来伤害。随着新冠疫情暴发后网络化心理干预应用范围的进一步扩大，在遵守行业规范的前提下加强该领域的实证研究非常有必要。现在已经到了互联网研究先于面对面研究的时代，基于证据的互联网治疗和程序被广泛应用。未来的研究将更多地揭示什么干预对谁有效，同时也将揭示解决问题的新方法（Andersson，2018）。

首先，整合不同的技术来辅助临床实践是今后的一个努力方向。技术的使用所涉及的不仅仅是治疗，还有评估程序和采用潜在的方式去推动面对面治疗，意在通过更多专注于心理治疗方面的知识，将这些知识转化于来访者的生命中。这种整合可以尝试在更严重的问题上进行，例如，互联网服务会被当作关于应对精神疾病、自杀行为和人格障碍的助手，被当作其他服务的一部分，而不是单独的手段（例如，Ly et al.，2015）。这样的混合能在保持一定的效果同时削减开支。传统心理干预和网络化心理干预的混合治疗会越来越大众化。

其次，有必要在非西方国家或地区去推广网络化心理干预。网络化心理干预可以被多元文化采用，以及转换成其他语言。越来越多的研究表明这可能是可行的，例如，西班牙语的心理干预（Ospina-Pinillos et al.，2019）。这种推广尽管尚不能替代传统的面对面心理服务，但对于无法获得心理健康服务的人群仍有好处。在推广过程中需要注意，不同国家的来访者对网络化心理干预的态度可能存在差异。例如，澳大利亚和瑞典的治疗师和来访者可能比美国的治疗师和来访者更积极（Mohr et al.，2010）。

最后，在未来，随着技术的进一步发展，网络化心理干预应批判性地审查最新的智能干预手段，包括更多的人工智能干预、更好的个性化干预或基于数字表型的诊断支持系统的建立（Dülsen et al.，2020）。在实证研究中，每周收集网络化心理干预研究的症状缓解情况，有利于结果修订，尤其是在两项对比的实验中（Hedman et al.，2014）。通过脑成像技术去预测网络化心理干预的结果是新颖和有趣的，虽然像这样的技术仍处于早期阶段（Månsson et al.，2015），但是它们可以先应用在一些普通的临床设置中。

因此，面对网络化心理干预的快速发展，我们在欣喜的同时还应该持谨慎态度。网络化心理干预作为一种新的治疗方式，改变了传统的心理治疗模式，提供了个性化的治疗途径，但目前还不成熟，应用前景及治疗的有效性仍有待进一步研究。本领域需要在资金、研究、政策变化、培训和公平方面得到更多投入，还应在更大范围内验证干预技术的有效性和适当性；需要探索如何有效地将网络化心理健康解决方案整合到心理健康服务系统中，以及如何在不同人群中应用这些干预技术（Balcombe & De Leo，2021）。

第四节　总结与展望

本章主要梳理了重大公共卫生事件下网络化心理干预的相关理论与实践研究，重点关注网络化心理干预的应用，并概述其发展，讨论针对不同症状的干预，提出其应用中可能存在的问题与局限。

网络化心理干预是指一切利用互联网作为媒介进行的心理干预，旨在帮助受影响的个体预防和治疗心理障碍的症状（Berger et al.，2019）。随着现代计算机技术的不断发展，网络化心理干预借助互联网普及性、即时性、经济性、匿名性等多种优势，在重大公共卫生事件背景下发挥着重要的作用。几十年来，各种形式的网络化心理干预的有效性都得到了实证研究的认可，且应用越来越广，并在新冠疫情期间首次得到大规模运用。网络化心理干预是可行的，它获得了大众的接受，对使用者而言成本较低，同时，其易用性和可得性正在逐步改善，有效性也几乎与面对面心理干预等价。一般情况下，构建网络化心理干预需要搭建治疗平台，设计评估程序、治疗内容，以及考虑咨询师的参与。然而，在进行重大公共卫生事件下的网络化心理干预时，还需要兼顾干预对象、干预时机和干预问题的特殊性，以设计合适的网络化心理干预。

第二节关注了重大公共卫生事件下抑郁、焦虑及创伤后应激障碍症状的网络化心理干预。在焦虑部分，我们介绍了两种常见且有效的网络化心理干预，包括基于互联网的认知行为疗法和基于互联网的心理动力学治疗，论述了网络化心理干预对减轻焦虑症状的效果，并简要介绍了网络化心理干预减轻焦虑症状的作用机制，其中提及情绪管理和社会支持等中介因素。我们重点介绍了通过实验研究得出的焦虑症状网络化心理干预的影响因素，其中包括在传统面对面心理干预中对干预结果非常重要的治疗联盟、网络化心理干预特定的沟通方式与频率，以及治疗师因素。现有的研究往往在焦虑症状减轻的影响因素上表现出结果不一致，我们特别关注了网络化心理干预中以上三个影响因素对治疗依从性和用户的脱落及未使用的影响，期望能够部分反映网络化心理干预如何影响治疗焦虑症状的效果及提升网络化心理干预质量的途径，并期待未来有更多研究能够探明焦虑症状网络化心理干预的影响因素及作用机制。

针对重大公共卫生事件下的抑郁症状，我们讨论了基于互联网的抑郁症状干预方法、效果及影响因素。基于互联网的抑郁症状干预方法，在干预工具方面，主要以手机应用为主；理论取向上，主要以认知行为疗法为理论背景，以指导性或非指导性的方式对具有心理痛苦的群体进行干预。元分析研究结果表明，指导性干预的效果量高于非指导性的。干预周期的长短在预防复发方面对干预效果有一定的影响。同时，干预的剂量效应也会影响到干预的效果。在作用机制方面，网络化心理干预因为其浓厚的 CBT 色彩，作用机制与认知改变、行为激活等过程有着紧密的联系。随着互联网、大数据、人工智能的发展，基于机器学习的心理干预辅助工具也在逐步发展。未来的心理干预工具将逐渐往智能诊断、智能过程监测、智能对话的方向发展，这有利于更加便利地从传统咨询中借鉴和吸收关于咨询的共同要素，并在干预中提供更多元化、更接近人类咨询师的干预体验。

针对重大公共卫生事件下的创伤后应激障碍，我们介绍了几种流行且有效的网络化心理干预方法，包括网络化认知行为疗法、认知偏向矫正、网络化简短延长暴露疗法、网络化表达性写作和网络化问题解决疗法等，主要论述了这些方法的原理和干预流程。这些方法逐渐广泛应用到计算机化程序、手机 App 应用程序、微信小程序甚至社交软件当中，以供不同的群体使用。总体来看，创伤后应激障碍的网络化心理干预有较为良好的即时干预效果，而追踪干预效果的证据非常有限，还需要更多的实证研究支持。创伤后应激障碍网络化心理干预的效果主要受到性别、年龄等被试特征和干预周期、干预形式等干预特征的影响。我们从基于认知重构的 ICBT 模型和基于认知偏向的 CBM 模型出发，详细探讨了创伤后应激障碍网络化心理干预起效的认知作用机制。未来还需要更多的研究来建立认知机制和心理机制的整合作用模型。

首先，网络化心理干预存在一些令人担忧的问题。伦理问题备受关注，此外还包括负面影响、隐私安全问题和效果研究的局限。目前，尽管一些网络化心理干预的伦理守则已经制定，但这部分努力仍然不足，提供网络化心理干预的运营环境伦理意识也较薄弱。其次，网络化心理干预造成的负面影响也很容易被忽视，有必要通过完善网络化心理干预的理论基础、增加与服务提供者的接触、及时地支持和反馈、监测评估过程中的负面影响等手段应对这种可能的负面影响。再次，隐私安全问题也令人担忧，尤其是在法律和监管不充分的地区。这提示干预者应妥善保存当事人留下的在线记录，尽可能保护当事人隐私。最后，进一步的效果研究在该领域仍然需要，尤其是探索干预措施的有效成分，解决其对谁有效、为何有效的问题。我们相信，网络化心理干预将是富有前景的应用技术，未来可以整合不同的技术来辅助临床实践，在非西方国家或地区推广网络化心理干预，并对最新的干预手段进行批判性的审查，重视其在个性化治疗中的潜在优势。

第五章　重大公共卫生事件下的复原力

当前，复原力（resilience）已经成为从事紧急情况和灾害管理实践工作者的核心概念，对维护健康和福祉有重要意义。许多学者和组织对于复原力的概念都做出了定义，学者们的共识是：复原力是在面对变化或突发事件时的一种动态形式，而不是一种结果（Barrett & Constas，2014；Masten & Monn，2015）。因此，复原力既是对不断变化的环境和突发事件的适应过程，也是一种积极应对和恢复的能力。

复原力通过建立个体的内在力量，针对健康的潜在威胁提供终身缓冲，从而帮助个体维持和促进心理健康（Khosla，2017）。不仅如此，复原力还能使个体有意识地重新评估不良事件或创伤事件，从而找到一线希望，发现生活中的意义，尽快从各种创伤中恢复（Torgalsbøen et al.，2018）。本章将从个体、家庭、社区三个层面出发，论述复原力在应对重大公共卫生事件中的重要性、影响因素及产生机制，为探索提升复原力的途径提供参考。

第一节　个体复原力

重大公共卫生事件给个体和社会带来了诸多危机和风险，严重威胁到人们的身心健康。然而，并非每个人的反应都是一样的，有些人会陷入极度的精神紧张状态，比如过度焦虑、恐惧等，并且在重大公共卫生事件过去后仍不能有效缓解，进一步发展成为创伤后应激障碍（Di Crosta et al.，2020）；有些人则能顺利地度过危机，回归正常的情绪和生活状态，甚至心理复原力水平也会因顺利度过此次危机而有所提高（Demetriou，2021）。后者的表现和状态即本节关注的重点——个体复原力现象。以下将从个体复原力概述、影响因素、产生机制和作用四个方面，对个体复原力现象进行详细介绍。

一、个体复原力概述

（一）个体复原力的研究背景

随着全球发展趋势日益复杂和风险呈现不可预测性，重大公共卫生事件带来的危机和应对策略逐渐进入研究者的视野（Leaning & Guha-Sapir，2013）。关于重大公共卫生事件，研究者主要围绕两个视角展开研究：一个是"问题视角"，研究重大公共卫生事件对个体产生的负面影响和给个体带来的心理健康问题，如焦虑、抑郁和创伤后应激障碍等。另一个是"积极视角"，对个体在危机中产生的积极反应和在危机中的复原现象进行研究。在过去，"问题视角"在相关研究领域占据核心地位，研究者主要从个体心理健康的压力情景入手，研究危机事件可能诱发个体产生不良行为或加剧风险结果的危险因子，得到一些有价值的发现：处于危机状态的个体在抑郁、焦虑和自杀方面得分显著增高，不良的行为、身体状况、人际关系和适应变化问题发生率较高（Perrin et al.，2009）。后来，受20世纪末积极心理学与个体复原力思潮的影响，研究者开始更多关注个体在面对危机时的积极应对方式和有助于个体顺利度过危机的保护因子，如自信乐观、良好的社会支持、牢固的亲密关系、较强的情绪调节能力等，并表明这些保护因子有助于个体适应并顺利度过危机（Kobau et al.，2011）。

当今世界变幻莫测，人们无法知晓重大公共卫生事件何时再出现，"问题视角"的研究已不能使人们主动灵活地应对重大公共卫生事件，仅仅基于病理学模型来消除危机不良症状是远远不够的。有越来越多的研究者关注与成功适应相关的心理品质，探索个体身上应对危机的积极力量，包括情绪智力、人格特质、社会支持，以及积极应对压力源的方式（Dias & Cadime，2017）。目前，个体在危机中产生的积极复原现象已经成为一个富有成果的研究焦点。复原力理论认为，个体复原力的保护因子可以缓冲风险因素对个体发展和功能的负面影响。同时，研究者也做了大量实验，表明个体在面对重大公共卫生事件时，其复原力的内在保护因子（积极的人格特质、认知、情绪等）和外在保护因子（家庭、社区、学校、朋友的支持等）可以减少或调节危机事件的负面结果，减少心理健康问题的出现，促使个体适应并顺利度过危机（Cao et al.，2020；Hamby et al.，2018；Xu & Ou，2014）。

（二）个体复原力的内涵

在过去的20年里，复原力的概念发生了巨大的变化，从特质说转变为结果或过程说。特质说假设复原力取决于人格类型，是一种内在的、稳定的特质。这种特质有助于提高个体对逆境的适应力。然而，仅有少量的实证结果支持这一假设（Bonanno & Diminich，2013）。相反，人格似乎是关系到维持或恢复心理健康的众多风险或保护因子之一。

复原力结果说即在重大压力或不利事件下仍然维持或重获心理（或身体）的健康（Kalisch et al.，2015）。在结果说下，暴露于重大风险或逆境中是评价复原力的先决条件，只有当个体处于不利情境中才能判定其是否具有复原力。而且，复原力作为一种结果，是否具备复原力可以由个体的复原力因子所预测（Bonanno & Diminich，2013）。复原力因子是在逆境下保护个体免受负面影响的资源，下节将对复原力因子进行详细的介绍。然而，一些研究指出，复原力因子的预测能力较弱，暴露在压力或创伤下的心理健康研究表明复原力因子通常只能解释差异的一小部分（Bonanno et al.，2015；Kalisch et al.，2015）。这意味着仅仅根据复原力因子，不能确切地判断一个人在压力事件下是否会暂时出现或不出现心理健康方面的障碍。

目前，理论界普遍接受的观点是复原力过程说，即暴露于重大压力下仍保持心理健康或很快恢复是个体对压力环境的一个动态适应过程。复原力过程说的证据来源于对个体成功应对压力事件的大量观察，无论是个体生活视角的改变（Johnson & Boals，2015），如新的力量或能力的出现（Luthar & Cicchetti，2000）、对未来压力事件的免疫（Seery et al.，2013），还是表观遗传的改变和基因表达模式的改变（Boks et al.，2015）。复原力过程说意味着复原力不是一种特质或稳定的人格特质，也不是一种特定的基因类型。稳定的特质或倾向——我们称之为复原力因子——可能会使个体对压力事件做出复原力反应的可能性更大，但它们是通过促进个体内部应对机制的激活或促进个体与环境的有益互动来做到这一点的（Kalisch et al.，2017）。因此，复原力过程不同于复原力因子，复原力过程伴随着神经活动，比如在压力情境下利用认知情绪调节能力来对情绪进行调节，或利用良好的沟通能力来解决社会冲突或成功地寻求帮助。总而言之，大多数复原力理论学家都认为，复原力并不仅仅是对压力源的不敏感的体现，或者仅是对逆境的被动反应的体现，复原力是主动、动态的适应的体现（Russo et al.，2012）。

从不同学科领域来看，心理学、生态学、社会科学等领域对复原力是什么也给出了各自的答案。例如，社会科学领域的学者认为，复原力是个体在面临挑战时积极适应的过程。在这个层面，个体复原力被重点描述为个体从危机紊乱转移到感受幸福的过程（Fletcher & Sarkar，2013）。而社会生态领域的学者认为，个体复原力是一种个体利用资源的能力，强调他们的环境（包括家庭、社区和工作场所等所有的环境）可以提供资源的外部支持（Fleming & Ledogar，2008）。从整体上看，个体复原力的内涵实际上可以从两个层面来理解。第一个层面从社会科学出发，认为个体复原力主要是一种个人的能力或特点。通过接触困难和危机（如压力、创伤或其他逆境），个体可能会形成适应性行为，从逆境中恢复过来。这种个人能力或特点被视为一种内在的保护性资源，能够使个体积极地适应危机，在面对危机时积极地解决问题、改善其认知不良。这一层面与前述复原力结果说中的复原力因子有相似之处。第二个层面从社会生态出发，强调个体复原力是个体与环境互动的过程。这将复原力概念扩展为个人外部的概念，强调理解复原力时要植根于个体生存中的特定文化背景（Luthans et al.，2006）。本书采用目前被学者们普遍认可的定义，将个体复原力视为个体内部和生态系统相互作用的过程，通过积极的相互作用来帮助个体在受到危机挑战时恢复、维持或改善其心理健康（Miller-Graff，2022）。

复原力的研究对象并非始于人类。20 世纪 70 年代初，环境生态学家克劳福德·斯坦利·霍林（Crawford Stanley Holling）首先使用"复原力"一词来描述森林和其他生态系统在不断受到威胁的情况下仍然长期存在（Holling，1973）。比如森林，经常被火灾或虫灾等不可预测的事物侵扰。这些随机事物尽管会对森林造成严重的破坏，但从长远来看也带来了诸多益处。比如火灾，清除了地面上的灌木丛，从而为幼树提供了更多的阳光和水分，而新植被的繁茂生长也为动物提供了更多的食物。同时，火灾还可以滋养土壤，帮助消除疾病或有害昆虫。这些看起来会带来不稳定的不利事件，却使得森林从中获得了强大的复原力。

在霍林发表关于森林复原力的文章后不久，复原力的概念也开始出现在关于儿童发展的文献中。研究人员开始注意到，大量处于贫穷、虐待等不利处境的儿童似乎能够经受住挑战，并最终设法过上正常的生活。从对这些孩子的研究中得出的最令人惊讶的结论是复原力存在的普遍性（Masten，2001），这推翻了许多关于儿童在逆境下发展的负面假设及模型。在大多数情况下，复原力是人类基本适应系统运行的结果，如果这些系统没有被损害并处于良好的工作状态，那么，即使在面临严重逆境时，发展也能保持稳健。

对不利处境下儿童复原力的研究为人类拥有克服恶劣环境的能力提供了强有力的证据。那么，在日常生活中遭遇了具有潜在危害的急性恶劣事件时，人们会有怎样的反应呢？一项对 54 790 名美国军人创伤症状和恢复能力的前瞻性队列研究发现，军人从被调遣前到完成军事任务后表现出稳定的低创伤后应激或复原力的比例非常高，分别为 83.1% 和 84.9%（Bonanno et al.，2012）。另外一项对 330 名经历突发创伤性事故的幸存者的调查则显示，大部分个体在遭遇创伤后显示复原力心理功能（DeRoon-Cassini et al.，2010）。Galatzer-Levy 等（2018）回顾了对 67 个潜在创伤事件后反应轨迹的研究，尽管这些研究在设计、计算方法和潜在创伤事件类型上有所不同，但平均而言，仍有 2/3 的参与者显示复原力。

许多人在遭遇严重的心理或生理逆境时仍能保持心理健康，这一观察结果引起了学者对与应激相关的精神疾病的预防机制的研究兴趣（Kalisch et al.，2015）。关注复原力而不是病理生理学代表了临床心理学和精神病学研究范式的转变——从对病理生理学的研究转变为对帮助个人免受压力相关疾病侵扰的保护机制的研究（Kalisch et al.，2017），这对发展新的预防及治疗策略、改善公众健康具有重大意义。下面，我们将从个体复原力的影响因素及产生机制两个方面展开介绍。

二、个体复原力的影响因素

个体复原力的概念主要从两个层面来理解，即个体内部和外部。关于影响个体复原力的因素，也将从个体内部和外部，以及个体中的保护因子、危险因子等因素入手。个体能否适应和顺利度过危机，受内部和外部的危险因子和保护因子影响。下面通过归纳整理，分别从个体的人口学特征、人格特质、情绪灵活性及应对策略等内部因素，以及个体的社会支持、社区和家庭层面等外部因素，来理解影响个体复原力的因素。

（一）内部因素

积极心理学认为，每个人都有内在的力量来应对危机，这种力量可以改善个体在面对危机和压力时的反应方式，被称为内部保护因子。研究发现，个体的内部保护因子——积极的人格特质，以及良好的情绪调节能力、认知和应对方式等——会增强个体面对危机时的恢复能力，增强个体的复原力；而危险因子——不良的人格特质、认知和应对方式，以及情绪灵活性差——则会阻碍其在重大公共卫生事件中的复原，削弱个体的复原力（Grych et al.，2015；Hamby et al.，2018）。

1. 人口学特征

（1）性别。

一项成年人创伤后应激障碍风险因子的元分析结果显示，女性比男性更有可能发展出创伤后应激障碍（Brewin et al.，2000）。Bonanno 等人（2007）在"9·11"恐怖袭击事件发生后，通过对 2 752 名纽约市居民的实证研究发现，女性的复原力仅为男性的一半。性别的影响在对本次重大公共卫生事件中医护人员心理健康状况的研究中也得到支持（Hennein et al.，2021）。性别因素可能与其他因子相互作用，如研究者在研究飓风的影响时发现，墨西哥文化加剧了性别差异，非裔美国人文化则削弱了性别差异（Norris et al.，2001）。在澳大利亚纽卡斯尔地震的影响中，性别差异在非英语国家移民样本中是最大的（Norris et al.，2002）。如何解释在实证研究中发现的一致的性别影响呢？一种可能的解释是，女性在遭遇潜在创伤事件时有在主观上感受到更大威胁的倾向。这种可能性已经得到多变量研究结果的支持。在一些表明性别和创伤结果之间存在关联的研究中，当通过统计来控制主观创伤暴露时，性别效应消失了（Norris et al.，2002）。

（2）年龄。

年轻人在经历丧亲（Bonanno & Kaltman，1999）和潜在创伤事件（Brewin et al.，2000）之后有更极端的反应。这一发现与 Bonanno 等人（2007）对"9·11"恐怖袭击事件后纽约市居民复原力的调查结果一致。65 岁以上的研究参与者罹患 PTSD 的可能性最小，并且与最年轻的参与者（18～24 岁）相比，他们的复原力是后者的 3 倍以上。Yan 等人（2021）通过对新冠疫情背景下 3 088 名中国居民的心理压力调查发现，年龄低于 45 岁是心理压力的预测因子。一项对来自全球的 1 653 名参与者的横断面研究（Varma et al.，2021），以及一项对英国两个纵向队列的研究（Kwong et al.，2021）均表明，年轻人在新冠疫情大流行期间更容易发展出压力、抑郁及焦虑症状。老年人较少受到潜在创伤事件的影响也许可以归因于他们更丰富的生活经验、更强的心理应对和适应能力（Fuller et al.，2021），以及更强的调节负面情绪的能力（Charles & Carstensen，2010）。

（3）种族或民族。

种族或民族是一个经常讨论的危险因素，然而却鲜有令人信服的实证结果支持种族或民族差异与创伤结果之间的联系（Bonanno & Diminich，2013）。一些报告创伤后应激障碍存在种族差异的研究往往没有考虑到社会经济地位等其他风险因素的混杂影响（McGruder-Johnson et al.，2000）。例如，在对"9·11"恐怖袭击事件后纽约市居民复原力的研究中，样本的单变量分析表明西班牙裔人群的复原力普遍较低，然而当研究控制了预测因子之间的协方差时，西班牙裔人群与其他族群之间的差异就不存在了（Bonanno et al.，2007）。另外，研究样本中种族或民族的代表性不够也是使结论缺乏说服力的原因之一（Hennein et al.，2021）。

2. 人格特质

人格可以定义为在不同情境下和时间影响个人行为模式的一组稳定、持久的心理特质（Gerrig et al.，2015）。在早期，就有研究人员在研究中证明了人格特质在一定程度上对个体复原力起着预测作用（Robertson & Cooper，2013）。目前，有关儿童和成人复原力的文献也都强调人格特质的重要性。有研究发现，一个人的人格特质既有可能是乐观、坚韧的，也有可能是脆弱、压抑的。积极乐观的人格特质可以减少危机给个体带来的负面影响，提升个体在公共危机事件中的复原力（Miller & Harrington，2011）。通过分析高复原力者的人格特质，人们发现这类个体通常具有积极、稳定和安全的特点，也被描述为自信、有洞察力、有见识，并能够与他人保持温暖和开放的关系。拥有这类积极人格特质的个体常常具有良好的自我概念，这很好地为个体提供了保护屏障，促使个体用积极的方法解决问题，对危机经历持乐观的态度和积极的视野；即使个体受到突发危机的严重冲击，其也会积极地自主调节并寻求社会支持（Oshio et al.，2018）。

另外，一项有关人格的纵向调查也显示，积极稳定的人格特质是克服困难并从逆境中复原的一种重要的内部资源。在面对重大公共卫生事件时，有这种人格特质者通常在危机中表现出低焦虑、低回避的状态，在遇到问题时也会正面应对（Balgiu，2017）。虽然拥有这种积极安全型人格的个体也会感受到在重大公共卫生事件中由灾难带来的痛苦，但是，他们要比其他人格类型者，例如消极和回避型人格特质的个体，更能适应逆境和损失。具有消极和回避型人格特质的个体，在面对危机时常常表现出脆弱、压抑，缺乏灵活的应对方式，承受挫折能力弱，对经历持悲观的态度，面对危机时往往会产生回避、退缩等行为。这些特质属于个体中的危险因子，会加剧重大公共卫生事件带来的负面影响，使个体在面对灾难时复原力弱，并且很少寻求朋友和家人的支持或安慰。这种对待危机的反应方式不仅不利于个体在危机中的复原，反而可能导致个体在危机后长期存在调整方面的困难（Lam & McBride-Chang，2007）。

3. 情绪灵活性

情绪灵活性在压力和危机情境下对个体具有保护性，涉及积极情绪、情绪调节、情绪表达，属于个体复原力的一种内在保护因子，不仅可以减少暴露在压力源下的个体主观的消极感受，还有利于个体更快地从危机中恢复（Swaminath & Rao，2010）。

（1）积极情绪。

情绪灵活性强的个体会产生更多的积极情绪。根据积极心理学的观点，积极情绪具有扩展-构建的功能，能够拓展个体的思维活动和空间，扩大个体注意的范围，增强个体认知的灵活性，帮助个体构建应对困境的资源，使危机状态下个体的生理应激反应恢复到正常的基线水平。这些功能往往能够让个体多角度看待危机事件，在感受到消极情绪（比如，愤怒、哀伤、恼怒等）的同时，也会体验到积极情绪（比如，愉快、乐观、自信等），从而促使个体具有积极的行为取向，激发个体身上的保护因子，缓解个体的消极情绪，提升个体在危机中的复原力（Greco，2018；Tugade & Fredrickson，2004）。在面对重大公共卫生事件时，积极情绪多的个体会致力于从事自己目前所做的事情，对生活有较强的掌控感，愿意接受生活变化所带来的挑战。这说明积极情绪在重大公共卫生事件中赋予了个体积极适应的好处，有助于个体积极地应对困境并引发个体幸福感的上升，从而提升个体的复原力。而情绪灵活性弱的个体通常情绪体验单一，很容易陷入消极情绪，看待问题片面，导致个体复原力比较弱（He et al.，2020）。

（2）情绪调节。

情绪调节是管理情绪、激发信息摄入的一种认知方式，包含了广泛的认知、行为、情感和生理反应，会影响个体对自身情感状态和压力的理解。从上一节关于复原力定义的介绍可以发现，无论是特质说、结果说还是过程说，对复原力的讨论都离不开一个因素，即重大逆境。逆境不可避免地会引发内部的情绪体验。当考虑从压力或慢性事件中"反弹"的能力时，必须意识到个体的情绪体验，并考虑个体如何应对他们的情绪。也就是说，复原力和情绪调节之间存在着明显的关联（Kay，2016）。一项对情绪调节和心理复原力关系的元分析发现，情绪调节和心理复原力存在正相关关系（Polizzi & Lynn，2021）。

由于重大公共卫生事件后续引起更多负性事件，很多人出现了焦虑和恐慌等情绪问题。如果个体未能进行情绪调节恢复，则很容易产生焦虑和恐慌等情绪问题，尤其是当这种情绪长期频繁地与负面事件接触、结合时，个体过度的恐惧和焦虑会压制和降低个体的复原力，导致个体多个危险因子水平（焦虑、恐惧水平等）持续升高（Tugade & Fredrickson，

2004)。另外，虽然高复原力者在面对重大公共卫生事件时也会受到负面影响，但他们通常能自主进行情绪调节，在消极和积极的情绪状态之间保持平衡，而这正是增强个体复原力的关键机制。

（3）情绪表达。

情绪灵活性强的个体通常能积极进行情绪表达，情绪灵活性弱的个体则不擅长表达自己的情绪。长期以来，情绪表达一直被认为是个体危机适应的一个重要组成部分，情绪抑制和不擅长表达自己情绪通常被认为不利于个体度过危机（Bonanno，2006）。在早期就有研究表明，情绪灵活性弱的个体容易将压力源和其他的生活事件联系在一起，将焦虑、恐惧泛化到其他方面，在危机面前不能很好地调节和处理自己的情绪，这是容易引发个体复原力下降的危险因子（Troy & Mauss，2011）。对同一样本进行长期追踪的研究也明确地将情绪表达与低痛苦的复原过程联系在一起。高复原力的个体往往能在危机中主动进行自我情绪调节和表达，在逆境中表现得更好。例如，研究表明，在重大公共卫生事件如新冠疫情的影响下，对疫情的恐惧会导致个体产生许多负面情绪（Ni et al.，2020），这些负面情绪包括抑郁和焦虑等。而复原力较强的个体有较多的积极情绪、良好的情绪调节和表达能力，较少受到恐惧的影响，这与个体在危机中的积极应对策略、主观幸福感、身体健康及更广的外部社交网络相关联，属于个体复原力的保护因子，能够减少危机事件带来的绝望和无助，帮助个体产生较强的复原力，顺利适应并度过危机。而复原力弱的个体在面对危机事件时会产生较多的负面情绪，情绪灵活性较差，缺乏情绪调节和表达能力，这也直接影响了个体在重大公共卫生事件中的恢复能力，导致个体的复原力低下（Gloria & Steinhardt，2016）。

4. 应对策略

应对（coping）被定义为个体用于减轻压力的认知方式及行为（Folkman，2010），随具体情境需要而变化。但有证据表明，应对风格往往会随着时间的推移而趋于一致（Vollrath et al.，1995）。很多学者将应对策略分为三类。一是问题焦点应对，即利用资源消除产生问题的压力源。例如，解决问题，积极思考，当问题无法解决时避免思考。研究发现，问题焦点应对策略与更好的结果有关，包括更强的复原力（Alonso-Tapia et al.，2016）。二是情绪焦点应对，即通过否认或改变态度来缓解紧张（Lazarus，1993），如冗思、情感表达和自责。研究发现，情绪焦点应对与更糟糕的结果有关，包括更弱的复原力（Alonso-Tapia et al.，2016）。三是回避应对，即逃避或忽视压力源（Lazarus & Folkman，1984）。应对策略对个体在压力环境下做出的反应有一定的影响，对个体的心理健康发挥着保护性或破坏性的作用。一项对 430 名成人的调查结果发现，应对策略作为预测因子，可以解释复原力得分差异；具体来说，问题焦点应对策略是保护因子，而情绪焦点应对策略是风险因子（Alonso-Tapia et al.，2019）。Thompson 等人（2018）通过对符合创伤条件的病人开展前瞻性的纵向研究，发现一个月时点测量的复原力与积极应对策略呈正相关，与回避应对策略呈负相关。

（二）外部因素

当复原力在个体与环境的相互作用中发展时，其会受到外部因素的影响。社会支持，如父母和亲属对个体的关注、积极的社区体验等有助于提升个体在危机面前的安全感，这有利于让大量接触潜在创伤事件的个体从灾难中恢复过来，换言之，该个体复原力水平也较高。缺乏社会支持则被视为危险因子，可能阻止个体以适应性的方式去应对危机，换言之，该个体在面对危机时的复原力水平也较低。

大部分研究者把社会支持定义为一种良性的人际交往，认为其能够缓冲压力事件带来的负面影响（Ozbay et al.，2007）。社会支持和帮助的来源主要有社会、团体、朋友和家庭成员。越来越多的证据表明，通过社会支持与人际变量的相互作用，可以增强个体在面对危机时的复原力（Boullion et al.，2020）。社会支持作为个体复原力的一个重要外部条件，对个体的身心健康显得尤为重要。研究表明，社会支持可以为个体提供诸如理解和安慰等情感资源，使个体认为重大公共卫生事件不那么具有威胁性，帮助他们处理好危机带来的负性结果（Simon et al.，2021）。如果个体在危机事件中能够得到家庭成员、亲密朋友和同事的支持，个体将会产生更强的复原力。据研究者的观点，来自亲密家庭和朋友的社会支持能帮助人们在创伤事件发生后表达消极情绪并促进认知加工，开展有关灾难的反思性活动，这对于促进创伤后的恢复是至关重要的（Cai et al.，2017）。因此，社会支持与个体的积极健康效应有关，会对个体产生显著的保护作用，而缺乏社会支持的个体容易面临更多的负面结果，比如孤独、无助、抑郁等，面对危机时复原力较弱（Burkle Jr.，2019）。在目前的研究中，社会支持作为个体复原力的一种重要影响因素，通过个体感知到的支持程度和对支持的需求可以调节情绪与应激反应之间的关系，并促使个体使用适应性的压力应对策略，这有助于个体积极应对并更好地度过危机（Sippel et al.，2015）。例如，针对引发国际关注的新冠疫情，研究者做了大量的研究，表明社会支持状况缓和了复原力与心理健康之间的关系，这一发现和补偿假说有关，即社会支持可以作为缓冲，抵御低水平的复原力对心理健康的影响，弥补低复原力（Hou et al.，2020）。对于所有个体，只有较高水平的社会支持，才能显著减轻复原力水平较低的个体的心理健康风险，同时，也有助于减轻个体的各种特质脆弱性（如神经质和内向）的负面影响。基于压力缓冲假说，不同来源的社会支持也可以缓冲低水平的复原力对心理健康的负面影响，这可能是因为在新冠疫情期间，社会支持是帮助个体对抗相关心理健康风险的重要保护因素。而社会支持水平较低或单一的支持不能有效地减少这一风险因素（Saltzman et al.，2020）。在新冠疫情期间，社会支持水平较高的人会缓冲低恢复力对心理健康的负面影响（Labrague & Santos，2020；Li et al.，2021）。下面，我们将重点讲述社区体验、家庭环境及文化。

1. 社区体验

社区是个体之间高度密集的地域空间，是人们参与各种社会活动和交流的基本场所；个体复原力不是在真空中产生的，人们在现实的生活中总是会受到周围社区人积极或消极的影响（Sippel et al.，2015）。从重大公共卫生事件——例如 SARS——的成功应对可以发现，积极的社区支持和体验减少了危机给人们带来的恐慌，极大地提高了人们的适应率（Walsh，2007）。社区领域包括物质、信息等一系列的资源，这些可以帮助控制危机、降低人员和财产风险、减少实际或潜在不利的影响，在事件发生之前、期间或之后能够减小危险事件发生或损失出现的可能性，这对于个体应对重大公共卫生事件有着短期且直接的影响，使个体能在相对短期的时间里恢复和重建他们的生活。研究表明，积极的社区支持和体验对个体具有联系、支持和共享的价值（Lowe et al.，2015），良好的社区支持可以有效地帮助个体获取资助和资源，帮助社区获得备灾和及时应对危机的能力，即使在发生重大危机的情况下也能维持基本的社区运作。因此，社区可以通过资源的可利用性来影响个体复原力，在人们应对危机时发挥较为重要的作用（Tambo et al.，2018）。总之，在不确定的重大公共卫生事件中，积极的社区支持和体验可以使个体灵活地应对负性事件的威胁。这种支持有助于满足个体的基本需求，帮助个体做出目标制定及实施战略选择，增强个体应对危机的能力，为个体复原力提供了力量（Paturas et al.，2010）。因此，个体在重大公共卫生事件中会因为积极的社区支持有一种归属感，会因为与社区的联系而增强个人的复原力，促进自身与其他个体之间的合作，从而更好地解决问题，在危机期间通过积极的社区体验来获得希望（Powley，2009）。

2. 家庭环境

良好的家庭环境通常具有高水平的情感支持、有效的沟通和强大的凝聚力等特征，这些特征是有助于个体顺利度过危机的重要指标，不仅能促进个体内部保护资源的开发，还能帮助个体以适应性方式应对危机和压力源。良好的家庭环境能够减轻压力威胁对个体心理健康的影响，使个体在危机中期和后期有更少的焦虑、抑郁和心理不适应等症状。

良好家庭环境中的父母会给子女提供一种民主、温暖的家庭环境，在这种环境中成长的个体会对生活有较好的信任和掌控感；由于人与人之间的影响是相互的，子女的这种信任和掌控感又会反过来影响父母和家庭中的其他成员（Smith & Prior，1995）。家庭复原力保护模型显示，支持型的家庭特征会把危机对个体的负面影响降至最低，使家庭成员能够有效地应对危机带来的压力，从而有效提升个体在面对危机时的复原力；而专制型家庭中的个体会产生额外的压力和不可控感，在重大公共卫生事件面前，这容易诱发个体身上的危险因子，削弱个体的复原力，不利于个体顺利度过危机（Patterson，2002）。

除此之外，处于良好家庭环境中的个体能够在遇到困难时积极有效地进行沟通。家庭成员的积极有效沟通可以缓冲重大公共卫生事件带来的负面影响。在经历了危机事件后，个体会在家庭成员的鼓励和陪伴下慢慢调整，在危机中期或者后期表现出恢复能力（Theiss，2018）。积极情绪作为个体的一种内在保护资源，是个体复原力重要的内部影响因素。日常家庭互动和沟通的质量与个体积极的情绪体验呈正向相关（Keaten & Kelly，2008），这说明家庭成员的积极有效沟通能够促进个体内部保护因素的形成。通过研究家庭环境与个体复原力的关系，有学者发现，有高水平情感支持的家庭环境会对儿童的情绪系统功能产生直接影响，这可以作为个体应对慢性应激源的重要情感资源，是个体在面对危机时的一种强有力的外部保护因子（Dias & Cadime，2017）。而父母离婚、贫困、家庭暴力、丧亲及家庭成员不和会引发个体在面对危机事件时的危险因子，降低危机中个体的复原力。

3. 文化

文化通常指一群人共同拥有的信仰、价值观、实践和习俗，它将家人、社区联结在一起，提供一种身份感和归属感（Corona et al.，2017）。文化可以提供关于祖先历史的记叙以及一种归属感，强调意义及对经验的解释是文化的核心特征（Castro & Murray，2010）。个体从重大压力事件或不利情境中恢复与个体意义的重建密切相关，因此在对复原力影响因素进行讨论时必须考虑到个体所拥有的特定文化规范、信仰和价值观。

与种族和文化相关的因素将决定人们的应对方式、对压力的认知反应及所获得的社会支持。以亚洲文化为例。亚洲文化受到三种主要宗教或哲学不同程度的影响，即道教、儒家思想以及佛教。道教拥有一种崇尚简单自在的生活哲学，主张无论环境如何，都要过一种满足的、平静的、平衡的生活。儒家思想则教导人们面对困难要坚韧不拔，相信努力是有效用的。佛教修行提供的不仅仅是减压，更是一条从生活的烦恼和悲伤中解脱出来的途径。与基督教一样，佛教需要个人的转变，这种转变靠精神和身体的训练，最终让内心获得宁静与关怀。由此不难看出，不同的文化会对人们在逆境中的反应及应对方式产生影响。在一项研究文化与心理创伤复原力两者关系的系统性综述中，Raghavan 和 Sandanapitchai（2020）发现，符合纳入标准的 18 项质性研究中的参与人员将复原力部分归因于文化价值观和宗教信仰，其中 3 项研究认为文化价值观对复原力过程既有帮助又有阻碍，影响是复杂的。Han 等人（2016）认为，文化或宗教信仰可以直接帮助预测复原力。通过对 10 283 名不同种族参与者的研究发现，积极的宗教应对方式与那些有童年创伤经历的成年非裔美国人的更强复原力有关（Reinert et al.，2015）。有趣的是，Lee 等人（2008）的研究则显示，较高水平的精神信仰与较高的创伤后应激障碍量表得分相关，并且西方的精神信仰比东方的精神信仰更能帮助预测心理复原力。Vindevogel 等人（2015）对经历过乌干达战争的年轻幸存者的研究表明，参与者尤其认同文化价值。

综上所述，影响个体复原力的外在和内在因素共同调节着重大公共卫生事件带来的负性影响。个体所具有的保护因子不仅可以减少危机带来的负面影响，还可以减轻不利处境中的个体所受到的消极影响，促进个体心理复原力发展，提升个体在面对危机时的复原力。而危险因子加剧了危机对个体的负面影响，阻碍了个体顺利度过危机，使其更易受到伤害和不良发展结果的负性影响，这些负性影响来自包括生物的、心理的、认知的或者环境方面的因素，从而削弱了个体的复原力。

三、个体复原力的产生机制

上面罗列了已有研究中几类主要的复原力因子，包括内部因素如年龄、性别、人格特质、情绪灵活性等，外部因素如社会支持。Kalisch 等人（2017）发现，这些复原力因子只能解释很少一部分的结果差异，很多复原力因子在概念上有重合，并且可能相互关联或相互依赖（Kalisch et al.，2015)。例如，情绪灵活性和应对策略在概念内涵上有重合部分；又如，社会支持可以通过情绪灵活性来影响个体对逆境的应对方式，进而影响个体的复原力。这让明确和理解复原力的产生机制显得有必要。复原力影响因子和复原力机制有什么区别呢？在一定程度上，影响一个人是否具有复原力的影响因子可能有很多，但心理或生理的复原力机制则相对较少(Kalisch et al.，2015)。复原力影响因子通过这些机制发挥作用，机制阐明了一个影响因子是如何导致一种结果的。

(一) 复原力正面评价风格理论

复原力正面评价风格理论认为，迄今为止已识别的复原力影响因子都直接或间接地汇聚到同一条路径上，这条路径就是个体对潜在威胁刺激或情景在机体功能影响方面的评价 (Kalisch et al.，2015)。

复原力正面评价风格理论的基础是认知评价理论。习惯进行适应性认知评价的个体能够对危机做出有利解释，产生积极的应对方式，从而在危机中依然可以保持良好的身心健康状态；而适应不良的认知评价则可能导致个体对危机做出消极评价，诱使个体产生适应不良的消极行为，从而阻碍个体从重大公共卫生事件中复原 (Steinhardt & Dolbier，2008)。根据认知理论，人的行为不是由外界刺激直接导致的，而是外界刺激与个体内部认知相互作用的结果。美国心理学家 Ellis 提出了著名的 ABC 理论，A表示诱发性事件；B表示个体针对诱发性事件产生的一些信念，即对这件事的一些看法、解释；C表示产生的情绪和行为的结果。Ellis 认为，对事件不正确的认知和评价会导致个体产生错误信念，这些错误信念也会促使我们采取不恰当的应对方式。所以，重大公共卫生事件产生的负性后果，并不是我们惯常认为的有其因必有其果，灾难性的危机不会必然导致灾难性的后果，人们解释或"评价"压力事件的方式是关键点 (Beasley et al.，2003)。同一应激事件在不同个体的认知下会引发非常不同的反应和行为模式。不同人对其解释的理念和评价不同，会得到不同的结果和行为。

复原力正面评价风格理论认为，任何已被明确的复原力影响因子能导致复原力的产生是因为其促进了正面评价，换句话说，正面的评价风格在复原力影响因子及复原力两者关系中起到中介作用 (Kalisch et al.，2015)。例如，可靠的社会支持网络可以使个体在精神上稳定下来，是因为个体知道社会支持可以帮助他解决很多问题 (Janicki-Deverts & Cohen，2011)。良好的执行功能是一项资源，因为良好的执行功能让人们更容易压抑负面信息，并且在必要的时候采取更为积极的态度 (Southwick & Charney，2012)。个体拥有保护性的基因或表观遗传背景，是因为保护性的基因或表观遗传背景在某种程度上塑造了大脑功能，促进正面评价（Franklin et al.，2012）。复原力正面评价风格理论还提出，正面评价在轻度厌恶的情况下很容易获得，然而处于自动触发消极评价的厌恶情况下，则需要对情况进行积极的认知重评，如采取不同的心理视角，或发现情境中不同的方面，进而获得积极的评价。

与复原力正面评价风格理论相似，复原力认知评价模型认为，逆境是复原力的先导事件，积极适应是复原力的结果，认知评价则在缓解逆境对适应的负面影响中起着决定性作用，内部资源和外部资源对认知评价产生影响（Yao & Hsieh，2019）。

（二）复原力的心理免疫—心理弹性模型

复原力的心理免疫—心理弹性模型（psychological immunity-psychological elasticity model，简称 PI-PE 模型）包括两种机制、三个条件，以及适应或不适应结果（IJntema et al.，2021）。两种机制分别是对特定压力的容忍以及叙事重构。其中，容忍是指个体对特定压力源不做出防御性反应的程度，叙事重构是指个体能够理解自己的经历并接受它的程度。三个条件包括应激前调整、应激事件，以及个人和环境因子。其中，应激前调整是指个体在面对应激源之前心理上对该应激源的适应程度，这种调整可能是以前对特定压力源适应的结果；应激事件是指个体面对的困难情景，是心理复原力产生的触发点（Fletcher et al.，2013）；个人和环境因子是对个体应激前调整、两种机制的产生及结果产生影响的因素，如个体效能感、自尊、资源等。对压力源的适应是复原力的表现，反之则缺乏复原力。心理复原力是个体适应应激源的动态过程（IJntema et al.，2021）。这一过程由特定的应激事件触发，个体通过心理免疫或心理弹性两种途径增强、维持、恢复或改变心理功能。其中，心理免疫途径证明了个体的应激前调整是足够强大的，可以使个体忍受特定的应激源；而心理弹性途径证明个体功能虽然在最初受到了压力源的影响，但通过叙事重构使得自身适应了特定的压力。

四、个体复原力的作用

个体复原力在减少危机对个体负面影响方面有着重要的作用，它有助于个体积极应对突发公共事件（Sundararaman et al.，2021）。探究个体复原力的结果表明，危机事件下高复原力的个体能够对危机事件进行积极评价，自发进行自我情绪调节，有积极应对的能力，他们在危机面前比其他人更有可能利用内部（例如，充满希望的思考和感激）和外部（例如，家庭、社区支持）的保护资源来克服逆境，并在逆境中保持稳定平衡的心理状态（He et al.，2020）。而复原力低的个体在重大公共卫生事件面前出现多种心理健康问题的风险要高得多，他们在面临危机时往往采用消极的应对方式，危险因子（如难以调节负面情绪、缺乏社会支持）较为突出，尤其是灾害高发地区的居民表现出更多的负性情绪和回避症状（Petzold et al.，2020）。目前，个体复原力在灾难事件上的恢复和个体应对挑战方面有着重大的贡献，许多研究也都强调了增强个体复原力的必要性。关于个体复原力的作用，下面将从个体复原力与重大公共卫生事件的应对、创伤后应激障碍症状的减少、创伤后成长的增加这三个方面展开论述。

（一）个体复原力与重大公共卫生事件的应对

重大公共卫生事件涉及患病人员、奋战在一线的医护人员及目击事件的个体，他们面临危机事件的负面后果时会产生恐慌和焦虑。对于中国在新冠疫情初期的研究表明，与疫情暴发前相比，抑郁、焦虑、压力和恐慌的症状有所增加（Khan et al.，2021）。在新冠疫情期间，个体的复原力可能下降，脆弱性则可能增加（Verdolini et al.，2021）。但是，复原力高的个体能够成功地应对这些不利事件，他们会利用内部和外部的保护因素应对重大公共卫生事件，加深对危机后果的理解和认识，多角度评判当前的危机事件，同时建立安全、可靠的关系，调节危机带来的负面影响（Killgore et al.，2020）。而复原力低的个体在重大公共卫生事件面前出现多种心理健康问题的风险要高得多，包括创伤后压力、抑郁、焦虑、躯体化障碍等（Ho et al.，2020）。理论和实证研究表明，复原力与重大公共卫生事件下表现出的精神病理学症状和适应能力差呈负相关。例如，2020年新冠疫情暴发地刚开始是湖北省，该省也是受灾最严重的省份，每天都有大量的新病例。当重大公共卫生事件发生时，受灾最严重的地区的民众更容易感到恐惧和忧虑，在他们身边充斥着大量的负面消息（Zheng et al.，2020）。一项有关湖北省的调查表明，复原力较高的个体能够正确评价和对待负面消息，他们会利用更大社会系统中的保护因素即家庭、朋友、社区网络等来寻求帮助，这能使个体自发调节危机带来的负面结果，利用积极的情绪缓解压力，从消极的情感体验中恢复过来，在危机中保持健康而稳定的心理机能（Ni et al.，2020）。因此，个体复原力可以被认为是应对新型冠状病毒带来的恐惧、恐慌、焦虑和压力的一个重要组成部分。

（二）个体复原力与创伤后应激障碍症状的减少

创伤后应激障碍（PTSD）指因为经历超常的威胁性、灾难性的创伤事件而导致延迟出现和长期持续的身心障碍。1980 年《精神疾病诊断与统计手册》正式将 PTSD 作为一个合法的诊断范畴（Keane et al.，1994）。PTSD 是一种心理障碍，可能出现在人们经历突发性危机事件后，比如地震、SARS 等创伤性经历之后，其基本特征是暴露于创伤性经历或目击涉及他人死亡、受伤或人身安全遭受威胁的事件所致的特征性症状，主要表现为创伤再体验、警觉性增强，以及回避或麻木（Trimble，2013）。由于重大公共卫生事件是在意外和毫无准备的情况下发生的，这种不确定性可能导致人的心理困扰，从而导致巨大的心理压力，容易给个体带来恐慌、恐惧和紧张等负面情绪。如果这些负面情绪得不到有效的缓解，个体很容易在危机后出现 PTSD（Davidson et al.，1991）。例如，流行病学研究表明，在 SARS、埃博拉病毒、各种流感等传染病流行之后，幸存者、受害者家属、医疗专业人员和一般公众的心理健康问题相当普遍，许多人表现出易怒、回避外界、不愿休息、情绪管理困难和生存压力增大的迹象（Paladino et al.，2017）。虽然这些心理健康问题大部分会在疫情发生后消失，但 PTSD 的症状可能会持续很长时间，并导致严重的痛苦和残疾。并非所有受创伤影响的人都会出现 PTSD 的症状，有些人有能力处理并应对逆境。研究表明，复原力是一项重要的保护因素，复原力可以降低儿童创伤患者抑郁和自杀的易感性（Lee et al.，2016）。在遭受重大公共卫生事件后，急性焦虑症状的发展与创伤暴露的严重程度呈正相关，但与个人内部的复原力（乐观、希望和自尊等保护因子）呈负相关（Di Crosta et al.，2020）。个体在复原力低的情况下，容易出现焦虑、抑郁和恐惧，这会导致个体用一种消极的方式来应对重大公共卫生事件带来的心理压力（Yehuda，2004），在危机后也更有可能出现 PTSD 症状。而复原力高的个体会自发进行积极调节并利用外部支持，在危机事件中保持动力，这减少了个体的身心痛苦和 PTSD 的出现（Horn et al.，2016）。

（三）个体复原力与创伤后成长的增加

根据积极心理学的观点，并不是所有的创伤经历都会成为心理障碍的根源。事实上，在经历了严重的创伤后，大部分人能够继续正常工作并获得心理上的成长；从自我知觉、人际关系和创伤或危机事件的经历角度来观察个体积极的心理变化，可将这种情况概念化为创伤后成长（posttraumatic growth，PTG）（Bensimon，2012）。创伤后成长是指个体在与具有创伤性的负面生活事件和情境进行抗争过程中所体验到的心理方面的正性变化（涂阳军，郭永玉，2010）。为了尽可能获得创伤后成长，最常见的压力应对策略是以意义为中心的应对策略，尤其是积极地重新评估这种应对方式意味着一个人能够将危机和理智认知模式相结合，在经历危机后会对人际关系、创伤事件的意义有积极的感知，表现为个体在经历危机事件后可能会与其他人建立更令人满意的关系，开始认识到自己在实现新的生活目标方面的力量，这是个体试图积极应对创伤或危机生活事件的结果（Linley & Joseph，2011）。创伤后成长这种积极特质通常与个体的复原力水平有关。有时候，研究者甚至把创伤后成长称为个体的复原力，二者之间呈现明显的正相关性。这种正相关性体现在一些复原力因素上，比如乐观、积极的认知和良好的情绪调节能力，拥有这些复原力因素的个体会在经历重大公共卫生事件后对事件进行反省，通过自身的内部和外部资源来调整危机带来的负面影响，倾向于更快地回到正常健康的状态，增加创伤事件的意义感（Brooks et al.，2020），从而获得创伤后成长。

总之，个体复原力可以为未来不确定的挑战和压力提供一个总体的应对框架，人们可以通过发展个体复原力来提高适应和成长能力，通过外部资源的支持来恢复能力，提高对于未来不确定事件的耐受力。这不仅使人们在面对重大公共卫生事件时能够产生适应和调节的应对行为，更重要的是，能够预防在危机中可能产生的负面影响，减少创伤后应激障碍，有助于人们在经历危机之后获得创伤后成长。

第二节 家庭复原力

不同成员的结合形成一个家庭，构成最小的社会单元。家庭是一个独立系统，拥有不同于个体的独有特性，也是一个有机系统，成员在家庭中互动、沟通、表达情感、慰藉心灵、获得温暖。家庭是一个稳定系统，有着固定的规则、关系和价值观，也是一个动态系统。家庭随着成员的变化而不断变化——如成员年龄的增长、工作的选择、身体的变化、社交网络的改变。家庭成员同样也因家庭环境、经济状况的变化而发生改变。

面对重大公共卫生事件，每个家庭都面临着多重损失，冲击波在整个关系网络中回荡，持续的压力源使痛苦复杂化，包括面临经济状况、工作、健康的变化，能力、凝聚力、价值观的考验，以及规则、关系、沟通方式的挑战等。家庭调节着所有成员的关系，以及家庭成员面对压力源时的适应或不适应。从系统的角度来看，家庭脆弱性、风险和复原力是根据处理高度紧张状况的经验和社会背景的多级递归影响来看待的。家庭痛苦可能是由亲人死亡或在流行性传染病的广泛影响下遭受的损失造成的。

COVID-19 这一全球流行病对家庭生活的各个方面都产生了深远的影响。家庭的生活方式被改变，家庭成员的生计受到威胁，亲人患病或离世等一系列现实和精神压力使得未来的生活变得不确定。隔离政策的实施则使人们认识到家庭的重要性（Walsh，2020）。因此，对于最小的社会单元"家庭"而言，如何有效应对重大公共卫生事件带来的挑战、维持良好的家庭关系、保持强大的凝聚力，从而帮助整个家庭及每位家庭成员顺利度过艰难时期，认识并了解家庭复原力，显得十分重要。

不难发现，一些家庭因遭遇危险和挑战而出现破裂，另一些家庭却变得更加坚强有力。据《南方》周刊在 2020 年 3 月的报道，2020 年 2 月因新冠疫情居家隔离期间，我国家庭暴力事件比上一年同期增加两倍。网易新闻的报道也显示，疫情封锁期结束后，我国 3 月份离婚数量激增；陕西省西安市 17 个婚姻登记处一经复工，离婚申请预约爆满。国外的一些研究也发现，2020 年疫情期间，由于很多学校停止线下教学，改为家中远程线上教学，一些美国青少年认为与家人有了更多的沟通和相处时间，冲突减少；而另有相当一部分青少年认为自己缺乏隐私和个人空间，家庭冲突明显增多（Rogers et al.，2020）。此外，芬兰的一些父母表示不担心线上教育，理解、支持、鼓励和帮助他们的孩子接受线上教育；而另一些父母因为工作、设备、环境等因素担心线上教育，甚至有些父母拒绝在家里扮演教师的角色（Koskela et al.，2020）。当家庭面临重大危机时，为什么有的家庭能够成功应对，又是什么帮助他们成功应对并从挑战中恢复？这是家庭复原力的基本问题，它为我们提供了一个途径来理解家庭复原力，进而帮助家庭提升面对逆境时积极适应的能力（Henry et al.，2015）。

一、家庭复原力的概念

家庭复原力概念最早出现于 20 世纪 80 年代。与个体复原力定义类似，家庭复原力的定义也可以分为两类。一是将家庭复原力定义为一种过程，即家庭在遇到压力时的适应素质，特别是那些促进应对、耐力和生存的过程（McCubbin et al.，1993），帮助家庭在面对变化和危机情况时抵御混乱（McCubbin & McCubbin，1988），使人能够适应当下和即将出现的情境，成功应对压力（Hawley & DeHaan，1996），家庭能利用这种过程来适应和恢复功能（Patterson，2002）。二是认为家庭复原力是一种能力或特质，是家庭培养力量以积极应对生活中各种挑战的能力，也是家庭抵御危机的感知能力。危机扰乱了家庭成员的正常生活过程。家庭复原力可以成为抵御压力和负面影响的保护因素，更是家庭系统承受和摆脱逆境、变得更加坚强和灵活的能力（Walsh，2003）。随着研究的深入，人们发现，家庭复原力不仅是家庭成员在逆境中成功应对的能力，还体现为使他们能够依靠温暖、支持和凝聚力蓬勃发展的能力（Black & Lobo，2008），维持或改善其功能的能力，令其在逆境中获得积极成长的潜力（Walsh，2020）。从发展脉络来看，概念的内涵也经历了从一开始的"成功应对"到包括能够"改变现状"这一变化过程，是从消极的"被动应对"视角扩展至积极的"主动改变"视角。家庭复原力能够帮助家庭应对逆境，变得更加强大。本书采用目前最被广泛认可的 Walsh 对于家庭复原力的定义，即家庭复原力不仅是指家庭运作中承受和摆脱逆境的能力，还体现为积极适应环境变化并重新获得蓬勃发展的能力、在逆境中获得积极成长的潜力（Walsh，2020）。

二、家庭复原力的重要性

突发性事件随时出现，危险随时降临，家庭面临着千奇百怪的挑战，媒体上充斥着家庭各种冲突、虐待、疏忽、破碎的形象。尤其在新冠疫情迅速发展、感染人数日益增长、疫情不断反复的那段时间，每个家庭都受到冲击和影响。有些家庭面对疫情能够积极应对、良好适应、维持较高的健康水平，而有些家庭却出现家暴、家庭破裂、亲子关系恶化等各种负面情况。当家庭面对突发公共卫生事件时，家庭成员面临着工作、学习危机，家庭关系遭受考验，家庭系统也变得更加脆弱。

新冠疫情期间，许多研究发现，家庭复原力较高的人能够有效应对此次突发事件。新冠疫情的不断蔓延与发展对学龄前儿童、青少年和成人心理健康造成的不利影响在扩大（Glynn et al.，2021）。另外，疫情初期，医院属于高风险区域，由于医护人员的缺乏，医院将大部分资源用于新冠病毒感染者的治疗，因此许多其他患者的问诊和治疗被推迟或取消。有些患者也担心被感染而不敢去医院就诊。在这种情况下，家庭复原力的重要性得到凸显。例如，对于乳腺癌患者，家庭复原力能够有效减少疫情期间他们感知到的负面信息，对他们产生积极情感反应有显著的贡献（Brivio et al.，2021）。对于在校学生，学校是人员密集区域，也是高风险感染区域，为了更有效地防控人员感染，很多学校停止线下教学，让学生在家接受远程线上教育，这给家庭带来了很大挑战。家长对家庭复原力的感知以及家长对孩子的支持表现出很大的差异，那些表示不担心孩子接受线上教育的父母认为他们自己和家庭有足够的能力支持孩子接受教育（Koskela et al.，2020）。对于学龄前儿童，在面临疫情等挑战时，通过保持家庭惯例来维持一种可预测的家庭环境可以减轻这些不利影响，这些家庭中儿童抑郁症状发生率明显较低，行为问题增加的可能性也较小（Glynn et al.，2021）。

一系列研究表明了家庭复原力对于家庭在面对突发公共卫生事件时的重要性。它不仅可以帮助家庭成员有效减轻负面影响，提高他们面对风险的应对能力，帮助他们保持良好的心理健康状态，还可以帮助整个家庭抵御重大公共卫生事件带来的各种风险和危机，保护家庭免受威胁和伤害，帮助家庭应对各种未知与挑战，变得更加坚韧与强大，而且能够帮助社区营造和谐氛围，提升家庭所在社区的应对能力，维护社会稳定。

三、家庭复原力的影响因素

家庭是一个错综复杂的社会单位。家庭复原力对于家庭、家庭成员和社会意义重大，可以帮助家庭应对危机和挑战，提高家庭免疫力。在突发公共卫生事件下，了解家庭复原力的影响因素比以往任何时候都更有必要。目前已经有诸多研究提出了各种有关家庭复原力的影响因素，比如家庭凝聚力、家庭关系、家庭沟通、灵活性、问题解决能力等。下面参考Walsh（2016a）提出的家庭复原力框架，从内部因素和外部因素两方面对家庭复原力的影响因素进行阐述。

（一）内部因素

1. 家庭成员

家庭复原力可以定义为家庭的能力，是一种承受压力并面对压力生活挑战反弹的系统功能（Walsh，2003，2016b）。复原力可以通过系统功能来实现。系统是有动力的，互动的家庭可以保证一种良好的社会环境。这种互动模式的家庭复原力是通过系统间的协调和发展机制建立的。家庭的复原力不仅仅在于个体的复原力，还在于家庭成员之间的关系、家庭系统中的风险和弹性。在家庭中，当某种强烈的刺激在系统中起作用并且产生影响时，孩子和其他家人都会受到影响。一开始，家庭的经济状况和家庭系统都很糟糕。但是，随着家庭成员互相影响，他们可以建立家庭系统，让家庭重归于好。最近几十年的研究发现，夫妻为家庭而奋斗，家庭成员往往会在其中变得更坚强、更有爱心、更能应对未来的挑战。尽管有些家庭更容易受到伤害或面临更多压力，但家庭复原力的观点坚信家庭有潜力克服困难，甚至那些经历过严重创伤或非常痛苦的人有可能在一生中治愈和成长（Walsh，2016b，2016a）。一项关于照顾一个有健康和行为问题的老年家庭成员对整个家庭和家庭个体成员影响的追踪研究表明，家庭通常面临经济压力和情感孤立，然而，表现出复原力的家庭成员对其作为照料者的角色和保持家庭可预测的平静感与家庭仪式持积极态度（Windle et al.，2011）。

2. 信仰体系

家庭信仰是家庭所有成员共同的信仰，有助于家庭成员在执行某种决定时达成一致。家庭信仰包括家庭价值观、家庭凝聚力和乐观看法。家庭环境、家庭系统和单元系统影响家庭成员的信仰，甚至能够改变家庭成员信仰的程度和性质（Hohashi，2019）。家庭成员共同的信仰体系能够促进家庭复原力的发展，使家庭朝着正确的方向发展。积极的家庭信仰和消极的家庭信仰是同一实体的正反面，具体取决于家庭环境和家庭成员所面对的事件。例如，"家庭成员是共同抵御风险和危机的人"的家庭信念在突发公共卫生事件中能够成为一种积极的家庭信仰。遇到危机事件时，积极的家庭信仰能够帮助成员认识到危机事件的意义，形成积极、充满希望的前景，提供超然的价值观、精神、凝聚力和目标。一个充满希望的共同信仰体系，能够使家庭理解危机和变化，帮助家庭和家庭成员获得一致感，共同抵御危机和变化（Antonovsky & Sourani，1988）。

（1）家庭价值观。

价值观为家庭提供了团结、理解和克服压力的能力（DeFrain & Olson，1999）。家庭成员的价值观始于家庭。积极向上的家庭价值观能够帮助家庭成员在遇到挑战时充满信心和希望，引导成员正确应对危机。家庭价值观又受成员价值观影响。父母是孩子的主要社交代理人，青春期是孩子价值观社会化、内化的关键发展时期（Umaña-Taylor et al.，2009）。俗话说，看孩子就是看父母。孩子在没有是非判断能力的时候，父母就是他们的模仿对象，因此父母的价值观对于家庭而言十分重要。家庭主义价值观作为父母心理的一个组成部分，促使父母采用特定的养育目标和养育策略，并以特定的方式对子女的生活环境进行结构调整（Calzada et al.，2012）。例如，新冠疫情期间，家庭价值观会影响家庭成员在日常活动包括学习和工作上的时间，也会影响家庭成员面对危机时的看法、态度和行为。有些家庭听从指挥，闭门在家；有些家庭奋勇向前，奉献社会；有些家庭却偷奸耍滑，制造假冒伪劣商品，哄抬物价。家庭价值观不仅影响家庭在危机中的应对能力，还会导致社会混乱，干扰社会秩序。

（2）家庭凝聚力。

家庭凝聚力是家庭成员之间的情感联系，是家庭成员共同工作、沟通和解决问题的能力（Cuffe et al.，2005），也是家庭成员之间的向心力，更是促进个人和家庭积极发展的关键因素（Baer，2002；Black & Lobo，2008）。家庭凝聚力是使家庭成员遇到危险时凝聚在一起的力量，是家庭应对困难时的保护因素（Place et al.，2002）。家庭凝聚力增强了家庭成员的信心。在遇到突发事件时，家庭凝聚力不但能够使家庭成员意识到危机是可理解的、可控的和有意义的，而且能够使家庭系统在危机后达到更高的重组和调整水平（McCubbin et al.，2002；Walsh，2015），并且具有高度凝聚力的家庭成员更倾向于团结起来解决他们的问题。此外，温暖、有凝聚力的家庭互动模式是避免家庭成员患抑郁症最重要的保护因素之一；当家庭成员一起面对困难时，他们更有可能达到他们的目标（Place et al.，2002）。

家庭凝聚力对于家庭复原力的影响，还体现在儿童、青少年、癌症患者等个体方面。当低收入家庭表现出高度的温暖和凝聚力时，儿童在学校会表现得更好，更有可能接受高层次教育，并想改善他们的生活（Orthner et al.，2004）。青少年的幸福报告与家庭凝聚力之间存在着积极的联系（Crespo et al.，2011），更强的家庭凝聚力能够有效地减少青少年伤害（Xu et al.，2017）。家庭凝聚力是癌症患者对抗自杀意念的保护因素，能够增强患者的家庭适应性和凝聚力，有助于医务人员有效改善家庭支持功能、消除患者自杀意念（Zhou，Hu，et al.，2020）。

（3）乐观看法。

乐观看法包括自信、乐观、希望、幽默感和积极态度。克服困难的乐观看法是复原力的核心。乐观看法是通过"我满怀希望和热情地展望未来""我生活中的重要人物对我很有帮助和友好""我的家庭能够很好地应对突发事件"等来捕捉的（Jacobs et al.，2014）。拥有乐观看法的家庭和个人做事情有毅力、有规划，既能掌握事情的可能性，也能坦然接受无法更改的事实。保持积极的观点并不意味着忽视事物消极的方面，而是对各种观点和每个成员的意见进行考量，以确定其潜在的问题，从而增加积极的方面（Conger & Conger，2002；Leon，2004）。例如，疫情期间的封闭措施对于一些家庭而言可能是一种负担，但对于拥有乐观看法的家庭来说则是一种机遇和挑战，他们获得了更多休息、娱乐和与家人相处的时间。确认优势和可能性，保持勇气、希望和乐观看法，已被证明是家庭应对危机的有效方法（McCreary & Dancy，2004；Orthner et al.，2004）。拥有更多适应性和充满希望的认知可能比减少抑郁青少年的消极认知更重要（Jacobs et al.，2014）。

3. 沟通过程

和谐的沟通是家庭创造共同意义感、制定应对策略并保持一致和平衡的本质（DeFrain & Olson，1999）。抑制和披露的一般理论提及，经历任何类型的创伤性事件都与疾病发病率的上升有关，但不谈论创伤性事件（即抑制性事件）会进一步增加风险。研究发现，在压力事件下，不良的家庭沟通方式会增加青少年患 PTSD 的风险（Acuña & Kataoka，2017）。可见，良好的家庭沟通对于维持家庭福祉十分重要，因为良好的沟通促使家庭成员分享意义、想法、感受，以及寻求满足。沟通的三个重要方面包括有效沟通、问题解决能力和开放的情感表达。通过明确、一致的信息，可以促进提升家庭复原力；在协作解决问题过程中，良好的沟通可以帮助处于问题情况下的家庭设想一个更好的未来，并计划具体步骤来实现他们的目标；开放的情感表达与同理心加强了联系和愉快的互动，家庭成员通过分享乐趣、快乐，从痛苦和斗争中获得喘息，振兴活力（Walsh，2013）。

（1）有效沟通。

家庭内部的沟通包括口头和非口头传达与接收信息。有效的沟通能够提高危机期间解决问题的能力，包括时间的及时、信息的清晰、话语的直接、态度的诚恳，这样家庭成员才能够区分事实与意见；而不明确的沟通或歧义会滋生混乱和误解，从而导致不信任和不安全（Walsh，2016a）。健康家庭中的沟通是直接、清晰、诚实和具体的（Lindsey & Mize，2001）。家庭往往需要有效的沟通来澄清突发事件的事实和情况，特别是在存在模棱两可的损失的情况下（Boss et al.，1990）。家庭成员之间的沟通方式是家庭适应最强的预测因素，分享信息可以增强孩子和父母之间的信任。不良的家庭沟通方式会增加青少年患 PTSD 的风险（Acuña & Kataoka，2017），有效的沟通方式能够保障儿童在疫情期间的心理健康（Dalton et al.，2020）。父母诚实地向孩子透露自己的身体不良状况，孩子的焦虑情绪和抑郁情绪明显减少（Dalton et al.，2019）。突发公共卫生事件下，家庭需要澄清事件的事实和情况，尤其是有损失的家庭；直接、清晰的信息有助于成员在危机事件下生活，同时保有希望（Walsh，2007）。

（2）问题解决能力。

问题和危机是所有家庭都会面对的，家庭合作解决问题和冲突的能力已证明家庭是有复原力的一个关键因素。问题解决能力是指家庭在遇到突发事件时能够迅速反应，提出各种应对方案，共同做出决策，度过危机，并不断学习，以便可以积极应对未来威胁的能力。在功能良好的家庭中，父母充当协调员，表达自己的想法，并鼓励所有家庭成员提出意见（Lindsey & Mize，2001）。一项纵向研究表明，能够有效适应经济逆境的父母有较少的婚姻冲突和更强的解决问题能力（Conger & Conger，2002）。低收入家庭中约有 1/3 的家庭表现出沟通能力薄弱，要么回避，要么难以谈论他们的问题。具有较强问题解决能力的家庭更加能够应对突发公共事件给家庭带来的各种危机和考验（Orthner et al.，2004）。新冠疫情期间，学校停止线下授课，一些家庭能够迅速应对，父母与孩子都能够良好适应远程线上教育；另一些家庭却感到困难。禁闭在家期间，一些家庭能够迅速转变生活、学习和工作方式，适应居家生活，与家人友好相处；另一些家庭却出现各种矛盾与冲突，感到困扰（Koskela et al.，2020）。

（3）开放的情感表达。

开放的情感表达是通过功能良好的家庭中的行为、语气、言语、可用性和交流模式来实现的，能够提升家庭成员之间的信任度，增强家庭凝聚力。当家庭成员不需要判断或羞愧地表达他们的感情时，家庭内部就会呈现一种相互信任的氛围（Blackburn & Owens，2015）。相反，破坏性沟通模式的特征通常是退缩、未解决的愤怒和更高的离婚率（Stanley et al.，2002）。先前的研究表明，温暖、支持和开放的家庭交流模式与青少年较少参与风险行为有关（Kafka & London，1991）。对于那些设法在压力事件前保持复原力的儿童和年轻人来说，家庭成员之间关于这些事件的沟通有助于"消化"或对抗经验，并且能够预防 PTSD 症状（McCarty & Mc-Mahon，2003）。研究表明，开放式的家庭表达与 PTSD 症状严重程度呈负相关（Acuña & Kataoka，2017）。危机事件会在幸存者中引发广泛的强烈情绪——恐惧、悲伤、焦虑、内疚、害怕，并在家庭内部产生连锁反应。当负性情绪无法表达、释放和得到支持，或者被视而不见时，个体的身体、情绪和行为产生紊乱的风险会更高（Walsh，2007）。

4. 组织模式

拥有灵活性和连通性的组织模式是家庭拥有较高复原力的关键。一个健康家庭的较强适应能力需要通过灵活的家庭结构来培养，这既依赖于家庭成员的相互支持和影响，也依赖于家庭之外的社会支持。家庭倾向于选择稳定和有序的模式，但在适度的结构和灵活性之间达到平衡时，功能能够达到最好（DeFrain & Olson，1999）。适度的家庭关系有一个民主的领导，所有成员可以进行谈判，家庭角色是稳定的，并且允许角色共享；家庭规则是适合的、被认可的，并且可以预测地被执行（Black & Lobo，2008）。在应对突发公共卫生事件时，家庭通过提供这种安全、可持续和可靠的保障，使家庭成员放心。

（1）灵活性。

灵活性是指家庭在遇到挑战时恢复和重组，同时保持连续性的能力（McCubbin & McCubbin，1988）。家庭灵活性的特点体现在领导和组织的质量，日常生活、仪式和规则的实施方式上。当过度时，这种没有明确的角色分配和限制的灵活性会导致功能混乱、冲动和草率地做决定（Neto et al.，2020）。在一种充满活力的家庭制度中，个人可以享受自己的经历，并在依赖和独立之间保持灵活性和平衡，从而增进更大的福祉，提高家庭满意度；而且家庭有能力在必要时灵活应对，保持现有的联系和情感联系，在面对变化时考虑和接纳每个家庭成员的观点。新冠疫情期间与家庭福祉相关的风险和复原力因素的研究发现，家庭内部的脆弱性可能会增加家庭后遗症的风险，而灵活的家庭风格能保护家庭免受这种压力（Prime et al.，2020）。

家庭灵活性不仅能够调节家庭内部系统的变化，还能够帮助个人调节工作与家庭的冲突。灵活性被定义为边界可以根据一个或另一个领域的要求收缩或扩展的程度。具有较高家庭灵活性的个人不太可能体验到工作-家庭冲突，因为他们在家庭领域有更多的资源。较高的家庭灵活性使个人能够围绕工作任务安排家庭活动（Lapierre & Allen，2012）。当工作和家庭需求同时出现时，具有高家庭灵活性的个人可以重新安排家庭责任，以避免出现冲突。

应对灵活性是适应各种环境压力的重要组成部分，被认为是一种有价值的工具，既能解决创伤问题，又能在事件平息后使人保持对未来的积极展望（Bonanno et al.，2008）。例如，新冠疫情期间，具有高家庭灵活性的家庭能够及时地调整边界，重新安排工作任务和家庭责任，家庭成员能够迅速适应疫情发生后的工作和生活。

（2）连通性。

连通性可以从相互支持、团队合作，尊重个人需求和差异，重新联系和修复不满几个方面体现。在创伤损失的经历中，无助和恐惧很常见。当家庭面临巨大的危机时，强有力的家庭领导是必不可少的，合作、相互支持和家庭共同应对危机的承诺可以提升复原力（Walsh，2003，2015）。了解一个家庭成员如何影响另一个家庭成员，对于了解重大公共卫生事件对整个家庭福祉的影响至关重要。当家庭成员对家庭感觉良好，他们的需求得到满足，人际关系的发展顺利时，家庭系统就会运作良好（DeFrain & Olson，1999）。重大公共卫生事件下，父母的工作、孩子的学习、生活的方式都被迫发生变化。居家期间，父母在家办公、孩子在家上网课，难免出现各种冲突，家庭成员的相互支持、尊重和理解成为家庭系统顺利运行的重要因素。

连通性也体现为家庭成员之间的一种联系。家庭关系和谐的儿童表现出较高的安全水平。兄弟姐妹之间的感情是压力生活事件与儿童情绪问题之间潜在联系的保护因素。研究指出，家庭内部的亲密关系可以帮助抵御家庭系统在疫情期间可能出现的不利情况，并且认为这种家庭可以缓冲儿童因疫情而遭受社会损害的风险，以及在受到威胁时能够减弱其负面影响（Prime et al.，2020）。突发公共卫生事件下，夫妻关系破裂、家暴、离婚、亲子关系紧张、兄弟姐妹之间出现矛盾等，都意味着家庭的连通性遭到破坏，都会严重地打击家庭面对危机和压力的信心。家庭连通性是基础。和谐的家庭关系下，成员之间才能够进行有效的沟通、开放的情感表达，建立一致的信念，共同面对危机与困难。

（3）适应性。

家庭以特定的方式适应压力或创伤环境，包括努力减少需求和压力暴露，增加家庭应对能力和资源，并让压力体验变得有意义。McCubbin 和Patterson（1983）提出了家庭脆弱性和再生能力的概念，以理解一些家庭能够承受压力并从危机中恢复而另一些家庭则不能的原因。家庭复原力概念既涉及脆弱性也涉及再生能力，因为它涉及通过努力影响需求和开发资源来满足需求，从而将压力情境的破坏性影响降至最低的能力；强调了适应过程中健康和平衡的重要性，以实现功能水平的平衡；促进家庭单位和个人成员的发展。家庭需要在挑战和资源、个人和系统优先事项，以及家庭生活的不同层面之间实现功能匹配。一个层面的契合可能会在系统的其他地方引发压力，比如在双职工家庭中，工作和育儿的需求可能会耗尽夫妻间亲密关系的能量。适应不良的应对措施或独立的、同时发生的生活变化会加剧紧张。家庭适应能力也因边界和角色的模糊性而变得复杂，比如在战时有成员失踪的家庭，或者那些处理家庭事务的家庭正经历进行性损失，如家庭成员患有阿尔茨海默病（Boss et al.，1990）。随着时间的推移，一堆压力源、多重损失和混乱可能会压倒家庭应对措施，并导致家庭暴力或破裂。成功的适应需要家庭内部环境和外部环境资源平衡。由于有许多适应途径，家庭及其成员的不同成本和收益需要权衡和平衡。

系统适应性损失处理方法的关键步骤包括：1）共享确认损失的现实；2）开放交流，分享经验；3）重组家庭制度；4）重新投资于其他关系和生活追求（Carter & McGoldrick，1988）。在所有人类经历中，死亡对家庭构成了最深刻的挑战。即使是没有直接受到损失影响的个人也会受到家庭反应的影响，对每个成员和其他所有关系都会产生影响。例如，孩子的死亡往往会导致父母离婚，但在相互鼓励同情的情况下，实际会加强夫妻关系。面对不同的差异，适应性会加强关键的互动过程，从而促进家庭愈合和复原力培养，使家庭及其成员能够整合经验，继续生活。

5. 预防评估策略

家庭复原力的方法不仅仅是解决问题，更是预防问题；不仅要修复家庭，还要让他们做好迎接未来挑战的准备。从预防的角度来看，如果家庭没有获得新的复原力来处理未来可能出现的其他问题，那么仅仅解决当前的问题是不够的。与危机干预模式（通常仅限于在危机发生后的紧急阶段提供短暂、密集的支持）相比，危机预防是通过帮助家庭预测未来可能面临的挑战、从过去的经验中吸取教训并规划更有效的应对策略来实现的。复原力的促进方式还包括压力的正常化和情境化，以及根据心理教育原则提供应对和适应指导。面对长期的挑战，标准的疗程可以变得更加灵活和更具性价比，例如，围绕危机、过渡期或可预测的压力点开展密集工作。关于当前问题的特定解决方案可能与未来的问题无关，但通过促进复原力产生的过程，我们可以让家庭做好准备，克服无法预见的困难，避免危机。建立家庭风险机制在帮助家庭成员面对压力环境时发挥了重要的作用。风险机制可能来自遗传因素或环境因素，它们往往根植于会给家庭造成重大损失的创伤性事件。家庭治疗师需要了解在不同的家庭环境负荷下哪种复原力模式最可行，同时，还需要具备一定的情境和文化敏感性，以理解家庭应对逆境的方式（Ungar，2015）。家庭可以利用优势导向的家庭治疗师最大限度地减少风险因素的影响，家庭治疗师应仔细察看家庭所面临的风险的整体水平和他们对于风险的敏感度，以更好地帮助家庭降低风险机制的影响（Patterson，2002）。家庭成功处理危机的最大影响因素是家庭成员如何看待危机，而家庭成员一致的积极展望比家庭成员以个体为单位持有积极的观点具有更大的影响（Boss et al.，1990）。因此，帮助困境中的家庭理顺或建立家庭图式是治疗师的重要任务。提醒家庭过去的成功、探索逆境的意义、强调优势等都可以给困境中的家庭灌输希望。治疗师通过连续的访谈，不仅可以协助家庭成员理解危机的意义，还可以帮助他们优化家庭图式或对危机的集体看法。在家庭经历危机或重大转变时，家庭结构和日常生活作息可能遭到破坏，例如，一位家庭成员出现某种意外，其他家庭成员的生活节奏会被打乱。所以，在日常制定仪式和惯例，对于危机中的家庭获得稳定至关重要，可以增强家庭成员对生活的一致认同感。共同参与常规仪式能够帮助危机中的家庭成员建立情感联系，强化家庭身份感。另外，可以帮助面临危机的家庭发现和利用已有的或隐藏的优势，引导家庭开发新的优势，并帮助家庭成员识别和捕捉在逆境中成长的机会。所以，家庭复原力可以通过调整家庭成员之间的消极互动消除最初的问题根源，帮助家庭成员开发新技能或利用现有优势来建设保护能力，以抵御未来的压力。

（二）外部因素

1. 社会支持

社会支持不仅可以为个人提供强大的外部支持，还可以直接为家庭复原力提供强大的外部支持。社会资源的提供对家庭复原力至关重要，社会联系和参与社区可以让家庭拥有安全感和归属感。社会支持不仅包括家庭内的支持，还包括其他社会支持，尤其是在发展家庭复原力方面发挥不可或缺作用的其他社会支持，比如优质儿童教育和学校、医疗保健、社会提供的稳定和适当的收入、住房和社区生活。社会支持系统可以提供丰富的、保护性的归属感和凝聚力（Black & Lobo，2008），能够有效地增强家庭复原力。坚韧的家庭在获得社区支持的同时也会回馈社区。

家庭不但受个体成员的特征及其相互作用影响，而且受其社区和物质环境影响。积极地参与社区使个人和家庭能够利用更大的社会网络与有关保健、教育和资源的信息（Gilligan，2000）。参与邻里活动和聚会使家庭有归属感，并对社区表示赞赏。社区参与为个人提供了友谊、榜样、身份维护和与帮助他人有关的奖励（Voydanoff，2005）。研究表明，社区在增进家庭功能，从而增强家庭复原力和扩大儿童积极成果方面发挥了核心作用。社区通过参与调查和制定干预措施，可以改善和加强家庭的恢复能力（Isaacs et al.，2020）。积极地参与社区活动、较高程度的同伴接纳、具有支持性的社区导师、安全的社区都是增强家庭复原力的影响因素。

此外，还有研究者指出，财务管理、娱乐兴趣、个人情绪、亲密关系等都会对家庭复原力产生影响。家庭复原力的影响因素包括积极的观点、精神、家庭成员和睦、灵活性、沟通、财务管理、相处时间、娱乐兴趣、例行公事和仪式，以及社会支持（Black & Lobo，2008）；增强家庭复原力的保护因子则包括个人、家庭和社区三大方面，个人的情绪、信念，家庭的关系、凝聚力，社区的支持、参与等，都对家庭复原力的发展有着强有力的作用（Benzies & Mychasiuk，2009）。

2. 环境负荷

一个家庭遵循一种或多种复原力模式的能力取决于其所处环境中的压力源暴露水平和环境负荷（Ungar et al.，2013）。环境负荷可能表现为标准水平压力源，预计会在家庭生命周期的整个过程中产生（例如，家庭成员死亡），或非标准水平压力源，即非典型压力源暴露的急性或慢性发作（例如，车祸和随后的儿童残疾）。同样，对家庭造成的负荷可能是慢性、急性、严重或良性的。根据风险暴露水平，不同的家庭可能会首选（或要求）不同的应对策略。因此，一个家庭经历社会公正的程度将影响其可以合理使用的应对策略。改变家庭周围的环境，以确保家庭得到更公平的对待，家庭内部和家庭之间对某些互动模式的需求出于这个原因；在存在大量危机的情况下，家庭被社区对待的方式与它们自身微系统过程的质量同样重要，而且往往更重要（Ungar，2011）。例如，种族和经济边缘化的移民家庭不得不生活在远离工作地点的地方，如果他们的孩子不受监控或必须承担照顾年幼弟妹的角色，他们的孩子就会面临风险。如果住房变得更便宜，更靠近在大城市雇佣许多移民的服务业工作场所，那么可以合理地假设：规范性和非规范性压力源的累积负面影响将被最小化，家庭成员之间的沟通模式将得到改善。Weine 等人（2005）描述了同样的需要考虑社会生态因素的家庭从危机中恢复的能力。他们与战后科索沃当地的医疗保健提供者合作，为患有严重精神疾病的成年人开发了以家庭为基础的护理模式。他们的重点不是只在家庭制度层面进行干预，而是首先在体制层面进行变革。专业人士改变了他们为家庭提供资源的方式，帮助护理人员在照顾方面变得更具胜任力。家庭的反应是调整他们的沟通模式和他们在家中使用的患者管理策略。然而，这些更接近的适应仅仅是正式和非正式护理系统沟通方式的系统性变化的结果。换言之，家庭复原力的主要轨迹在制度层面，而制度层面反过来又是家庭复原力的催化剂。

四、家庭复原力的产生机制

家庭复原力的产生机制是如何对家庭复原力、家庭成员产生影响的呢？Hill（1958）提出 ABC-X 模型（也称为家庭危机模型），将家庭视为单位系统，保持平衡才能发挥作用。家庭调整和适应反应模型由 Patterson（2002）提出，介绍了家庭意义的三个层次，并提出处于危机中的家庭可以通过三种基本方式进行改变。家庭复原力被概念化为在危机后通过采用一种或多种这类方法实现积极适应的能力。

（一）家庭危机模型

ABC-X 模型中的变量 A 指一个家庭面对的压力源或压力事件。压力源可以存在任何家庭社会背景，包括积极的和消极的。例如，家庭需要增加资金的来源，任何需要的改变都可能成为家庭成员、家庭内部关系或整个家庭系统压力的源泉。家庭压力源通常包括职业、住房、健康状况或关系变化。在 ABC-X 模型中，压力源被视为可能引发危机的变化。变量 B 指家庭可以利用的资源，这可以帮助其在面对压力源时逃避危机。如果没有获得适当的资源，家庭在遇到压力源时更容易经历危机。可用资源还可以包括家庭的物质资源，例如作为财富和资产，可以让家庭逃避财务压力，并且可以替代获得其他资源。变量 C 指一个家庭对压力情况或事件的看法或定义。消极看待压力源的家庭可能会被压力和消极心理状态（如抑郁和焦虑）压垮，从而降低个人和家庭的幸福感和功能。通过解释或重新定义压力源，能使家庭避免消极的心理状态，解除危机。X 是内生变量，指压力源引发危机的程度，例如一个家庭不再保持完整和正常运转的程度。

在 ABC-X 模型中，家庭被视为一个单位系统，它必须保持平衡才能发挥作用，并为其成员提供足够的物质和情感资源。当家庭发生危机时，压力源事件会扰乱家庭平衡，因此家庭系统必须以某种方式重新建立平衡。从危机出现到危机结束的过程，就是家庭复原力产生的过程。

（二）家庭调整和适应反应模型

家庭调整和适应反应模型是家庭用于应对规范压力和极端压力的实用工具。该模型运用天平的隐喻来表征家庭需求和家庭能力，强调家庭通过需求和能力之间的平衡来达到家庭调整或适应的水平（见图 5-1）。家庭需求是指家庭遇到的各种压力源，包括离散事件、持续紧张和日常麻烦。家庭能力包括有形社会资源（即家庭拥有或可以使用的资源）和应对行为（即家庭所做的事情）。

家庭调整和适应反应模型强调家庭意义的三个层次：（1）情境意义，一个家庭对其需求和能力的定义和评价；（2）家庭身份，即一个家庭的共同信仰以及其成员如何看待自己的身份；（3）家庭世界观，即一个家庭如何看待自己与家庭以外的系统的关系（Patterson，2002）。在持续的调整过程中，家庭每天都在处理需求和现有能力。然而，当家庭需求持续大大超出家庭能力时，家庭就会出现危机。家庭可能会经历随之而来的混乱和系统性痛苦，通常需要对家庭结构和功能进行重大改变。

家庭调整和适应反应模型提出，处于危机中的家庭通过三种基本方式进行改变，以实现必要的"适应"，主要包括：（1）减少需求，例如，辞去压力大的工作或减少接触压力提醒；（2）提高家庭能力，如学习新的应对策略或技能；（3）改变家庭意义或对重要经历的解释，如挑战对家庭需求和能力的负面看法。因此，家庭复原力被概念化为通过采用一种或多种这类方法在危机后实现积极适应的能力。

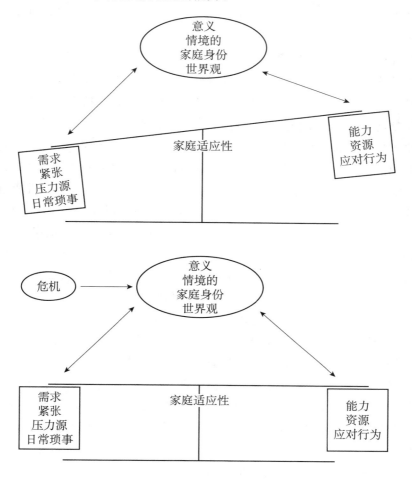

图 5 - 1　家庭调整和适应反应模型

资料来源：Patterson，2002.

第三节　社区复原力

　　什么是社区？"社"是指相互有联系、有某些共同特征的人群，"区"是指一定的地域范围。所以，"社区"可以说是相互有联系、有某些共同特征的人群共同居住的一定的区域，是社会有机体最基本的内容，是国家与社会的接口，也是宏观社会的缩影。刘视湘（2013）从社区心理学的角度将社区定义为："社区是某一地域里个体和群体的集合，其成员在生活上、心理上、文化上有一定的相互关联和共同认识。"我们每个人、每个家庭都是社区的一部分，每天都生活在我们所在的社区。完善的社区应当具备：管理功能，管理生活在社区的人群的生活事务；服务功能，为社区居民和单位提供社会化服务；保障功能，救助和保护社区内的弱势群体；教育功能，提高社区成员的文明素质和文化修养；安全稳定功能，化解各种社会矛盾，保证居民生命财产安全。近几十年来，全球灾害性事件的数量不断增加。在突发公共卫生事件下，社区能否满足社区成员基本生活保障需求、及时提供危机服务、保障社区安全与稳定，能否凝聚成员力量、号召成员参与、获得社会支持，对社区而言是一项巨大的考验与挑战。

COVID-19全球流行对社区而言就是一场大的考试，灾害性事件会损害社区履行其职能的能力（Eggerman & Panter-Brick，2010；Landau & Saul，2004）。但在这场考试中，有些社区能够迅速应对，安抚居民情绪，保障日常生活，及时恢复活力，交出满意的答卷；有些社区却混乱不堪，出现大的矛盾与冲突，严重受挫，无法交卷。据新闻报道，湖北省武汉市的左陵社区，在新冠疫情初期，由于人力和物质资源的匮乏严重损害了防治病毒的效力；而上海市陆家嘴社区，由于及时赋予社会组织权力，社区的能力通过协作网络得到加强，大大提高了响应的有效性。影响社区对突发事件处理能力的因素很多，比如社区的经济状况、政治状况、生态环境、居住条件、管理能力、应急能力、恢复能力、凝聚力、信任度等，这也是社区复原力的基本问题。其实，社区本身就拥有很多资源，包括经济、政治和文化基础设施，以及社会资本、价值观和共同生活导向，这些资源是社区固有的，通过社区成员和机构之间的日常互动不断开发、复制和增加。因此，一个有复原力的社区应当是一个可以根据逆境带来的新需求和新挑战，成功调整其强大和冗余资源的社区（Rapaport et al.，2018）。

一、社区复原力的概念

自然和人为的灾害、突发公共事件可能对社区造成重大损害和破坏，社区复原力就是在一次又一次的各种灾害之后演变而来的（Koliou et al.，2018）。与家庭复原力类似，研究者从一开始认为社区复原力是一种"被动恢复"的能力，后来却发现它更是一种"主动应对"的能力。在初期阶段，社区复原力被认为是一种容易从不幸或持续的生活压力中恢复或调整的能力，有效利用物质和经济资源以帮助社区在遭受危险后恢复的能力（Paton & Johnston，2001），采取有意行动促进其公民和机构应对和影响社会和经济变化过程的个人和集体能力，还包括集体补救问题的影响的能力，解释环境、干预和继续前进的能力（Pfefferbaum et al.，2007）；在后期阶段，社区复原力被认为是其社会系统共同努力实现社区目标的能力，如社区成员发掘和共享社区资源，以便在一个以变化、不确定性、不可预测性和惊喜为特征的环境中茁壮成长的能力（Magis，2010），是社区抵御不利和从逆境中恢复的持续能力，体现为其社会资本、有形基础设施和在文化上根深蒂固的相互依存模式，使其有可能从急剧变化中恢复，保持其适应性，并支持新的增长，将危机的经验教训结合起来（Ungar，2011），利用其资源以适应突然的干扰，并最终克服干扰，恢复常规，甚至比干扰前更好的能力（Rapaport et al.，2018），表现了个人与其社区之间的互动，展示了社区在满足其成员需求方面的成功，以及个人所感受到的社区支持的程度（Bonanno et al.，2015）。目前，研究者普遍认可社区复原力是一种主动应对并恢复的能力。首先，社区复原力是一个社区或其组成部分从灾害的有害影响中摆脱出来、反弹至正常的能力。这是一种适应性的、可变的和可恢复的能力，通过这种能力，社区能够适应和应对灾害或风险背景下的紧急情况，同时继续维持关键系统，并保持社区的独特性质。其次，社区复原力是一种整体结构。将个人、家庭和组织整体结构作为一个整体，"社区复原力"一词描述了直接影响基层社区一级人类社会的系统网络。社区复原力的重要前提是一个协作网络；在这个网络中，人们和组织相互联系、共同工作。

二、社区复原力的重要性

（一）在公共卫生事件方面

在危机管理和公共卫生方面，风险和复原力被视为相互关联和互动的。逆境在社区中造成脆弱性，使社区成员面临潜在的有害影响。当面临逆境时，有复原力的社区能够发展物质、人力、社会政治、社会文化和心理资源来应对（Ahmed et al.，2004），有复原力的社区还可以通过应对危机来发展复原力（Costello et al.，2006）。社区复原力与人们获得公共安全、住房、就业、医疗保健和教育等健康的社会决定因素的机会结构密切相关（Marmot et al.，2008）。

从20世纪80年代的艾滋病流行到2014—2016年西非的埃博拉危机，再到如今的新冠疫情，我们已经了解到，唯一可信的、以证据为基础的对重大公共卫生危机的反应是将社区置于主导地位，机构发挥强有力的补充支持作用（Russell，2022）。面对疫情的影响，大量的社区参与不但是重要的，而且是必要的。有效的综合和代际社区反应可以帮助缓解明显的威胁，减少损害，提高风险应对能力。当2014—2015年埃博拉疫情袭击利比里亚时，应对危机的大多数外部支持是针对卫生基础设施和卫生系统的其他结构要素。然而，来自利比里亚的研究表明，虽然这些基础设施投入是有帮助的，但阻止埃博拉流行病暴发的改变者是社区主导的活动和通过现有社区结构组织提供的集体行动（Kirsch et al.，2017）。社区一级的强大领导能力、紧密的联系和亲属感、值得信任的沟通渠道，以及各种卫生系统利益相关者之间的信任，促进了社区内的集体行动，并帮助将卫生系统的其他级别直接引导到社区，对解决利比里亚埃博拉流行病问题至关重要。在新冠疫情暴发后，每个社区都面临应急挑战，采取防御措施。例如，上海市陆家嘴社区及时制定公共卫生应急预防战略，采取有效的风险沟通方式，极大地增强了居民对风险治理机构的信任和信心，同时也提高了社区灾后复原力。疫情期间，更平和、更民主的社区参与战略带来了创新性的、有针对性的解决方案，更好地满足了不同社区的需求，并确保了更大的福利和人口健康的增加（Russell，2022）。

　　社会由一个个社区组成，社区由一个个家庭和个人组成。社区复原力不仅能够减少个人和家庭在突发公共卫生事件下所受到的影响和伤害，还影响着整个社会的灾后应对和恢复能力。在危机管理和公共卫生方面，风险和恢复力被视为相关的和互动的。面对逆境，有复原力的社区发展物质、社会政治、社会文化和心理资源来应对（Ahmed et al.，2004）。一方面，社区寻求限制风险因素，从而减少对健康和安全的威胁；另一方面，社区努力增加能够抵消风险因素的复原力因素。能够限制风险因素和增加复原力因素的社区不但能够在破坏中生存，而且能够在逆境中茁壮成长。

（二）在社会分层的理论方面

　　社会分层并不只是一种个人特征，也是个体长期栖居的一种社会环境。我们可以衡量个人的社会地位，但这不应该让我们忽视一个事实，即社会的不平等程度不同。心理社会影响贯穿于六个建议领域：儿童早期发育、教育、就业和工作条件、有足够的钱生活、健康的生活和工作环境、社会责任决定因素。简言之，人们曾流行将新物质对健康的影响与心理社会影响进行对比，并轻视后者（Lynch et al.，2000）。以公平社会健康生活为例，每个人都应该拥有最低限度的健康生活所必需的收入。如果一个人将物质或新物质影响与心理社会形成对比，那么钱不够听起来更像是"物质"。但是，为什么它会损害健康呢？例如，住在寒冷的家里对呼吸系统健康有害，还对儿童的心理健康和学习成绩产生不利影响。贫困的父母不太可能与子女一起参与养育活动。由于贫困，精神疾病和酒精问题更为常见。为什么要在物质和心理社会影响之间做出如此区分？事实上，心理社会影响在健康公平的社会决定因素中至少有四个方面是重要的。第一，儿童早期发展和教育为其余生所发生的事情奠定了基础，它们影响机会和选择、工作和社会关系。第二，行为影响健康，如吸毒、酗酒、吸烟、节食、锻炼。第三，身体疾病的应激途径至关重要。第四，精神疾病是社会劣势的重要后果。心理是社会环境影响健康和健康不平等的重要途径，分层被定义为以对稀缺资源的不同获取为特征的社会类别中人们的不平等分布（Massey，2007）。分层系统对社会类别进行排序，以便较高级别的职位获得更多的社会资源和权力，而牺牲较低级别的职位。这导致了社会不平等。分层系统是在不同的社会尺度上定义的，并且随着人口的增长或减少和时间的推移而存在很大差异。通过关注交叉性（Pearson，2008）以及研究特定时期种族主义的运作方式，可以更好地理论化种族对健康不平等的影响。分层系统是动态的。通过研究社会结构中的动态，例如等级制度，可以揭示根本原因关联的偶然性。它可以揭示这些健康差异是如何通过社会政策、制度和文化产生和维持的。

1. 系统正当性理论

系统正当性理论（system justification theory，SJT）（Jost & Banaji，1994）和社会认同理论一样，承认人们有动机支持自我和群体利益。然而，SJT 进一步提出存在一种支持现有社会安排的自主动机，称为系统正当性动机。根据 SJT 的说法，人们为一种有意识或无意识的系统导向的需求所驱动，即捍卫、支持并证明现有的社会、经济和政治结构与安排是合理的（Jost et al.，2010），这代表了另一种人类动机，因为它的功能仅是支持现状（Jost & Banaji，1994）。根据 SJT 最初的表述及其后续的改进，这种以系统为导向的动机表面上植根于认知需求（例如，避免不确定性）、生存需求（例如，减少痛苦和威胁）和关系需求（例如，拥抱共同现实）（Jost et al.，2008），当人们对所依赖的系统内的可预测性或确定性的渴望强烈时，这一点最为明显。鉴于现有制度的稳定性和可预测性保障了特权阶层的利益，从认知角度来看，社会优势阶层支持确保其特权地位的社会制度是很简单的。然而，对社会弱势群体（即 99%）来说，支持不平等的社会制度可能不像对优势群体来说那样简单。根据 SJT 的说法，这是因为，对于弱势群体来说，通过支持现有的安排来满足他们内心对可预测性的渴望，可能会以放弃公平为代价，而这些相互竞争的需求很可能会导致认知失调。

　　因此，SJT 认为，对于弱势群体来说，默认现状可能是一种更容易解决认知困境的策略，而不是去完成能够改变人们对于现实已经习惯的做法的潜在艰巨任务。根据 SJT 的说法，在这种情况下，弱势群体比特权群体更有可能为不利现实辩护，因为这种合理化有助于缓解与他们令人不安的内部斗争相关的痛苦（Osborne & Sibley，2013）。简言之，根据 SJT 的说法，弱势群体支持社会传统，因为这是一种制度正当性动机，让他们这样做与人们的利益和事业背道而驰。

　　在对健康不平等的研究中，通常假设占主导地位的群体不被健康劣势标记。例如，在研究不规则工作时间表对低工资人群的负面健康影响时，该人群劳动的受益者被忽视了。研究表明，墓地轮班和高度可变的轮班工作会扰乱睡眠并恶化工人的身心健康（Drake et al.，2004）。但是，那些从这种劳动中受益的人呢？"我的损失就是你的收获"这句格言在多大程度上适用于健康？当然，健康劣势可能不会以特定结果的方式与健康优势相关联。一种健康结果的劣势可能通过剥削关系与另一种健康结果的优势相关联。但这些是我们可以从关系的角度探讨的问题。关系视角引导我们关注在一个系统中占据不同位置的子群体之间的接触点或冲突点曝光（Desmond，2014）。如可以研究分类过程本身的变化，而不是简单地比较按基本原因分类的子群体（例如，工人阶级与中产阶级和上层阶级）。我们知道健康行为受到工人阶级的约束，但工人阶级的社会现实如何界定？从关系视角出发的基本原因理论告诉我们，社会不平等与健康不平等有关，这不仅是因为对地位低的人施加的限制，还因为地位高的人享有健康优势（Clouston et al.，2016）。因此，对资源分配的关注是富有成效的，因为它使我们摆脱了"将健康缺陷理论化"——这是健康差异研究的常见陷阱——让我们有动力以相关性的方式思考健康不平等是如何在社会上产生的。其不但将根本原因视为存在或不存在的风险因素，而且将其视为资源分层系统中的位置——每个位置都是相关的。

　　尽管卫生研究人员倾向于在国家范围内研究"人口"，但分层系统也存在于较小的聚集规模上。一种将根本原因重新定义为暴露系统的方法促使我们灵活地思考定义系统的社会规模。为了说明这一点，请考虑种族主义。种族主义被认为是一个根本原因（Phelan & Link，2015）。种族主义或种族等级制度往往被认为是一种国家分层系统，事实就是如此。但种族主义作为一种暴露系统也因美国各地区、州甚至城市而异。一旦我们将根本原因重新定义为暴露于作为健康决定因素的系统，我们就会看到该系统实际上是特定于环境的，它的模式取决于定义和维护它的社会规模。例如，1950 年美国南部的种族隔离与 1950 年路易斯安那州的种族隔离不同，与 1950 年新奥尔良的种族隔离不同。一般来说，暴露系统应该出现在对整个人群进行研究的时刻（在特定时空背景下对人口进行研究），但我们不需要只寻找国家人口时刻的暴露系统，相反，通过社会分层系统，有意义的规模可以表现为一个小得多的区域，例如城市甚至社区。只需要一个社会背景——具有完整的社会分层系统——就可以分配对健康决定因素的访问。这种灵活性很重要，因为我们可以而且应该研究地方各级社会分层的变化方式。

2. 三元社会分层理论

三元社会分层理论（theory of triadic social stratification，TSST）（Caricati，2018）同意系统正当性效应可以植根于社会身份需求的观点。但与 SJT 不同，TSST 侧重于群体间比较的过程，这有助于解释三元（甚至多重）等级体系中弱势群体的制度正当性效应。关键假设是，在社会等级中，群体既不是天生的地位高（例如 1%）又不是地位低（例如 99%），而劣势往往取决于自己所属群体与其他外群体在物质、心理或社会方面比较的结果。因为人们被激励去实现积极的社会认同，所以经常有人倾向于进行群体间比较，从而最大限度地创造人们实现这一目标的机会。处于中间位置的弱势群体的成员可能会将他们的结果与那些比他们更糟糕的人进行比较（即向下比较），而不是与比他们更好的人进行比较（即向上比较），这种比较可以产生接受现状所需的积极认同感（Dunham et al.，2014）。但是，处于中间位置的群体在社会分层中的地位仍然低于拥有较高地位的群体，而且向下（有利）和向上（不利）的比较有时可能同时活跃，在这种情况下，如何进行系统论证变得很重要。当然，当向上（不利）比较胜过向下（有利）比较时，系统正当性效应不太可能出现，这一规定有助于解释弱势群体中出现的一系列激进和非激进的不满表现（Teixeira et al.，2020）。简言之，这项计划的灵活性体现在，从处于中间位置的弱势群体中选择群体进行比较，可以为维持现状提供激励，因为在某种程度上，现实对于他们来说并不像对于"食物链"下游的其他群体那样糟糕（Becker，2012）。也就是说，如果弱势群体能够通过向下比较获得积极认同，他们可能会被激励支持一种保护利益的制度，这种利益已经通过一种安排得到满足，这种安排为他们提供了比其他人更多的机会。

三、社区复原力的影响因素

关于社区复原力的影响因素，下面挑选出了具有代表性的六个方面，分为内部因素和外部因素来进行论述。内部因素即社区资本、社区类型、社区成员，外部因素即压力与压力源、社会网络与支持及资源。这些因素对于社区在危机中能否成功地复原很重要。

(一) 内部因素

1. 社区资本

面对重大公共卫生事件，个体与集体之间的影响是相互的。研究表明，社区资本与社区复原力密切相关，是衡量社区复原力的一个非常有用的指标，是社区从危机中恢复过来的主要决定因素 (Bianca, 2018)。社区资本作为健康决定因素的重要性已为公共卫生界所充分认识 (Szreter & Woolcock, 2004)。

关于社会联系或社区资本对灾害和大规模创伤事件后恢复的影响的研究表明，社区一级干预建立社区资本与应急准备有关。大规模灾害的研究发现，受灾社区中社区资本的积累，以及人与人之间的信任（或缺乏信任）和个人与组织之间的信任，与某些社区是否展示出抗灾能力有关 (Aldrich, 2017)。因此，社区资本既是恢复的先决条件，也是重要的预测因素，它可能超越基础设施损坏的程度、社区的基本社会经济地位和一个地区获得的援助数量。

社区资本通常指一个社区的资源（物质的、财务的、人力的或自然的）在社会关系中再投资的程度，强调关系、网络、信任和规范的作用。健康科学认为，社区资本是"自然、人力、社会和建筑资本，这些资本可以让社区从中受益，并使社区赖以持续生存"。关于社区资本，目前认为主要由三个方面构成。第一个方面是"自然资本"——周围的生物生态系统，获得自然资源和自然服务。第二个方面是"人力资本"，包括技能、健康、能力、教育和社区成员的文化价值观。第三个方面是"社会资本"，是由个人之间的纽带组成的——在密切和亲密的关系中，以及在更广泛的机构网络和组织中 (Callaghan & Colton, 2008)。

自然资本、人力资本、社区资本中的关系质量是社区从危机中恢复的重要支持力量。社区资本的构成要素与社区健康，特别是和危机事件有着密切的联系。如果一个社区有更多的自然、人力和社会资本，那么就可以为这个社区提供强有力的保护要素，防止和调节危机对社区复原的负面影响，减少其危险因素 (Bianca, 2018)，如社区的绝望、不稳定和缺乏控制。面对突发公共危机可能带来的一系列灾难，这些社区资本不仅可以帮助保护社区免受危机侵害，还能帮助社区抵御重大公共卫生事件带来的外部威胁；居住在高信任度和公民参与感社区的个体，能够通过社区资本来提升社区复原力、积极应对危机。除此之外，具有高水平社区资本的地理单位（从小区到整个市或省）的受危害程度低，在危机中呈现高水平的复原状态，使社区在重大公共卫生事件面前更强大和自信（Lowe et al.，2015）。

社区资本和社区抗灾能力之间的联系也为研究人员提供了解释各种灾后结果的潜在机制。在灾后环境中，社区资本被视为社区复原力一种重要的资源，使社区能够通过预先存在的资本来调动额外的支持来源。因此，社区资本无论是对于灾前准备还是对于改善恢复，都是保证社区复原的一种机制（Poortinga，2012）。

2. 社区类型

由于社区的规模、密度和异质性各不相同，所以它们在面临紧急情况时的资源可能会有所不同（Beasley et al.，2003）。不同的社区面临同样的危机事件，可能会产生不同的危害和风险结果。研究表明，不同的社区在资源、能力和组织方面的地理和生态参数等不同，应对危机的程度不同，社区类型可以分为城市和农村这两种不同的社区，这些对社区的复原力影响很大（Rapaport et al.，2018）。

由于城市化的进程导致了城市社区的巨大变革，社区从基于共同价值观之友谊和团结的社会互动，转变为基于间接互动、非个人角色和正式价值观。这些类型既不同于传统的社区模式，即基于农村静态的、同质的小城镇和村庄，也不同于以客观关系、全球关系、动态关系及政治和权力关系为特征的现代城市和大都市。城市社区的类型特点是人口多、密度低、异质性强，基于非个人的、疏离的关系。而农村社区的类型特点是更小、更密集、更具同质性（Fransen et al.，2022）。与城市社区相比，农村社区居民的互动更为频繁，网络更为密集，邻里关系更为团结。大量有关文献表明，城市和农村社区复原力的差别主要受资源、能力、组织紧密性等方面影响（Beynon et al.，2016）。首先，城市居民获得医疗和消防服务的机会比农村居民更多，这增加了处于危机事件下的社区生存的机会。其次，城市社区由于政策和地域的便利性，能够更好地调动资源和协调当地行动，度过重大公共卫生事件（Fransen et al.，2022）；相比之下，农村社区在获得资源特别是紧急援助方面处于劣势，但由于农村社区更多地依赖于自己的地方资源，包括环境、社会和政府财产与机制，所以它们往往具有更强的社会凝聚力和自谋能力，这可能会提高它们的复原力。社会信任和集体认同水平较高的社区具有更高水平的共享意识和有机团结。此外，在面对重大公共卫生事件时，集体互助和团结感对于社区灾后的复原作用是很大的，后来的研究也发现城市居民的社会联系不如农村居民。在发生危机事件时，城市社区的居民可能缺乏有效的社区支持。在农村社区，紧密的社会关系，以及亲属和邻居的频繁互动，使农村社区的居民有更强的归属感和社会参与感，这缓冲了危机事件言论的负面后果，使得农村社区的脆弱性较不明显。

除此之外，社区的共同价值观和社区复原力之间也存在着关系。在危机事件中，有着共同价值观的社群倾向于参与集体行动和适应。这也直接暗示了居民之间的社会互动对社区危机复原的重要性。农村居民的归属感强于城市居民，邻里关系也优于城市居民，面对危机事件的恢复能力也强。因此，不同地理基础的社区类型的居民，作为不同社会联系和互动的代表，对社区复原力的影响是不同的，会影响社区在重大公共卫生事件中的复原。

总之，有着丰富的社区资源和支持的社区，能够帮助社区成员从危机事件的经历中走出来，在灾难面前保持积极的态度，成熟地看待危机带来的负面影响，正确做出解决问题的决定，从而提升整个社区在面对危机时的复原力。

3. 社区成员

Perkins 等人（2002）提出"居民参与"的概念，即指社区成员参与正式组织，包括宗教集会、学校和居民协会、社区观察和自助团体。关于公民参与的三个主要研究领域（包括谁参与、为什么参与、组织特征如何影响参与），以及参与对社区的影响和参与者行为对自身效能感的影响，为危机准备和灾后复原工作提供了良好的框架。人们普遍认为，社区居民参与是社区复原力的重要因素之一。Pfefferbaum 等人（2007）假设了两类因素属于这组能力：参与，指成员的参与，以及对成员的多样性、能力和利益敏感的机会；结构、角色和责任，指领导力、团队合作、清晰的组织结构、明确的角色，以及与其他社区关系的管理。中国启动了建设国家综合减灾示范社区的倡议，旨在提高城乡社区防灾能力和应急管理水平，增强社区居民的防灾意识和自救能力。这个活动的重点是加强社区应急设施建设、应急宣传教育、风险调查。它还注重促进社区居民委员会、社区居民和社会组织之间的协作互动，鼓励成员多多参与社区基层建设。

社区复原力的概念包括关注弱势群体（高危人群）的需求。在灾难发生前，健康、经济和社会受损风险较高的个人，如果因受伤、创伤或重要服务中断而加剧这些问题，其风险就会增加。在老龄化社会中，有复杂医疗需求、患有痴呆症或存在其他认知障碍的老年人在灾难期间也面临更高的风险（Rothman & Brown，2007）。此外，一系列医疗和心理风险影响占到人口25％的儿童和青年，需要适合其发展阶段的专门规划和干预。灾难发生后，创伤记忆会对受灾居民的心理和人际关系造成影响，所以社区工作者不但要根据灾前各个村社组织框架和人际状况，帮助安置社区居民，形成新的生活秩序，以"新社区，旧体验"为思路，进行社会记忆的修复和重构，而且针对较复杂的村社，要鼓励党员与社区骨干相互结对，通过各村社队伍相互帮扶的形式，使新的社区管理组织成员相互配合，积极探访居民，以形成居民社会记忆建构的基石（文军，何威，2016）。针对个人的基于职能的应急管理办法的出现，取代了传统的特殊需要办法，特别符合赋予权力和包容的社区复原力思想。在基于职能的方法中，在紧急情况下为高危个人制定的计划是基于在通信、维持独立、医疗需求、监督或运输等领域的预期访问或功能需求（Kailes & Enders，2007）。基于职能的方法鼓励弱势群体成员积极参与个人准备工作，避免将所有风险或弱势群体成员归为天生脆弱或准备不足。

（二）外部因素

1. 压力与压力源

压力源是威胁个人、组织、社区或社会福祉或功能的令人厌恶的环境。Benight 等人（2006）的模型（见图5-2）从压力源出现时开始呈现，通常考虑压力源、对压力源的评估、对压力源的反应或影响，以及影响压力源、压力评估和压力反应之间关系的各种条件。在应激素质理论中，暴露水平被提议与预先存在的脆弱性相互作用，从而影响应激反应。这一理论在一些最早出现的灾害研究框架中得到了证实。压力源在许多方面都有所不同，已发现影响灾后心理健康的特定压力源包括丧亲之痛、自身或家庭成员受伤、生命威胁、财产损失、经济损失、社区破坏和流离失所。灾难不仅会给遭受损失的个人带来压力，还会给整个社区带来压力。

Longstaff（2005）对系统和社区面临的压力源的性质进行了研究，强调面临的危险的不可预测性。我们的世界越来越相互联系、越来越复杂，系统不断变化，这使得惊喜比可预测性更常见。有些危险是常见的，但在何时何地发生是不可预测的，因此需要广泛的弹性策略（Allenby & Fink，2005）。

2. 社会网络与支持

社会网络与支持是社区资本中的一种重要的人力资本。好的社会网络与支持可以缓冲危机、疾病、创伤、损失和其他具有挑战性的生活事件带

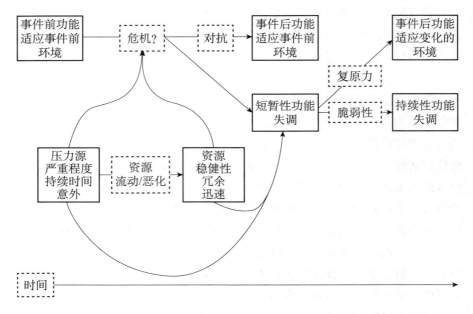

图 5 - 2　抗压力和弹性随时间变化的模型

资料来源：Benight et al.，2006.

来的负面影响，从而保护脆弱时期的社区。

　　社会网络反映的是社区成员之间联系的性质和程度，这些网络通常包括社区成员之间的"强"联系。社会支持是指个体在日常生活中，特别是在危机时期，从他人那里获得（或可能获得）的情感、物质和工具上的帮助。社会支持通常是社会网络程度的函数。通过梳理文献发现社会支持可以分为各种类型，例如工具性支持、信息性支持和情感性支持（Kirmayer et al.，2009）。社会网络与支持和个人层面的联系是帮助社区顺利度过危机的重要影响因素。在他人和机构的支持下，社区培养了保持生存和发展的弹性。研究人员发现，社会网络与支持是社区复原力的重要组成部分；在处理痛苦和生命及资源损失时，社会网络与支持往往能对社区产生积极的动员，协助社区在危机中解决问题，为社区提供情感和其他形式的支持，使危机带来的创伤得以修复。除此之外，也有文献记载了社会网络与支持对社区恢复的影响，认为社会网络与支持在帮助社区从危机中恢复方面有直接的益处（World Health Organization，2020）。

　　如今，我们正生活在一个不断变化的社会中，不断的变化使我们处于紧张和警觉的状态，并要求我们调整自己以适应变化。如果一个社区社会网络与支持比较弱，那么在面对变化，尤其是在重大公共卫生事件导致社区复原力低下的情况下，社会网络与支持是暴露于危机或其他形式的创伤时，社区产生积极结果的最强预测因素之一。拥有强大的社会网络与支持同社区复原力密切相关（Sadri et al.，2018）。这些因素证明了社会网络与支持的必要性。因此，在重大公共卫生事件来临时，社区编织成一个社会网络，这个网络中的相关人员以合作和积极的方式进行交流，增加社区的保护性要素，保护处于危机风险状况的社区成功度过危机（Alonge et al.，2019）。

鉴于邻近社区的成员可能能够及时提供灾害援助、增进联系、弥合社会资本，教育邻居互相帮助的干预措施可能会提升社区复原力。通过社会资本联系起来，同样可以允许政府和非政府组织为社区复原力进行必要的合作（Poortinga，2012）。支持复原力的政府资源和信息需要进入社区的渠道才能得到妥善的利用。长期以来，公共卫生实践的目标一直是支持社区中的健康人口。公共卫生和社区复原力目标之间的协同作用表明，公共卫生在促进提升社区复原力方面发挥着领导作用。卫生保健系统和医院被作为社区的社会资本节点，同样，社区中的行为健康和社会服务提供者也可以促进社区复原力的提升。

社会支持指的是为个人提供实际帮助的社会互动，并将他们嵌入一张社会关系网。长期以来，关于社会支持的研究一直区分"获得支持"（实际支持）和"感知支持"（认为需要时可以得到帮助）（Kaniasty & Norris，2004）。社会支持，无论是获得（实施）还是感知（预期），在两个关键维度上都有所不同（Kaniasty & Norris，2000）。第一个维度类似于金字塔模式，其广泛的基础首先是家庭；其次是其他主要的支持群体，如朋友、邻居和同事；最后是正式机构和其他人（灾难受害者圈外的群体）。第二个维度类似于区分情感支持、信息支持和有形支持。收到的支持在收到时最有帮助，这意味着在接受和提供支持之间保持平衡。通常显示出一种动员模式，即在灾难发生后增加，并与暴露的严重程度呈正相关（Hogan et al.，2002）。

社会支持的另一项关键功能是社会影响力。在紧急情况下，人们会寻求类似的人来帮助他们做出适当的行为决定，这一概念通常被称为"紧急规范"。Van den Eynde 和 Veno（1999）在分析飓风前的撤离决定时，发现社会支持较强的居民撤离的可能性是社会支持较弱的居民的两倍。重要的维度是感知到的支持（例如，借钱、搭便车、有住所的能力），而不仅仅是联系的数量。如果建立社会联系可以提高复原力，那么社会联系作为应急准备的一个合法且必不可少的组成部分具有价值。在紧急情况下最有可能立即提供帮助的人是朋友、同事、家人或路人，而不是专业的急救人员。在康复过程中，亲密的同事、社区和联系团体也经常被要求提供主要的情感支持，在许多情况下是身体上的支持，所以采取行动促进社会联系与创建 72 小时生存工具包同样重要。

3. 资源

（1）资源属性。

确定资源的属性，可用于缓冲或抵消压力。复原力有四个关键属性（Bruneau et al.，2003）。"稳健性"是指承受压力而不会退化的能力。如果能够抵御各种各样的危机，那么它是稳健的；但如果它只在少数可能的情况下有效，那么它是脆弱的（Longstaff，2005）。"冗余性"是指在中断或退化的情况下元素的可替代程度。与冗余性相关的一个条件是资源多样性。依赖于有限资源的社区不太能够应对涉及资源枯竭的变化。例如，一些生态学家认为沿海经济体比内陆经济体更有弹性，因为它们有许多不同的功能。资源依赖性在某种程度上与冗余性相反。"快速性"，即及时实现目标以控制损失和避免中断的能力。"机智性"，即在系统受到威胁时发现问题和调动资源的能力。

当复原力资源本身被压力源破坏时，复原力可能会失效。一项研究探索了四个社区对社区抵抗的看法（Kimhi & Shamai，2004），结果表明，社区资源受到威胁，社区成员也会受到威胁的伤害，因此说明了资源作为社区复原力的一项基本指标的重要性。Hobfoll（1988）提出"资源守恒"（COR）理论，基本原则是"个人努力获得、保留、保护和培养他们所珍视的东西"，这些东西被称为资源。压力出现在资源受到威胁、资源流失或个人在对其他资源进行重大投资后未能获得资源时。在 COR 理论中，人们必须投入资源，以防止资源损失，从损失中恢复，并获得资源；这有助于使那些拥有更多资源的人不那么容易受到资源损失的影响，也更有能力获得资源（可以说，富人越来越富有）。COR 理论在灾害研究中具有很强的影响力，因为灾害和恐怖主义威胁着大量的目标资源（住房）、个人资源（如乐观、安全）、社会资源（友谊）和能源（金钱、自由时间）。资源受到压力源的损害，严重限制了资源原本所能提供的保护能力。在灾害研究中，资源损失与灾害严重程度高度相关（Norris et al.，2002）。

（2）资源多样性。

社区复原力不仅取决于资源的数量，还取决于其多样性。Adger（2000）以东南亚的红树林农业为例，展示了社区对狭隘自然资源的依赖，以及如何扩大区间收入差异并降低社区复原力。Cutter 等人（2008）描述了 2005 年 8 月卡特里娜飓风对一个社区造成的破坏，因为该社区居民几乎完全依靠渔业为生，所以这场风暴对该社区的影响是巨大的。因此，干旱、洪水或虫害等极端事件增加了依赖特定资源的风险，降低了复原力。Norris 等人（2002）的灾害研究表明，社会经济地位较低的参与者通常比社会经济地位较高的参与者容易产生更多不利的心理影响。从全球的角度来看，自然灾害在发展中国家发生时，相比发达国家特别容易造成严重的心理困扰。

四、社区复原力的产生机制

社区复原力的影响因素是通过产生机制发挥作用的。在网络结构模型中，Longstaff（2005）主要围绕四种网络资源进行阐述，体现了社区能力、社会资本、经济发展、信息和沟通之间的互相影响。Holland（1992）提出复杂适应系统理论，分为微观和宏观两个方面，后被推广应用于社区公共危机治理，有效地提升社区复原力。

（一）网络结构模型

社区能力的一个维度是以互惠联系为特征的组织间网络的存在，涉及频繁的支持性互动、与其他网络的重叠、形成新关联的能力，以及合作决策过程。

Longstaff（2005）确定了四种主要的网络资源：经济发展、社会资本、信息和沟通，以及社区能力（见图 5 - 3）。网络结构中，"基石"或"枢纽"的重要性得到强调。通过"超级连接"的网络成员将一个网络连接到另一个网络。尽管密集网络有很多价值，但它们也很复杂。无把握的集线器的效率实际上可能会降低，因为如果集线器受损，整个系统也会受损。当一个组件中的更改引起其他组件的响应时，会发生"紧密耦合"，且在某些情况下，"紧密耦合"也会增加危险，并可能导致解决方案过早结束。"松散耦合"的系统可能会更好地响应组件的更改，因为它们不需要整个系统做出响应。

（二）复杂适应系统理论

复杂适应系统（complex adaptive systems，CAS）理论包括微观和宏观两个方面。在微观方面，CAS 理论的最基本的概念是具有适应能力的、主动的个体，简称主体。因此，为了更好地适应复杂的环境，系统的主体和环境可以通过相互影响和互动来"学习"或"积累经验"（Cowan et al.，1994）。在宏观方面，由这样的主体组成的系统，由于主体的适应性行为反过来会影响环境，不断变化的环境会产生新的规则来限制主体的行为，将在主体之间以及主体与环境的相互作用中发展，表现出宏观系统中的分化、涌现等种种复杂的演化过程（见图 5 - 4）。

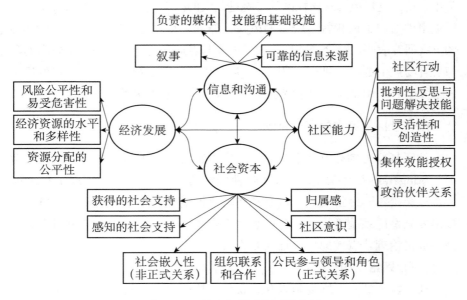

图 5-3　社区复原力的网络资源

资料来源：Longstaff，2005.

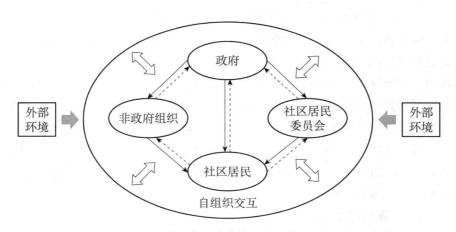

图 5-4　社区危机事件协同治理体系示意图

　　随着 CAS 理论的发展，其应用范围逐渐扩大，目前已经涉及生物环境、经济管理、社会人文和社区危机治理等多个主体，这些主体相互联系、相互作用，共同推动其发展。社区危机的发生具有复杂性、分散性和多样性的特点。仅仅依靠社区的单一主体力量，很难接管社区的所有事务。因此，将 CAS 理论应用于社区公共危机治理，充分整合多元优势，提升社区复原力，是有效的。

　　回顾人类历史，传染病等重大公共卫生事件一直伴随着人类社会，造成大量人员伤亡和重大经济损失，对家庭和社会构成威胁，加剧了国家和地区发展的不稳定和脆弱性。维护国家稳定、家庭和谐有助于社会稳定和国家安全，特别是对于特殊群体，如老年人（范成杰，2012）、青少年、高危医疗群体（Xu et al.，2020）、患者和弱势群体（Cheng et al.，2020）。和谐稳定的家庭关系能有效缓解重大公共卫生事件引发的紧张情绪，为家庭提供心理支持，增强其承受、应对和逃离压力的能力。

突发公共事件中的公共安全通常是衡量国家现代化程度的直观维度。同时，我国正处于社会转型和现代化的关键时期，重大公共卫生事件频发，对国家治理体系及其能力提出了新的挑战。在重大突发事件背景下，关注灾区的"人"是灾区重建的重要因素。因此，必须考虑到人际关系的修复和重构，以及文化传承的接续（文军，何威，2016），这对揭示家庭关系的变化及其区域特征具有重要意义，将有助于制定和发展实施可持续的区域治理措施的长期机制。

第四节　总结与展望

复原力是个人、家庭和社区在遭遇突发公共卫生事件时有效适应、积极应对并主动恢复的能力，对降低灾害影响有着重要的作用。国外学者对于复原力较早开展系统深入的研究，研究大多围绕复原力的理论模型和评价体系等方面进行探索。根据已有研究不难发现，个人、家庭和社区复原力都有较多的影响因素，但遗憾的是，并不是所有影响因素都得到了有效的干预与研究。

目前，关于个体复原力，主要集中在研究个体所具有的保护因子和危险因子在其危机复原中的影响。一方面，有利于个体从重大公共卫生事件中复原的保护因子，比如积极乐观的个性、积极情感和牢固的亲密关系等内部资源，是当下研究关注的重点；另一方面，诸如社会支持、家庭环境的重要性，以及社区和互联网通信等外部资源也备受关注。过往的研究表明，个体内部和外部资源是相互关联的，强大的内在心理资源很可能更容易利用强大的外部资源，从而增强复原力，有利于个体在危机中积极主动地调节应对行为、减少创伤后应激障碍及促进创伤后成长。而阻碍个体复原力的危险因子，像过去有过类似的创伤经历、缺乏家人和朋友的支持、人格压抑消极、情绪不灵活等，也是研究的重点，这些危险因子会阻碍个体在重大公共卫生事件中的恢复，削弱个体的复原力，不利于个体在危机中调节自身行为，加剧了危机创伤体验的负性结果。今后可以进一步关注个体内部和外部保护因子及危险因子是如何相互作用的，以更好地利用保护因子提升个体的复原力，减少危险因子的不良影响，提高个体的心理健康水平。

对于家庭复原力影响因素的讨论，我们采用了 Walsh（2016a）的框架模型，从三个维度展开讨论：家庭的信仰体系、沟通过程、组织模式。通过文献梳理不难发现，家庭价值观、凝聚力、乐观看法、灵活性和连通性是家庭长期以来形成的内在特征，具有稳定性和独特性，很难通过短时间的干预来改变或影响家庭复原力；而有效沟通、问题解决能力和开放的情感表达、社会支持和社区参与是家庭拥有的外在能力，具有变通性，可以通过短时间的干预来提高家庭复原力。今后可以更关注如何干预内在特征，通过研究内在特征和外在能力的相互作用来完善家庭复原力的理论模型。

社区复原力的影响因素主要体现在关注社区资本、不同的社区类型及社会网络和支持几个主要的方面，社区复原力往往是受这几个方面共同影响，这些因素是社区从重大公共卫生事件中恢复过来的重要保障。社区在资源、能力和组织方面应对危机的方式是多种多样的，社区中的资本、凝聚力、邻里之间的支持团结程度等都是增强社区复原力的保护性要素，可以保护处于危机风险状况的社区成功度过危机。因此，未来我们可以从这几个方面入手，对社区进行干预，增强社区复原力。

个人、家庭、社区是密不可分的。尽管各自的复原力产生机制和适用于各自的实际原则可能不同，但个人、家庭和社区层面的复原力也都是相互关联的。个人和家庭复原力与社区复原力有关，如果个人在面对灾难时具有复原力，那么他所在的社区也会具有复原力；同样，具有生计恢复能力的家庭也将有助于社区和区域的生计恢复（Berkes ＆ Ross，2013）。然而，个人、家庭和复原力之间的对应关系可能并不总是存在。个人和社区复原力是有联系的，但并不具有决定性的意义，整体不仅仅是其各部分的总和，这意味着一个有复原力的社区中不是每个人都有复原力，而且一个社区可能有许多有复原力的成员，但不一定是一个有复原力的社区（Pfefferbaum et al.，2017）。家庭和社区复原力也是如此，例如，失去户主的劳动可能对家庭来说是灾难性的，但对整个社区来说不一定是这样。可以肯定的是，三者之间是相互影响、相互作用的。

个人和家庭的抗灾能力与他们所在社区的抗灾能力密不可分。一个社区拥有的资本来源越多，年轻人就会在压力下做得越好。一些有助于塑造个人复原力的因素来自个人所在社区的复原力。社区的社会和物理生态对其成员的复原力更为重要，而不仅仅是个人成员的特点，个人的复原力与其居住的社区的复原力密不可分。个人复原力来自一个人的知识、技能和情感，以及直接或间接从社区、灾害支持服务中获得的与灾害相关的资源（Ungar，2011）。个人复原力是通过一套"复杂、相互关联"的资源分配过程来培养的，社区在帮助个人成员"导航"和"谈判"资源方面的支持影响了个人、家庭和社区各级的复原力。如果社区复原力活动、方案和干预措施鼓励团队建设，促进沟通，增强社会联系和社会资本，并促进技能发展，它们就可以增强个人、家庭和社区的复原力。

第六章　重大公共卫生事件下社会心理重建

重大公共卫生事件发生后，公众容易出现各类心理问题。虽然这些问题的症状并不满足心理障碍的判断标准，但是它们会阻碍人们的心理健康恢复（Treacy et al.，2021）。众所周知，不论自然灾难还是人为灾难，都会严重影响人们的心理健康，而重大公共卫生事件也是如此，由它带来的负面心理影响会直接或者间接地暴露出来（North & Pfefferbaum，2013）。比如，丧失、贫苦和其他所承受的压力源能造成巨大的个人痛苦和哀伤，而且这些伤害会与家庭、社会和职业机能相互作用（Norris et al.，2002）。因此，开展一些社会心理重建活动，促使受灾难影响的人们从负面影响中恢复十分必要。Bakic 和 Ajdukovic（2019）经过研究发现，通过干预，比如增加受灾难影响人群的资源，可以减少其由于灾难带来的心理症状，并且能提升其生活满意度。由上可知，重大公共卫生事件会给人们带来极大的社会心理危害，而采取相应的干预措施能有效促进社会心理重建。

与社会心理干预不同，社会心理重建是一种包含多层次、多系统的，以心理健康素养提升、个体意义建构、家庭心理功能修复及社会网络修复为目标的心理社会能力建设。具体来说，通过心理教育和培训，增加和改善个体在促进自身及他人心理健康、应对自身及他人心理疾病方面的知识、态度和行为习惯；利用社会网络分析框架进行社会网络修复，对个体进行意义建构，对家庭进行心理功能修复，并重建可持续性社区和社会系统；通过复原力干预、提供社会支持及促进社区经济修复等方式，确保复原力在社会生态系统的各层面得到提升。

第一节　社会心理重建的目标

在个体心理健康素养提升和社区可持续性重建的基础上，个体、家庭和社会干预措施与社会网络修复活动相互交映，共同保障社会整体网络的良好功能，促成社会心理重建。社会心理重建是一种包含宏观和微观的多层次、多系统干预。从社会层面来讲，国民需要有相应的心理健康知识和对心理干预的正确态度。避免公众对重大公共卫生事件所造成的心理影响理解不正确，以免延误干预时机。另外，对个体、家庭和组织的社会网络修复，能够确保社会支持系统的完善。从个体、家庭和社区层面来讲，对个体进行意义建构，对家庭进行心理功能恢复，以及重建可持续性社区和社会系统，能够确保复原力在多个层面得到恢复。

一、个体意义建构

对创伤和负性经历进行意义建构能增强个体的心理幸福感（Sales et al.，2013）。有意义的生活对个体复原力有积极预测作用。个体意义建构作为社会心理重建的目标之一，包括：帮助受到重大公共卫生事件影响的个体，将现在、过去和将来整合，获得意义；使个体具有针对意外事件的准备意识、吸收能力、恢复能力和适应能力；使个体从挫折经历中获得成长和经验，心理抵抗能力增强（Sales et al.，2013）。

个体在重大公共卫生事件影响面前显得微不足道，但是社会和人类又由无数个微不足道的个体组成。疫情防控期间，一个微不足道的感染者个体就可能导致整个地区的防控努力付诸东流。所以，重大公共卫生事件相关的社会心理重建需要帮助个体发现自己的力量和优势，形成恰当的应对风格。要针对复原力培养和提升做相关的教育宣传，教会个体使用专业的心理学应对方法和技能缓解心理压力，帮助他们意识到经历灾难也能带来积极的影响（Brooks，et al.，2020）。对个体意义进行构建和复原力干预提升，可以提高个体的自信水平、自我效能感，使之感受到生活的价值，从而获得社会心理的提升，尽快恢复正常的生活。

二、家庭心理功能恢复

家庭的心理功能是它能提供一个安全和稳定的环境，从而满足家庭成员的心理需求（Nemati et al.，2020）。家庭是个体赖以生存的单元和避风港湾，家庭里有最亲密的人和无条件的社会支持。家庭心理功能恢复主要是对家庭复原力进行干预，包括：帮助家庭成员相互理解，培养克服困难的能力（Becvar，2013）；建立家庭成员解决问题的自信，帮其意识到问题的可控性；促进家庭成员直接、清晰和具体化的沟通，营造温暖、接纳和支持性的氛围促进表达（Walsh，2016a）；找到家庭中有权威的领导，促进家庭成员相互支持。

　　重大公共卫生事件影响着无数的家庭，比如疫情下的居家隔离使得家庭功能部分缺失、抗风险能力减弱、经济来源骤减，心理能力建设显得至关重要。而之所以在社会心理重建时对家庭心理功能进行恢复，是因为家庭成员在应对心理危机时可以提供良好的接纳氛围，包容家庭成员的消极情绪，倾听他们内心的焦虑和恐惧。

　　家庭对于未成年人和老龄化人口具有更强的保护作用。这类人群的抗风险能力和心理支持来源相对单一，对家庭心理功能恢复的意义变得具有多重性。研究发现，通过父母和抚养人教育的方式干预，可以增加父母相关知识，帮助孩子提升心理复原力，提高家庭复原力（Powell & Leytham，2014）。家庭中权威和领导人物心理健康教育能为所有家庭成员带来正面效益，家庭和个体的社会心理重建能够共同创造更好的环境。

　　通过对家庭复原力干预，实现家庭心理能力建设的目标，可以营造良好的家庭倾听氛围，给予受到疫情心理影响大的家庭成员积极接纳；也可以实现信息准确和及时的交流，提升问题解决的效率，创造相互支持的氛围，树立克服困难的信心。

三、社会网络修复

　　社会网络（social network）指的是人与人或组织机构间的交互作用，包括认识的人、一起工作的人或相互交流的人。这种交互作用可以图形化，提供一种网络关系（Council，2009）。社会网络是人作为社会性动物生存不可或缺的部分，它为日常生活中和危急情况下的每个人提供社会支持、社会资源和社会信息。社会网络也是家庭参与社区活动的联结，是政府组织和非政府组织间合作的良好纽带。社会网络修复则包括：使受助者充分认识社会网络的功能和心理价值；使受助者拥有识别和培养社会关系的技能；使社会资本得到充分利用和提升；使受助者认识到社会关系类型的多样性，并且具有通过利用多种社会关系类型来增加社会支持的意识（Taylor，2011）。

　　个体、家庭和组织的社会网络修复能确保其得到有效的社会支持。社会支持是应对危机和心理健康问题时的保护机制。比如，在 SARS 时期，护士良好的社会支持与更低水平的心理健康症状相关（Chen et al.，2006）。常见的社会支持来源有：家庭成员和亲属的支持，朋友和同事的支持，以及社区、单位和政府的支持。社会支持和复原力建设联系密切，家庭和组织间的社会网络修复也是社会心理重建的必要环节。

　　所以，以社会网络修复为目标，可以提升重组后的个体、家庭和组织的社会支持，促进信息交流通畅，增加个体和组织间联结的多样性，提升资本使用的充分性，从而可以更好地应对重大公共卫生事件带来的负面影响。

第二节　基于复原力的社会心理重建

与社会心理干预不同，社会心理重建主要是从整体社会结构出发，涉及相对更加宏观的、具有多层次协调性的活动。在个体、家庭和社区层面，基于第五章对各层面复原力的梳理，我们将从个体复原力、家庭复原力、社区复原力三个方面来阐述重大公共卫生事件下的社会心理重建。

一、基于复原力的重建理论模型

基于复原力的研究和程序越来越多，对复原力的理论进行了解有助于对复原力干预实践的全面认知。Richardson（2002）认为，复原力理论的发展有三波浪潮：（1）识别复原力品质，通过现象学的方法识别和开发心理资产及其保护因素；（2）回答如何获得复原力品质，把复原力视为一个获得复原力品质的破坏和重整过程；（3）后现代和多学科的观点，认为复原力是驱动一个人从破坏和挫折中成长的力量。三波浪潮存在递进的关系。起初，人们从不同人群的现象学特征出发，认为复原力是一种人本身具有的能力或特征。关于这种能力或特征是遗传而来还是后天可以养成存在争议。在此基础上，发展出了复原力的过程论，目的在于培养从挫折中修复的能力，认为复原力是经历挫折后修复的一个过程。第三波浪潮受到后现代主义影响，注重学科的融合和复原力的应用性，认为复原力是一种内在驱动力，走向自我实现，要发现它并培养它。

第一波浪潮对复原力的认识比较原始，研究目的在于列举与复原力相关的特征或保护因素，比如自尊、自我效能感等。第三波浪潮涉及的学科范围广泛，整合了较多的心理学和教育学理论，认为复原力是一种追求智慧或自我实现的内在动力。重大公共卫生事件下的社会心理重建，需要复原力的具体干预活动而不是对复原力进行现象描述，且此背景下的干预需要聚焦重大公共卫生事件造成的负面心理影响，比如焦虑、抑郁和创伤后应激症状等，不是宽泛和深层的自我内在动力。所以，针对重大公共卫生事件的复原力理论，本书聚焦于第二波浪潮。

（一）复原力和关系负荷理论

Afifi 等人（2016）提出的复原力和关系负荷理论（theory of resilience and relational load，TRRL），基于情绪资本（emotional capital）理论（Feeney & Lemay，2012）、适应校正模型（adaptive calibration model）理论（Giudice et al.，2011）、非稳态负荷（allostatic load）理论（McEwen，1993）、投资模型（investment model）理论（Rusbult，1980）等相关理论发展而来，整合了沟通、感知和社会关系背景下压力的生理学方面来解释与个体或关系有关的风险与复原力。

　　复原力和关系负荷理论假设当人们持续地验证与他人的关系并发现关系有效时，人们就会积累积极的情感储备或情感资本，这有助于维持他们的关系。一般来讲，当一个人与其关系伙伴应对压力的态度取向比较一致时，他就会利用比较多的沟通策略维护和投资他们的关系，积累感情储备。人们有了足够的积极情感储备，就更容易以广阔的思维评价相关的压力情境。广阔的思维在人们经历压力时，有助于人们做出更准确的评估，采取更恰当的应对行为，从而促进复原力提升，降低压力感，确保健康（Afifi et al.，2016）。反之，缺少关系维护和情感储备的人，或者对积极关系的期望没有得到满足的人，当感到压力时，更容易陷入不恰当和过于应激的评估，从而采取不合适的行为。这会消耗一个人的认知、情绪和关系资源，加大压力。如果这种消耗长期持续，会磨损关系，产生所谓的关系负荷。

　　复原力和关系负荷理论包含以下几个成分（Afifi et al.，2016）（见图6-1）。一是沟通维持和情感储备：随着时间的推移，有效的沟通维持行为和行动会建立积极的情感储备。情感储备反映了投资的积累（即维护）和投资的差异。二是共同取向和情感储备影响评估和行为：共同取向影响个体投资他们关系（即维护他们的关系）的程度和建立情感储备；当人们建立情感储备的时候，它会影响他们的共同取向。共同取向和情感储备影响人们在多大程度上感觉事情的成功；压力影响人们的共同取向和投资关系的程度。共同取向和情感储备影响威胁和安全性评估以及压力下的沟通模式。三是安全/威胁评估的结果和行为：基于安全的评估和交流模式预防会造成资源的消耗（即情绪的、心理的、认知的和关系的），因为在帮助管理压力时，人们会感受他们自己和他们关系的有效性；基于威胁的评估和交流模式会消耗资源，因为能量被过分地用于保护和自我调节，加剧了压力；如果人们不投资他们的关系，持续的资源消耗和增加的压力就会产生关系负荷，长此以往会出现更多的健康问题；复原力和关系负荷影响共同的态度取向/差异、投资时的投资量/差异，以及基于威胁或基于安全的评估和交流模式。

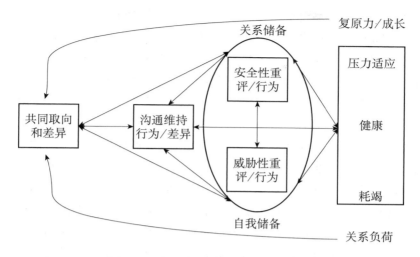

图 6 - 1　复原力和关系负荷理论示意图

资料来源：Afifi et al.，2016.

复原力和关系负荷理论为从人际资本和人际沟通角度促进复原力干预提供了好的途径。Afifi 等人（2018）基于该理论对糖尿病家庭进行干预，验证了其有效性。Afifi 等人（2020）基于该理论对双职工家庭应对压力事件进行干预，也验证了其有效性。因此，对于复原力干预实践，应该使用恰当的人际维持策略减少关系负荷，培养健康的人际关系，储备积极的情感资源。但是，该理论只从人际资本一个角度促进复原力的提升，这一点过于片面化。在重大公共卫生事件背景下，许多心理症状只通过人际资本与情感储备很难有效地得到缓解，比如恐惧，可能是对他人的恐惧，也可能是对关系的恐惧。所以，该理论并不能单独指导重大公共卫生事件下的复原力干预。

（二）复原力矩阵模型

美国国家科学院（National Academy of Sciences，NAS）认为，复原力是为挫折事件做计划和准备、接受和从挫折中修复并适应（Cutter et al.，2013）。基于此，复原力可以可视化为经历挫折事件时重要机能的减弱和修复（Linkov et al.，2014）。

基于 NAS 的复原力定义和其他相关研究，Linkov 等人（2013）提出了复原力矩阵模型。复原力的每个阶段都可以从四个领域去建设和评估。身体：传感器、设施、设备、系统状态和能力；信息：数据的创建、操作和存储；认知：理解、心理模型、先入为主、偏见和价值观；社交：互动、协作和在个人与实体之间自我同步。

复原力矩阵模型将复原力作为过程进行干预，与上一种理论具有相同之处，都是经历挫折事件后修复，从而达到新的适应状态。但是，这一矩阵多了准备阶段。对于重大公共卫生事件，平时的公共卫生预防措施和资源储备也应该受到重视，而不是一味地经历灾难然后重建。另外，这个矩阵的身体、信息、认知和社交四个层面贯穿于每个阶段，使得各个阶段的任务比较明确而且前后一致。

复原力矩阵模型应用性强，可以作为灾难事件发生时的应对框架。微观上，它可以具体到个人和家庭；宏观上，它可以应用到国家和全球。比如，基于该复原力框架，应对新冠疫情这样的重大公共卫生事件，Klasa等人（2021）提出新冠疫情下老年人的复原力响应，可以根据该框架从复原力的四个阶段及其四个层面采取应对活动。但是，该矩阵从四个层面进行矩阵划分是否足够完善？针对重大公共卫生事件的干预活动是否有更贴切的层面划分？这些问题需要进一步验证。

（三）结构功能主义范式

美国社会学家帕森斯（Talcott Parsons）于 19 世纪 50 年代系统阐述了其结构功能主义的 AGIL 范式。其中，A 适应（adaptation）指系统要适应外界的物理和社会环境以满足自己所需，认为系统和环境之间有密切的联系，包含了环境对系统的制约和系统对环境的影响；G 目标达成（goal attainment）指系统必须定义和实现其自身目标，是系统目标导向的体现，系统有能力并且可以启用内部资源实现其目标；I 整合（integra-tion）指系统要协调各部分之间的关系以达成牢固的整体，整合作用可以发挥出系统各部分单独不具有的功能，使各部分协调一致，而且能避免部分的脱离；L 潜在模式整合（latency pattern maintenance）指系统必须根据社会和文化期待进行自我维持、更新以实现自己的角色，这里包含着系统内部的一些规范，这些规范能保证系统的连续，避免出现中断（Titten-brun，2013）。

复原力理论放在社会学中去理解，可以看作一个社会整体，包含了社会系统、社会关系和社会改变。在社会系统的变化中，复原力能够让社会系统在常模范围内保持稳定（Olsson et al.，2015）。社会系统在重大公共卫生事件发生后，可通过社会心理干预、家庭教育、社会教育等方式，依据 AGIL 范式，保持复原力水平。比如，在新冠疫情背景下，隔离和避免接触的政策让很多人转向线上学习的方式。在这样的背景下（Ellya，2021），有人将线上学习作为一个系统，结合帕森斯的 AGIL 范式应用的可行性，认为线上学习中老师、学生、学习工具和内容可以按照 AGIL 范式进行设置，以适应并达到目标，来应对新冠疫情对人们不能线下学习的影响。

（四）培训员培训模型

人类在应对重大灾害发生后社会心理修复和建设时常用到培训员培训模型（training-of-trainers，ToT）。ToT 模型可以用于重大公共卫生事件、战争、自然灾害等。比如 2014 年西非的埃博拉疫情，使用 ToT 训练程序，一天即可培训出心理急救（psychology first aid，PFA）人员（Horn et al.，2019）。2017 年，印度为了提高国家在紧急情况发生期间及之后的社会心理支持能力，启动了复原力城市项目，并针对社会心理支持和紧急心理援助，开发了一个 3 天的 ToT 模型（Gray et al.，2021）。ToT 模型对于特殊人群也同样适用。为了应对新冠病毒，印度儿科协会开发了一个 ToT 模型，用于提升儿童对新冠病毒多方面的敏感性（Gupta，2021）。总之，人类在应对重大灾难时对 ToT 模型的广泛使用，说明了 ToT 模型的良好效果和广泛适用。世界卫生组织也早已在人类应对重大灾难指南中推广使用 ToT 模型。

ToT 模型通常由当地人员和外界专业人员合作运用（Miller，2012）。外界的专业心理工作人员担任主培训师，在当地的领导者或者有影响力的人士帮助下，招募有心理工作相关背景者、社会工作者、学校教师、临床护理人员及调解员等当地人士参加培训。培训的程序根据干预目标和干预内容设计。之后，参加过短程培训的当地人士可以对需要心理援助的公众进行干预。所以，ToT 模型的第一个特点是使用灵活。它适用的疾病和症状干预范围广泛，能够更好地把专业的心理健康干预理论和技术与当地的文化背景相结合。比如，研究者在埃博拉疫情期间使用 ToT 模型增加公众的社会心理支持（Jónasdóttir，2015）。针对重大公共卫生事件的响应研究发现，土耳其卫生部实施重大流感影响的准备策略时，组织了 ToT 来培训健康护理人员和公众（WHO，2020）。对于不同的疾病和不同的地区，ToT 模型同样被有效使用。

ToT 模型的另一个特点是，干预帮助可以在短期内呈指数级增长，充分利用黄金时间和当地的人力资源。比如，一个由 20 位专业的临床心理专家组成的干预团队，对当地的心理或临床工作者进行为期 3 天的培训。培训针对重大公共卫生事件下焦虑、恐惧与抑郁等心理问题的缓解。一位临床心理专家培训 20 位受训人士，3 天之后，每位受训人士平均对 100 位需要援助的对象进行了心理干预。那么，一个 20 人的临床心理专家团队通过 3 天培训工作就能做到短期内对 40 000 人进行心理干预。况且，ToT 模型可以用于多层培训。第一层次的受训者在专业监督的情况下可以培训新的受训者，从而增强干预团队的执行能力，让心理健康干预持久化。同样，每名接受培训的当地心理相关工作者在专业监督下执行了为期 3 天的培训程序。第二层次接受培训的当地心理相关工作者直接对需要心理援助的个体执行干预。那么，最初 20 人的临床心理专家团队在短期内就可做到 $20 \times 20 \times 20 \times 100 = 800\ 000$ 人次的心理干预。

Mormina 和 Pinder（2018）基于前人的研究和能力途径哲学，提出了一个 TRAIN 评估框架（见图 6-2）。能力途径（capability approach）关注个体能做什么和成为什么，而不是关注他们可用的资源是什么（Mormina & Pinder，2018）。TRAIN 评估框架由人才（talent）、资源（resources）、协调（alignment）、实施（implementation）和培育（nurture）五个构成要素，以及个体、组织、超组织三个层次组成。在设计社会心理重建相关培训程序和实施过程中，可以参考该评估框架进行培训模型的完善。

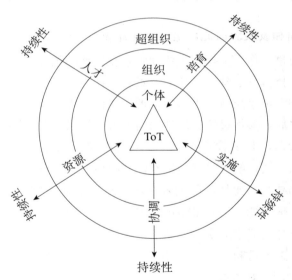

图 6-2　TRAIN 评估框架

资料来源：Mormina & Pinder，2018.

人才：ToT 的主要目标是培训参与者。所以，主培训师和本地的培训师都需要有足够的技能、知识和经验去培训他人。在组织层面，相关的公共卫生和心理健康合作组织应该有能力评估和挑选有胜任力的培训师、有公平的程序激励的培训师。在超组织层面，需要有培训师选拔和激励制度，要有资质鉴定和晋升途径。

资源：对个体来说，时间是主要的资源。许多心理干预者本身具有全职工作，并没有很多时间抽身参加 ToT。从培训后的理解吸收到能给他人讲授也需要时间。组织需要有释放培训师和参与者潜力的意识，给予时间支持，减少工作压力。超组织层面，需要奖励制度、传播意识、可支持参与培训的责任意识。

协调：干预与个体的专业目标或职业规划较一致时，更容易成功。可以尽量选择从事心理健康干预和治疗工作的从业者参与此次活动。很少有活动在不做修改的情况下能很好地适应当地背景和健康需要（Loh et al.，2015）。ToT 应该满足当地需求和组织机构的优先权，组织领导和管理层会重视和支持 ToT 的推广。超组织层面，建立不同形式的正式和非正式联盟组织（医院、行政区、专业团体）来影响政策环境。

实施：在学习课程后，问卷评估是 ToT 评估受训人员的社会心理重建学习结果的常用方式。但是，我们也应该考虑 ToT 长期的结果。重大公共卫生事件往往有长期的影响，在培训后 6 个月受训人员是否还能很好地运用学到的知识、技能需要得到关注和验证。ToT 成功执行需要受训者持续的培训和发展。因此，组织和超组织层面明确的执行策略尤其重要。可能需要强制性地要求受训者执行培训或者建立受训者持续教育程序。也就是说，ToT 的持续性取决于当地的领导能力。

培育：对个体的培育不只是获得社会心理重建的知识和技术，还应该发展一些软技能，比如共情能力、灵活性、批判性等。主培训师需要督导受训者的培训或干预过程，给予具体的指导。组织应该建立相应的监督指导机制，以及在 ToT 结束后提供参与者相关的学习机会。不同区域和组织间可以互相交流和支持。外部专业人员发展了本地培训师后，应该让 ToT 和本地的机制融合，逐步减少对外部的依赖。

（五）社会网络分析框架

Bryant 等人（2017）认为，社会网络可以看作个人（或团体、组织）之间存在的一对一连接或联系的网络，这种方法允许研究人员绘制一对一关系的社会结构与健康和其他结果之间的关系程度。当代社会有三种类型的社会网络：首要的社会网络由在家庭和日常生活中保持亲密关系的人组成；第二种是宏观社会网，设计一系列的服务，包括提供社区资源和社会服务，在居民遇到问题的时候能和他们交互作用；第三种是城市、地区等出于责任提供特殊的服务，包括公共服务和私人服务。

在社会学中，研究社会网络一般有两种视角：一是把网络看作一种分析工具，借此来理清行动者间、行动者与其环境间的关系；二是把网络视为一种社会结构，由行动者之间的关系构成，此时关系本身则成为研究对象（朱宏国，桂勇，2005）。在心理学中，社会网络本身就是要研究的对象，由个体的同伴关系所组成，其中的情感支持可以有效减少抑郁情绪，保障心理健康（Rose，2000），为人们提供社会支持。

在社会网络修复干预之前，可以先对个体或组织的社会网络进行分析，发现受到重大公共卫生事件影响后社会网络的主要薄弱部分，从而明确着手点。社会网络分析（social network analysis，SNA）是西方社会学从 20 世纪 30 年代开始发展的一种社会网络分析技术，需要较强的统计学、数学和计算机科学能力。人类学家 Barnes（1954）通过对挪威一个渔村社会阶层体系的分析，将虚拟的社会网络研究转化成了系统的研究，近 30 年来这种研究范式已经成为社会科学研究的新范式（刘军，2004）。至今，社会网络分析已经在许多学科和领域广泛应用。比如，宋佳益（2021）指出，社会网络分析在教育领域的应用已经从模仿阶段成长为自主创新初级阶段。张舒等人（2020）通过社会网络分析计算人际关系网络特征指标，探索了大学生人际关系与心理健康的关系。另外，进行社会网络修复时可以参照 IOSP（in/out/seeker/provider）社会网络分析框架。对于重大公共卫生事件，公共卫生系统具有预防、保护、快速响应和从中修复工作目标，为了符合该目标，法规和政策研究者可以借助社会网络分析的方法，可视化社会网络强和弱的地方，从而进行社会网络及公共卫生系统修复（Sweeney et al.，2013）。

在社会网络修复中，对社会网络分析的理解不应该仅局限在作为一种研究技术的社会网络分析。在灾难背景下的社会心理重建中，社会网络分析可以有很多种方法对个体或者群体的社会系统进行分析。Varda 等人（2009）提出了 IOSP 框架，用来识别和衡量社会网络的各个方面，以便进行多层次的调查和分析。内/求助者（in/seeker）包括灾难区的网络成员，在寻求网络中其他人的帮助。比如：新冠病毒的感染者、重大公共卫生事件的直接受害者等。外/求助者（out/seeker）包括灾难区之外的网络成员，他们从网络中寻求某种帮助。例如，寻求援助并为灾难受害者提供资源的组织。比如：外部缓解组织。内/提供者（in/provider）包括灾难区内部的人员，能够向其他网络成员提供一些东西。比如：心理援助平台的临床咨询师、重大公共卫生事件中的一线工作者。外/提供者（out/provider）包括灾难区外部成员，能够为网络的其他成员提供一些东西。比如：雷神山医院。该框架可以确定网络边界，进行网络单元和层次分析，可以操作化网络成员的关系，基于此可以明确研究问题、研究工具的开发和数据的收集。这些是社会网络分析的基础。IOSP 框架的分析单元有个体、群体和社区。其中，个体指框架中的个人，群体指个人网络，社区指他们生活的社区。这样，利用该框架可以充分理解灾难下社会网络中个体（或单元）的危机，帮助其实现心理痛苦的缓解和适应能力的提升，进而进行社会网络修复。

二、基于个体复原力的社会心理重建

基于个体复原力的社会心理重建的核心是促进发展个体的心理能力，使个体能成功地应对挫折事件，尽快适应新的环境（Stuntzner & Hartley，2014）。基于个体复原力的社会心理重建研究主要集中在四类，分别是：基于认知行为疗法的干预、基于正念疗法的干预、混合了认知行为疗法和正念疗法两种疗法的干预（疗法混合型干预），以及基于复原力知识和情绪调节的混合类教育培训类程序。

基于个体复原力的社会心理重建效果可以用相关量表进行评估，其评估或测量以复原力的相关理论和定义为基础。由于复原力的定义存在不一致性，学者们认为，在不同场所、不同背景和不同灾难下，复原力的内容是不一样的（Salisu & Hashim，2017）。Windle 等人（2011）经过对复原力量表的回顾，筛选出了三个适应性广且效果好的复原力评估量表：成人复原力量表（resilience scale for adults，RSA）、简明复原力量表（brief resilience scale，BRS）和康纳戴维森复原力量表（Connor-Davidson resilience scale，CD-RISC）。

（一）基于认知行为疗法的干预

CBT 使得个体重新认识重大公共卫生事件，发觉自己思维中的不合理因素，从而增强情绪灵活性，改变行为。研究表明，CBT 可以有效提升复原力，且通过不同干预形式使不同人群中的干预效果稳定（Helmreich et al.，2017）。Padesky 和 Mooney（2012）基于 CBT 对于个体复原力的研究，提出了一个增强复原力的四步模型。

第一步：寻找优势。这里的优势是能够促进提高复原力的策略、信念和个人财富。很多情况下，不需要教当事人新的技能、想法或者教当事人改变情绪反应。治疗师可以帮助当事人识别他们已经具有的优势，在此基础上建设复原力模型。

第二步：建设个人复原力模型。找到当事人的优势并写下来之后，治疗师帮助当事人意识到自己在解决困难时的行为，然后把这些情况下的行为方法转化成更一般的复原力策略，让当事人用自己的话把自己的个人复原力模型写下来，另外也要尽可能地包含治疗师的想象和隐喻，用此想象和隐喻催生遇到新问题时的新想法。

第三步：应用个人复原力模型。让当事人浏览他们的个人复原力模型，找到在遇到阻碍时能帮助他们坚持的东西，或者帮助他们接受不能改变的情况。这部分的探讨集中在，面对困难时对复原力的保持，而不是成功地克服困难。

第四步：复原力实践。鼓励当事人用生活素材进行复原力实践练习。一旦当事人在实践中应用了他们的个人复原力模型，理论就会转化成每日生活中的实践。负性生活事件更适合练习。

我们在评估干预效果时，把干预疗效分为相对疗效和绝对疗效。相对疗效通常是与其他疗法进行比较，绝对疗效通常是将该疗法和常规治疗组、安慰剂组或等待组相比较（任志洪等，2019；Wampold，2013）。本书这里讲的干预效果并没有和其他治疗方法作比较，所以是绝对疗效。经过实证研究发现，基于 CBT 的个体复原力干预具有显著效果。比如，Chen等人（2014）使用 CBT 对地震后的中学生进行复原力干预，发现基线水平、干预后和干预三个月后的普通支持组、干预组和对照组复原力量表得分具有显著差异，尤其是 CBT 组和对照组，以及干预三个月后的普通支持组和对照组。

个体复原力的干预可以通过对积极情绪、情绪资源的增加、健康和幸福进行影响产生作用（Fredrickson，2001）。基于 CBT 的个体复原力干预还发展出了其他与认知相关的干预技术，比如复原力增强意象（resilience enhancing imagery，REI），是认知意象技术的一种（Palmer，2013），强调唤起积极意象和隐喻（Padesky & Mooney，2012）。相比语言，意向对情感的影响更大（Holmes & Mathews，2010）；个体在想象积极事件时，意向与积极情绪的联系也更密切（Holmes et al.，2009）。因此，使用意向可以增强在生活中表现出的积极的品质，增强复原力。另外，Ma 等人（2020）通过研究发现，个体复原力与自尊、世界观和希望正相关，与更高水平的积极自我观（自尊）显著相关。这与前人关于个体复原力与自尊和自信积极相关的研究一致（Benetti & Kambouropoulos，2006）。

（二）基于正念疗法的干预

正念疗法主要采用了东方佛学和禅宗的思想，使用的技术有很多，比如身体扫描、正念冥想、坐禅和行禅等。正念疗法由乔·卡巴金（Jon Kabat-Zinn）引入心理学，他将其界定为用一种没有目的、不加评判和注意当下的方式集中注意力（Vanzhula & Levinson，2020）。正念被视为佛教禅修的重要途径，而且是个简单的概念，它的力量来自练习和应用。如今，正念是一种生活的艺术，而不是佛教徒或瑜伽练习者的专属。当个体以不加评判的态度集中注意力于当下现实时，面对挫折和压力就能减少内部和外部的行为（Thompson et al.，2011）。以不加评判的态度接受当下，因此避免了负性态度。用平和的、非评判的态度接受当下是培养复原力的重要成分（Jha et al.，2019）。

有许多研究已经证明了正念疗法对复原力干预的有效性。通过正念疗法，可以使个体变得更具洞察力，减轻情绪反应，提升个体的复原力和情商（Yuan，2021），增强学生应对学业压力的复原力等（Galante et al.，2018）。我们以基于正念疗法的学生正念技能（mindfulness skills for students，MSS）课程对剑桥大学的学生进行干预为例，介绍基于正念疗法的个体复原力干预程序。

MSS课程是一种长期的、面对面的、以小组为基础的技能培训课程，以《正念：在疯狂世界中寻找和平的实用指南》（Williams & Penman，2011）为基础，并针对大学生进行了调整，以促进将正念意识应用于学习、积极的决策和人际关系中。MSS总结了这本书所教的不同类型的冥想，认为我们可以在冥想中的任何时刻做出选择，这取决于我们在那一刻所感觉到的需要，以便对我们的经验做出更友善、更明智的反应。调整后的MSS比原书更强调正念练习的某些领域：（1）注意元意识出现的时刻，停下来，探索/欣赏那个时刻；（2）从一开始，就鼓励学生在"流动"中选择他们的下一个关注点，要有机地关注（无论是呼吸、身体、声音、思想、感觉，还是更广泛的全身存在感——按照当时感觉自然或可能的方式），而不是必然地返回到呼吸或身体；（3）鼓励学生自由选择是否在当下继续参与，并有意识地允许其他身心现象（如计划、白日梦、嗜睡）进入冥想状态，培养内心的倾听和在场感（避免对清晰或集中的状态做出任何隐含的价值判断，或者认为它们更可取或更好）。

因此，随着时间的推移，MSS的主要组成部分是富有同情心的自我认识和自我发现。它将正念注意描述为存在于任何进入我们经验或意识的东西——伴随着逐渐成长的去中心化能力，这种能力通过承认和给予进入我们经验或意识的任何东西以空间而成长。对选择的强调也培养了人们在冥想之中和冥想之外做出值得信赖的选择的信心，同时对这些选择者的自我结构有了更加流畅和友好的理解。这减轻了学生消极地判断经验的完美主义倾向，或当注意力不集中或以不舒服的状态进入冥想、学习或生活时责怪自己"弄错了"的倾向，从而提高了他们对所有经验的容忍能力，使其感觉在困难经验周围有一个越来越舒适的区域（因此变得"越来越能够接受不好"）。

虽然本课程以正念疗法为基础，但它具备了通常与正念减压相关的灵活性。它还借鉴了其他两种思维方式：非暴力交流沟通和聚焦。这有助于学生安全地探索情感，培育一种善良的、有同情心的内在关系；也有助于学生了解这种关系如何积极地影响外部关系，以及探索拖延等行为所满足和未满足的需求（Galante et al.，2020）。

基于正念疗法的复原力干预研究普遍发现其具有中等干预效果。Joyce 等人（2018）经过元分析，发现干预组（基于正念的复原力干预）和对照组之间的标准化均值差（standardized mean differences，SMD）为0.46，说明具有中等效应。Galante 等人（2020）使用 MSS 对大学生进行心理干预，发现该课程对复原力干预的多个方面，比如心理健康程度、心理支持资源和心理压力，均起到帮助作用。Parsons 等人（2017）通过元分析发现，基于正念减压疗法或者正念认知疗法的干预，在实践和干预结果之间具有小的但是显著的联系。

正念干预主要通过改变复原力调节机制来提升复原力。Johnson 等人（2014）通过基于正念训练的干预研究，测验个体遇到压力时的复原力调节机制，发现：（1）正念训练改变了紧张训练后的心率和呼吸频率的修复；（2）正念训练在应激训练之前、期间和之后调节了一组强相关的外周生物信号；（3）神经影像学的结果支持这样的假设，即正念训练影响大脑结构，而大脑结构在整合有关内部生理状态和身体对压力的反应的信息方面非常重要。因此，正念训练在多个领域显示出有益的作用，能够使个体从应激中修复的能力增强，从而提升复原力。

（三）疗法混合型干预

在复原力干预研究中，有许多干预程序是混合型的，混合了认知行为疗法和正念疗法的干预程序应用比较广泛，且被证实有良好的干预效果。比如，Kahn 等人（2016）以美国退役老兵为被试，采用混合了正念疗法和认知行为技术的 MR（mission reconnect）程序，进行了为期 8 周的干预，发现被试显著提高了心理健康程度和复原力水平。Mealer 等人（2014）使用一个包含正念疗法和认知行为疗法的多层次复原力训练程序，对 ICU 护士进行随机对照试验，发现经过 12 周的干预训练后，ICU 护士的复原力水平得到提高，焦虑症状、抑郁症状和创伤后应激障碍症状得到改善。

混合了认知行为疗法和正念疗法的干预程序对复原力的提升具有显著

的干预效果。Joyce 等人（2018）通过分析发现，混合了正念疗法和 CBT 技术的复原力干预中，干预组和对照组之间的 SMD 为 0.51（95％CI 为 0.12～0.91），表明其具有中等干预效果。Hente 等人（2020）使用基于正念的认知疗法，对医护工作者进行为期 1 个月的干预，干预完成 15 个月后对正念认知的持续效果进行评估，发现干预对于复原力提升具有显著的统计效应。

正念和认知相结合的干预方法可以通过改善注意、想法和情绪相关问题来提升复原力。Semple 等人（2009）通过对 9～13 岁的儿童进行干预，发现正念认知疗法可以显著减少注意问题，同时改善焦虑问题和临床行为问题。另外，通过认知灵活性，学习面对恐惧时的适应，发展积极应对技能，复原力能够被增强和教授（Smyth & Pennebaker, 2008）。正念减压可以用于增强"此时此刻"体验的意识，减少负性情感，以及提升应对技能（Grossman et al., 2004）。

（四）混合类教育培训类程序

混合类教育培训类程序往往混合了复原力知识、情绪调节、正念和人际交往等多方面的内容。比如，Arnetz 等人（2009）设计了一种基于放松、想象和精神彩排的 10 周群体干预程序。Carr 等人（2013）基于乐观主义、问题解决、自我效能、自我调节、情绪意识、柔韧性、同情和关系感开发了一种 12 周的复原力干预程序。Loprinzi 等人（2011）通过一种 SMART（stress management and resiliency training）程序，对癌症患者进行 12 周的干预，发现他们复原力显著提升、对压力的感知提升、焦虑水平降低等。这种 SMART 程序具体源于注意程序疗法（attention and interpretation therapy，AIT）和沉思性呼吸。AIT 是 Mayo 诊所开发的一种降低压力和增强复原力的理论结构（Loprinzi et al., 2011）。Richardson（2002）开发了一种为期 5 天的复原力教育程序，每天的内容相对固定，程序内容融合了身体观点、东方药学、上帝和创生、心理神经科学等，这种教育程序能提高被试的复原力技能。Reivich 等人（2011）开发的美国陆军 10 天复原力大师面授课程，提供了一种面对面复原力训练程序。

我们可以通过对 SMART 培训内容做简单的介绍，了解复原力教育培训类干预程序的主要理论和知识。SMART 程序共 4 个板块。板块一和二各需两天半的时间，板块三一天，板块四一天，总结板块半天。第 9 天是维持和巩固课程，第 10 天是强化技能部分。

板块一：复原力。教授复原力基础知识和概念，学习复原力的 6 个核心成分，探索复原力如何有效地增强学习者的领导能力和激发学习者的勇士气质。复原力的 6 个核心成分分别是：自我意识、自我调节、乐观、心理灵活性、性格优势和联结。

板块二：建立心理技能。建立增强心理韧性和有效解决问题的心理技能，这些技能源于认知行为疗法。在此基础上发展出了培训材料，主要包括解释风格理论、能量管理策略和灾难最小化手段。

板块三：识别性格优势。聚焦个人和团体的主要优势克服挑战，完成目标，识别性格优势。根据答卷者完成的性格优势价值问卷，探索他们的特征和该特征在团体中的益处，然后识别团体中他人的性格优势，达到实践效果。

板块四：增强关系。通过交流策略和积极响应建立强人际关系。增强士兵之间以及他们和家人的关系。教授他们技能，即积极响应、赞美、交流风格（积极、消极和坚决的交流）。

教育培训类的复原力干预程序对复原力提升也具有显著效应。Liu 等人（2020）通过元分析发现，在复原力干预的幸福方面的结果中，心理教育干预达到了符合实际显著效果阈值的效果。针对新冠病毒感染者，Shaygan 等人（2021）开发了一种包含认知行为技术、压力管理技术、正念减压和积极心理治疗技术的两周线上心理教育干预程序，增强病人的复原力。与对照组相比，干预具有统计显著性。Quinton 等人（2021）使用基于社区的 PYD（positive youth development）程序 MST4Life™（mental skills training，MST）对无家可归的青少年进行干预，帮助青少年识别和运用自己的心理技能，发现该干预程序在复原力方面具有显著效果。

复原力的训练性质和训练内容可以调节训练效果而起作用。Robertson 等人（2015）通过元分析发现复原力训练可以有效地提升个人复原力，但情况并非总是如此，这表明训练的有效性可能受到训练性质的调节。其认为训练性质主要体现在以下几个方面：对复原力的指导性定义、测量的效度和干预内容；干预的长度和实施方式；将逆境融入复原力训练。通过对训练性质方面的操作可能会促进复原力的提升。另外，复原力强的人常被认为是自信的、坚决的，以及有高自我效能感（Werner & Smith，1992）。研究表明，复原力强的人对生活有积极的方式，具有好奇心和开放的经验，对人际关系有深刻的见解（Tugade & Fredrickson，2004）；他们对于未来和幸福感表现出积极的态度（Mak et al.，2011）。所以，通过针对复原力特征的培训干预，可以提高个体复原力水平。

三、基于家庭复原力的社会心理重建

家庭层面的复原力干预内容比较琐碎，因为要针对不同类型的家庭实施相应的干预。但是，这些基于家庭的复原力干预有着共性的家庭功能干预领域、基本的家庭复原力干预原则和较普遍适应的家庭复原力干预纲领。家庭复原力的干预提升要以成长、发展和系统性为原则。对家庭复原力进行干预时，一般用到认知、教育和提升社会支持的方法。干预前后往往要对家庭的复原力水平进行评估，比如可以用常见的家庭复原力评估量表（Sixbey，2005）。

在临床干预上，家庭复原力主要受其三个维度影响：家庭的信仰体系、沟通过程、组织模式。这三个维度提供了一个分析家庭优势与不足的框架（Walsh，2006）。信仰体系主要成分为价值观和凝聚力；沟通过程包括有效沟通和开放的情感表达；组织模式包含灵活性，以及社会支持和社会参与。家庭复原力的三个维度存在相互作用，不能单独割裂开来理解。比如，家庭灵活性、有效沟通和成功的问题解决策略可以促进养成乐观的态度和问题可以解决的信念。新冠疫情期间，美国普渡大学开发的家庭共同应对困难时期程序（Ruiz et al.，2020）就包含了以上三个维度的内容。

（一）家庭复原力干预原则

关于家庭复原力干预的相关看法：要改变灾难后家庭的缺陷，增强家庭力量；虽然家庭在经历挫折后发生了改变，但其具有修补和成长的潜能。

家庭复原力干预要有系统性定向：家庭功能具有多样性，有生物学、心理学、社会学和精神上的相互影响；危机/压力影响家庭系统，影响所有成员的修复、关系和家庭单元；不同的危机背景会产生不同的压力症状和适应力需求。

家庭复原力干预要有发展的观点：把握症状出现的时机和发生的破坏性的家庭改变；注意压力源随时间变化的堆积和持续的挫折；随时间变化会有不同适应性的困难，复原力干预具有各种途径；帮助适应个体和家庭发展的阶段或者转变。

（二）家庭复原力干预途径

家庭复原力定向的干预可以应用于各种危机情况。干预准则和技术主要是用于增强家庭力量、资源和积极适应的潜能。根据危机的情况种类，家庭复原力干预有不同的途径。以下是引导家庭复原力干预的准则和

纲领：

增强家庭复原力，需要传递一种通过共同努力能克服困难的坚定信念。要使用人性化的语言分析压力，包括在困境中常见的可理解的反应（非正常条件下的正常反应），减少家庭成员的羞耻、自责和其他病理性情绪。要提供安全场所供家庭成员分享痛苦、恐惧和挑战，用同情心对待痛苦和努力促进他们相互交流、共情、支持和合作，帮助他们识别和巩固优势，鼓励他们面对脆弱点和限制，发掘出掌握、治愈和成长的潜能，利用亲属、家庭和社区资源应对挑战，把危机视作学习、改变和成长的机会，转换焦点从问题到可能性，获得技能、治愈和转化挫折形式，重新定位未来的希望和梦想。把挫折体验和复原力响应整合到个体网络和相关的生活经历中（Freeman，2013）。

治疗和治愈当事人对于专业助人者是重要的。在培育家庭复原力时，治愈并不是一个自然的过程。有的时候，治愈了新冠患者身体上的疾病并不能消除它带来的心理上的创伤。有的时候，经历心理上的伤害和情感上的痛苦的患者并不能很好地适应社会或者生存下去。早期的家庭治疗理论中，医药和心理分析的治疗模型影响了家庭复原力干预构思（Walsh，2015）。如今，家庭复原力干预更多地从注重认知和行动方面转向注重自己拥有的资源。治愈方法注重当事人的信念方面，帮助当事人相信自己的潜能，降低易感性，增加复原力。当充分利用家庭自己的资源和社会支持时，能更好地提升家庭复原力。正如海伦·凯勒所说：当我们相信我们是自己命运的主人的时候，我们能够把我们的生活打造成任何我们想要的样子。

心理教育模型和家庭咨询理论为家庭复原力干预提供了有用的信息和应对技能，帮助家庭应对持续的压力和挑战（McFarlane，2004）。提供心理教育的方式可以在很多情况下帮助家庭提升复原力。Megawati 等人（2020）研究发现，针对重大公共卫生事件对家庭的影响，进行教育可以增强家庭复原力。社会支持网络对于家庭复原力干预也十分有效。Sagita 等人（2020）研究发现，重大公共卫生事件期间，低社会支持的家庭复原力水平比较低。

（三）家庭复原力评估和干预效果

许多对家庭复原力的研究一般基于家庭调节和适应的复原力模型（McCubbin et al.，1993）和家庭复原力框架（Walsh，2003）。基于以上理论，只有三个量表或问卷把握住了其多个维度（Faccio et al.，2019），包括家庭复原力评估量表（family resilience assessment scale，FRAS）

（Sixbey，2005）、家庭复原力评估（family resilience assessment，FRA）（Duncan Lane et al.，2017）和 Walsh 家庭复原力问卷（Walsh family resilience questionnaire）（Walsh，2003）。经过多种心理属性的测试且广泛使用的家庭复原力量表或指数（Zhou，He，et al.，2020）有家庭复原力评估量表（Sixbey，2005）、家庭抗逆指数（family hardiness index，FHI）（Relvas & Major，2016）和家庭强度指数（family strength index，FSI）（Orthner et al.，2004）。在健康领域筛选出两个信度和效度以及实证方面效果好的量表或问卷（Zhou，He，et al.，2020）：家庭复原力评估量表和意大利版 Walsh 家庭复原力问卷（Italian version of the Walsh family resilience questionnaire，Walsh-IT）（Rocchi et al.，2017）。总之，家庭复原力量表较多，应当根据不同的研究领域使用不同的家庭复原力量表。

　　家庭系统的社会心理功能比较丰富，针对家庭复原力的干预往往是从某个方面针对具体的情境进行的干预。通过对家庭复原力干预活动的效果进行观察，可以发现对家庭复原力进行干预可以起到较好的效果。比如，印度尼西亚的 Fitri 和 Husni（2020）使用基于社区的家庭复原力程序对洪灾地区进行干预，之后用家庭复原力量表进行测试，发现参与者的家庭复原力得到了提升。Saltzman（2016）用一种家庭叙事表达程序对于经历丧失和创伤的家庭进行家庭复原力干预，促进他们开放有效地交流，最后发现干预效果显著。

（四）基于家庭复原力的重建案例

　　国际上有许多基于家庭复原力干预的组织和研究。从 20 世纪 90 年代起，芝加哥家庭健康中心基于家庭复原力框架，发展了许多临床和社区层面的专业训练和咨询，它们的协同程序帮助了各种各样的家庭，其对象包括：疾病、残障、寿命终止问题；重大灾难导致的家庭和社区修复与复原力提升；难民的创伤和复原力问题；饱受战争折磨的创伤和家庭复原力的恢复；与离婚和同居家庭积极适应；失业和经济困难；为流离失所者举办讲习班等过渡服务；等等。下面列举几个基于家庭复原力干预的案例。

　　1. 家庭组群会议

　　一个以家庭系统为导向的治疗师团队（Boss et al.，2003）与在"9·11"恐怖袭击中丧亲的家庭一起，与他们的工会合作。在工会大厅举行多家庭群体会议。群体领导帮助家庭分享痛苦的经历，传达了他们的基本前提：当失去爱的人的时候会造成难以估量的损失和痛苦，不被困扰才是不正常的情况。几名失去丈夫的妇女担任领导，小组互动和相互支持给予了她们力量。

2. 科索沃家庭教育合作专业组织

科索沃家庭教育合作专业人士、当地精神卫生专业人士和几个美国家庭治疗师专业团队在科索沃建立了伙伴关系。该项目的目的是增强精神卫生专业人员和辅助专业人员的能力和服务需求，加强饱受战争蹂躏地区家庭的应对和创伤后修复的能力。

咨询师共享多系统的复原力定向的方法去应对家庭的挑战，鼓励科索沃专业人员调整干预框架，并发展自己的练习方法来更好地适应当地文化和服务需求。该方法强调与家人会面的重要性，听他们讲故事，听他们描述见证的暴行，并在家庭信念系统内催生家庭的力量和资源，进行家庭组织和开展家庭沟通。访谈显示，他们的伊斯兰模式以及家庭模式和导师的鼓舞是复原力的强大源泉。比如，一个家庭从母亲对安拉的信仰中汲取了勇气，能够面对她的丈夫和儿子被杀害的事实（Freeman，2013）。

3. 家庭共同应对困难时期程序

在重大公共卫生事件——新冠疫情期间，为了培育家庭复原力，提高修复能力，美国普渡大学健康与人文科学学院开发了一种旨在增强家庭复原力的多周线上程序——家庭共同应对困难时期（families tackling tough times together，FT）程序（Ruiz et al.，2020）。该程序以 Walsh 的家庭复原力框架为引导（Walsh，2016a），将该框架的九个主要元素组织为三个部分：共有的信仰系统（确定挫折的意义、积极的观点、超越和精神性）；组织过程（灵活性、联结、活动的社会和经济资源）；交流/问题解决过程（澄清、开放的情绪分享、合作性问题解决）。

4. 新冠患者家庭复原力干预

在新冠疫情暴发的尖锐时期，根据意大利米兰两家医院临床医生的观察，Lissoni 等人（2020）描述了 ICU 新冠患者家庭的主要需要，以及基于与此相应的复原力干预活动来提升患者家庭的复原力。

干预新冠患者家庭成员的主要目标包括：控制并使情绪合法化；增加现有资源；将事件融入传记叙述；保持与患者的关系；促进哀伤的阐述（Lissoni et al.，2020）。为了满足获取患者信息的需要，医生每天至少给患者家属打一次电话，在给家属提供患者信息时富有同情心地提供家属可以接受的情况。医生在电话里告诉家属，患者在医院受到了很好的照顾，而且并不痛苦，从而可以满足家属得到慰藉的需要。为了满足家属倾听和情感支持的需要，心理学家和医生一同给家属打电话，这样的电话一周两次，给予家属支持，控制家属的情绪。这样的电话给了家属表达情绪的机会。在家属未得到探视患者的允许的情况下，为了使家属和患者保持良好的关系，可以让家属给患者发家庭照片。如果患者条件允许，可以安排语音通话。在可能发展出心理疾病的特殊案例中，安排家属在心理医生陪同下做好防护措施，在玻璃后看望患者（Lissoni et al.，2020）。在应对失去亲人的患者家属哀伤时，家属不可能见到尸体，也没有下葬仪式，所以处理哀伤很有必要，这部分将在本书的第七章详细介绍。心理学家针对医生传达死亡信息时的交流做好培训（Crowther，1993），并且心理学家在家属获得死亡信息几天后做好回访，了解家属的情绪状况。

5. 基于社区的参与活动

印度尼西亚廖内省常经历洪水灾害，基于社区的参与活动研究应运而生，该研究内容包括风险和灾难的保护因素、家庭信仰系统、家庭组织模式和灾难重整阶段家庭交流过程（Fitri & Husni，2020）。2016 年，廖内省发生了其 40 年以来的最大洪灾，灾后许多家庭需要修复，这就要求社区成员参与提供资源塑造家庭复原力。社区的参与可以以支持、保护、援助和鼓励的形式增强家庭复原力。Fitri 和 Husni（2020）用质性的研究方法——焦点小组讨论（focus group discussion，FGD），对来自 77 个家庭的代表成员进行干预。焦点小组讨论共举办了三次，针对社区领导者们、母亲们和青年们。活动中用教育的方式对参与者进行灾难响应教育，家庭从 BNPB（national board for disaster management）和其他社区志愿者得到充足的社会支持（信息、物质、经济支持）。公共健康专家可以通过连续的灾难教育提升公众自然灾害意识（Agung et al.，2020）。

四、基于社区复原力的社会心理重建

社区是多个个体和家庭的集合。社区复原力建设以社区为单位，但是和个体复原力以及家庭复原力干预密不可分。所以，在家庭复原力建设的活动案例中有以社区为基础的，在社区复原力建设活动中有通过家庭和组织层面合作的。

社区复原力的提升可以按适应力的观点理解为经济发展、社会资本、信息沟通和社区胜任力四个方面（Norris et al.，2008）。在此基础上对社区的四个方面进行干预有助于提升社区复原力。在较近的有关社区复原力的文献中社区复原力实践的中心内容，是对真诚的社区伙伴关系的追求，以及突出建立有效的能力提升程序中协作的重要性（Mayer，2019）。在对社区复原力进行评估时，可以使用社区复原力相关指标和网络大数据平台作为测量工具。针对重大公共卫生事件的社区复原力提升活动，我们可以对新冠疫情下的上海经验和新加坡经验进行学习。

（一）适应力视角

社区复原力来自适应力的四个主要部分——经济发展、社会资本、信息沟通、社区胜任力（Norris et al.，2008）。这四个部分的资源动态地组成了复原力过程（Freeman，2013）。复原力被定义为联系适应力的各个部分，使得经历混乱后的当事者能够保持机能在积极的轨道和保持适应的过程。这个定义包含两个成分：复原力来自适应力，但是不等同于适应力；复原力的收益结果显而易见，但是不等同于这些结果。

1. 经济发展

在宏观层面，经济体之间相互依赖。经济复原力不仅依赖于个体商业，还依赖于企业等（Rose，2000）。灾难后，企业的发展离不开良好的政策支持。在应对新冠疫情时，我国政府为了确保经济稳定，先后出台了一系列政策。得益于这些政策，许多省份 2020 年 4 月的经济指标较 2 月有明显增长（Gong et al.，2020）。

在微观层面，社区复原力也依赖于经济的多样性和社区资源。社区经济的单一性导致社区抗击风险的能力微弱，比如，2005 年 8 月的卡特里娜飓风引发了洪水灾害，而有一个社区产业单一，基本全依靠虾产业，结果飓风给这个社区带来了毁灭性的灾难（Cutter et al.，2013）。

2. 社会资本

社会资本的基本观点是，个体能够投资、获益，可以在社会网络中使用资源得到回报（Lin et al.，2001）。社会资本也包含更为人熟悉的社会支持的概念，指的是社会互动为个人提供实际帮助并将它们嵌入社交关系网，被认为是爱、关怀和在需要的时候随时可用。社会资本角度的社区复原力建设活动可以在社会网络与支持层面进行。

新西兰克赖斯特彻奇市曾在相隔不到 6 个月的时间面临两次大地震：2010 年 9 月 4 日的地震和 2011 年 2 月 22 日的大地震。接连不断的大地震给该市造成了巨大的人员伤亡和财产损失。一些观察家批评新成立的坎特伯雷地震灾后恢复管理局行动缓慢，行事风格为自上而下。对此，一些自下而上、以社区为导向的组织纷纷行动起来，加快修复进程（Aldrich，2017）。

许多当地城市规划者、志愿者和社区活动人士注意到，克赖斯特彻奇市的大量土地在震后很长一段时间内仍然显得丑陋且空置。他们成立了Gap Filler 慈善信托基金会，用小额赠款尝试小规模的实验项目，成功的项目在其他地方得到复制。其他受欢迎的项目包括夏季托盘展馆（Summer Pallet Pavilion），该馆作为社区空间和活动场所，由回收的木托盘、户外家具、盆栽植物和一个表演空间组成，它使原本难以聚在一起的邻居们聚集在一个破裂后慢慢重新恢复的社会里。Lyttleton 社区成员通过当地社区货币项目 Lyttleton Time Bank 共同工作，互相捐赠时间和志愿者时间。"时间银行"指通过执行一项技能型工作（如缝纫、打字、清洁等）赚取"小时"，并从其他人那里获得相当于一小时价值的工作作为回报。对于地震后需要额外援助的人们，许多人额外捐赠了几小时来帮助他们。这项计划被视为通过可持续的地方贸易发展社区的一种方法，是一项自下而上的倡议（Aldrich，2017）。

另一种以社会资本为基础的方法是动员被称为"学生志愿军"的组织（Aldrich，2017）。地震发生后，专家立即与当地其他学生合作，组成紧急志愿者小组，协助幸存者开展善后工作。这种以当地志愿者为基础的志愿服务为受灾最严重的社区提供长期援助。此外，来自社区本身的志愿者有更好的机会增强社会凝聚力，建立更深层次的社会资本库（这不是简单地引进外来人员从事短期志愿工作，与当地居民几乎没有联系的做法能比的）。

3. 信息沟通

危机状态下，信息对人们至关重要，人们需要准确可靠的信息，并且需要快速获得信息。特别是当存在不确定性时，不确定性就意味着危险（Reissman et al.，2005）。Longstaff（2005）认为，只有"正确的和正确传播的信息"才能增加人们生存的可能，可靠的信息来源是任何人和群体都可以拥有的最重要的复原力资源。

通信基础设施也是很有价值的资源。根据 2001 年 9 月 11 日恐怖分子袭击纽约市的教训，Kaniasty（2006）认为在广场预先保持"生命线"（或热线）有很大的好处。这些通信系统可以在灾难发生时帮助加强协调和部署志愿者，并且为公众提供了解和获取信息服务（Norris et al.，2008）。比如，新冠疫情这一重大公共卫生事件发生后，我国通过网络平台和手机小程序等形式实时更新各个地区疫情地图和风险程度，提供了透明化的信息，便于每个人了解最新的疫情状况。甚至有具体到小区的新冠患者分布地图，便于居民在居家隔离期间于室内了解外部疫情状况。

Becker 等人（2013）通过对社区复原力研究的回顾，认为并不是每种针对信息沟通的活动都是有效的，并提出了发展社区复原力的信息沟通活动建议：（1）建立社区复原力论坛。论坛应该直接向公众开放，以复原力建设为目标。可以吸引志愿者和相关组织。（2）发展协调策略。建立相关工作坊和会议，有相关的信息监管机制，避免不正确信息的传播。（3）开发相关节目。分享一些社区复原力建设活动的经验，分析和讨论产生效果的原因。

4. 社区胜任力

Cottrell（1976）指出，一个有能力的社区具有以下几方面特征：（1）居民能够有效地合作确定社区的问题和需求；（2）居民可以就目标达成共识，并且确定优先事项；（3）居民可以就实施方法达成共识；（4）居民可以合作有效地执行所需的操作。

（二）社区复原力干预的具体活动

最近一次影响范围广且持续时间久的重大公共卫生事件是新冠疫情。针对新冠疫情的社区复原力干预，吸取了历史上其他重大公共卫生事件的社区复原力干预经验，所以本书对最新的重大公共卫生事件背景下社区复原力干预状况进行描述。在新冠疫情暴发的背景下，许多组织和社区采取了积极的应对措施。Paarlberg 等人（2020）认为，与社区复原力激活框架（Abramson et al.，2015）一致，社区慈善组织（community philanthropic organizations，CPO）可能是社区复原力激活的重要因子。他们的研究团队自 2020 年 3 月 22 日起，追踪由 CPO 管理的新冠疫情相关基金的出现，测量 CPOs 基金与社区复原力的关系，证实了他们的预期。这对于社区复原力干预的活动具有指导作用。

Fransen 等（2022）通过回顾国际上不同政府在新冠疫情下的社区复原力积极行动（community resilience initiatives，CRI），明确了四种路径：一是非正式的自下而上的社区积极行动；二是从现有的社区积极行动中产生的正式社区行动；三是外部行动者的积极行动，通常是非政府组织、大学或政府的积极行动；四是共同发起行动以应对新冠疫情的组织网络。他们描述了一个概念框架，用于理解新冠疫情下社区复原力积极行动的产生。而回顾性研究并不能让我们看到重大公共卫生事件下社区复原力干预活动的具体行动。行动者在付诸实践的时候，可能并没有应用和以上分类途径同样的思维，所以干预活动具有多重性和多样性。

新加坡在新冠疫情期间，为了保持社区复原力，采取了一系列措施。为了保障社区人口身体健康，减少社区传播，确保感染者得到及时治疗，新加坡采用了一种"检测—隔离—接触"追踪策略，以减少基于社区的传播（Ng et al.，2020）。鉴于新冠疫情对公众的心理影响，2020 年 4 月 10日新加坡设立了全国性的心理热线，随后设立了社区心理热线（Yip et al.，2021）。为了避免老年人，尤其是独居老年人孤独，政府提供了数字援助，帮助他们学会使用电子产品和外界建立更多的联系（Han，2020）。考虑到经济、住房稳定、个体生产力和健康的正相关，照顾社区的经济福祉将影响社区在新冠疫情后修复的能力（Plough et al.，2013）。新加坡财政部门采取了灵活的借贷政策，并给予中小企业以优先权，以便它们在经济动荡下有更多的操作空间（Monetary Authority of Singapore，2020）。另外，新加坡发起了一些关于公民卫生意识和责任的宣传运动，以增强公民的责任感和增加公民的亲社会行为，比如勤洗手、减少接触等（Yip et al.，2021）。为了确保社区居民的社会联结，许多个体和组织发起了各种运动，比如传递食物给受困人群、提供电子设备给有孩子的低收入家庭、提供杂货商店服务给居民等。一些社区组织虽然不能再和以往一样与居民面对面联系，但也会确保每周打一个电话了解孤寡老人的情况。另外，政府机构和社区组织间建立了合作伙伴关系，确保卫生系统的信息能有效地按照预期传递给居民（Ting，2020）。

　　为应对新冠疫情，我国一些省份采取了严格的应对措施，而上海的一些社区采取了一种形成社区灾难复原力的独特措施（Zhang，Zhao，et al.，2021）。这里，我们以上海陆家嘴社区为例。根据脆弱性分析矩阵框架（见图6-3），人口分布和空间分布是评估脆弱性的两个关键因素。陆家嘴社区根据人口分布开发了疫情暴发分布地图，为了避免新冠病毒传播，用不同颜色代表不同健康风险等级的居民。

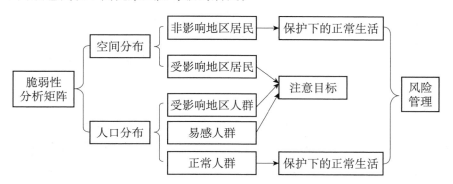

图6-3　脆弱性分析矩阵框架

资料来源：Zhang，Zhao，et al.，2021.

　　为了整合社会网络，加强各方面的协作，陆家嘴社区授予社会组织权力而非保持集权制（Zhang，Zhao，et al.，2021）。陆家嘴社区将志愿者作为补充力量，弥补了人力资源的缺乏。一个志愿团体的成员能讲上海方言，对社区地理位置和人口分布情况比较了解，他们的责任是帮助社区工作者调查居民的健康状况和康复者的潜在风险。另一个志愿团体为社区工作者和志愿者提供防护设备，比如面罩；为居民提供食物。还有一个志愿团体帮助做翻译，为社区的国际居民提供信息和应对政策。

另外，社区管理者和外界信息交流及时化，用民众能接受的朴素的、生动的语言解释隔离政策和日常防护知识（Zhang，Zhao，et al.，2021），避免了官方专家预言导致民众对疾病产生错误的感知（Zhang，Li，et al.，2020）。

（三）社区复原力评估和干预效果

对学术界和实践者来说，评估社区从灾难中修复的过程并且能跨特定案例、区域和时间框架，仍然是一项重大挑战（Mayer，2019）。不过，有多项新指标被提出，以更好地说明城镇复原力的动态和修复。比如，Boruff 和 Shirley（2003）提出的社会易损指数（social vulnerability index，SoVI），被许多研究认为是研究社区复原力的基础；欧盟委员会联合研究中心（Joint Research Centre of the European Commission，JRC），引入了一种人道主义风险指数，名为 InfoRM 或风险管理指数（De Groeve et al.，2014）。这些指标寻求更好地模拟社会和生态系统之间的接口，并改进我们对这些社会系统的概念化。

考虑到社区灾后修复和复原力研究的广泛性，以及学者与不同机构和环境中的从业人员的广泛范围，确定不同测量的总体范围仍然相当复杂（Mayer，2019）。在测量社区灾后复原力方面，一个新兴的前沿可以在大数据领域找到，研究人员开始转向社交媒体。比如，Zou 等人（2018）在飓风"桑迪"之后利用 Twitter 进行了复原力评估研究。社交媒体可以访问大量的数据集，以此来发展评估复原力过程、结果和分析的其他措施。

相比家庭，社区由于范围广、职能多，包含的社会心理功能更复杂。关于社区复原力干预的理论和干预活动本身不多，而且并没有非常一致的干预指导和实践。但是，通过具体的社区复原力干预活动，可以发现社区复原力干预活动能有效提升社区复原力。比如，Zhang 等人（2021）通过对新冠疫情下上海一社区复原力干预活动的分析，指出准确的风险识别、赋予社区内组织权力、预防危机的资源准备和及时有效的危机信息公开能提升社区灾难复原力。Pfefferbaum 等人（2017）通过对提升社区复原力工具包（communities advancing resilience toolkit，CART）的实践应用分析并评估，提出基于该模型的社区复原力干预活动可以有效提升社区复原力。

第三节　社会心理重建的伦理问题

医学和公共卫生科学能够提供有价值的信息，帮助做出决策。然而，仅仅依靠科学是不够的，决策者将被迫考虑和优先考虑潜在的相互竞争的道德价值观（Smith & Upshur，2019）。对于灾难后社会心理干预活动，联合国机构间常设委员会（Inter-Agency Standing Committee，IASC）2007年提出了一些道德标准。2002年，一个公共卫生从业人员小组与公共卫生领导学会合作，制定了"公共卫生道德实践原则"，被美国公共卫生协会采用。世界卫生组织针对灾后干预也制定了道德标准。本书基于这些机构和干预道德标准与准则做出整合。

一、设定优先权并保证公平

面对重大公共卫生事件时，我们不仅要考虑如何做出响应，还需要考虑为什么做出此等程度的响应。这时就涉及风险程度评估。风险程度评估能帮助援助者或政策制定者合理公平地提供援助资源，并保证高风险群体的优先权。比如，在突发流行性公共卫生事件背景下，可以根据接触病毒可能性高低将人群划分为不同风险等级（Jiang et al.，2020），进行针对性的卫生和心理援助。而可分配的资源包括个体水平、组织间水平和社会层次（Silva et al.，2012）。除了从受影响可能性角度对不同人群进行评估划分，也要考虑拥有的资源种类和可使用的时间。比如，心理援助者将可用资源最大化时，可综合评估自身能力和受害人群特征，把处于紧急危机状况的人群放在优先位置，因为他们的剩余生命时间可能最短。

公平性意味着在制定干预方案和实施时，要多方面考虑，要照顾到弱势群体（儿童、青少年、老年人、妇女）、民族文化差异、经济差异等方面。在公共卫生危机中，为了保护公众免受严重伤害，对个人自由进行限制可能是必要的。对个人自由的限制应该：相称、必要和相关；采用限制性最小的方法；平等地应用（Upshur et al.，2005）。比如，重大公共卫生事件期间，对于居家隔离政策，海外归国人群和国内居民应同样遵守。

同时，也应尊重他人。在受埃博拉病毒影响的地区，疫情对于每个人都是挑战，恐惧、哀伤和紧张在社区可能会增多。在困难时刻，甚至比以往更加困难时，重要的是应尊重他人，形成所有人享有尊严的氛围，确保人们公平和无歧视地获得帮助；帮助人们主张其权利，并获得可获得的支持（Valle，2014）。

二、充分参与且不造成伤害

充分参与应包括知情参与，应考虑真实和有意义的方式，以确保所有参与者都有知情同意。很多人在社会心理修复过程中展现了很强的自愈能力，他们有能力和精力参与社会心理援助服务工作，缓解心理援助压力。许多社会心理援助服务都是依靠自身的援助体系而非外部组织。在紧急情况下使当地人群最大化地参与心理援助工作执行和评估，有助于提高效率，缩短社会心理重建周期。

干预人员需要注意消极后果，不仅要关注干预的益处，还要关注干预的消极后果。例如：外部干预者如果不与社区领导人合作提供支持，会无意中损害社区复原力。干预人员自身及其家属也要受到较好的保护和重视，比如优先接种疫苗，避免大众对其产生偏见、排斥等（Iserson，2020）。

为了保护公众免受伤害，心理援助组织和当地公共卫生部门可能被要求采取侵犯个人自由的行动。个人在医疗保健方面享有隐私权，但在公共卫生危机中，可能有必要推翻这一权利，以保护公众免受严重伤害。决策者应：权衡合规的必要性；提供公共卫生措施的理由，以鼓励遵守；建立审查决定的机制（Upshur et al.，2005）。避免由于你的行动而使他人处于受伤害的危险之中。尽你最大的能力来确保你所帮助的人的权益不受侵害，并保护他们免受身心伤害（Valle，2014）。

三、利用现有资源和能力多层面支持

个人、家庭和社区具有许多优势和资源。不能忽视本身的优势和资源，要构建可持续的能力。保护公共利益的措施可能会给卫生保健工作者、病人及其家属带来不成比例的负担。基于家庭、组织和机构间的互惠要求，需要为那些面临负担的人提供社会支持，并采取措施尽量最小化他们的负担。

在重大公共卫生事件背景下，人们常常受到不同方面的影响，所以需要的支持类型也是多样的。我们可以根据马斯洛需求层次理论（Maslow，1943），结合紧急情况下精神卫生和社会心理干预金字塔（Valle，2014），对金字塔各层次同时开展支持活动。首先是基本服务与安全：提供基本的住所、食物和水，基本的医疗卫生保障。其次是社区和家庭支持：大部分紧急情况下，由于损失和伤害，家庭正常功能和系统会遭到破坏，需要加强社区和家庭支持；即便家庭和社会网络系统完好，危机情况下提供家庭功能教育使人们加强了解也有益处。再次是集中的非专业支持：经过专业培训的临床与心理工作人员在督导下进行个人、家庭和团体的重点干预。最后是专业服务：紧急情况下，仍有一小部分人无法摆脱其经历所带来的伤害，甚至影响了正常生活，这时需要采取额外的干预措施，甚至是精神治疗方面的措施。

四、强调文化能力

响应者有自己的文化偏见和假设，常常是无意识的。响应者应该反思自己的偏见和假设，同时尝试学习和尊重当地人的文化。文化决定人们如何沟通，并且确定所说的话和所做的事哪些是正确的、哪些是不正确的（Valle，2014）。道德文化适应方面，文化胜任力和文化适应与精神健康同社会心理支持的关系也值得探讨（Shah，2012）。文化胜任力在文献中有两种基本描述模式：运用有关文化差异和态度的知识有效运作的能力（Marsella et al.，2007）；学习态度，这是公认的能力，是对一种文化适应的过程，没有既定的终点（Norris & Alegría，2008）。道德文化适应最基本的目标是使治疗师能够优化交互，避免干扰，防止冒犯，以及优化利益的可持续性（Shah，2012）。为了在设计、实施、监控和评估阶段达到目标，牢记四个方面至关重要：预期的受益人、利益相关者、主要信息与外部援助者（Shah，2012）。其中，利益相关者和主要信息与外部援助者，要与当地有影响力的人或者领导者相联系，他们代表了当地直接获得帮助的人的视角，也是比较了解当地文化状况的人。

心理援助中，文化不适应的案例有很多。比如，印度有一个精神健康和社会心理支持文化考虑不足的案例，即：当地的复原力干预和治疗资源没有得到充分利用，同时非政府组织表达了它们的感激之情并透露了它们的实施程序，但是没有得到进一步反馈。研究者意识到，它们没有优化自己的干预并和当地文化背景相结合。当地的传统治疗师能提供很好的资源，但是他们表示没有受到重视。研究者观察到，在案例中，非政府组织和当地可靠的治疗师相联系便能产生强有力的治疗效果。

第四节　总结与展望

本章以重大公共卫生事件背景下的社会心理重建为主题，共分为社会心理重建的目标、基于复原力的社会心理重建和社会心理重建的伦理问题三部分。在社会心理重建的总体目标下，本章从个体、家庭、社区三个层面，阐述了基于复原力的社会心理重建的具体活动，探讨了社会心理重建有关的一些伦理议题。

理论可以很好地指导具体实践。基于复原力的重建理论经历了三波浪潮。鉴于三波浪潮本身的特征和重大公共卫生事件需要的复原力干预活动，本章主要介绍了第二波浪潮的干预理论。在重建的具体活动中，个体意义建构的实现主要以个体复原力的提升为基础。基于个体复原力的社会心理重建活动集中于四类，分别是基于认知行为疗法的干预、基于正念疗法的干预、混合了认知行为疗法和正念疗法两种疗法的干预，以及基于复原力知识和情绪调节的混合类教育培训类程序。家庭心理功能修复可以通过家庭复原力干预实现，基于家庭复原力的社会心理重建可以使用基础的干预原则和干预纲领，对家庭的信仰体系、沟通过程和组织模式三个维度进行干预。为了重建可持续性社区和社会系统，介绍了社区复原力提升活动，包括两项基于社区复原力理论的干预活动，以及与重大公共卫生事件相关的一些干预活动。在人的社会心理重建活动中，仅有科学的技术和知识是不够的，干预者还需要注意干预的界限和道德价值观（Smith & Upshur，2019），遵守专业伦理规范，不对他人造成伤害。

需要注意的是，在基于家庭复原力的重建活动中，因为家庭系统功能较多，重建活动的出发点往往不同，复原力的相关实践研究仍相当缺乏（Sellberg et al.，2018），所以没有介绍统一又全面的具体活动，基于社区复原力的重建活动部分也是如此。家庭复原力和社区复原力的具体应用实践有待进一步发展，也需要对家庭和社区功能概括比较全面的干预理论和干预活动充实该领域。另外，社会网络修复的分析技术在社会心理重建中的应用范围有待扩大，社会网络修复的具体应用活动也需要进一步加强。

第七章 社会心理干预与重建的特殊议题

重大公共卫生事件下存在一些值得人们关注的特殊议题，如对感染者、疑似感染者等群体的污名化现象，疫情下生命的丧失及哀伤应对，助人者的心理关怀等。新冠疫情期间，对武汉人乃至湖北人、新冠病毒感染者表现出的污名化成为一个需要面对的社会现象，其后果是被污名者在频繁遭受歧视、偏见后表现出身心方面的巨大创伤（Lu et al.，2021）。当情况继续恶化时，污名对一个社会的政治、经济、文化都会造成严重的损害，从而威胁到整个社会的和谐稳定。同时，这场危机事件对于大多数人，尤其是感染了病毒或经历了漫长隔离期的人来说，是具有一定的创伤性的（Zhang，Li，et al.，2020）。当危机事件发生时，处在一线的医疗卫生工作者、心理咨询师等助人群体更容易出现身心问题（Bai et al.，2004；Chua et al.，2004）。这些问题不仅会危害助人者的身心健康，还会对助人者当下的注意力、理解和决策能力造成影响，从而影响其工作效率。基于上述原因，对污名化现象、丧失与哀伤应对、助人者的自我关怀等这些重大公共卫生事件发生后逐渐凸显的特殊议题进行讨论，可以在社会层面帮助修复被破坏的社会结构，修复和重建社会系统，增强集体效能感，提高社会生产效率，促进社会经济的发展。

第一节 污名化现象及应对

疾病污名化是公共卫生领域的一个重要话题，它不仅加重了疾病本身带来的负担，还会对已取得的防疫成果造成影响；当这种情况不断恶化并持续时，还会造成社会恐慌乃至引发公共危机，严重危害社会的和谐稳定。已有研究也表明，污名化现象和对传染性疾病的恐惧会严重阻碍公共卫生应对措施的实施（Huremović，2019）。可见，污名化现象对人类社会的危害是巨大且深远的。因此，有必要对重大公共卫生事件下可能出现的污名化现象及其应对进行深入探讨。

一、污名的概念

"污名"（stigma）一词最早起源于古希腊，是指在身体上标记一种代表其为奴隶、罪犯或者背叛者等不受欢迎、需要回避和远离者的符号标志，具有惩戒和侮辱的作用（Goffman，1963）。社会学家 Goffman 在 20 世纪 60 年代最早对污名一词展开研究，使得污名成为一个学术名词并广泛应用于心理学、社会学、人类学、历史学等领域。早期对污名的研究主要集中在某些特定疾病的研究领域，如艾滋病和精神疾病等，而后才开始从疾病范围拓展到如女性、有色人种等社会领域。近 20 多年来，学界对于污名的研究越来越深入，并发表了大量有价值的研究成果，其研究领域也从最初的聚焦于身体疾病、性别、种族等方面扩展到对现代流行性疾病和新生社会现象如"中国大妈"的研究（冯宜慧，2020）上。这些研究领域的拓展为揭示污名的心理机制、理解污名，以及如何应对污名带来的消极影响提供了丰富的理论构架。

对于污名的概念界定，学者们并不完全一致。Goffman（1963）将污名描述为"一种令人丢脸的"特征，这些特征源自个体在身体、性格或族群属性上不受欢迎、产生令人不愉快的体验。Crocker 等人（1998）对污名的解释与 Goffman 的观点相似，认为污名之所以会发生是因为被污名的个体所拥有（或被认为拥有）的某些属性、特质等与这些属性、特质等所传达的信息是为某些社会群体所贬抑的。之后，学界对污名的研究给出了相似的含义，认为污名是社会给某些个体或群体贴上带有贬损性或侮辱性的标签。这些被贴标签的人会带有所属文化不能认可的特征，这些特征与躯体、外貌、心理、行为或者社会特征等方面相关联，并存在于特定人群（如残障人士、精神障碍患者、癌症患者、艾滋病人、非洲黑人等）中（郭金华，2015）。这些特征会使得被贴标签的个体产生羞愧、耻辱甚至是犯罪感，而社会也会因为他们的群体特征对之产生不公平、不公正等歧视行为。Kurzban 和 Leary（2001）从进化论的角度对污名化现象进行研究，他们认为污名的产生是人们在长期的种族繁衍和生存过程中所进化而来的结果。随着人类的进化，人们的适应能力会帮助人们做出判断并将那些具有某些不利于群体生存特征的人排斥到群体之外，污名便在这个过程中产生了。Link 和 Phelan（2001）结合社会文化发展的背景及过程这两方面对污名进行了研究，他们认为污名是一个动态的标签社会化的过程：首先，污名始于人们对一个群体的区分，并把他们"贴标签"为负面的一类；其次，当社会主流文化将被贴标签的人与不受欢迎的人相联系在一起时，被污名化的人就会从"我们"的群体中被分离出去变成"他们"；最后，被贴标签的群体会被歧视和受到不公平对待。

污名概念首次进入华人研究领域是我国台湾人类学家谢世忠在 1987 年首次借用"stigma"这一概念来描述台湾地区原住民被歧视的生存状况，并将之翻译为"污名"。根据郭金华的研究，2000 年后，随着政府及社会各界对艾滋病的关注，以及国内外学界围绕艾滋病防治领域的深入交流，污名概念被引入并逐渐出现在医学、公共卫生、社会学、社会心理学和人类学的相关研究中。在引入这一概念的最初，国内学界对污名这一概念的使用区分还不是很清晰。这一点表现在对 stigma 的翻译问题上。比如，医疗和公共卫生领域更多将污名译为"羞耻""耻辱""病耻感"，而心理学、社会学、人类学领域则更偏向于使用"污名"的译法（俞国良，张亚利，2020）。

实际上，目前想要清晰判断和理解污名化现象仍存在一定的困难，因为这些判定都缺乏明确的可操作性。污名化现象作为一种负面的社会心理现象，想要深入了解并准确把握它，不仅需要综合考虑该现象中包含的各种群体及他们的地位和关系因素，还要将社会文化在污名化发生中的作用纳入考察，即全面考察污名化现象中包含的基本元素。基于此，学界普遍认为 Link 和 Phelan（2001）对污名的定义具有一定的影响力，他们认为：污名是在一个允许污名的各种成分显露的社会情境中，贴标签、刻板印象、地位丧失、歧视同时出现的情况下产生的。张宝山和俞国良（2007）认为，这一定义将污名群体以及他们的地位和关系、污名化发生的社会文化背景因素都考虑在内，比较完整地阐述了污名的形成过程。所以，这一定义得到了广泛认可。

二、重大公共卫生事件下污名产生的原因

污名作为一种广泛存在的负面社会现象，其产生机制值得深入研究。污名的出现不是单一因素作用的产物，而是社会文化历史背景及个体的人格特质等因素综合作用的结果。只有对污名产生的原因进行系统深入的分析，才能更好地帮助人们从多个视角认识污名，以更有效的方式应对污名。

（一）个体情绪因素

对疾病威胁的感知和对未知风险因素的恐惧是人们表现出污名化行为的一个重要因素（Yang et al.，2007）。SARS 流行期间，有研究者指出，人们对 SARS 的恐惧源于对一种病因不明、可能有致命后果的疾病的潜在

焦虑情绪（Das & Goffman，2001）。尤其是当采取如隔离等感染控制技术来保护公众健康时，公众表现出的焦虑程度会更深，而焦虑又会加剧污名在公众间的传播（Weiss & Ramakrishna，2006）。Duan 等人（2020）对新冠疫情期间湖北污名化的调查研究显示，个体的社会心理过程（如对疾病的恐惧、焦虑）可能是湖北人遭遇新冠疫情污名化的一个预测因素。个体的情绪因素跟与新冠疫情有关的社会污名有直接关系。由于缺乏关于这一疾病的可靠信息（对于公众来说，这是一种几乎一无所知的疾病，且目前尚未研制出疫苗和有效的治疗方法），这种未知带来的恐惧情绪支配了人们绝大部分的行为反应。所以，人们很容易将这种恐惧与"他人"本身简单地联系起来。

在疫情发生初期，人们的迷惘、焦虑和恐惧的情绪反应在一定程度上助长了污名的产生。新冠疫情期间，为了控制疫情的进一步蔓延，党和政府决定采用"封城"的举措来确保全国人民的生命安全，这样前所未有的政令对于大多数人来说是极具震撼性的。加之与日俱增的确诊人数，人们更容易陷入极度的恐慌和焦虑。在双重恐惧的驱使下，把责任归咎于武汉人乃至湖北人，将武汉人污名化为病毒携带者，以偏见、歧视的态度对待他们，便成为公众表达情绪的一种方式。

（二）社会媒体因素

社会媒体是将医疗健康信息有效传递给社会大众的媒介，在向民众传递信息的过程中，稍有一点偏颇都会引发巨大的反响。在抗击新冠疫情的初期，个别新闻报道为追求快速、简洁、吸引大众眼球，在重要事实信息的报道上不够精准、严谨，导致社会大众在理解信息上出现偏差（唐晓宇，2021）。比如，微博上一则"双黄连可抑制新冠病毒"的消息一出现就迅速传播开来，民众随即连夜到药店排队，很快药物就被抢购一空。事后，有媒体跟进采访，相关专家却用了"可能""不能肯定"等表述，上海药研所所长更是说"只做了病毒试验，需进一步做临床试验"。最终，这则报道被归入"谣言"的范畴。造成这种后果的起因就是新闻媒体传播时，只在正文里提到了"该所和武汉病毒所联合研究初步发现，中成药双黄连口服液可抑制新型冠状病毒"，但"初步"这两个字在标题中却被去掉了，变成了一个肯定句。在当时疫情严峻的背景下，这种标题无疑是极具震撼力的，在造成消息爆炸性传播的同时也带来了严重的后果。

从新闻专业的角度考察，由于疫情初期一切尚未明朗，一些媒体深入实际的采访调查不够，一味追求新闻产出的速度和新奇，过分强调个人行为和感染者对于感染病毒和传播新冠疫情的责任，这无形中促进了对感染者的污名化。与此同时，商业利益的驱动使媒体倾向于迎合受众，具有刺激性且吸引眼球的言论就成为一种合适的选择。例如，一些媒体机构注重推测新型冠状病毒的来源，并试图确定每个省份的"零号病人"。在多种因素的联合作用下，有关偏见、歧视且挑动情绪的污名化言论频繁出现在大众眼前。

（三）文化中的疾病污名化隐喻

将疾病看作因个人道德品质的缺陷而产生的这种污名化隐喻长久以来就存在于人类历史文化中，这种现象在医学技术发展水平较低的时期更为常见，且这种观点一直被保留并流传到现在。美国学者曾在《疾病的隐喻》一书中指出，"任何一种被作为神秘之物加以对待并确实令人感到极度恐怖的疾病，即使事实上不具有传染性，也会被认为是在道德上具有传染性"（桑塔格，2003）。在欧洲文化历史上，结核病被认为是因为过于热情，折磨那些不计后果、耽于情感的人；癌症则被看作一种激情匮乏的病，折磨那些压抑、克制冲动、无力发泄火气的人。

有学者在研究中国的抗疫史时也发现，民间长久以来都在用隐喻的方式看待疾病。麻风病人一直背负着"传染疾病""天降罪罚""道德败坏"的污名。近现代早期中国流行病的隐喻，很大程度上源自民众对医学认识的不足。他们常常是通过传统迷信或政治道德话语来理解疾病，这给防疫工作造成了很大困难。再看当下，最开始被确诊的新冠患者被认为是食用了带有病毒的野生动物而导致病毒肆虐，这种"因食用野生动物而被感染"的特殊传播途径被建构为一种带有道德判断的过程，即将疾病与"报应""残忍""罪有应得"等联系起来，疾病被认为是野生动物对疾病感染者的惩罚。

（四）进化论视角下的资源竞争

在进化论的视角下，污名的产生机制与群体内的资源竞争相关（Kurzban & Leary，2001）。人类的群体生活方式必须适应生存法则和基因遗传，因此有必要将那些威胁群体生存的因素进行辨别并贴上标签，引导其他群体成员对此保持警惕，必要时施以限制或将这些个体从群体中分离出去。因为承受污名者往往在社会资源和其他利益方面对施加污名者存在威胁，污名化则会在心理和制度层面将这些具有利益竞争关系的群体排斥在资源争夺之外，所以，污名化就成了一种解决群体间资源争夺问题的方式。在疫情最严峻的时期，口罩、消毒液、手套等防护物资都存在供应不足的情况，一些人担忧自己和家人的生命安全，为了购买防护物资，不惜出言中伤他人，甚至是发生肢体冲突。比如，有人为了购买到足够的口罩不惜出言中伤武汉人，说"反正武汉人都感染了，他们戴不戴无所谓，还不如将口罩留给有需要的人"。这个事例中，出于对口罩资源的争夺以及将武汉人从资源争夺群体排除出去的目的，一部分人发表不当言论，认为特殊时期稀缺物资就应该给最需要的人，在这种情况下，对武汉人的污名化行为就会变得合理化。

（五）社会心理学派的双重因素

社会心理学派认为，污名的产生可归结为客体自身存在的特征和主体自身的缺陷两个因素（Major et al.，2018；姚星亮等，2014）。

1. 承受污名者自身的特征

污名化现象发生的客体自身必然存在某些不能被社会接纳的特征，这是引起污名化现象发生的根本所在。例如，对艾滋病的污名化是因为感染艾滋病毒的人具有高风险性，人们觉得感染者是因为不洁身自爱、社会关系混乱才会感染艾滋病毒。新冠疫情中，虽然确实存在一部分人出于猎奇心理食用野味，还有一部分人感染了病毒却不自行上报隔离还外出，但并不是每个武汉人都只满足个人私欲，不顾及他人生命安全。然而，在施加污名者看来，只要是武汉人都是病毒携带者。所以，"自私自利""湖北人千里送病毒""不顾及他人生命安全"等标签就被贴在所有湖北人身上。另外，还有一些人隐瞒自己在高风险地区的旅居史，甚至是隐瞒自己已经感染新冠病毒的事实，这些出于私心不想被隔离管控、刻意隐瞒的行为也被视为自私自利、不顾及他人生命安全的特征。也正是这些被污名客体自身存在这样的特征，无形中加剧了污名的蔓延。

2. 施加污名者自身的缺陷

社会认知理论认为，污名在一定程度上可以简化信息、规避风险，这是因为人们用已有的图式去评价和归类人群会比实际亲自去认识事物容易得多（管健，2007），这一观点体现了施加污名者自身存在的缺陷。当一个人在社交媒体上发表污名化他人的言论时，其他未表现出强烈污名化行为的个体既可以从这些言论中获得相关信息，又可以规避一定的风险，因为言论的源头不是出自他们，他们不需要承担风险，这个过程也不需要他们亲自去求证事实，污名便在这样的环境下滋生了。

Allport（1962）认为，尽管社会因素对偏见有重要影响作用，但是社会因素要对个体的情感、态度和观念产生影响，必然要通过人格这一中介因素来实现。因此，相对于复杂多样的社会因素来说，个体的人格特质对偏见的形成起到更为直接的作用。简言之，Allport 认为，人之所以会产生偏见是因为主体的人格存在缺陷。姚星亮等人（2014）也持相同观点，他们认为施加污名者的人格缺陷是导致他们针对特定个体或群体施加污名、做出污名化行为的直接原因。据此推论，偏见的主体是存在人格缺陷的个体。因此，在污名化的问题上，具有人格缺陷的特定个体或群体就成为污名化的主体，而人格缺陷就是导致他们针对特定群体形成污名化态度、做出污名化行为的重要原因（郭金华，2015）。在那些污名化武汉人乃至湖北人甚至是感染新冠病毒的人当中，可能会存在一些反社会型人格个体发表不当言论污名化他人的情况，但还有一部分人是因为缺乏理性，出于发泄自己不满的情绪的目的而表现出污名化他人的行为。例如，三门峡一男子因为疫情在家"实在是歇够了，有点憋不住了"，为了发泄自己烦躁和苦闷的情绪，在多个媒体平台上发布言语污秽、辱骂武汉人民的视频，最终被依法行政拘留。

三、重大公共卫生事件下污名引发的影响

综合大量研究来看，污名是一种广泛存在的社会心理现象，这决定了污名的影响也具有广泛性。污名不仅给施加污名者和承受污名者带来不同程度的影响，还对当代社会的发展产生一定的影响。

（一）污名对施加污名者的影响

对于施加污名者来说，向别人施加污名这种行为主要表现为对自身有利的一面。Crocker等人（1998）和Turner（2010）在这方面持相似的观点，他们都认为向别人施加污名有利于突出自己在心理上的优势地位，从而维持自己的自尊感和优越感，增强自身积极的社会认同。

1. 增强施加污名者的自尊和优越感

自新冠疫情暴发以来，经常有人在社交网络上发布一些负面激进的言论，抨击甚至辱骂"武汉人""湖北人"，认为他们乱吃野味导致全国人民跟着一起遭殃。这个时候就有很多网友纷纷出来"应援"发言人。当发表评论的个体数量越来越多时，他们就能从数量庞大的群体中获得支持，在评论别人的话语中显示出自己的正义，标榜自己是为大多数受害者发声，进而体现自己的优越感。例如，上海的一位康复者刚办理完出院手续，人还没到家，就有邻居把他所有的信息都发布到微博上。邻居还声称自己这是"正义"行为，是为了不让更多人成为受害者。不断被排挤的该康复者在网上发出一封求助信，信里写满了无处诉说的痛苦："我们战胜了病毒，却像病毒一样被排挤、隔离，无处可去"。

2. 增强施加污名者的群体内认同

疫情期间，考虑到病毒的高传染率和高风险性，政府号召人们居家不出门、不聚集，社会各界纷纷停工停产。由于长时间的封锁隔离，加之对

新冠病毒的恐惧，人们长时间处于疫情带来的压力环境中，可能会出现焦虑紧张、恐惧逃避、积怨烦躁等行为。出于对自我的过度保护，一些网友借助新冠疫情的幌子将新冠患者和武汉人乃至湖北人污名化为全国人民的公敌，将感染者置于异类群体的行列，并鼓动其他未感染者对感染者和武汉人乃至湖北人进行孤立和排斥。在新冠疫情暴发之初，从湖北省武汉市返乡的大学生遭受了不同程度的歧视。Lu 等人（2021）调查了从武汉市返乡的大学生对歧视的感知，结果表明，从武汉市返乡的大学生的被歧视感显著高于非从武汉市返乡的大学生。对于那些出行受到限制的人来说，他们的不满情绪需要得到发泄，而当有人发声将这些原因归咎于武汉人时，他们的情绪就找到了合理的宣泄对象（张乐，童星，2010）。在这个过程中，首先举起不满大旗的人就会得到其他人的认同，而这又在一定程度上强化了那些因疫情生活节奏被打乱的人对他们的认同感。

（二）污名对承受污名者的影响

污名和心理健康之间存在潜在的连锁反应和恶性循环，而其中尤为值得关注的就是污名对承受污名者产生的影响。这种影响体现在：当疾病发生时，承受污名者会因为污名而选择放弃向外界求助，进而导致自身身心状况更为糟糕；长期处在因污名带来的负面环境中，承受污名者极可能出现自尊水平下降，以及出现一系列身心问题。污名给承受污名者带来的社会孤立、言语辱骂以及对传染病的恐惧会导致他们的心理压力增加，进而衍生出就医延迟、医疗依从性低的行为，最终导致他们的生活质量下降（James et al.，2020）。

1. 引发身心问题

污名给承受污名者带来的影响不仅仅是表面上的社会拒绝、侮辱、歧视等，更为严重的是他们在被拒绝后所表现出的一系列身心问题，如焦虑、抑郁、创伤后应激障碍，甚至是自杀等。SARS 流行期间，在我国台湾进行的一项研究中，研究者比较了一批被隔离的卫生工作者与其他未被隔离的卫生工作者，发现前者逃避和被社会排斥的经历多于后者（Lee，Juang，et al.，2005）。与埃博拉疫情相关的研究发现，感染病毒的患者在治愈出院后可能会因遭受污名而出现抑郁、焦虑和哀伤的情绪。此外，他们很可能还要面对来自社区的对感染埃博拉病毒幸存者的担忧和歧视。这些经历对于幸存者来说可能是具有创伤性的（Lötsch et al.，2017）。与被感染者和受到污名化的个体有密切社会联系的人或在为他们提供援助的环境中工作的人也会或多或少受到污名的影响，如医护人员。在担心自己被贴标签为"病毒携带者"的情况下，情绪崩溃的工作人员可能会对任何专家提出的建议表现出拒绝的反应，从而引发一系列的恶性循环（Lai et al.，2020）。Li 等人（2020）的研究结果也表明，与新冠病毒相关的污名可能会使受影响群体出现心理健康问题（如焦虑和创伤后应激障碍）。Tan 等人（2020）在研究中也发现，与其他职业相比，医护人员的自杀率更高，而医生的自杀意念可能是出于对污名的强烈恐惧衍生出来的羞耻感和职业失败感。还有大量相关研究表明，公共卫生领域的医护人员也会因密切接触感染者而受到污名化和歧视，进而引发抑郁、焦虑、睡眠障碍等问题（Jambunathan et al.，2020；Villa et al.，2020）。

在举国上下全力应对疫情时，也不乏有人戴着有色眼镜看待武汉乃至湖北人民，对他们加以贬损和排斥。这些行为都在一定程度上损害了被污名者的心理健康，使他们产生内疚感、羞耻感和罪恶感。一位治愈者在网上匿名分享自己的感受："孩子学校不让去，辅导班也不让去，外出被邻居朋友们歧视，单位领导也不让复工。一场新冠，见识了人性最冷漠的一面。以后也不想善良了。""我是武汉人，之前被全国人歧视；现在康复了，被没患病的人歧视；走到哪里，只要听说我得过新冠，就好像会立马传染给他们，个个都离我远远的。我原来是个很热心的人，现在有点变得冷漠了，做什么事都独来独往了。"

在这些事件中，被感染者面对他人的污名化也只能以沉默应对。对于很多新冠患者来说，虽然他们已经摆脱了疾病的困扰，但在出院后，他们还是要被迫承受来自身边人的歧视、偏见。他们逐渐开始变得封闭、冷漠，害怕别人投来不友好的目光，社会关系受到严重损害，周围人的歧视和冷漠的目光给他们带来了极大的心理创伤。

2. 阻碍求助与延缓康复

由于害怕因感染病毒而被社会边缘化和污名化，人们可能会否认自己表现出早期的临床症状，这可能导致他们延缓寻求医疗帮助的时机而造成更大的伤害。Rabelo 等人（2016）的一项研究表明，在埃博拉疫情期间，被隔离的人因害怕受到污名化，宁愿隐瞒自己实际的健康状况，也不想向医疗系统求助来解决非埃博拉病毒感染原因的健康问题，而这又使得他们的健康状况更加糟糕，间接加剧了疫情造成的伤害。还有研究清楚地表明，污名化现象和对传染性疾病的恐惧会严重阻碍公共卫生应对措施的实施（Huremović，2019）。

新冠疫情期间，全国各地多次曝出因隐瞒行程甚至是隐瞒自己已被感染的事实从而导致更多的接触者被感染、密切接触的医护人员被隔离的事件。之所以会隐瞒行程和患病事实，除了自身的人格特质因素之外，还有很大一部分是因为担心自己一旦被隔离或被确诊就会承受周围人的歧视和偏见（Singh & Subedi，2020）。

3. 降低个体自尊水平

污名会降低被污名者的自尊水平（Corrigan，2004）。遭到污名化的人受到歧视、辱骂、拒绝时，会产生消极和抵抗情绪，他们会把公众的污名态度转向自身，将污名内化为自我污名，从而降低其自尊和自我效能感（Vogel et al.，2013），而这又会影响其求助、治疗和康复，进而形成一个恶性循环。Alsawalqa（2021）在一项关于新冠疫情期间的研究调查中发现，东亚和东南亚的学生在报告中描述，受新冠疫情的影响，他们更容易因国籍和身体特征而遭受到社会污名化和歧视形式的网络欺凌，当遭受到这些污名化和歧视时，他们的自尊水平呈现降低的趋势。贺苗等人（2021）在研究中也指出，在疫情取得阶段性胜利时，虽然越来越多的患者治愈出院，但是他们仍然普遍感受到来自外界的歧视和压力，这导致他们的自我评价和自我效能被贬损和降低。

4. 破坏社会关系网络

污名影响的不只是患者本身，还包括其家庭成员、亲属，甚至整个社会关系网络。因此，社会关系网络的解体就成为污名的重要表现形式（郭金华，2015）。许多研究表明，在 SARS 和埃博拉疫情期间受到污名影响的人，他们的人际关系和社会支持也会受到不同程度的影响。Wester 和 Giesecke（2018）的研究表明，对感染者的恐惧、不信任、排斥和疏远态度似乎在疫情暴发和得到控制后很长一段时间内仍然存在。在塞内加尔参与抗击埃博拉疫情的保健工作者报告说，隔离使得家庭认为他们的工作风险过大，从而造成家庭内部和配偶之间的关系紧张（Desclaux et al.，2017）。Sow 等人（2016）采用访谈法对遭受埃博拉病毒影响的人群进行研究，受访者报告说，为了避免成为恶意言论或行为的受害者，身体恢复健康后他们并没有选择立即返回工作岗位，还会刻意避开家人朋友，因为他们害怕自己被看作一种威胁。Hewlett 等人（2003）和 Rabelo 等人（2016）在埃博拉的污名研究中发现，与埃博拉相关的污名导致埃博拉幸存者遭受了来自居住社区邻居的嘲笑。一些感染埃博拉病毒的幸存者被禁止出入公共场所，甚至是公共厕所。由于社区不愿意接触他们用过的物品或金钱，他们甚至难以买到生活所需品。

污名的影响普遍存在于被污名者生活的方方面面。与 SARS 和埃博拉疫情相关的研究表明，被污名者在求职过程中会受到歧视，在职者会面临被老板辞退的风险，社区的人对他们避之不及，公共场所也表现出对他们的不欢迎，甚至配偶之间也会因此而加剧彼此的关系紧张程度，有的甚至选择搬家至别处来逃避这种状况（Sow et al.，2016）。以上种种情况表明，他们的生活和社会关系因污名而受到严重的影响。

（三）污名对当代社会的影响

当今社会，重大公共卫生事件下的污名化现象仍普遍存在。媒体传播的污名问题加剧了热点新闻事件下社会舆论的复杂性，对社会认知产生了误导和危害。污名对当代社会的影响会辐射到地方社区功能、政府功能、医疗系统等，严重时引发社会动荡。Jayakody 等人（2021）在新冠疫情期间的一项研究调查中发现，受新冠疫情的影响，多达 1/3 的研究参与者承受了与新冠疫情相关的污名，并受到社区、同事和卫生保健工作者歧视。社会歧视包括无法满足基本需求、侮辱、指责、诽谤、传播谣言和在紧急情况下得不到支持等。工作歧视包括失去工作、不允许再就业和自营职业的收入损失。医护歧视包括违反保密原则、缺乏尊重、不提供保健服务和沟通障碍。歧视导致社会孤立、不寻求帮助，严重的心理社会问题影响到当事人的家庭关系。不负责任的媒体报道和耸人听闻的新闻报道导致隐私侵犯、诽谤、虚假指控和未经同意报道家庭琐事，这被认为是影响公众观点和意见的主要因素。因新冠疫情遭遇污名化的人在社会、工作场所和医疗机构遭受的羞辱和歧视在个人和家庭层面产生了严重的负面后果。

自新冠疫情暴发以来，从"中国病毒论"到"中国道歉论"，西方国家妖魔化、诋毁、污名化中国的论调数不胜数（靳思远，秦在东，2020）。Ma 和 Zhan（2020）开展了一项关于中国留学生在美国新冠疫情之前和期间戴口罩经历的调查研究，重点是了解他们遇到的污名化和种族歧视，以及他们的应对机制。这些发现增加了关于病耻感是如何产生、经历和管理的理论和经验知识。新冠疫情为污名化和种族主义创造了大量机会。在口罩仍然与病人有关的情况下，亚裔民众在美国的大街上戴口罩，从某种程度上令他们成为种族主义者的攻击目标。在不到两个月的时间里，戴口罩的行为被污名化，并与病人联系在一起。

四、重大公共卫生事件下污名的应对策略

污名应对的问题应受到高度关注，因为它不仅关系到被污者个人的发展和正常生活，也关乎整个社会乃至国家的稳定、和谐与发展。在个体层面，需要对受疾病影响的人表现出充分的同理心，采取有效和易于实施的措施，保护自己和自己的亲人；在社会层面，需要加强对可靠公共卫生服务和建议的信任，建构一个能够让人们公开、诚实、有效地讨论这一疾

病及其影响的社会环境。另外，大众媒体在传播信息时扮演着至关重要的角色，通过严格管控社会媒体信息的输出，让公众充分了解到事实真相，从根源上阻断污名发生的可能。

（一）个体层面的应对

污名对个体的影响深远而持久，被感染者在治愈后所经受的被拒绝、歧视、社会污名化往往会持续很久。采取有针对性的措施应对污名化带来的影响，对于被污名者来说是极为迫切且必要的。接触干预和综合干预可以为像心理咨询师这样的干预实施者提供一个干预方式的视角；归因策略、替代性努力、增强群体认同这些策略则是从被污名者自身出发，被污名者可以根据自身的实际情况采取必要的应对方式。

1. 接触干预

在当前社会，虽然人们的心理健康知识相比之前有所增加，但很多人仍会对被污名群体持消极态度。简单地宣传、教育对减少污名带来的消极影响可能收效甚微，还需要采取更有效的实践措施来应对。目前，不同形式的接触干预已被广泛地应用在减少公众污名的干预研究中。通过大量关于减少污名的研究可以发现，教育和接触是常用且有效的两种干预方式（接触是通过让被污名者与公众互动来减少公众污名的一种干预形式），但相对而言，更多的研究表明接触干预在减少公众污名方面更具有优势（Griffiths et al.，2014；Li et al.，2018；Yamaguchi et al.，2011）。一项基于72项研究的元分析表明，接触干预的效果量是教育干预的3倍多（Corrigan et al.，2012）。

接触干预可以以多种形式呈现。在关于精神障碍的污名研究中，主要采用两种形式：一是直接接触干预，即患者与公众面对面互动，以向公众讲述自己的个人经历的形式开展（Patten et al.，2012）。二是间接接触干预。通常情况下，应用最多的间接接触干预形式是视频接触，即向公众呈现一个或多个精神障碍患者讲述自己的精神障碍经历的视频，或者是通过心理健康专家访谈精神障碍患者的形式进行呈现的视频（Hackler et al.，2016）。相对于直接的面对面接触来说，视频接触具有成本低、操作方便、能够广泛传播等优势（Corrigan et al.，2012；Janoušková et al.，2017）。因此，在直接接触干预方式不可行时可以采用间接接触干预方式。此外，研究者还发现，在态度、情感、行为倾向等方面，接触干预均能比较有效地减少对污名群体的偏见和歧视（张宝山，俞国良，2007；赵鹤宾等，2019）。

2. 综合干预

将接触和教育相结合也是干预污名的一种方式，且这种综合干预在实施时更为灵活方便，干预效果也较为明显。既可以采用内容讲解和观看视频相结合的形式，又可以通过专家讲座与直接接触相结合的方式进行干预（Ahuja et al.，2017）。在 Rubio-Valera 等人（2018）的研究中，经过训练的精神障碍患者首先就有关心理健康、精神障碍诊断以及精神障碍污名等内容举办了一个讲座，再将自己的精神障碍经历进行呈现并讲述污名对自己的影响。研究结果显示，教育和接触相结合的方式有助于减少被试与心理健康相关的污名。

还有研究者开发了另一种综合干预措施，即将反污名和歧视策略、心理教育、社会技能训练和认知行为治疗相综合，用于干预污名化对精神分裂症患者的临床症状、社会功能、内在污名体验和歧视的影响（Li et al.，2018）。这项研究结果也证明，这种干预措施可以有效地降低精神分裂症患者的消极预期，提升克服污名的技能，改善临床症状和社会功能。当下新冠患者的污名干预也可以借鉴这种干预方式，多管齐下，效果可能会比单方面地采取某些措施更好。但这些干预方式并非十全十美，也存在一定的局限性。综合干预措施对某些类型的污名群体效果较好（如轻度精神疾病患者、同性恋群体），但对另一些类型的污名群体可能难以发挥较好的作用（如 HIV 携带者）。

总而言之，目前大量关于减少污名影响的干预方式主要以精神障碍患者为研究对象，但对于像 COVID-19 这样的流行性疾病污名干预的研究较少。所以，未来的研究可以考虑完善接触干预的研究设计，丰富接触干预的理论机制，探讨针对不同污名群体最有效的干预方式。

3. 归因策略

采用将负性事件归因于歧视的策略可以在一定程度上缓解污名给个体带来的消极影响。当被污名个体遇到负性事件和消极结果时，将这些事件归咎于他人的歧视而不是自己本身所具有的特征，可以维护个体的自尊，进而减少负性事件对自身的内在影响（张明等，2020）。例如，一位武汉网友在网上发表自己关于武汉人因吃野味而导致全国人民的生命安全受到威胁的言论时提到："自己能理解一部分人对武汉人民的不满情绪，但对于部分人上纲上线地辱骂、歧视、对停在路边的鄂字牌号的车一顿乱打这样的行为表示很不理解。对于这些人，不是武汉人民对不起他们，是他们自己的人格有问题，他们自己就戴着有色眼镜看别人。"将别人对自己的污名化看作别人自身的人格问题，而不是以默认的方式应对，这种将污名归因为歧视的方式在一定程度上可以缓解污名给个体带来的负性影响。

4. 替代性努力

遭受污名化的个体有时还会倾向于不再努力对抗他人的负性评价或观点，而是通过强化自己其他方面来减少污名的负性效应，即采取替代性努力的应对策略。这种应对策略常见于一些与性别刻板印象有关的比较中（杨柳等，2010）。例如，女性通常被认为在数学相关的问题处理中劣于男性，所以当遇到相关数学问题时，她们常常会采用一种回避的方式应对，转而将注意力集中在语言能力相关的问题上。当个体认为自己在被别人否认的领域表现不擅长时，这种"长善救失"的方法更有利于个体的发展和成长。将这种策略运用于应对污名时的表现为：中国在面对污名化中国抗疫方面的负面言论时，除了必要的正面回应外，还通过不断努力提升自身应对疫情的实力，用事实说话，并进行有力回击。

5. 增强群体认同

遭受污名化的个体可以接近具有相同污名特征的群体，以共同面对这些威胁。这些群体不仅可以增强归属感，还可以为个体提供情感、信息等方面的支持，减少偏见对个体自尊方面的负性影响。高群体认同感的个体可以通过增强自己对所在群体的认同来减少外界污名对自己的影响，低群体认同感的个体则通过减少群体认同感或通过默认的方式来减少污名对自己的影响（Matthews et al.，2017）。新冠疫情期间，湖北人在阳台上唱国歌、相互鼓励的视频一经社交媒体传播便获得了众多网友的鼓励和支持，不仅帮助外界了解湖北人的情况，还在湖北人民中营造了一种群体团结感，加深了湖北人民的群体认同感（Logie，2020）。另外，还可以充分发挥社区互助的作用，通过为被污名者提供社区支持，在社区建立反污名小组，将受到污名影响的人聚集到一起，在同质群体内建立联结以增强群体认同，从而达到减少污名对个体自身影响的目的。这些措施能在一定程度上增强受污名影响群体的群体认同，减少他们因污名而感受到的歧视和偏见，维护他们的自尊（Corrigan & Watson，2002）。

（二）社会层面的应对

1. 规范使用新闻媒介

新闻媒介夸大的信息报道可能是导致 COVID-19 污名化的部分原因，但在减少污名影响的过程中它也是一个必不可少的渠道。科学知识及其较高的可信度能在一定程度上缓解公众的恐惧和焦虑，并在占主导地位的公众中催生同理心（Clair et al.，2016）。

首先，向公众准确提供关于疾病特征和防控措施的信息可以成为减少疾病带来的污名的有效手段。媒体可以传播有关 COVID-19 的最新的科学知识，以及可信专家所阐述的关于污名危害的明确信息。应建议人们从可靠的电视频道和期刊、国家和国际官方网站（如中国疾病预防控制中心和世界卫生组织网站）中获取科学知识。有证据表明，在 SARS 流行期间，戏剧化的言语和危言耸听是污名产生的催化剂。有关埃博拉疫情的调查结果显示，大众媒体像一把双刃剑。一方面，社会大众媒体传播的信息是引导公众对疾病形成正确认识的有效工具；另一方面，也正是因为社会大众媒体具有一定的权威属性，所以人们在信息传播过程中更容易产生危言耸听和夸大事实的行为。而研究表明，信息的准确性对于创造有利的环境以做出应对公共卫生危机的适当决策至关重要（Tandon，2020）。Nyarko 等人（2015）在埃博拉疫情期间进行的一项研究发现，对疾病问题的认识水平以及对其传播的不受歪曲的信息的掌握程度可以有效控制这种疾病带来的社会性负面影响。此外，传播准确的信息不仅有助于消除人们对新冠疫情的恐惧和偏见，还可以消除一线医护人员所面临的社会歧视，这在一定程度上对他们的精神健康起到支持作用，并且有助于有效控制这一公共卫生事件的恶化。

其次，媒体可以为改善公众的态度、提升社会凝聚力和团结程度提供平台。例如，中国公共媒体不断报道武汉普通民众在抗击新冠疫情中所做出的牺牲和体现出的坚韧不拔的精神，把武汉描绘成英雄之城，把武汉人民描绘成英雄人民。这些故事重新定义了被污名化群体，有助于促进主导群体和被污名化人群（如武汉人或湖北人）之间的积极互动（Clair et al.，2016）。香港特区政府几乎在所有与 COVID - 19 相关的宣传渠道，如新闻发布会、广告、心理教育和减少污名的材料中，都采用了"同心抗击病毒"的口号。这可能会促进社会的凝聚和团结，进而减少污名带来的负面影响（Berezin & Lamont，2016）。

最后，过度传播负性的社会新闻也会引起大众的恐慌，新闻媒体报道应多采用积极正面的语言进行信息传递。强调为寻找疫苗与治疗方式所付出的努力会加剧恐慌，令人产生人类目前还没有能力对抗疫情的印象。相反，应当宣传基本的防疫措施、新型冠状病毒感染的症状和就医的时机。在信息传递的过程中，以一种正面积极的语言传递信息可以尽可能地减少人们的恐慌，尽量抑制污名化现象发生的环境。

2. 提升公民综合素养

我国国民的心理健康素养（mental health literacy，MHL）水平总体较低（任志洪等，2020），其表现之一为公众对疾病有严重的污名化态度

(Wong et al.，2017)。可见，我国国民的综合素养还有待提高，尤其是在面对各种心理疾病时，偏听偏信只会加剧污名带来的破坏性。所以，除了政府和新闻媒体应向公众传递科学的知识，让群众了解事实真相外，加强公众的心理健康素养的培养也是必不可少的措施。

首先，促进被污名者与公众之间的沟通，也可理解为上文提到的接触干预，以此来增强公众的社会同理心（俞国良，张亚利，2020）。被污名化的群体往往大多数都是处于社会边缘或底层的群体（如感染艾滋病的人），他们被污名化后很难找到渠道为自己辩解、表达自己的诉求；沟通则可以让公众更深入地了解社会边缘群体的真实情况，改变他们对于被污名化群体的认识。可以通过建立有益的社会支持和社会网络沟通系统，让公众间的社会沟通渠道变得畅通有序，以此来加强公众的社会同理心，避免污名思维的泛化（杨柳等，2010）。其次，加强对公民的心理教育。研究表明，心理教育是常用的干预污名的手段，且运用在心理疾病患者污名化的干预中效果显著（Xu et al.，2017）。心理教育的内容可以包括心理卫生知识、心理问题的预防、心理问题应对方法、求助策略等。通过将心理教育渗透到公众社会生活的各个层面，一方面既向公众普及了心理健康知识，另一方面又借助心理教育的方式，进一步提升了公众的心理健康素养。

只有公众的整体素养提升，在面对特定的事件时同理心增强，应对突发社会事件时能够理性、冷静，不盲目跟风，不信谣、不传谣，避免给受众贴上歧视性标签，整个社会才可能稳定和谐。

3. 讲好抗疫故事

将抗疫故事以艺术形式表达出来，一方面可以通过一种人民群众喜闻乐见的形式在一定程度上缓解人们对疫情的恐惧；另一方面，还可以向大众传递正能量，将事实真相摆在大众面前，以减少民众不必要的猜疑和恐慌。在展现方式上，声音、故事、图画都是讲述抗疫故事的载体。一方面，可以通过政府引导或民间自发组织，以中国抗疫期间的英雄事迹、抗疫日志等为主题，利用书籍、影视剧 IP、纪录片、短视频等媒介形式，全方位、多角度地描绘抗疫故事。另一方面，推动与我国进行合作的国家分享抗疫成果经验，给予人力物资援助，在国际成功抗疫经验层面争取话语权，推动中国话语和中国经验进入国际议题议程设置（唐晓宇，2021）。通过具有国际影响力的媒体报道、国家领导人谈话、多国统合抗疫等全球化活动，使更多主体自愿成为中国抗疫成功经验的叙述者，向全球传递正能量，增强中国话语影响力（俞国良，张亚利，2020；张爱军，王子睿，2020）。

　　以上是较为常见的污名应对方式，从不同的层面作用于不同的心理过程，从而产生减少污名的影响。归因策略和提高群体认同主要作用于个体的认知层面，从自身认知的角度减少污名给个体带来的负性效应。替代性努力和接触干预策略更多的是从外在行为反应层面获取更多的、外在的积极反馈，进而减少污名带来的影响。接触干预和综合措施则是从助人者的角度出发，用一种统合的方式应对污名带来的影响，其效果可能会比仅靠个体主观努力和单一的干预方式更好。但针对新冠疫情下的污名，由于缺乏相关的实证研究，具体的应对措施效果还需进行大量的研究验证。

　　总而言之，学界关于污名的研究由来已久，不同学者对污名的看法也各有千秋。不论是从污名概念的界定、产生机制的归因，还是从对污名带来的影响的剖析及应对策略方面的实践来看，污名都是一种极其复杂的社会现象。这也决定了认识污名是一个漫长且需要反复实践的过程。学界对于反污名的实践研究也从未停止，但想要从根本上解读污名及其应对策略的效果还需要进行大量的实践检验。不管是对于个体还是对于整个人类社会来说，污名带来的影响都是巨大且深远的。但就目前来看，学界关于新冠疫情背景下的污名研究成果仍较少，尤其是在消除污名带来的负性影响、针对的群体、研究范式等方面。这些都可以作为有意义的研究方向。

第二节　丧失与哀伤应对

　　在重大公共卫生事件下，丧失与哀伤是人们常常避免提及，但也是无法回避的特殊议题，如果没有得到及时的重视和应对，将有可能发展成为病理性的复杂哀伤（complicated grief），给个体的生活质量及社会功能带来极大的损害。

一、认识丧失与哀伤

　　美国著名哀伤学者 Worden 对于悲伤（grief）、哀悼（mourning）和丧亲（bereavement）给出了如下定义："悲伤"适用于失去挚爱之人或其他各种各样的损失；"哀悼"用来描述一个人在适应某人死亡过程中所经历的心路旅程；"丧亲"则是定义了人们正在试图去适应的丧失类型（Worden，2018）。根据我国香港学者（陈维梁，钟莠筠，2006）的定义，丧亲指任何人在失去所爱或所依附之对象（主要指亲人）时所面临的境况，该境况既是一种状态又是一个过程，其中包括悲伤和哀悼的反应。在过去的一百余年间，学者们为了揭示哀伤背后隐藏的心理机制付出了巨大的努力，同时也提出了许多经典的哀伤理论。

（一）丧失与哀伤的相关理论

1. 联结理论

弗洛伊德（Freud）于 1917 年发表的《哀伤与忧郁》（*Mourning and Melancholia*）被认为是心理学领域最早研究哀伤的文章。他认为，活着的人需要将自己与逝者的联结切断，从而将心理能量力比多抽离释放，并让其重新投入新的对象中，这样生者的哀伤才最终可以获得完结。但如果在释放这一自然力量的过程中，生者的心理能量遇到了各种外在或内在的干扰难以转移，将会形成病态的哀伤，而这种病态的哀伤将需要更多特别的关注和处理。弗洛伊德的理论也被称为"哀伤过程假设"（grief work hypothesis）（刘建鸿，李晓文，2007；陈维梁，钟莠筠，2006）。

随着学者们对哀伤研究的进展，这种认为需要将自己与逝者的联结切断的观点在 20 世纪 90 年代受到了挑战。Klass 等人在 1996 年提出了持续性联结（continuing bonds）的观点（Klass et al.，1996；何丽等，2016），即认为持续性联结是一种逝者家属和逝者通过梦、纪念品或其他方式实现的动态且积极的联系。同时，也有越来越多的研究证实，与逝者保持持续性联结也是哀伤历程中的一个重要现象，在不同地区和文化中普遍存在（Lalande & Bonanno，2006；Worden，2018；何丽等，2014；苏完女，林秀珍，2012）。

2. 依恋理论

Bowlby 作为心理动力学派中研究亲子依恋关系的学者，认为任何联结关系的瓦解均会导致焦虑、愤怒、对抗或寻找的行为，而哀伤基本上就是分离焦虑的一种。当一个人失去所爱时，尝试重新获得这种亲密关系会很自然地成为丧亲者的焦点和动机；如果丧亲者最终未能打破过去的联结，则可被视为适应不良。

后来，Bartholomew 和 Horowitz 依据依恋"内部工作模型"（internal working model）的不同，将丧偶者分为安全型（secure）、专注型（preoccupied）、恐惧型（fearful）和冷漠型（dismissing）四种（Bartholomew & Horowitz，1991）。不同依恋类型的人面对哀伤的反应不尽相同（Stroebe et al.，2005）：安全型依恋的个人认为自己和他人都是值得相信、值得爱的。这类人群会对丧亲事实感到哀伤，但几乎不会完全被哀伤牵引或让哀伤症状持续更长时间。专注型依恋的个人认为他人是可以被相信和爱的，但自己恰恰相反。这类人群在面对丧亲时会表现得比较情绪化，往往会在丧亲的哀痛中长久无法走出，无法很好地应对相关情绪。恐惧型依恋的个人无论是对他人还是对自身都缺乏安全感、信任感，导致这类人群不能正常地思考和谈论丧失，对于哀伤的复原也是有困难的。冷漠型依恋的个人往往承认其自身的价值，但是除此之外对其他人总是会拒绝或排斥。这类人群缺少对他人的信任感，通常在丧亲发生后表现为习惯性的压抑、逃避那些有关的情绪。

　　3. 哀伤阶段理论

　　在对哀伤的研究过程中，也有一些学者尝试从发展阶段的视角提出对哀伤的理解和认识。

　　Kübler-Ross（1969）在她的开创性著作《死亡与垂死》（*On Death and Dying*）中提出了哀伤的五个阶段，分别为：（1）否认（denial）：震惊和不相信丧失的发生；（2）愤怒（anger）：我们爱的人已经不在了；（3）讨价还价（bargaining）：所有那些"如果"和后悔之事；（4）抑郁（depression）：因为失去而感到哀伤；（5）接受（acceptance）：承认失去这一事实。她认为，这五个阶段只是描述了一个一般的过程，而非一个确定的过程，每个人都有自己独特的表达哀伤的方式。

　　同类型的哀伤阶段理论还有许多，尽管这些理论之间都存在一些不同的部分，但总的来说都描绘了一条公式般的走出哀伤的"路径"，这种"路径"通常始于一种"不相信"或者"麻木"的感觉，经过了类似"抗争"和"抑郁"的中间阶段后，最终以"接受"结束。这些哀伤阶段理论一经公开便很快被引用到各类哀伤研究的领域中并风靡一时，且已经在关于丧失的文化中根深蒂固，有的甚至还被作为医学院课程的一部分受到了广泛的学习。

　　随着哀伤研究的不断发展，学者们对五阶段论和其他不同形式的阶段论进行了大量深入的实证研究和量化分析，最终揭示了阶段论不仅仅在理论和临床中存在弊端，甚至对临床治疗也是有害的（Maciejewski et al.，2007；Stroebe et al.，2017）。后来，学者们指出，阶段论之所以会风靡世界，其原因可能是由于人类总是想要寻找一种固定的模式，来增强我们对于事物的可预测感和控制感，哪怕哀伤阶段理论提供给丧亲者的只是一张临时的"路线图"，但恰恰是这一点点可以预测的承诺受到了丧亲者们的欢迎（Holland & Neimeyer，2010）。

　　4. 哀伤的"意义"理论

　　在哀伤阶段理论跌落神坛之时，学者们开始了意义（meaning）对于哀伤过程重要性的探讨。由 Neimeyer 引入和推广的意义重构（meaning reconstruction）和意义创造（meaning making）成为哀伤领域一个十分重要的研究点，且意义重构被认为是丧亲者面临的核心过程。当丧亲的过程发生时，丧亲者需要重新定义自己，重新学习在没有死者的情况下与世界接触的方法。即使这个人无法恢复到失去前的功能水平，其也可以学会如何在没有已故亲人的情况下过上有意义的生活（Gillies & Neimeyer，2006）。简单来说，经历丧失后的意义创造和意义重构的特征包括丧亲者接受丧失的能力，找到那些丧失体验可能带给他们的成长或利益的能力，以及在丧失背景下重新组织个人身份的能力（Supiano et al.，2017）。

许多学者也讨论了意义在哀伤恢复中的重要性。Davis 和他的同事们通过对于两种不同的丧亲人群的研究（Davis et al.，2000），发现那些找到了意义的人相比那些没有找到意义的人更容易适应丧亲的过程；Lichtenthal 等人（2010）强调了意义创造对于许多丧亲父母的重要性，并建议开发和评估以意义为中心的哀伤干预方法；Romero（2021）认为，意义重建的心态和身份变化有助于减少哀伤；David（2019）认为，透过意义可以帮助我们更好地理解哀伤，找到前进的道路，那些能够在哀伤中找到意义的人比那些找不到意义的人更容易走出哀伤。

5. 双程模型理论

应对丧失的双程模型理论（the dual process model）（Stroebe & Schut，1999）确定了两种类型的压力源，分别是以损失为导向的压力源和以恢复为导向的压力源。损失导向指的是集中精力，处理来自丧失体验本身的压力方面，尤其是与已故人士有关的那些部分，例如，扫墓、观看他/她的照片。恢复导向指的则是应对压力，例如，做新的事情、从哀伤中转移注意、建立新的关系。

在这两种类型的压力源之间存在着一种振荡的、动态的、调节的应对过程，在这个应对丧失的过程中，既有损失导向又有恢复导向的压力源需要处理，且不能同时进行。因此，每一种导向的压力源都要加以调整才能较好地面对丧失。当没有摆动发生时，长期滞留在损失导向或恢复导向的任意一端都可能导致病态或更复杂的哀伤发生。

研究者为了验证双程模型理论是否可靠，针对其进行了系统的量化研究。结果显示，该模型确实能够较为准确地反映丧亲恢复的体验。但同时也指出了其中的局限性，如双程模型理论指导心理干预的相关研究仍是不足的，需要我们进一步地尝试和探索（Fiore，2019）。

（二）丧失与哀伤的分类和特点

在上述丧失与哀伤的理论中，几乎都是关于我们面对丧亲这一特定哀伤过程的描述。丧亲带来的哀伤之沉重固然值得我们重视，但是除此之外其他形式的哀伤也实实在在发生于重大公共卫生事件之中，同样值得关注。

1. 三分类说

国外学者 Machin 曾经将人生中各种各样的损失事件分成三类。中国香港学者陈维梁和钟莠筠（2006）对其描述如下：

成长性损失（developmental loss）：人的出生、入学、毕业、恋爱、结婚或失恋意味着不同形式的损失。例如，婴儿的出生意味着失去了母亲身体上的完全庇护，入学意味着失去了大量无忧无虑的时间，等等。在以上这些成长性损失中，有一部分是生命的规律，我们无法改变；有些则是我们自己做出的选择，但都是人这一生不断发生的经历。

创伤性损失（traumatic loss）：和前一种损失相比，创伤性损失的经历相对较少地存在于个体中。这种形式的损失如地震、洪水、交通事故、虐待、遗弃、强奸等，通常源自突发的和不可预测的创伤。同时，不同的创伤事件对个体的影响程度也存在差异。

预期性损失（anticipatory loss）：除了成长性损失和创伤性损失，还有一种暂时没有发生，但人们又会有所预期的损失，叫作预期性损失。这种损失常常会带来预期性悲伤（anticipatory grief），常见于确诊的癌症患者及其家人之中，这种对于死亡的可预期性同样会导致患者及其家属的正常生活受到影响。

2. 两分类说

Rando 则尝试把损失分成两个部分，分别为象征性损失（symbolic loss）和实际损失（actual loss）。象征性损失指的是工作降级、离婚、某种地位丧失、分离或被确诊患有严重疾病等造成的损失。实际损失指的主要是死亡造成的损失。对于象征性损失者来说，这一类别的损失可能很难被他人确认，进而导致那些有着象征性损失的个体的哀伤往往没有得到其他人认可。这就意味着，他们可能不会得到和那些有着实际损失的个体相同种类或数量的支持。因此，作为助人者，不仅需要关注有实际损失的群体，还要关注那些有象征性损失的群体（Walsh，2011）。

3. 精神病学视角的诊断和鉴别

Bonanno 和 Kaltman（2001）发现，50%～85%的人会在经历亲人或朋友去世后的最初几周或几个月的时间里体验到强烈的哀伤情绪，如过度怀念、闯入性想法和画面、烦躁不安、认知混乱等，其社会功能也会受到不同程度的损害，严重的还会出现其他健康问题（Stroebe et al.，2007）。而对于大部分人来说，这种哀伤的情绪和反应会随着时间的推移逐渐减轻或消失。但是，在剩下的 10%～20% 人身上，哀伤却迟迟无法缓解，于是他们将这种到了第二年仍无法缓解的哀伤叫作慢性哀伤（chronic grief）。

在之后对于这种特殊哀伤形式的研究中，学者们通过大量的实证研究证明了这种哀伤的危害性和特殊性（Boelen & Prigerson，2007；Lundorff et al.，2017；Prigerson et al.，2009），也曾用许多不同的名称来描述这种异常的哀伤反应，如病理性哀伤（pathologic grief）、创伤性哀伤（traumatic grief，TG）、复杂哀伤（complicated grief）等（唐苏勤等，2014）。直到 ICD‐11 面世，决定采用"延长哀伤"（prolonged grief）一词来代表这种病理性的哀伤反应，并定义其主要特征为：沉浸在丧亲痛苦中，感觉生活无意义，难以信任他人，面对社会退缩，难以参与社交活动，社会适应困难。

（三）重大公共卫生事件下丧失与哀伤的特殊性

研究表明，许多因素都会影响到人们对于丧失与哀伤的体验，如性别、死亡原因、逝者年龄、死亡预期、丧亲者的人格特质等。下面将介绍重大公共卫生事件下丧失与哀伤的特殊性。

1. 重大公共卫生事件下丧亲体验的特殊性

重大公共卫生事件下丧亲的哀伤往往呈现更为糟糕的结果，学者们普遍认为这个时期的丧亲是一种增加了更多风险的丧亲情况（Morris et al.，2020；Selman et al.，2020；Stroebe & Schut，2021），主要包括以下四种原因：

一是死亡的快速性和意外性。研究表明，突发的、毫无心理准备的丧亲事件会引发丧亲者更加强烈的哀伤反应（McDevitt-Murphy et al.，2012）。如果丧亲者认为他们所爱之人还很年轻，死亡的到来对于后者来说过早，或是由于缺乏适当的照料而导致了死亡这一"不合理"后果，他们很可能会感到愤怒并产生要怪罪于他人的想法，甚至会寻求某种报复来帮助他们理解自己的丧失（Carr et al.，2020）。而在新冠疫情背景下，由于病毒极强的传播性和不容小觑的致死率，许多患者在没有任何预期的情况下感染上了病毒，死亡的过程也因此变得更加快速和令人意外。这无疑将加重丧亲者的哀伤反应，使其成为一种风险更高的丧亲情况。

二是隔离政策和物理障碍。由于重大公共卫生事件的特殊性，我们不得不对那些已经确诊的患者进行隔离以控制疫情的传播，而这样特殊的隔离政策导致家属往往无法与患者接触，也导致许多丧亲者与亲属即使到最后一刻都无法完成道别，这无疑对丧亲者来说是更加痛苦的（Probst et al.，2016）。更有研究表明，这与丧亲时的延长哀伤和 PTSD 有关。而由于隔离导致的物理屏障，那些正在体验哀伤的人无法在他们的家人、朋友和社区的关怀中寻求安慰，无法得到适当的社会支持而被迫独自承受这种丧亲带来的哀伤，这也将加剧丧亲带来的心理问题（Kentish-Barnes et al.，2015）。

三是常规的祭祀仪式和习俗的中断。葬礼在哀悼的完成过程中发挥着重要的作用（Gibson et al.，2020）。而在重大公共卫生事件的隔离政策下，各种关于丧亲的祭祀仪式和习俗都被迫停止，丧亲者的哀伤过程也随之变得更加艰难。

四是现实压力源。丧亲者经历丧亲后，仍将持续地面临重大公共卫生事件下各种各样的现实压力，如来自自己或其他家庭成员高感染风险的压力、疫情导致的财务压力，以及社会形势压力等。丧亲者在这种持续的高压状态下同样容易产生各种心理问题（Carr et al.，2020；World Health Organization，2020）

除此之外，更有学者认为这种新冠疫情相关的死亡对丧亲者尤其具有毁灭性，将其定义为一种"糟糕的死亡"（bad death）。这种"糟糕的死亡"或低质量的死亡特征包括身体不适、呼吸困难、社会隔离、心理痛苦、缺乏准备、得不到尊重和有尊严的治疗、接受不想要的医疗干预或得不到自己想要的治疗（Krikorian et al.，2020）。由于重大公共卫生事件的特殊性及其与死亡相关的生理和认知特点，这种"糟糕的死亡"下的丧亲者也更需要专业人员的关注和帮助（Carr et al.，2020）。

2. 重大公共卫生事件下其他丧失的特殊性

重大公共卫生事件下的丧失主要与死亡和重大生活变故有关。除此之外的重大公共卫生事件下的"次级损失"（secondary losses），由于其早期的隐蔽性，往往没有受到足够的重视。

对于丧亲者来说，这些次级损失包括：失去友谊、伴侣或一个家庭角色的消失。对于不幸罹患传染病的患者本人来说，自身的身体健康遭受损失。在新冠疫情下，重症患者在康复后发生慢性心血管损害的风险将会增大（Zheng et al.，2020），同时将会伴随患者的是能力和身份等方面的次要损失，导致某些关系、娱乐或社会支持的损失。对普通民众来说，由于重大公共卫生事件对社交距离的限制，可能会导致包括伴侣、家人和朋友在内的各种亲密关系的破裂及行动自由的损失。同时，由重大公共卫生事件导致的经济冲击也会带来人们的就业、经济保障、医疗保健等多重损失。除此之外，许多重大公共卫生事件地区中心的人们被指责为感染和传播病毒的罪魁祸首，也将经历污名化的耻辱性损失，这种污名化的损失导致的疏远也将对哀伤者的支持网络造成伤害，同样也是一种次级损失（Zhai & Du，2020b）。这些其他形式的丧失同样值得高度重视。

二、丧失与哀伤应对的基本原则

关于丧失与哀伤的应对，学者们也尝试提出了许多框架性的理论，试图帮助人们更好地度过这段艰难的时光。其中，文化导向是应对过程中需要重点考虑的一个方面。同时，在重大公共卫生事件下，丧失与哀伤也因其独特的丧失体验而需要一些新的干预思路。

（一）总体目标

Worden（2018）认为，哀伤辅导的总体目标是帮助丧亲者适应没有了所爱之人的世界、解决分离的冲突、更好地适应死亡，并提出了应对哀伤的四项任务：帮助丧亲者认识到丧失的事实已经发生；帮助来访者接纳各方面的哀伤反应；帮助来访者克服各种各样的障碍，以更好地完成角色的转变；帮助来访者建立与逝去亲人的持续性联结。

（二）基于文化导向的原则

每个个体经历的丧失与哀伤形式不同，其所造成的影响和所需要的干预手段也不尽相同。文化则是导致这些差异的一个重要原因。

1. 不同文化背景下哀伤应对的差异

研究发现，美国（Worden，2018）、英国（Hussein & Oyebode，2009）、巴基斯坦（Suhail et al.，2011）、中国香港（Ho et al.，2013）、中国内地（He et al.，2014）等文化中对于丧失后持续性联结的认同较为常见；尤其是在我国，与死者之间的持续性联结更是受到了大量民众的接受和推崇。例如，在丧亲后的一些重要日期，如清明节、忌日、头七等，家属们都要聚集在一起悼念死者，同时也应运而生了一些极具民族和文化特点的仪式，如亲属戴孝、火化、家中纪念、祭扫等（贾晓明，2005）。

相比之下，以美国文化为代表的西方文化中则更少出现高水平的持续性联结。对此，研究者给出的解释是，西方个人主义的做法并没有为那些希望与死者保持紧密联结的丧亲者提供必要的社会支持，而中国的这种公共仪式给了我们更强的文化认同和社会支持（Bonanno et al.，2005）。因此，即使对于相同的哀伤事件，不同的丧失者的反应也决然不同（Bonanno & Kaltman，1999；Rubin，1999），并且在不同的文化背景下也存在对于哀伤事件反应的差异（Klass et al.，1996）。

2. 文化评估的重要性

文化在哀伤辅导中是一个非常重要的部分，它将影响到哀伤的进程和辅导的效果（Stelzer et al.，2020）。例如，有些文化更加鼓励情感的表达，公开的哀伤现象十分常见；有些文化则强调内敛和坚强，鼓励大家关起门来哀伤。因此，文化也开始成为学者们解释哀伤反应个体差异的一个重要因素（Bonanno et al.，2005）。

同时，文化评估也有助于来访者找到合适的治疗方法和疗程的持续时间。适宜的文化评估还可能会促进咨访关系的融洽和增强来访者的治疗动机（Aggarwal，2015；Lewis-Fernandez et al.，2014）。相反，如果我们缺乏对于不同文化群体中丧失反应的认识，将会增加造成以下后果的风险：（1）误解个人或家庭的反应；（2）无法提供有用的支持和帮助；（3）冒犯那些正在经历哀伤的人，甚至会为他们接受支持制造障碍。因此，对于哀伤辅导的专业人员来说，了解来访者个人或家庭已经融入的社会规范、价值观和文化信仰是非常重要的，这些也是最有可能影响他们对丧失反应的因素（Walsh，2011）。

3. 基于文化导向的干预原则

咨询师在针对正在经历哀伤的来访者开展工作时，需要认识到后者是文化的产物，并时刻保持文化敏感性及真诚地去理解自己和来访者之间不同的文化，这可能需要阅读有助于理解来访者特殊文化背景的相关资料（Vazquez & Rosa，2011）。而当咨询师没有条件阅读这些文字材料时，针对来访者开展工作的核心部分则可能需要涉及当事人的文化背景、价值观、理解事物的方法、谈论事物的方式、宗教、家庭概念，以及关于死亡、丧失和哀伤的文化观念。

（三）重大公共卫生事件下哀伤干预原则

针对重大公共卫生事件这一特殊时期的丧亲，学者们也提出了一些哀伤的应对原则。在宏观的应对策略上，减轻丧亲者哀伤的最好方法就是提高患者的死亡质量。提前护理计划（advance care planning，ACP）旨在了解患者对生命意义的理解。努力提高提前护理计划的使用率，将有助于患者在临终时向治疗者传达自己的治疗偏好，并帮助治疗者确定符合自己价值观的治疗方式（Khandelwal et al.，2019）。已有研究表明，提前护理计划能够帮助家庭成员对其亲属的死亡做好准备，并在死亡后的哀伤进程中取得更好的结果（Heyland et al.，2003）。

为了应对死亡的快速性和意外性带来的风险，来自瑞士的指导方针建议，当患者病情严重或即将死亡时，每天给患者家属打两次电话，并告知家属患者可能的死亡时间。同时，也有学者提出医护人员可以提供死亡证据，如分享死者的面部照片，以表示对死者的尊重，避免模棱两可的损失带来的痛苦（Wang et al.，2020）。

来自朋友和家人及社区工作者的情感支持对于丧亲者适应丧亲是至关重要的。丧亲的恢复过程需要专业人员、家庭成员和社区志愿者的创新支持模式，需要他们齐心协力在最弱势群体需要帮助的时候给予帮助（Carr et al.，2020）。而特殊时期的这种支持可以通过远程线上或其他的虚拟形式联结到丧亲者身边，例如基于手机网络的远程咨询。

关于哀悼问题的解决，在特殊时期可以通过虚拟追悼会的举行来确保能够有一个与逝者道别的仪式；关于老人的流媒体的使用，则可由丧亲者的亲属或社会工作者指导完成。当危机解除后，亲属们可以重新举办仪式来悼念他们的亲人，同时家庭成员可以鼓励老年人谈论未来当疫情解除时，希望举办一场什么样的追悼会来纪念自己所爱之人的一生（Selman et al.，2020）。

专业和非专业支持人员也应该认识到并鼓励"持续性联结"的重要性。鼓励丧亲者寻找那些积极的记忆，撰写墓志铭分享死者的故事，写下他们的回忆，并思考他们与死者的对话，可能会为生者提供一种鼓舞。

在具体的干预过程上，我们对于重大公共卫生事件这一特殊事件丧失与哀伤特殊性的认识至关重要。第一，应该使完成"损失适应"优先于"损失应对"，因为前者能够使哀伤者不断适应重大公共卫生事件带来的较长时间的持续性动荡；相反，"应对"则意味着对某个特定的事件做出有限制性的反应。第二，应鼓励心理健康专业人员探索和使用不同的适应性策略，以符合哀伤者不同的个性和家庭情况。第三，重大的丧失将导致构成个人意义结构的信念和期望的中断，从而产生认知失调等严重的痛苦。我们在干预时通过帮助哀伤者理解和重建被破坏的信念和期望，将会促进哀伤者对丧失的功能整合，帮助他们重新联结自我和世界。第四，识别和发展复原力，也将使哀伤者能够更加适应哀伤过程（Vegsund et al.，2019）。因此，帮助哀伤者认识并增强其个人复原力和能力同样是至关重要的（Zhai & Du，2020b）。

三、丧失与哀伤应对的具体方法

丧失与哀伤具体的干预方法主要包含四个方面，分别从预防性干预、个体干预、团体干预、社会支持四个角度着眼，其使用的理论方法和干预效果均有所不同。

（一）预防性干预

预防性干预作为哀伤干预的第一道防线，能够帮助哀伤的过程趋于正常化。尽管实际效果仍有待进一步研究，但是其依然有着不可忽视的重要性。

1. 理论和概念

预防性哀伤干预被定义为降低一般哀伤发展成复杂哀伤的可能性的任何一种技术或其他干预的手段（Wittouck et al.，2011）。Stroebe 把哀伤的预防性干预分成了初级、二级和三级预防性干预：（1）初级预防性干预是指向所有丧亲者提供专业帮助，不管他们是否需要干预。（2）二级预防性干预是为丧失亲人的某些个人设计的干预。这些人通过筛选或评估，被认为更容易遭受如高度悲痛、丧失的创伤、延长哀伤等风险。（3）三级预防性干预指的是针对延长哀伤、哀伤相关的抑郁或创伤后障碍提供治疗的干预。由于延长哀伤的病理过程通常需要时间发展，因此其在丧亲后才会表现得更加明显（Stroebe et al.，2007）。

2. 预防性干预的效果

有一部分学者认为，当丧失发生时，无论是那些已经有所预料的还是那些预期之外的丧失，预防性干预都可以帮助使这些哀伤体验逐渐趋向正常化。在 Litz 等人（2014）的研究中，84 名有复杂哀伤风险的丧亲个体被随机分成立即治疗组（$n=41$）和等待治疗组（$n=43$），利用一种基于网络的认知行为预防性干预对他们进行治疗，结果显示干预后立即治疗组符合复杂哀伤标准的参与者明显少于等待治疗组。Wagner 和 Maercker（2008）在网络平台上做了一种结构式预防性干预，结果显示预防性干预对于哀伤应对具有较好的效果。尽管以上这些研究都能证明预防性干预对于哀伤应对的积极作用，但也有学者对于预防性干预的正向作用提出了质疑。

Rando（1984）在他的著作《悲伤、垂死和死亡》（*Grief，Dying and Death*）一书中指出：在不同的情况下，预防性干预对于悲伤的进程可能是有帮助的，这种预防性干预可能有助于分享情感、促进亲密和联系；但同样也有可能是没有帮助的，特别是这样的预防性干预可能会增加家庭成员之间疏远的风险，反而产生新的且不必要的隔阂。同样，Wittouck 等人（2011）进行了一项有关预防性干预对复杂哀伤效果的元分析，结果显示预防性干预似乎并不有效。关于预防性干预措施效果可能确实有限或不存在的研究结果还有许多（Currier et al.，2008；Neimeyer，2000）。不止如此，甚至还有一些研究显示了负面效果，尽管这些预防性干预带来的负面效果可能是统计技术方面的问题造成的（Larson & Hoyt，2007；Neimeyer，2000；Stroebe et al.，2001）。

尽管如此，预防性干预总体效果的不确定性并不意味着在每个个体层面都缺乏效果。如果丧亲者感到他们的哀伤需要辅导（无论是从个人层面还是从集体层面），不管他们的哀伤反应是正常的还是复杂的，他们都可能从中获益（Kang & Yoo，2007）。而每个人都有自己独特的哀伤方式，因此具体的治疗方案应当尽量适应个人需要。

3. 预防性干预效果的影响因素

预防性干预飘忽不定的治疗效果也让学者们对这个现象展开了反思和研究。首先，预防性干预的影响因素中，人口特征可能是一个值得关注的部分，包括与死者的关系状况、丧失的类型、丧失者的年龄和性别、家庭亲属之间的关系和死亡的方式等，这些因素已被证明会影响丧失事件发生后的哀伤轨迹（Currier et al.，2006，2008；Stroebe et al.，2001）。其次，由于程度较深的复杂哀伤本身无法预防，预防性干预在针对复杂哀伤时收效甚微，因此哀伤的严重程度可能也是一个影响预防性干预效果的因素。这一发现也得到了相应研究的支持，即预防性干预对遭受重大损失的人几乎没有效果（Neimeyer & Currier，2009）。最后，预防性干预措施在理论上缺乏效果的原因可能是其效果确实有可能出现积极或消极的不同情况，且这两者都没有那么显著。消极结果的产生可能是由于没有接受预防性干预的被试进行了更好的调整，而积极结果的产生可能是由于对照组心理健康的恶化（Wittouck et al.，2011）。

（二）个体干预

已有的纵向研究表明，丧失带来的哀伤会随着时间的流逝自然减少，其中许多对照组在没有任何干预的情况下都能得到改善（Ott & Lueger，2002；Stroebe et al.，2001），再加上家人和朋友们的帮助，大多数丧失者都能相对较好地应对他们的这种丧失和丧失带来的哀伤。但是，也有研究表明，对一些人来说，哀伤可能会是一个比一般情况更加漫长的过程，这种情况在某些类型的创伤性丧失之后尤为常见，最终导致哀伤的整合失败，出现延长哀伤障碍。有研究显示，在这种高危创伤下的丧亲者中检测出延长哀伤障碍的概率为30%～50%（何丽等，2013），而有效的哀伤干预可以帮助防止这种延长哀伤的发展，或改善已经发展的延长哀伤反应。目前，针对哀伤个体干预的具体手段主要为认知行为疗法、复杂哀伤疗法、接纳承诺疗法，这些疗法在哀伤干预中的有效性也获得了越来越多的证据。

1. 认知行为疗法

认知行为疗法（CBT）作为一种常见的心理治疗方法，对于丧失与哀伤的干预效果得到了证实。下面将从 CBT 干预丧失与哀伤的效果、影响因素及作用机制这三个方面进行介绍。

（1）效果。

越来越多的实证研究支持 CBT 在治疗复杂哀伤时针对不愉快记忆、消极哀伤认知和适应不良的应对行为等方面有良好的效果（Johannsen et al.，2019）。Wagner 等人（2020）基于 CBT 的网络化心理干预对于哀伤的治疗效果的元分析显示，g 值为 0.54（95%CI=[0.30，0.78]），具有中等效应。还有学者将 CBT 干预的对象人群拓展到了儿童青少年，他们的研究表明 CBT 可有效治疗丧亲儿童和青少年的复杂哀伤障碍及其症状，且相比支持性的心理咨询，CBT 对于哀伤的长期帮助效果更加显著（Boelen et al.，2021）。

（2）影响因素。

在有关 CBT 的众多影响因素中，人口学变量如性别、年龄、生活状况、受教育程度、与死者的关系等变量之间并没有显著差异（Boelen et al.，2007）。Wagner 等人（2020）的元分析则将以下因素作为调节变量，试图解释干预特征的潜在差异：1）治疗组和对照组的脱落率；2）丧失已经发生的时间和经历过的治疗时间；3）个人在治疗期间的反馈程度；4）暴露、认知重建或行为激活的使用。结果发现，只有治疗时间对效应量有显著的调节作用。

尽管如此，暴露疗法在 CBT 治疗复杂哀伤的应用当中的重要性仍越来越凸显。一项来自新南威尔士大学的研究选取了创伤应激门诊中确诊的 80 名复杂哀伤患者进行了随机临床实验，在治疗过程中他们被随机分为两组，其中一组接受的是关于丧失记忆的暴露疗法，另一个对照组接受的则是相同时长的支持性心理咨询（Bryant et al.，2014）。在 CBT 联合暴露疗法的条件下，测量到的自我责备和回避的基线水平更高，这预示着治疗后哀伤的严重程度会更低，患者对自我的负面评价比仅使用 CBT 条件下的患者更低，导致了与自我责备相关的负面认知的更大幅度的下降。结果显示，与仅使用 CBT 相比，CBT 联合暴露疗法对于复杂哀伤产生了更大的干预作用。因此，CBT 联合暴露疗法比一般的 CBT 有更好的治疗效果，同时暴露疗法用于治疗哀伤可能有助于患者改善对丧失的负面评估。

（3）作用机制。

人们通过对 CBT 治疗模式的研究，将复杂哀伤的致病因素分成了三种模式，分别为丧失与个体记忆的整合不良、对个人哀伤症状的消极解释、焦虑和抑郁回避策略。CBT 哀伤干预通常采用某种形式的认知重建和暴露以实现以上三种因素的治愈。其中，认知重建技术可以帮助丧亲者识别失去亲人的问题，并修正他们对这些问题的负性认知与消极解释；而暴露技术通常包括想象，例如讲述自己丧失的故事、面对与丧失有关的地方或物的回避等（Boelen et al.，2006）。

2. 复杂哀伤疗法

复杂哀伤疗法（complicated grief therapy，CGT）是第一种针对复杂哀伤的靶向短期疗法（Shear et al.，2001）。该疗法包括七大核心主题：一是提供信息帮助患者理解和接受哀伤。二是管理情绪和监控症状，鼓励来访者接受他们的哀伤。作为对丧失的自然反应，接受哀伤的同时也意味着接受和管理与哀伤相关的痛苦情绪。三是思考未来，包括丧亲者自身与生活事件的重新联结。四是与他人重新联系。除了为目标制定计划之外，CGT 临床医生还与患者谈论他们之间的治疗关系，鼓励患者至少找一个可以作为倾诉对象的人，也鼓励患者重新参与不同的社交活动。五是讲述死亡的故事。在 CGT 中，治疗师会邀请来访者在几个疗程内反复讲述死亡的故事，他们认为这对于激活情绪、建立新的情绪调节模式是非常有帮助的。六是学会清醒地生活。CGT 治疗师希望来访者接受哀伤是生活的自然组成部分，而不是将其视为应该避而不谈的事情。七是链接记忆。CGT 治疗师尝试帮助来访者理解，尽管他们与死者之间联结的方式有所改变，但是他们之间的关系仍在维持。同时，CGT 治疗师还会与他们的来访者讨论，即使在那些逝去的人仍在世的时候，记忆也早已成为我们与所爱之人关系的重要组成部分（Iglewicz et al.，2020）。

（1）效果。

实证研究表明，CGT 比其他的有效治疗方法，如人际治疗（interpersonal psychotherapy，IPT）和西酞普兰（Citalopram）的药物治疗都更有效（Shear et al.，2016）。在和 IPT 的效果比较的一项随机对照研究中，研究者主要使用了临床整体印象改善量表，同时用复杂哀伤量表来测量复杂哀伤的症状，用工作和社会适应量表测量工作和社会适应的改善，结果发现 CGT 在减轻哀伤症状和改善功能方面比 IPT 更有效（Shear et al.，2005）。同样，Shear 等人（2016）比较了 CGT 与西酞普兰联合干预效果和单独使用西酞普兰的干预效果，结果显示 CGT 联合作用对于哀伤的效果显著好于西酞普兰单独的效果。此外，还有一些研究将 CGT 疗法应用于一些基于个体、群体和网络的认知行为治疗，其结果同样显示 CGT 在小型随机对照实验中是有效的（Bryant et al.，2014；Kersting et al.，2013；Shear et al.，2016）

（2）影响因素。

在 CGT 的随机临床实验中，主要的影响因素为复杂哀伤的临床严重程度。而由于 CGT 概念较新，现有研究较少，目前的研究样本主要是受过良好教育的白人女性，结果可能不适用于更多样化的样本，因此人口学变量对于治疗效果的影响还需要进一步的研究。

同时，从干预特征来说，研究指出聘请专业的药物治疗师来管理或参与研究相关的独特优势可能会提高应答率，这也是影响 CGT 干预效果的因素之一（Shear et al.，2016）。而在与 IPT 比较的随机对照研究中，最终的评价标准包括工作、家庭管理、社交场合和休闲时间，这些特殊的结果变量同样可能是影响 CGT 效果评价的影响因素（Shear et al.，2005）。

（3）作用机制。

CGT 整合了人际治疗、创伤后应激障碍的认知行为治疗和动机访谈的策略，以包括与损失相关和与恢复相关的策略。简而言之，CGT 使用 IPT 策略来支持死者家属目前的亲密关系，即鼓励发展愉快和令人满意的社会关系，并帮助解决任何关系困难。该治疗方法旨在消除这种对于丧失的适应障碍，正如双程模型中所描述的那样，对哀伤的适应被认为既有失去的一面又有恢复的一面（Shear et al.，2005；Stroebe & Schut，2010）。通过 CGT，对丧失的适应被概念化为有两个主要组成部分：一个专注于接受丧失的现实和它的终结；另一个则是应对丧亲之痛带来的压力，同时找到一种与之同行前进的方式。重建的焦点要求在一个变化的世界中有一种新的自主感、胜任感和归属感。而上面提到的七大核心主题内容被认为是作用于实现这些目标的机制。

3. 接纳承诺疗法

与传统的 CBT 相比，虽然 ACT 与其有相同的干预成分，如自我监控、暴露和反应阻止法等，但这两种疗法在最初的理论假设和后续的干预方法上都有所不同（Hayes，2004）。同时，较近的元分析表明，ACT 在其所假设的心理灵活性及其六大成分改变机制上较传统的 CBT 具有优势。目前的元分析也无法得出传统 CBT 和 ACT 两者哪一个更为有效的结论（任志洪等，2019）。

（1）效果。

ACT 是一种基于正念的治疗方法，以 ACT 为基础的干预已被证明在帮助人们应对一系列生活挑战方面的有效性（Hayes et al.，2012），在治疗多种心理障碍方面的效果也获得了越来越多的研究证据（A-Tjak et al.，2015；Twohig et al.，2015），其中包括抑郁和焦虑症状，以及整体心理健康的自助。ACT 改变的两种高度相关的机制为经验回避和承诺行动（Davis et al.，2015），这也是其与丧亲群体中的延长哀伤症状有关的部分（Boelen et al.，2010）。同时，ACT 是普遍适用的原则方法，而不仅限于精神病理学（Sauer-Zavala et al.，2017）。因此，从理论上说，无论是一般的哀伤还是精神病学上的哀伤，ACT 在哀伤反应的各个方面都是有帮助的。这一结论也在实证研究中被证实。在一项基于 ACT 的临终照料者预期哀伤自助干预的随机对照试验中，结果表明 ACT 对于当事人提升接纳度、减少哀伤和心理困扰有初步效果，6 个月后随访也能获得中到大的效应量（Davis et al.，2020）。

（2）影响因素。

以往 ACT 干预的实证研究多使用接纳行动问卷（acceptance and action questionnaire，AAQ）来测量心理灵活性，而对 ACT 提出的具体的六大成分改变机制的检验不足，导致对于不同机制的检测使用了不同的测量工具。因而，最近有研究者开发同时测量 ACT 六大成分的测量工具，尽管其信效度仍需临床研究进一步检验。除了这种测量工具的差异可能带来的影响，从研究特征来说，现有的 ACT 研究多聚焦于症状的改善，后续研究应关注其对美好生活提升的影响，即目前多数研究关注"开放"模块（接纳和认知解离，这一部分的目的是降低思维、情感和感觉的有害反应），较少关注"行动"模块的价值和承诺行动，而后者之于 ACT 具有极为重要的意义。这种研究特征的差异可能也是影响其疗效的一个重要因素（任志洪等，2019）。在 ACT 干预哀伤为数不多的实证研究中，通常将人口和健康特征作为确定干预效果的结果变量。人口特征主要包括性别、婚姻状态、受教育程度、国籍、家庭关系，健康特征则包括复杂哀伤的程度、距离丧失事件发生的时间等（Davis et al.，2020）。

（3）作用机制。

一般来说，ACT 的作用机制模型是以提升心理灵活性的六大成分为主要假设。针对 ACT 作用机制的元分析显示，ACT 所假设的心理灵活性、接纳、此时此刻、价值的中介作用达到统计显著，然而认知解离这一中介变量并不显著（任志洪等，2019）。

在 ACT 干预丧亲群体的研究中，经验回避和有价值的生活都与延长哀伤症状和心理痛苦有关。较低水平的经验回避可以减少哀伤和心理压力，因为它可以让来访者保持他们的想法和感受，并以好奇心探索它们。这将有助于让那些不想要的想法和感受更容易掌控，更少被消极看待，最终使他们在参与对他们来说最重要的事情时，也更少受到阻碍；同样，更高水平的有价值的生活可以帮助他们参与积极的强化活动，丰富他们的生活，增进他们的福祉，从而达到减少心理痛苦的目的（Boelen et al.，2010；Davis et al.，2020）。

（三）团体干预

团体咨询和治疗在 20 世纪末被引入国内之后，逐渐以其受益面广、有效性强的特点，得到了心理工作者的认可，获得了广泛的应用和发展。团体心理治疗在哀伤群体中同样有其适用性，甚至有观点认为相比个体咨询，团体咨询在丧亲或哀伤群体中的应用效果更好（Forte et al.，2004）。

1. 哀伤团体的理论和概念

团体研究者们认为，群体成员的同质性有助于提升群体凝聚力，且能够促成更好的治疗效果。因此，有些团体工作者选择将有类似丧失经历的人集中起来进行团体治疗。尽管丧失给个人带来影响的严重程度不尽相同，但是当个人经历相同类型的丧亲之痛时，他们的哀伤反应可能会有相似的主题或症状，这是特定的治疗支持团体能够很好地解决的问题。

经历丧亲的病理性哀伤的当事人的问题被认为尤其适合在一种短程、时间限定、解释性的团体治疗中予以解决。在以这种团体工作模式面对那些不愿提及却又不可避免的丧失时，每个团体成员自身和丧失有关的未得到解决的议题，以及内心冲突，将在当下的团体情境中被重新处理和体验。该团体治疗的患者选择标准如下：（1）能够用语言描述自己目前的困境；（2）自身有明显的心理学头脑；（3）有探索和成长的动机；（4）对该团体有自己的期望；（5）有基本的人际能力，有能力和他人建立较好的关系，同时能够被他人影响。在此基础上，所有团体成员需要被评估为正在经历病理性哀伤的人群，其原因可能有亲友的丧亡或关系破裂、离婚等其他非实质性损失。同时，为了和危机干预有所区别，参加该团体的成员被要求是已经度过了哀伤的休克阶段或最初的悲痛反应阶段，但仍有抑郁症状、孤独、低自尊等相关哀伤呈现特点的人群（Bernard & MacKenzie，2016）。

此外，有研究认为，经历过或正在经历复杂哀伤的人很可能代表的是一个"幸存者"的群体，对于他们来说，一般的支持性团体在复杂哀伤的治疗上是不够的。因此，有学者针对复杂哀伤患者开发了复杂哀伤团体疗法（complicated grief group therapy，CGGT），改编自 Shear 等人（2005）针对个体的复杂哀伤疗法。在时间上，CGGT 的干预维持 16 周，每次为持续约 120 分钟的会谈；在方法上，结合了动机访谈、认知行为疗法和长期暴露疗法的元素；在内容上，包括关于正常哀伤与复杂哀伤之间异同的心理健康科普教育，在领导者带领下的相关主题的讨论，以及一些结构化的活动，例如，"重温死亡的故事""确定个人目标与哀伤进程的目标并努力实现""与死者进行想象性对话""分享与死者有关的照片或纪念品"等活动。总的来说，CGGT 的治疗内容主要涉及哀伤者和死者之间的感知关系和依恋关系，以及在当下如何解释关于曾共同生活和经历死亡的记忆，并帮助团体成员找到如何在没有死者的现实中开始新生活的策略。

2. 哀伤团体的干预效果

在丧亲者的干预层面，团体工作被认为是一种未被充分利用的干预措施。有研究表明，丧亲团体的参与可能特别有助于减少社会孤立，并帮助丧亲者更快更好地度过难熬的哀伤过程（Forte et al.，2004）。CGGT 的有效性也在复杂哀伤的老年人群体中得到了验证（Supiano & Luptak，2014）。除此之外，其他类型的哀伤团体干预效果也获得了相应的证据。在一项针对因癌症丧亲导致哀伤的团体治疗干预研究中，干预结束时测量了哀伤强度、创伤后应激障碍、抑郁和焦虑症状，结果显示以上症状均得以减轻，尤其是哀伤强度改变明显，大多数团体成员都获得了相应程度的改善。同时，团体成员的自我同情水平也有所提升，尽管焦虑症状的减少和自我同情的增加在后续的随访中并没有得到维持，但该研究至少说明，在短期内，丧亲团体的干预是有益的（Jerome et al.，2018）。这项研究也与以往评估结构化丧亲团体干预效果的研究结论一致，即发现干预完成后被试的哀伤和心理痛苦症状及压力（Kang & Yoo，2007）都有不同程度的减少。

然而，同样有人认为，非特异性丧亲团体的有效性是没有足够证据支持的，它甚至在某种程度上是对一些个人有害的（Neimeyer，2000）。Johannsen 等人（2019）的元分析显示，将干预手段作为调节变量进行探索性元回归分析时，以个人形式提供的哀伤干预比以群体形式提供的哀伤干预效果好。尽管与基于群体的干预相比，个体干预的研究更多的是根据患者的基线症状学纳入患者，而且被分配了更高的平均研究质量，然而，就算调整了这些可能造成干扰的因子后，后续的研究仍然具有统计学意义。值得注意的是，由于基于团体的哀伤干预研究数量普遍较少，所以对于这个结果的解释需要谨慎。

3. 哀伤团体的影响因素

存在主义大师欧文·亚隆（Irvin Yalom）描述了 11 个有助于团体治疗结果的相关治疗因素，分别为：希望重塑、普遍性、传递信息、利他主义、原生家庭的矫正性重现、提高社交技巧、行为模仿、宣泄、存在意识因子、团体凝聚力、人际学习。后续的研究表明与丧亲群体研究最相关的因素分别为社会支持（包括凝聚力和利他主义）、人际学习和依恋、对于丧失的意义重塑（包括支持群体、关注人际关系的群体和认知行为治疗群体）。

4. 哀伤团体的作用机制

在团体治疗中，团体成员的治疗的获益之处被概念化为源于团体成员之间的互助行为。而在哀伤团体中，与其他有相似经历的成员在一起的体验是十分难得的。团体成员对彼此所面对的生活压力、挑战和苦恼有更敏锐的理解，大家分享各自难熬的经历、感受和反应，从而让丧亲团体的成员们发现他们的遭遇并不孤单。这种团体下的作用机制被学者们称为"同舟共济的现象"（all-in-the-same-boat phenomenon）或"普遍性"（universality）。

在关于 CGGT 的研究中，研究者们基于 MLC（meaning loss codebook）编码的方式对 CGGT 变化过程和拐点进行了研究——MLC 是 Gillies 等人于 2014 年发布的一个编码系统，旨在操作和评估哀伤者对丧失意义的体验——随后，Gillies 等人（2015）进一步分析了 MLC 的类别，并创建和验证了哀伤和意义重建量表，其结果可以表示某个丧亲者在某一特定时间点上对丧失意义重建的"快照"。结果显示，意义丧失类别主要是由被试在复述死亡故事、想象对话和最后总结被试对逝者的记忆时表现出的（Supiano et al.，2017），这也意味着 CGGT 包括与哀伤意义重建直接相关的三个关键治疗元素：重述死亡故事（McDevitt-Murphy et al.，2012），与死者进行想象的对话，以及记忆整合。被试越来越能够接受死亡本身，将有冲击性的经历放在过去，并在他们作为父母、子女或兄弟姐妹的角色中重新获得自我价值。具体来说，反复讲述死亡的故事、与死者的想象对话及对死者记忆的深入整合等治疗要素影响了这一转变，并有助于被试实现对死者的综合记忆。

关于哀伤团体的作用机制，还需要更多的研究来说明这些过程在丧亲群体中是如何发挥作用的。现有的研究已经评估了具体的干预措施，但仍需要更多的研究来探究可以影响这些干预措施结果的群体过程。考虑到丧亲群体中丧亲体验的多样性，关于对谁有效及如何才能更有效的问题就显得尤为重要，且仍等待着我们去探索（Rice，2015）。

（四）社会支持

虽然应对丧失的过程是一种个人经历，但其他成员和丧失者在这种情况下的互动也可能影响到他们的丧失体验和历程。家庭凝聚力、冲突和表达能力失调的家庭可能比功能较好的家庭更难适应失去亲人的痛苦；与家庭系统下的支持类似，社会支持也可能与丧亲的适应有关（Kissane et al.，1996）。

1. 社会服务组织

丧亲同时也被认为是某种形式的社交网络危机，其主要是因为失去一段重要关系所产生的"空白"导致丧亲者的整个社交网络陷入困境。

（1）理论和概念。

丧亲者通常会寻求并获得相关的社会支持。社会支持通常被定义为包含以下一个或多个关键要素的人际资源交换：情感、肯定和援助（Kahn & Antonucci，1980）。情感被视为喜欢、钦佩、尊重或爱的表达；肯定是指对另一个人的某些行为或言论的适当性或正确性表示同意或认可；援助包括直接援助或协助，援助内容如金钱、信息、时间和权利。

在近年的研究中，Aoun 等人（2015）重新将丧亲之痛支持的来源分为三种：非正式支持、社区支持和专业支持。非正式支持包括家人、朋友、殡仪馆馆长、财务或法律顾问、宗教或精神顾问提供的支持，以及互联网或文学提供的支持。社区支持包括全科医生、养老院、医院、药剂师、社区团体、姑息治疗提供者或学校顾问提供的支持。专业支持包括训练有素的辅导员、丧亲支持小组、社会工作者、病例协调员、心理学家和精神科医生提供的支持。

最初，丧亲者的家人和朋友可能是最有帮助的那个群体；随着哀伤过程的不断发展，丧亲者可能需要得到更多其他人的帮助，例如在互助支持小组中寻求与某个团队成员建立一对一的联系；随后，来自更多方面的社会支持将会开始变得重要，即类似于完全参与到互助支持小组活动的项目可能会对这个阶段的丧亲者更有帮助（Stroebe et al.，1993）。

随着越来越多的人认识到丧失对个体的影响，越来越多的支持哀伤来访者的项目和社会服务组织在学校、社区等各种不同场所建立。这也对我们从事哀伤干预工作的社会支持工作者提出了一些特殊的要求，即社会支持工作者需要意识到哀伤过程的多面性，并且支持哀伤的积极力量也可以帮助丧亲者在哀伤的过程中认识到自己的成长、感受到被关注和认可。同时，更重要的是社会支持工作者还需要意识到更复杂的哀伤经历的警告信号，以便哀伤者能够获得更加专业的早期干预，帮助哀伤者获得更加及时和有效的治疗支持（Gordon，2013）。

（2）效果。

社会支持在面对复杂哀伤时也有着相当重要的作用，良好的社会支持实践确实可以帮助哀伤者增强他们应对丧失的能力；更有学者主张，社会支持应当在应对丧失和丧亲之痛的社会问题时发挥比临床干预更广泛的作用（Burke et al.，2010）。

与此同时，也有研究报告显示，有许多哀伤的个体在寻求社会支持时，因为社会支持工作者不专业的反应而受到伤害，这种消极的社会支持互动形式反而会加剧哀伤的症状或延长哀伤的时间。还有研究认为，社会支持本身也可能是一种压力的来源（Wortman & Silver，1989）。这是因为社会支持本身也提供了社会比较的机制，在缺乏客观标准或者面对新的或模糊的经历时，人们倾向于将自己与相似的他人或将自己的遭遇与他人相似的遭遇进行比较，以评估他们的行为或感受；如果经历丧亲事件的人没有像其他人期望的那样进行调整，则社会支持系统很可能会以消极的方式做出反应（Stroebe et al.，1993）。

因此，死者家属对社会支持是否有帮助的感知十分重要。重要的是死者家属认为有帮助的社会支持，而不是提供社会支持本身（Nam，2016）；相反，没有帮助的社会支持会与抑郁症的发作有关。以上这些模棱两可的社会支持效果也强调了进一步探索提供和接受支持的必要性（Aoun et al.，2019）。

（3）影响因素。

这种社会支持效果差异的影响因素主要来自支持者的特点。为此，Doka 给出了一种有效记忆方法"DLR"来帮助人们识别社会支持中不同的支持者类型。它把来访者的社交领域分为三个部分，包括行为者（D）、倾听者（L）和放松者（R），同时添加一个 X 代表有害的或者消极的关系。

行为者（D）指能够帮助来访者完成某些事情的人（例如，帮忙完成家庭事务，处理工作问题，等等）；倾听者（L）指能够很好地倾听来访者的朋友，同时这类人还不会批评来访者和强加给来访者那些他们认为正确的道理；放松者（R）指来访者与这类朋友一起参加社会活动时，能够获得纯粹的轻松和愉悦。而有害的或者消极的关系（X）则是就喜好批评和评价的个体而言，要尽可能地避免和这类个体交往。来访者需要在这三个社交领域以及 X 中认真考虑，丧失中的某些关键议题需要向哪一类型的人求助，同时也要记得把自己的求助需求分散到不同的人身上，以免造成被求助者的疲劳（Neimeyer，2016）。

除此之外，还有研究表明社会支持的几个"拟合优度"因素在确定社会支持是否被接受者视为有用方面发挥作用。这些影响因素包括社会支持的来源、数量、结构、时间和功能。在来源方面，Aoun 等人（2018）开展的一项有关丧亲之痛的定量调查结果显示，专业类别的信息来源使用最少，而感知无帮助的比例也是最高的：近一半的人认为精神科医生对他们没有帮助（46%）。在社区类别中，报告了类似的高无效率，尤其是社区组（40%）、社区药剂师（39%）和姑息治疗服务（33%）。相比之下，在非正式类别中，认为没有帮助的比例是最低的，只有 8% 的人认为家人没有帮助，其次是殡仪服务提供者（8.7%）和朋友（11.7%）。在数量上，大家最常用的支持来源也是非正式类别的支持，如家人、朋友和殡仪服务提供者（80%～90%）；其次是社区类别的全科医生（58%）。以我国人口为样本的研究也获得了类似的结果。结果显示，在所有支持来源中，来自家人、朋友和工作场所的支持与他们对社会支持的满意度显著相关，而专业人士提供的帮助是支持率最低的帮助手段（Li & Chen，2016）。

2019 年开展的一项演绎分析清楚地确定了与拟合优度框架（来源之外）相关的四个主要因素：数量、结构、时间和功能。分析还表明，这些因素相互关联，因此它们之间存在一些重叠。在数量上，研究发现，获得的社会支持量是决定参与者是否认为社会支持有用的一个重要因素。对一些参与者来说，当有太多非正式支持时，他们会发现这是一种压倒性的、侵扰性的支持，因此这种支持往往被认为是一种负担，而不是帮助。在时间上，一些参与者谈到了他们获得社会支持的时间安排，以及这是如何起到帮助作用的。一些参与者认为，获得支持的理想时间不是在丧亲之痛刚出现时，而是在丧亲之痛出现一段时间之后。在丧亲之痛后期的时间框架内，一些有帮助的支持类型包括：来自朋友、家人、同事和社区的社会支持，以缓解持续的孤独和孤立，并在最初的丧亲之痛出现后有机会谈论死者；有组织的支持团体；在家庭中帮助伴侣完成之前的家庭分工；与死者朋友之间的电话交流和探视；参与志愿工作和帮助他人。一位参与者认为，丧亲之痛过后的几个月才是获得支持的最佳时间，因为到那时，大多数人都有能力谈论他们的经历。在功能上，分析表明，根据所提供的支持是工具性的、情感性的、信息性的还是评价性的，参与者所获得的社会支持具有不同的功能。在结构上，死者家属的社会支持网络的结构对于确定社会支持是否有用非常重要。一位参与者解释了她紧密联系的支持小组是如何利用他们的网络提供帮助的，这意味着参与者不仅仅需要依靠家人的支持，还需要依靠一些来自不同社交结构的支持者。一些参与者报告说，在丧亲后他们的那些非正式支持网络（如家人）也正在因丧失而苦恼，这很可能影响他们提供有用支持的能力（Aoun et al.，2019）。

　　2. 集体记忆和集体纪念

　　除了小范围的社会支持，灾难后整个社会层面的集体记忆（collective memory）和集体纪念（collective memorializing）同样值得重视。因此，在重大公共卫生事件下，这种集体的危机也需要采取集体的措施，将处于哀伤中的人们与他们所处的文化和过去重新连接起来，重建一种社会联系和归属感。

　　（1）理论和概念。

　　集体记忆又称为群体记忆，是指一个特定社会群体的成员共享往事的过程和结果。保证集体记忆传承的条件是社会交往及群体意识需要提取该记忆的延续性（Roediger，2021）。集体纪念则是表达集体记忆的方式，其定义为人们悼念和追忆一个深刻的社会事件，承认和缅怀失去的人，寻求安慰、希望，甚至超越意义的公共过程；其目标是承认和纪念死者，并将幸存者聚集起来，帮助完成哀悼的过程，尽快恢复到正常的生活状态。

　　集体记忆具有与时间、空间紧密相连的特性，所以它是用于研究灾后社会恢复的重要凭证。而没有得到广泛的社会认可或公开承认的丧失被称为"被剥夺权利的悲伤"（disenfranchised grief）。这种"被剥夺权利的悲伤"者通常更容易在他们的悲伤进程中感到孤独，因为他们的丧失没有被社会公开承认，因此他们可能更加需要支持（Cesur-Soysal ＆ Ari，2022）。由此可见，集体纪念形式的存在有其特殊的作用，它会承认突如其来的灾难对公众的共同影响，同时还提醒我们，已经发生的事情会影响整个社区群体。其通过仪式、活动等将人们聚集在一起，帮助生者创造一种连接感，从而营造一种获得支持的集体的团结。

　　（2）集体记忆的形式。

　　集体记忆的表现形式有很多种，而最理想的情况是集体纪念的活动让个人、家庭、组织、团体和整个社区参与其中，以独特而有意义的方式纪念灾难并纪念受害者和幸存者。

　　1）纪念碑/馆。纪念碑/馆作为一种纪念逝者的方式，是与死亡有关的纪念形式中不可或缺的一部分。与逝者保持持续的联结帮助人们有了对逝者的持续怀念和缅怀的途径，对个人和整个社会文化来说都是非常重要的。同时，在互联网时代，新的纪念形式和纪念文化正在出现。由于新的线上技术变革和数字支持带来的新形式，纪念的相关仪式也在经历变化，新兴的纪念形式和仪式如线上的文字纪念等也反映了这些交流、社会和态度的变化（Lektorsky，2020）。

2）集体叙事。每个人关于丧亲的故事大相径庭。当把幸存者们关于灾难的不同故事结合在一起时，就形成一种集体叙事。即使集体叙事产生的过程有可能是自发的，有时候也需要一些正式或非正式的团体和组织为大家创建这样一个平台。收集这些故事的方式有很多，如书籍、报刊、视频、音频等，但最重要的是，叙事者要意识到他们的故事将会被别人看到和记住，进而以这种集体叙事的方式形成集体纪念。

3）周年纪念。周年纪念对于幸存者来说有着特殊的意义。尽管每年的那一天通常是最为重要的纪念日，但在一些文化中，也有一些特殊的纪念日。例如，中国的清明节、忌日等，家属们都要聚集在一起悼念死者。这些纪念日通常会重新唤起灾难过后的反应，给幸存者带来痛苦。但同时，纪念日也是一个很好的时机，既可以回顾那些我们曾经失去的人和物，也可以站在现在的角度看看未来的方向。

4）表演、仪式、典礼。危机事件之后的典礼、仪式被用来回忆事件，从中表达哀思并促进社会的愈合和发展。戏剧、音乐会、舞蹈、电影、电视节目及其他类型的表演和仪式有时会直接重现危机事件发生时的情景，以加深人们对危机事件的记忆和思考，但有时也会使用隐喻的方式来探索危机事件引发的其他主题。

5）艺术作品。其他类型的集体记忆形成包括绘画、照片、雕塑以及计算机和电子艺术，这些艺术作品承载了危机事件发生后人们的情感、行为反应。

在这些活动进行过程中、期间或者之后提供实际和情感的支持是社会支持网络或社区成员表达他们关心的一种方式。有时，这些集体纪念的仪式可以传达对于过去未解决丧失的一种支持，并促进哀伤进程更好地结束（Walsh，2011）。

第三节　助人者常见的心理问题及应对

新冠疫情期间，医疗行业的助人者一直面临着巨大的压力，包括高感染风险、过度劳累、挫折、歧视、孤立、应对患者的情绪消极、与家人缺乏联系、防护物资不足等。大量研究显示，这可能会导致他们出现精神健康问题，如压力、焦虑、抑郁、失眠、否认、愤怒和恐惧等。这些心理健康问题不仅会影响助人者当下的注意力、理解和决策能力，对他们的身心健康产生持久影响，还会影响到疾病预防工作，当情况恶化到一定程度时也不利于整个社会的和谐稳定。基于上述原因，助人者在这场抗疫战争中起到了中流砥柱的作用，针对他们出现的心理问题进行干预对于缓解其身心健康问题和疾病控制的整体部署至关重要（Li et al.，2020；张莹等，2020）。

一、助人者常见的心理问题

助人者是指专门以助人为本职工作的人士，如心理咨询师、医生、护士、社区工作者、志愿者等群体（赵旭东，2004；韦宏霞，叶一舵，2020）。在重大公共卫生事件下，助人者的界定更为广泛，除了上述群体外可能还包括公安武警、配送防护物资的外卖小哥、基层干部、防护物资运输司机等。早期学界的研究焦点主要集中于灾难幸存者。在汶川地震之后，助人者的心理健康状况也逐渐受到越来越多的关注（孙炳海等，2011）。危机事件下的助人任务常常伴随着较强烈的生理、心理和情绪上的压力反应，任务情境的特殊性也使得助人者直接暴露在大量的创伤刺激之下（李昌俊等，2021）。同时，一些助人者因缺乏有效的处理情绪刺激的策略，在内外双重因素共同作用下更容易出现心理问题（Gärtner et al.，2019）。本书前文已详细介绍助人者可能出现的各种心理问题，此处将不再赘述。本章的重点在于助人者如何进行自助和寻求他人的帮助以应对这些问题。

（一）焦虑与抑郁

新冠疫情暴发后，来自全国各地的医护人员纷纷主动请缨到湖北，战斗在疫情防控一线。医护人员作为抗疫一线的主力军，在照顾患者的过程中直接与患者接触，属于易发生心理问题的高危群体。在疫情期间，一线医护人员可能因面临感染风险高、个人防护设备不足、工作量大、人力短缺、困惑、歧视、孤立、患者的情绪消极、与家人分离和倦怠等巨大身心压力而出现心理健康问题，如压力、焦虑、抑郁、失眠、否认、愤怒和恐惧等。这些问题不仅会影响医护人员当下的注意力、理解和决策能力，还会在疫情结束后对他们的身心健康产生持久影响（Xiong & Peng，2020）。

抑郁、焦虑等症状普遍存在于医护人员群体中。相关研究表明，新冠疫情期间，援鄂医护人员的 90 项症状清单（symptom checklist 90，SCL-90）

量表总分及躯体化、强迫、抑郁、焦虑、敌对、恐怖各维度得分均高于国内平均水平，并且相关人员表现出不良的心理反应（张春艳等，2020；钱英等，2021）。这与傅小玲等人（2005）对 SARS 疫情给医护人员带来的影响的研究结果相似。另一项新冠疫情相关的研究也表明医护人员心理压力总体较大，但相较于 SARS、甲型 H1N1 流感大流行时期有所降低，这可能是因为医院及社会给予了较好的社会支持，减轻了医护人员的心理压力（邓蓉等，2020）。Monterrosa-Castro 等人（2020）对新冠疫情期间 531 名全科医生进行的调查研究显示，在 10 名哥伦比亚全科医生中，就有 4 名医生存在广泛性焦虑症的症状，且有广泛性焦虑症症状的被试更容易出现对新冠疫情的恐惧症状。具体表现为：98% 的被试害怕因新冠疫情而失去生命，81.3% 的被试在想到新冠疫情时会感到心跳加速或心悸。

抑郁是以持久自发性情绪低落为主要特征的一系列症状，表现为社交能力障碍、不合群、离群、情绪低落、躯体不适、食欲不振等，严重者会出现悲观厌世、绝望、幻觉妄想，可伴有严重的自杀意念甚至自杀行为。Lai 等人（2020）在收集了中国 34 家医院的 1 257 名医护人员的人口学和心理健康测量数据后发现，从事新冠患者直接诊断、治疗和护理的一线卫生保健工作者患抑郁症的风险更高。一项对 1 563 名卫生专业人员的研究发现（Liu et al.，2020），超过一半（50.7%）的参与者报告有抑郁症状，44.7% 有焦虑症状。Zhang 等人（2020）通过对我国 927 名医疗卫生工作者与 1 255 名非医疗卫生工作者进行对比研究发现，医疗卫生工作者在失眠、焦虑、抑郁、躯体化和强迫症状方面得分显著高于非医疗卫生工作者。此外，面对患者死亡时的挫败感和自责，担心被感染，担心家人，害怕家人担心自己，过度亢奋，拒绝合理休息，不能很好地保障自己的健康等，都会对医护人员的身心健康造成影响（陈玲，张桂青，2020）。

（二）创伤后应激障碍

创伤后应激障碍是个体目睹或听说一起或多起涉及自身或他人的实际死亡，或受到死亡的威胁，或遭受严重的伤害，或遭受躯体完整性威胁后，所导致的个体延迟出现和持续存在的精神障碍。大量研究表明，在此次新冠疫情中，创伤后应激障碍广泛存在于助人群体中。黎轶丽等人（2021）在对武汉某三甲医院的护理人员进行调查研究时发现，在后疫情时期，护理人员存在创伤后应激障碍和职业倦怠，且创伤后应激障碍和职业倦怠是护理人员产生离职倾向的一部分影响因素。汤丰榕等人（2021）对援鄂医护人员在新冠疫情下的心理状况进行调查研究后发现，在援鄂最开始阶段，医护人员的创伤后应激障碍处在较高的水平（在援鄂 1 个月后，134 名医护人员创伤后应激障碍自评量表的评分为 24～120 分，平均分为 41.25 分，其中 21.64% 的医护人员的评分≥50 分，为阳性）；随着援鄂时间的增加，医护人员的创伤后应激障碍水平逐渐降低（在援鄂 2 个月后，130 名医护人员评分为 24～76 分，平均分为 36.67 分，其中 11.54% 的医护人员的评分≥50 分，为阳性）。范慧等人（2020）对新冠疫情期间 243 名护理人员的创伤后应激障碍现状进行分析，发现护理人员创伤后应激障碍得分为 17～60 分。这表明，新冠疫情期间，护理人员存在一定程度的创伤后应激障碍。

（三）替代性创伤

替代性创伤（vicarious traumatization，VT）不同于亲身遭遇的创伤，而是由于目睹或者听闻他人的情感性创伤遭遇，经由共情或类似途径而产生的反应性情感创伤（Collins & Long，2003；马君英，2010）。替代性创伤常表现为食欲不振、疲劳、睡眠障碍、易怒、麻木、恐惧、绝望等，还往往伴随着创伤反应和人际冲突，甚至迫使他人自杀（Li et al.，2020）。助人者可能因替代性创伤产生跟当事人同样的情绪情感（如同样的哀伤、痛苦、愤怒、绝望），以及跟当事人同样的认知受限、心理灵活性受损等。

替代性创伤的易感人群包括参与救援工作的医护人员和到前线进行救援报道的志愿者、心理工作者等（许思安，杨晓峰，2009）。陈晓容等人（2020）对新冠疫情下援鄂医疗队员替代性创伤状况及其影响因素的研究表明，医疗队员产生了较大比例的替代性创伤。心理咨询师也是替代性创伤易感群体。在助人的过程中，咨询师受替代性创伤的影响，可能会出现身体免疫力下降；容易生病、经常失眠，对工作逐渐缺乏热情；感觉不能很好地掌控自己的生活；对亲密关系表现得很敏感；情感体验变得迟钝；对职业和生活也缺少热情。这些都是出现替代性创伤的前兆。江光荣等人（2020）对武汉两条比较正规、有规模性的心理援助热线的 100 多位志愿者所做的一项调查显示，热线咨询员面临的主要挑战、困难及出现的情绪反应是紧张、焦虑、担心、无力感、内疚、同情等。

（四）共情疲劳

共情疲劳（compassion fatigue，CF）是心理咨询师、消防战士、社区工作者、危机干预者、急救医护人员等助人群体在救援受创伤人员后出现的特有心理健康问题，具体表现为精疲力竭、挫折感、愤怒和抑郁，或由恐惧和工作创伤驱动的消极感觉。Stamm（2010）认为，专门从事救援工作的人群，如医生、护士、社会工作者、危机干预者、心理治疗师等经常或反复暴露在创伤经历环境中的人群，更容易受到共情疲劳的影响。创伤研究者将共情疲劳运用于助人者的心理健康领域，并把它作为二次创伤的替代词，用来描述助人者因向受助者提供服务而出现的消极影响（Adams et al.，2008；Figley，1995，2002）。刘佳（2018）将心理咨询师共情疲劳的表现总结为：一是情感上出现压抑、沮丧、无助、衰竭等异常症状；二是他们的原有认知与行为也会出现相应的改变，如对原有价值观、世界观产生疑惑，甚至表现出一些过激的行为；三是可能出现过度专注于工作，但对工作的满意度及有效帮助他人的能力有所降低，并在助人过程中出现不良的专业判断，如判断错误、干预计划错误等情况。有共情疲劳的医疗专业人员在与他们照顾的患者互动时可能会出现恐惧心理和退缩行为，这可能导致他们在护理患者的过程中产生回避行为（Sabo，2011），从而降低他们的护理质量。

大量关于新冠疫情期间心理咨询师共情疲劳的研究都从不同的方面验证，在特殊的大流行疾病等综合因素作用下，心理咨询师极易产生共情疲劳（Ruiz-Fernández et al.，2020；陈莉等，2020）。在疫情期间，中国的心理咨询师迅速成立了热线志愿服务团队，自愿为受疫情影响的个人提供热线专业心理援助。这些热线心理咨询师在面对因心理压力或创伤事件来寻求帮助的人时可能会经历共情疲劳（Zhao et al.，2020）。Zhang 等人（2021）利用机器学习技术，对新冠疫情期间在教育部华中师范大学心理援助热线平台工作的咨询师的共情疲劳进行研究，发现在生活意义、专业自我效能感、正念特质方面处在低水平但自我导向型同理心处在高水平的咨询师更有可能在新冠疫情期间患上共情疲劳。同时，Zhang 等人（2021）在另一项对热线心理咨询师的自我导向型共情与共情疲劳的关系的研究中发现，以往护士或医疗保健专业人员的自我导向型同理心和共情疲劳之间的正相关关系在心理咨询师群体中也存在。国外也有研究证实，共情疲劳在医护群体中是普遍存在的。Ruiz-Fernández 等人（2020）对新冠疫情期间西班牙的 506 名医护人员进行的调查研究发现，医护人员的共情疲劳水平较高，且在特定的单位和急诊部门工作的专业人员在共情疲劳和倦怠方面得分更高。综合这些研究来看，共情疲劳不仅不利于咨询师个体的身心健康，导致高离职率和旷工，同时还会对求助者的服务质量和求助体验产生影响，导致他们对助人者的信任和信心下降（Sorenson et al.，2016；Udipi et al.，2008；Zhang, Ren, et al.，2020）。

二、助人者心理问题的应对

根据我国国家卫生健康委员会在 2020 年 1 月 26 日颁布的《新型冠状

病毒感染的肺炎疫情紧急心理危机干预指导原则》中提出的指导意见，对包括疫情防控一线医护人员、疾控人员和管理人员在内的一级人群进行心理危机干预的要点包含精神卫生和心理健康专家教授减压技术、寻求社会支持、保证足够的休息和睡眠时间等措施。

（一）寻求专业心理干预

心理干预是借鉴和采用心理学的理论、方法、技术、手段对社会中的个体或群体的心理状态和心理发展方向加以引导、矫正、治疗，使其符合社会发展要求的行为过程（吴楠，赵雯，2021）。以下列举了几种常见的干预方法。

其一，CBT。CBT旨在改变当事人适应不良的认知和行为。熊强等人（2020）运用CBT中的心理健康教育、认知矫正与重建、教授放松技能、建立支持系统、讨论自我关照等策略，对抗击新冠疫情的护士进行心理干预，结果显示，干预后其哀伤、内疚、自责、自我评价低等情绪，以及负性认知和社会功能得到明显的改善。

其二，正念练习。正念起源于东方修行者用来实现内心平静和自我觉醒的冥想方法，后逐渐结合现代科技方法进行运用，是指一种以知晓、接受、不做任何判断的立场体验并接纳自己的想法和感受（段文杰，2014）。赵静波等人（2017）认为，规范的正念练习主要是正念减压法、正念认知疗法、辩证行为疗法，以及后来发展完善的团体正念认知疗法等。通过专业人员的讲解和引导，个人在短期内也能通过正念训练达到身心协调（陈莉等，2020）。已有的大量研究表明，相对于处在较高正念水平的个体来说，低水平的正念对个体的情绪影响会更大。赖丽足等人（2021）在研究中总结道，低水平的正念是促使个体产生焦虑害怕、形成侵入性反刍的重要影响因素（Raes & Williams，2010）。当创伤工作者（有更大机会接触到遭受创伤的心理咨询师、医疗工作者等群体）对经历创伤事件的当事人共情，设身处地地感受到当事人的痛苦、焦虑等负面情绪时，其更容易把注意力集中在痛苦事件上，产生相应的态度评价，并从消极方面关注忧虑和苦恼的原因及后果（Svendsen et al.，2017）。由此可能导致创伤工作者不能有意识地关注当下，不加评判地对待当事人的创伤经验及自身体验，即导致创伤工作者的正念水平下降。而低水平的正念又是个体产生包括PTSD在内的诸多非适应性表现的重要预测因素，个体的正念水平与PTSD症状严重程度显著负相关（Thompson et al.，2011；Yuan et al.，2018）。一项元分析的研究发现，正念干预能够有效减轻PTSD症状（Hopwood & Schutte，2017）。综上可知，较高水平的正念不仅能在一定程度上减轻助人者的焦虑和恐惧情绪，还能够极大地缓解助人者的忧伤情绪和 PTSD 症状。此外，国内外相关研究证实，正念练习的干预可以有效改善职业倦怠、缓解共情疲劳。研究发现，在基于正念的干预中增加一些训练对于增强心理咨询师的自我效能感是有用和必要的，而且可以缓解咨询师的共情疲劳（Zhang，Zhang，et al.，2021）。大量研究表明，正念干预及练习对心理应激、情绪困扰存在显著的改善效果，且在一定程度上可以维护身体的免疫力（Nyklíček et al.，2013）。国家卫生健康委员会印发的《新冠肺炎出院患者康复方案（试行）》和人民卫生出版社的《新型冠状病毒感染的肺炎公众防护指南》均推荐正念及相关干预作为新型冠状病毒感染患者和公众缓解紧张、疏解压力的方法。可见，正念对缓解个体的身心健康问题具有一定的促进作用，值得推广。

其三，综合性的干预方式是指将多种有效的干预心理问题的方式结合起来，以达到更好的效果。以往的研究表明，采用综合性的干预方式进行心理干预比单一的干预方式效果会更好（胡海燕，2019）。综合性的干预方式主要是将获得专业心理治疗师的帮助（包括心理咨询、团体辅导、沙盘治疗等）、教授心理放松调适方法、危机干预、分享报告、心理训练、印发心理健康宣传手册、心理健康评估等方法结合起来，可以是其中的一至两种或更多种。杨国愉等人（2017）发现，在执行任务的过程中，军医们最喜欢的心理健康服务方式依次是心理训练、书报影视、与专业人士进行交流和相关心理健康讲座；其中比较有效的前四项干预措施为情绪与压力管理、重大事件应激心理调适、心理健康分析和掌握心理状态的方法。总的来说，心理训练是提升应对重大任务适应性的良好方式。有效的心理训练可以改善军医的不良认知，帮助其学会积极的应对方式，进而缓解身心症状，减轻压力，提高适应能力和心理健康水平。为了减少新冠疫情对医护人员的心理伤害，武汉市精神卫生工作者对医护人员采取了一些干预措施，如建立心理干预小组，提供一系列心理服务，包括提供心理手册、向医护人员提供专业的临床心理干预。结果显示，这些干预措施对于缓解医护人员的心理健康问题具有一定的效果（Kang et al.，2020）。此外，印刷的宣传手册、媒体传播的心理咨询和指导可以为医疗和护理人员提供一定程度的保护，心理治疗师和精神科医生可以为医护人员提供更多个性化的心理保健服务，进而减少高感染风险造成的压力影响，改善医护人员的心理健康（Kang et al.，2020）。

除上述方法外，在新冠疫情背景下，还可以通过心理健康评估和资源信息的共享，加强针对病毒预防的公共卫生计划。通过专业的培训，公共卫生专业人员不仅可以掌握疏解自己心理健康问题的方法，还可以向他人提供基本的心理急救或其他简短的心理教育和干预措施。对于易发生心理问题的高危人群（如工作在重症监护室的医护人员），应将定期评估风险程序纳入日常生活中，以便在需要时能够及时提供更为有效的辅助干预措施。例如，为医护人员的健康计划考虑的风险评估和干预措施，在医院管理层面进行持续和积极的沟通，这样可以大大减少重症监护室医护人员的倦怠和沮丧感。

（二）寻求社会支持

同伴支持、专家和专业的健康保健人员可以通过提供社会心理支持帮助助人者减轻心理和身体健康方面的负面影响。一个人孤军奋战时很容易出现职业倦怠等问题。助人者在消耗自己的能量帮助求助者时，也需要不断从外界获得足够的支持，更高质量地完成助人工作。对于心理咨询师来说，热线组织机构提供的督导帮助是极为重要的外部支持。心理注册系统为热线组织的心理咨询师提供了强大的督导支持。例如，注册系统湖北督导点和湖北东方明见心理健康研究所组织了一个包括海内外 80 余名督导师的督导团队，给咨询师提供督导帮助。Chew 等人（2020）对在新冠疫情期间关于医护人员的研究中提到，建立同伴支持小组可以为住院医师提供良好的社会支持，以减少他们的焦虑和不确定感。另一项新冠疫情相关研究也表明，医护人员心理压力总体较大，但较 SARS、甲型 H1N1 流感大流行时期有所降低，研究者推测，可能是较高的社会支持减轻了医护人员的心理压力（邓蓉等，2020）。

此外，在规范的专业组织内工作也是很重要的。2020 年 1 月 26 日，中央卫生主管部门发布了《新型冠状病毒感染的肺炎疫情紧急心理危机干预指导原则》。该《原则》指出，应在训练有素的精神卫生专业人员的指导下实施准则。一个规范的专业组织通常具有科学合理的工作机制和管理制度，工作人员可以获得重要的同辈支持、督导支持及有效的应急工作机制。尤其是对于从事心理援助热线活动的助人者来说，这是一项专业性很强、极消耗自身能量的工作。及时有效的督导，不仅能提高助人者的工作能力，更为重要的是，能为助人者提供必要的心理支持。专业性的社会工作督导能够有效回应助人者的心理困惑和心理危机，也能避免助人者陷入职业衰竭状态，它对促进助人者自我反思和自我成长、保持助人者的工作热情、提高助人者的工作效率、维护助人者的心理健康起着重要的作用。

最后，和家人、同事、同学、朋友等保持良好的沟通也是社会支持的一种方式。大量研究表明，良好的社会支持对于缓解心理问题具有积极意义。所以，疫情后需促进医护人员与家人、朋友、同事的共处沟通，巩固医护人员社会心理资源；医院应主动了解医护人员家庭情况，给予精神和物质上人性化的关怀，促进医护人员及家庭成员之间的沟通交流。Jambunathan等人（2020）在研究中提到，良好的社会支持对于减少流行病对卫生保健人员造成的负面心理影响具有积极作用。Mushtaq 等人（2014）也认为，社会交往对心理健康有很强的积极作用。Lee 等人（2005）在研究中提到了一些有效的压力应对方式，包括：鼓励医护人员相互支持、鼓励，与家人定期视频聊天，为护士提供必要的安慰。这些都有助于减轻医护人员的压力，帮助他们恢复精力。除此之外，组织开展日常的家庭活动或亲子活动也很有帮助，如一起做饭、做家务、玩亲子游戏等。

（三）保持规律作息

除了做好科学合理的自我防护，每天保证充足的营养摄入、睡眠与休息也非常重要。充足的休息可以使身心都得到放松。可以每天抽点时间进行身心放松练习，必要时与家人、同事或朋友共同确立据其互相监督的"作息时间表"。在工作方面，不管是主职工作还是辅助性工作，都采取科学的轮换工作机制，避免超负荷工作。足够的休息次数和休息时间、合理适当的轮班对于缓解个体的压力具有积极意义（Lee，Juang，et al.，2005）。此外，制定一项适合自己的运动计划。规律的运动习惯对于减少抑郁情绪具有促进作用（田腾飞等，2021）。一天之中有意识地分时段离开高强度的工作环境，可以减轻生理疲惫感和焦虑情绪（吴楠，赵雯，2021；张亚等，2020）。将注意力转移到工作之外的其他事物上，比如家人、朋友、音乐、宠物、花草等。

新冠疫情带来的影响对于每一个亲身经历的人来说都是难忘的，尤其是那些曾奋战在一线的助人者，不管是那些挽救患者生命的医护人员，还是那些提供线上心理援助的热线心理咨询师、志愿者等群体，他们都在用自己的方式守护着危难中的全国人民，为人们带来希望和安慰。疫情过后，需要为他们提供一些心理关怀方面的方法和指导，促进他们及时关注自身及他人的身心健康问题，采取合适的方式寻求帮助或自助，从新冠疫情留下的阴影中走出来，追求更加幸福美好的生活。

第四节　总结与展望

本章以重大公共卫生事件为背景，论述了关于污名、丧失与哀伤应对、助人者的心理关怀等方面的特殊议题，为新冠疫情后社会心理干预与重建工作提供一些视角，以便帮助人们尽快从疫情带来的创伤中恢复过来。但在撰写的过程中仍然存在一些不足的地方，需要加以改进。下面将进行具体论述。

将污名看作由于知识信息的错误传递导致的污名态度，不仅限制了对污名的理解，还误导了以消除污名为目的的干预实践。当前污名的实践研究实质上是继续沿用污名的逻辑，为了解释污名再制造出一个"他者"并加以污名化，即"以污名解说污名，以污名化对抗污名化"（郭金华，2015）。在当前应对污名的策略中似乎都存在这样一种思维定式：为了解释和应对污名，"我们"再次制造了一个他者，并把对第一个他者加以污名的罪责归咎于第二个他者，并将其再度污名。消除污名影响的实践一直未得以真正落实，正是由于研究者都陷入了这种"以污名应对污名"的怪圈中。但到底如何真正从根源上认识和应对污名，还需要将污名和个体、社会、历史文化及当今高速发展的社会背景相结合，并进行跨学科的协作，以创新的视角，运用新兴的现代研究方法、研究工具，对污名的产生机制、影响、应对策略等方面进行深入细致的研究，这对于整个人类社会的进步和发展是具有重大意义的。

从整个哀伤与哀伤辅导的研究角度来说，尽管学者们给出了许许多多这样或那样的关于哀伤或哀伤干预进程的理论和概念，但是对于作为心理工作者的我们来说，哀伤干预的工作绝非按部就班。尊重每一个个体独特的哀伤方式和进程，是我们进行哀伤辅导工作时遵循的重要原则。同时，还要考虑到重大公共卫生事件下丧失与哀伤的特殊性，这样针对这一特殊时期的特殊议题才会予以更加优化的解决和处理，帮助人们更好地度过这段难熬的日子。而从国内相关研究的现状来看，由于该议题的特殊性，加上文化层面对于死亡的禁忌态度，目前国内关于丧失与哀伤的研究相对较少，仅有少数学者在持续关注和实践，仍有较大的探索空间。由于哀伤与文化环境之间密不可分的联系，哀伤或哀伤干预的本土化研究将是学者们需要努力探索的一个重要方向，也将是哀伤研究进展路上需要努力克服的一个难题。除此之外，不同的丧失类型造成的哀伤对个体造成的影响和所需要的干预方式也不尽相同。因此，在今后的干预方法研究中，我们需要更加关注不同形式的丧失给人们带来的哀伤区别和相应的应对措施，这样才能够更好地帮助在重大公共卫生事件中饱受哀伤煎熬的人们。

相比 2002 年的 SARS 和 2014 年的埃博拉疫情，不管是社会层面还是医护人员，在抗击新冠疫情的号角吹响后都表现出极其科学和专业的应对策略，以将疫情带来的影响控制在最小。尽管如此，这次危机事件背后衍生出来的很多问题仍值得我们深思，如心理健康服务系统不够完善。不管是为了更好地应对疾病的扩散及防患于未然，还是出于对卫生系统工作人员的人文关怀，对社会医疗系统的心理健康工作加大人力物力的投入，为医护人员提供完备的心理支持，都是十分有必要的。应建立一个"预防-预警-干预"全方位的心理健康服务系统，从平台、管理、人员、制度等不同层面进行资源整合和联动。此外，专业心理卫生工作队伍也是心理健康服务系统的一部分。专业心理卫生工作队伍相对不足是各国都存在的普遍问题，尤其是在发展中国家更为突出，这就需要加大人才培养力度，鼓励更多的专业人员从事公共心理卫生工作，建立高效精干的心理卫生工作队伍。从长远来看，不管是心理健康服务系统的完善，还是专业心理卫生工作队伍的加强，都是迫切且必要的，于国于民都是一项巨大的福祉工程。

参考文献

安芹，游琳玉，贾晓明，丁亚平，李波．（2021）．突发公共卫生事件心理援助热线咨询员伦理胜任力影响因素调查．中国临床心理学杂志，29（6），1358‐1362.

白秀梅，何佳霖，张丽敏，李丹红，宋彩萍．（2021）．武汉火神山医院新型冠状病毒肺炎患者创伤后应激障碍发生情况及影响因素分析．重庆医学，50（7），1144‐1147.

蔡翔．（1995）．中国妇女百科全书．合肥：安徽人民出版社．

操静，温敏，石义容，伍友春，何清．（2020）．新型冠状病毒肺炎患者焦虑抑郁及影响因素调查．护理学杂志，35（9），15‐17.

曹晓翼，陆丽清，刘晓虹．（2010）．专业自我概念在护士职业认同与职业倦怠间的中介效应．中华护理杂志，45（11），965‐968.

陈璟浩．（2014）．突发公共事件网络舆情演化研究［博士学位论文］．武汉：武汉大学．

陈莉，陈松，梅俊华，杨桦，程潇．（2020）．新冠肺炎疫情下医护人员共情疲劳干预策略研究．医学与哲学，41（16），50‐53.

陈玲，张桂青．（2020）．新冠肺炎疫情下医护人员心理问题干预及破冰之策．医学与哲学，41（12），44‐48.

陈美涵．（2021）．战友模式联合正念认知疗法对疫后护士心理危机的干预研究［硕士学位论文］．锦州：锦州医科大学．

陈萍．（2005）．浅析突发公共卫生事件中的社会焦虑心理——以 SARS 为例．医学与社会，18（11），39‐41.

陈清玥．（2021）．护士的创伤后应激障碍症状与职业幸福感：心理灵活性的影响及干预［硕士学位论文］．武汉：华中师范大学．

陈维梁，钟莠筠．（2006）．哀伤心理咨询：理论与实务．北京：中国轻工业出版社．

陈文军，浦金辉，徐志鹏，邓胜平，华沙．（2009）．紧急事件应激晤谈对灾难救援人员的早期心理干预疗效．神经损伤与功能重建，4（6），417‐419.

陈希，陈胤先，陈博文，敖惠瑜，杨韵鸥，罗业飞，刘方华，王志伟，何蔚云，罗新妮．（2020）．新型冠状病毒肺炎疫情下集中隔离者焦虑/抑郁状态及其影响因素．中国健康心理学杂志，28（9），1350‐1355.

陈晓容，郭盛丽，夏美燕，李奕，安杨欣，袁薇．（2020）．新型冠状病毒肺炎疫情下援鄂医疗队员替代性创伤状况及影响因素．中国健康心理学杂志，28（10），1472 -1476.

陈雪莲，孙福刚，刘思红，南月丽，周海文．（2021）．新冠疫情期间 166 名隔离人员一级人群心理危机干预研究——任务模型模式．基层医学论坛，25（11），1488 -1490.

丛中，吕秋云，阎俊，黄薛冰．（2003）．SARS 病人及相关人群的心理特征与心理干预．北京大学学报（医学版），S1，47 - 50.

邓蓉，陈芳，刘珊珊，袁丽，宋锦平．（2020）．新型冠状病毒肺炎隔离病房医护人员心理压力的影响因素．中国感染控制杂志，19（3），256 - 261.

邓小平，刘思瑶，张向葵．（2018）．家庭收入与青少年社会适应：家庭社会资本的中介作用．心理与行为研究，16（6），75 - 82.

董兵，潘孟昭．（2000）．性别和文化程度对术前焦虑的影响分析．武警医学，11（12），705 - 706.

段文杰．（2014）．正念研究的分歧：概念与测量．心理科学进展，22（10），1616 -1627.

范成杰．（2012）．代际关系的价值基础及其影响——对江汉平原农村家庭养老问题的一种解释．人口与发展，18（5），11 - 16＋10.

范慧，李筱，范湘鸿．（2020）．新型冠状病毒肺炎疫情期间护理人员创伤后应激障碍调查．护理学杂志，35（24），84 - 86.

冯杰，杨君．（2004）．突发公共卫生事件下医护人员情绪变化研究．解放军医院管理杂志，11（4），373 - 374.

冯宜慧．（2020）．基于戈夫曼视角对"中国大妈"污名化现象的探究——以广场舞为典型个案．科技传播，12（13），21 - 23.

符丽，蔡放波．（2007）．公共卫生危机视角下的社区治理．学习与实践，1，103 - 106.

傅小玲，王择青，祝卓宏，朱鸿武，刘竟，张红梅，刘金花，尚蕾．（2005）．心理干预对 SARS 一线医护人员心理健康的影响．解放军医学杂志，5，444 - 445.

高文斌，陈祉妍，王一牛，史占彪，杨小冬，张建新．（2003）.SARS 疫情期间公众心态影响及变化趋势分析．中国心理卫生杂志，17（9），594 - 596.

高文斌，樊春雷，王利刚，陶婷．（2016）．普及心理科学与建设健康中国．中国科学院院刊，31（11），1187 - 1197.

高雯，董成文，窦广波，李晓溪．（2017）．心理危机干预的任务模型．中国心理卫生杂志，31（1），89 - 93.

高雯，杨丽珠，李晓溪．（2013）．危机事件应激管理的结构、应用与有效性．中国健康心理学杂志，21（6），953 - 957.

管健．（2007）．污名研究：基于社会学和心理学的交互视角分析．江淮论坛，5，110 - 115.

郭金华．（2015）．污名研究：概念、理论和模型的演进．学海，152（2），99 - 109.

郭磊，徐飘燃，姚菲，张菲倚，齐乐，杨发辉．（2020）．重大疫情下我国公众急性应激

障碍对负性情绪的影响——社会支持的调节作用．西南大学学报（自然科学版），42
　　（5），21-30.

郭兴旺．（2005）．突发公共事件：绕不开的话题．中国发展观察，5，4-8.

国家卫生健康委办公厅，国家中医药管理局办公室．（2020）．新型冠状病毒肺炎诊疗
　　方案（试行第六版）．中国感染控制杂志，2，192-195.

韩拓，马维冬，巩红，胡艳超，张岩，张春艳，姚智会，范雅洁，郑阳，王聪霞．
　　（2021）．新冠肺炎疫情居家隔离期间大学生负性情绪及影响因素分析．西安交通大
　　学学报（医学版），42（1），132-136.

何丽，唐信峰，朱志勇，王建平．（2014）．殇痛：失独父母哀伤反应的质性研究．中
　　国临床心理学杂志，22（5），792-798.

何丽，唐信峰，朱志勇，王建平．（2016）．持续性联结及其与丧亲后适应的关系．心
　　理科学进展，24（5），765-772.

何丽，王建平，唐苏勤，尉玮，谢秋媛．（2013）．复杂哀伤问卷修订版的信效度．中
　　国心理卫生杂志，27（12），937-943.

何梅，覃霞．（2013）.124例地震伤员及家属急性应激障碍发生情况及影响因素分析.
　　现代预防医学，40（1），86-87，90.

贺苗，李红英，尹梅，辛军．（2021）．突发公共卫生事件污名化解析与思考——基于
　　传统儒家文化视角．中国医学伦理学，34（1），53-57.

胡海燕．（2019）．综合性心理干预对精神分裂症患者家属应对方式、情绪及生活质量
　　的影响探讨．心理月刊，14（17），10-11.

贾晓明．（2005）．从民间祭奠到精神分析——关于丧失后哀伤的过程．中国心理卫生
　　杂志，19（8），67-69.

简井末春，刘兴仁，郭克君，刘永吉．（1984）．应激的心身相关机制．日本医学介绍，
　　Z1，15-18.

江光荣，李丹阳，任志洪，闫玉朋，伍新春，朱旭，于丽霞，夏勉，李凤兰，韦辉，张衍，
　　赵春晓，张琳．（2021）．中国国民心理健康素养的现状与特点．心理学报，53
　　（2），182-201.

江光荣，赵春晓，韦辉，于丽霞，李丹阳，林秀彬，任志洪．（2020）．心理健康素养：
　　内涵、测量与新概念框架．心理科学，43（1），232-238.

江瑞辰，吴云助．（2021）．国外突发公共危机事件心理干预技术及其启示．医学与哲
　　学，42（17），35-38.

矫蕊，蒋维连，胡迎冬．（2016）．接纳与承诺疗法对乳腺癌患者术后心理社会适应的
　　影响研究．中国实用护理杂志，32（34），2662-2665.

靳思远，秦在东．（2020）．“污名化”与“去污名化”：西方国家对我国的话语攻击
　　及应对．思想教育研究，9，80-84.

琚明亮，徐庆年，龙彬，王振，郭茜．（2020）．新型冠状病毒肺炎患者急性应激障碍
　　精神科药物干预2例报告．中国神经精神疾病杂志，46（2），65-69.

赖丽足，任志洪，颜懿菲，牛更枫，赵春晓，罗梅，张琳．（2021）．共情的双刃剑效应：COVID-19 心理热线咨询师的继发性创伤应激和替代性创伤后成长．心理学报，53（9），992-1002.

赖丽足，陶嵘，任志洪，江光荣．（2018）．我国大陆地区网络心理咨询现状和伦理议题："大数据"视角及伦理评估．心理科学，41（5），1214-1220.

赖日权，冯晓冬，王卓才，赖晃文，田野，张伟，杨传红．（2003）．SARS 尸检组织的病理变化和超微结构观察．中华病理学杂志，3，18-21.

冷芳．（2020）．抗击新型冠状病毒肺炎一线护士焦虑、抑郁与创伤后应激障碍的相关性分析．临床护理杂志，19（3），14-17.

黎轶丽，刘丽香，吴新，毛红波．（2021）．"后疫情时期"武汉市某三甲医院护理人员创伤后应激障碍、职业倦怠与离职倾向分析．职业卫生与应急救援，39（1），34-39.

李昌俊，贾东立，涂燊．（2021）．救援人员的主要心理问题、相关因素与干预策略．灾害学，36（1），148-152.

李超平，时勘，罗正学，李莉，杨悦．（2003）．医护人员工作倦怠的调查．中国临床心理学杂志，11（3），170-172.

李朝阳，和爱林，王滨．（2020）．新冠肺炎疫情期间居家隔离人员抑郁、焦虑、压力特点及其与人格、家庭功能的关系．华北理工大学学报（医学版），22（3），207-213+232.

李路路．（1999）．论社会分层研究．社会学研究，1，103-111.

李青，曾凡伟，徐刚．（2004）．SARS 对我国社会经济的主要影响分析．灾害学，19（3），81-85.

李雁晨，周庭锐，周琇．（2009）．解释水平理论：从时间距离到心理距离．心理科学进展，17（4），667-677.

李玉莲，吕筠，沈艳辉，江初，沈源．（2014）．基层疾病预防控制机构人员职业倦怠状况及影响因素分析．中国公共卫生，30（12），1545-1549.

林国天，赵婵娟，张帆，冯华诺，林柳婷，翟瑜菲．（2020）．COVID-19 流行期间 804名海南居民焦虑状况调查分析．海南医学院学报，26（9），646-650.

刘佳．（2018）．心理咨询师的共情疲劳与应对策略．南京晓庄学院学报，34（1），85-88.

刘建鸿，李晓文．（2007）．哀伤研究：新的视角与理论整合．心理科学进展，15（3），470-475.

刘军．（2004）．社会网络分析导论．北京：社会科学文献出版社．

刘丽娟．（2019）．互动治理型社区动员：新时代城市社区建设新的行动策略．湖北行政学院学报，4，50-56.

刘让华，赵会，管玲玲，黄曼，汤文辉，孙志国．（2020）．新型冠状病毒肺炎疫情期间心理危机干预 Calm-downs 策略．国际精神病学杂志，47（5），858-862.

刘视湘．（2013）．社区心理学．北京：开明出版社．

刘万振，陈兴立．（2011）．社区应急能力建设的现状分析与路径选择——重庆市社区应急能力建设的调查与思考．行政法学研究，3，80-87.

马翠，黄燕凤，黄山，张秋，钟鑫，肖英，谢继萱，韦薇，戴霞．（2021）．新型冠状病毒肺炎防控期间居家隔离人群心理健康状况调查及影响因素分析．成都医学院学报，16（2），203-206.

马君英．（2010）．替代性创伤研究述评．医学与社会，23（4），91-93.

马辛．（2021）．从中国心理卫生协会角度看新型冠状病毒肺炎疫情的心理援助工作．中国健康心理学杂志，29（1），1-5.

孟惠平，栾天宇，杨延哲．（2005）．突发事件对大学生心理和生理影响的调查．吉林师范大学学报（自然科学版），26（4），42-44.

欧丽嫦，郭小平，蒙远珍．（2017）．接纳与承诺疗法对乳腺癌术后患者心理弹性及疾病感知益处的影响．现代临床护理，16（2），14-18.

钱铭怡，叶冬梅，董葳，黄峥，张黎黎，刘兴华，章晓云，张哲宇，钟杰，王慈欣，聂晶．（2003）．不同时期北京人对 SARS 的应对行为、认知评价和情绪状态的变化．中国心理卫生杂志，17（8），515-520.

钱英，华文轩，张南，温雯，娄思佳，李娜，孙洪强．（2021）．冠状病毒疫情对医务人员心理健康的影响与干预（综述）．中国心理卫生杂志，35（5），432-437.

邱倩文，黄冰，张弘玥，郝莹，李致兴，陈雄飞，王子晨，王声湧，董晓梅．（2020）．新冠肺炎疫情期间疾控人员工作状况及情绪耗竭的影响因素分析．暨南大学学报（自然科学与医学版），41（6），534-542.

任志洪，江光荣．（2014）．抑郁症计算机化治疗的效果及其影响因素：基于 RCT 的元分析与元回归分析．心理科学，37（3），748-755.

任志洪，黎冬萍，江光荣．（2011）．抑郁症的计算机化认知行为治疗．心理科学进展，19（4），545-555.

任志洪，李献云，赵陵波，余香莲，李政汉，赖丽足，阮怡君，江光荣．（2016）．抑郁症网络化自助干预的效果及作用机制——以汉化 MoodGYM 为例．心理学报，48（7），818-832.

任志洪，谢菲，余香莲，苏文亮，陈丽君，赵陵波．（2016）．失眠的自助式认知行为治疗元分析：疗效、影响因素及证据评价．心理科学进展，24（2），173-195.

任志洪，张雅文，江光荣．（2018）．正念冥想对焦虑症状的干预：效果及其影响因素元分析．心理学报，50（3），283-305.

任志洪，赵春晓，卞诚，朱文臻，江光荣，祝卓宏．（2019）．接纳承诺疗法的作用机制——基于元分析结构方程模型．心理学报，51（6），662-676.

任志洪，赵春晓，田凡，闫玉朋，李丹阳，赵子仪，谭梦鸽，江光荣．（2020）．中国人心理健康素养干预效果的元分析．心理学报，52（4），497-521. https://doi.org/10.3724/SP.J.1041.2020.00497.

桑塔格．（2003）．疾病的隐喻．上海：上海译文出版社．

师海玲，范燕宁．（2005）．社会生态系统理论阐释下的人类行为与社会环境——2004
　　年查尔斯·扎斯特罗关于人类行为与社会环境的新探讨．首都师范大学学报（社会
　　科学版），4，94-97.

宋佳益．（2021）．社会网络分析在教育领域的应用．科技风，22（8），169-172.

宋晓明．（2017）．重大突发事件心理危机干预长效机制的构建．政法学刊，34（5），
　　97-105.

苏完女，林秀珍．（2012）．丧子女父母的意义建构与持续性连结．Proceedings of Con-
　　ference on Psychology and Social Harmony（CPSH2012），425-430.

孙炳海，楼宝娜，李伟健，刘宣文，方侠辉．（2011）．关注助人者的心理健康：共情
　　疲劳的涵义、结构及其发生机制．心理科学进展，19（10），1518-1526.

孙燕．（2005）.SARS 患者 PTSD 相关因素分析及追踪研究［硕士学位论文］．太原：
　　山西医科大学．

汤丰榕，李小平，张妮妮，龚华锋．（2021）．新型冠状病毒肺炎疫情下援鄂医护人员
　　心理及干预对策．医疗装备，34（3），183-185.

唐乐水．（2020）．代际之役：新冠疫情家庭冲突场景的叙事分析．当代青年研究，3，
　　12-17.

唐苏勤，何丽，刘博，王建平．（2014）．延长哀伤障碍的概念、流行病学和病理机制.
　　心理科学进展，22（7），1159-1169.

唐晓宇．（2021）．疫情污名化操作及应对策略探究．新闻研究导刊，12（1），55-56.

陶炯，温盛霖，王相兰，甘照宇，李雷俊，郑俩荣，单鸿，张晋碚，李凌江．（2008）．汶
　　川地震安置点灾民急性应激障碍及影响因素分析．中国神经精神疾病杂志，10，
　　618-620.

田腾飞，潘伟刚，孟繁强，张赛娜，李晓虹．（2021）．防控新冠肺炎疫情境外输入风
　　险一线医护人员抑郁情绪调查．四川精神卫生，34（1），9-13.

涂阳军，郭永玉．（2010）．创伤后成长：概念、影响因素、与心理健康的关系．心理
　　科学进展，18（1），114-122.

王睿，姜雯，申俊龙．（2018）．基于多中心治理理论的视角探讨中国特色的健康社区
　　治理模式．中国全科医学，21（5），551-554.

王维丹，徐方忠，徐松泉，章健民，张宁．（2020）．突发公共卫生事件对公众心理的
　　影响：2019 冠状病毒病疫情期间浙江省心理援助热线来电分析．浙江大学学报（医
　　学版），49（4），409-418.

王学义，金圭星，王青翠，刘小玉，李少成，何林．（2003）.SARS 流行期不同人群心
　　理状况调查分析．中国健康心理学杂志，11（6），441-442.

王一牛，罗跃嘉．（2003）．突发公共卫生事件下心境障碍的特点与应对．心理科学进
　　展，11（4），387-392.

王英雯，王楚东，廖振欣，张雪妍，赵明一．（2020）．新冠肺炎疫情期间人群心理焦虑抑郁
　　水平与差异分析及与 SARS 等疫情特点对比．生命科学研究，24（3），180-186.

韦宏霞，叶一舵．（2020）．助人者共情疲劳研究热点与前沿——基于 WoS 数据库的文献计量分析．福建医科大学学报（社会科学版），21（2），41-46．

魏华，陈立，钱英，郝燕，柯晓燕，程茜，李廷玉．（2020）．2019 新型冠状病毒感染疫情对儿童青少年心理的影响及家庭干预的建议（第一版）．中国儿童保健杂志，28（4），370-373＋384．

魏晓昕，栗继祖，闫玉飞，张玉婷．（2014）．煤矿一线员工职业倦怠与社会支持关系．煤矿安全，45（12），245-248．

文军，何威．（2016）．灾区重建过程中的社会记忆修复与重构——以云南鲁甸地震灾区社会工作增能服务为例．社会学研究，31（2），170-193．

文军，吴越菲．（2015）．灾害社会工作的实践及反思——以云南鲁甸地震灾区社工整合服务为例．中国社会科学，36（9），165-181．

汶爱萍．（2018）．创伤性事件认知评价对民警心理的影响．道路交通管理，4，26-28．

吴才智，任志洪，江光荣．（2021）．教育部华中师大抗疫心理援助热线三层督导模式．第二十三届全国心理学学术会议摘要集（上）．第二十三届全国心理学学术会议．

吴欢，陶善珺，曹玉祥，文育锋，贾光蕾，姚佳圆，马小龙．（2021）．某医学院大学生对新型冠状病毒肺炎焦虑相关影响因素调查．沈阳医学院学报，23（1），29-33．

吴九君．（2019）．积极心理干预对大学生心理和谐、抗逆力、总体幸福感及抑郁的影响．首都师范大学学报（社会科学版），4，178-188．

吴楠，赵雯．（2021）．抗击新型冠状病毒肺炎疫情一线护理人员心理行为反应及干预探讨．当代护士（下旬刊），28（2），151-153．

吴晓，张莹．（2020）．新冠肺炎疫情下结合社区治理的流动人口管控．南京社会科学，3，21-27．

肖光明，张健珍，秦红波，施海燕，关玉娟，张春兰．（2021）．临床教师职业倦怠的相关影响因素分析．中国继续医学教育，13（11），55-59．

谢彩霞，贾平，吴娟，胡秀英，肖静蓉，马青华，颜文．（2019）．国内护士职业倦怠研究的热点分析．解放军护理杂志，36（2），38-42．

熊强，李瑾，樊希望，周丹，潘婷．（2020）．认知行为治疗干预替代性创伤个案报告——以一位抗击新型冠状病毒肺炎一线护士为例．心理月刊，15（15），12-14．

徐汉明，盛晓春，张建军，夏倩．（2010）．家庭治疗：理论与实践．北京：人民卫生出版社．

徐鹏．（2007）．我国突发公共卫生事件处置工作规范及其支持系统研究［博士学位论文］．上海：复旦大学．

徐艳乐．（2020）．疫情防困与社会工作介入——基于社会生态系统理论视角．统计与管理，35（8），33-37．

许明星，郑蕊，饶俪琳，匡仪，杨舒雯，丁阳，李江龙，李纾．（2020）．妥善应对现于新冠肺炎疫情中"心理台风眼效应"的建议．中国科学院院刊，35（3），273-282．

・ 282 ・　　　重大公共卫生事件下社会心理干预与重建

许思安，杨晓峰．（2009）．替代性创伤：危机干预中救援者的自我保护问题．心理科学进展，17（3），570-573.

许伟玲，王文统，王小丹，高允锁．（2020）．互联网＋医疗助力对海南贫困地区居民生活质量干预．中国公共卫生，36（5），693-696.

许亚红，张茜，陈英．（2015）．北京市三甲医院低年资护士职业倦怠现状调查及相关因素分析．齐鲁护理杂志，21（7），27-29.

严晓，刘霞．（2009）．探析我国突发公共卫生危机治理的路向选择．兰州学刊，12，95-99.

杨国愉，晏玲，张晶轩．（2017）．赴利比里亚抗击埃博拉军人心理健康需求特点及心理干预研究．西南大学学报（社会科学版），43（2），114-119＋199.

杨莉萍．（2019）．中国老年心理问题的现状、原因及社区干预．中国老年学杂志，39（24），6131-6136.

杨柳，刘力，吴海铮．（2010）．污名应对策略的研究现状与展望．心理科学进展，18（5），819-830.

杨文登，叶浩生．（2010）．循证心理治疗：心理治疗发展的新方向．心理科学，33（2），500-502.

杨小瑞，Jill Murphy，Erin Michalak，杨涛，王兴，刘静，阳璐，林啸，粟幼嵩，黄佳，汪作为，张平，刘天俐，陈俊，Raymond Lam，方贻儒．（2019）．门诊抑郁症患者对电子精神卫生的可接受度调查．精神医学杂志，32（6），406-411.

姚树桥，杨艳杰．（2018）．医学心理学（第7版）．北京：人民卫生出版社.

姚星亮，黄盈盈，潘绥铭．（2014）．国外污名理论研究综述．国外社会科学，3，119-133.

叶一舵．（2009）．"5・12"地震灾难心理援助的问题与思考．福建医科大学学报（社会科学版），10（2），30-35.

俞国良，张亚利．（2020）．污名现象的心理效应与应对——以新冠肺炎疫情为例．黑龙江社会科学，181（4），82-88.

岳晶丽，苏思贞，钱英，阙建宇，徐佳，祝喜梅，孙艳坤，鲍彦平，唐登华，马弘，陆林．（2020）．新型冠状病毒肺炎疫情的心理危机干预及应对策略．中华精神科杂志，53（3），176-180.

张爱军，王子睿．（2020）．突发公共卫生事件"污名化"现象的隐喻及其矫治．广东行政学院学报，32（6），16-21.

张宝山，俞国良．（2007）．污名现象及其心理效应．心理科学进展，15（6），993-1001.

张春艳，彭小贝，张磊，张希芝，殷俊，喻赛红．（2020）．新冠肺炎疫情期间驰援武汉一线护士心理健康状况与应对方式分析．齐鲁护理杂志，26（5），7-10.

张克让，徐勇，刘中国，杨辉，宋丽萍，薛云珍，卢莉，彭超英，车志强，武海涛，原天岗，冯枚．（2005）．传染性非典型肺炎患者及一线医务人员和疫区公众创伤后应激障碍的对照研究.中国临床康复,9(12),94-96.

张克永,李宇佳,杨雪.(2015).网络碎片化学习中的认知障碍问题研究.现代教育技术,25(2),96-97.

张乐,童星.(2010).污名化:对突发事件后果的一种深度解析.社会科学研究,6,101-105.

张琳,赵春晓,任志洪,江光荣.(2020).重大公共卫生事件中医护人员的远程心理干预.华中师范大学学报(人文社会科学版),59(6),179-186.

张明,穆妍,章玉琪,孔亚卓.(2020).污名化对被污名个体人际互动的影响.心理科学进展,28(9),1564-1574.

张瑞凯,戴军,李红武.(2010).社区心理健康服务实施现状及发展困境——基于北京164个社区的实证研究.社会工作(下半月),5,44-47.

张瑞利,丁学娜.(2020)."互联网+"背景下突发公共卫生事件中社区应急管理研究.兰州学刊,7,158-168.

张舒,刘拓,夏方婧,李雨桐.(2020).大学生人际关系与心理健康的社会网络分析.中国心理卫生杂志,34(10),855-859.

张童童,葛操.(2009).突发性公共事件的心理危机干预研究.现代预防医学,36(17),3313-3315.

张亚,杨修平,李双,肖伟,刘萌芷,徐晓翔,苏红果,吴婷婷,宋鹏,陈雄.(2020).武汉一线耳鼻咽喉头颈外科医护人员应对新型冠状病毒的现状和建议.临床耳鼻咽喉头颈外科杂志,34(3),193-195.

张莹,贾英杰,李小江,杜梦楠,徐旭,易丹.(2020).新型冠状病毒肺炎心理危机与中医药干预策略.天津中医药,37(6),638-644.

张颖,王献蜜,张可可,张清,王济,马珠江,刘建平.(2021).新冠疫情防控常态下的积极偏差法及其在社区人群健康促进中的应用探索.中国中西医结合杂志,41(3),376-379.

赵鹤宾,夏勉,曹奔,江光荣.(2019).接触干预在减少精神障碍公众污名中的应用.心理科学进展,27(5),843-857.

赵静波,马幸会,侯艳飞,尹绍雅.(2017).临床医生正念与共情疲劳的关系.广东医学,38(21),3323-3326+3332.

赵丽梅.(2015).美国国家安全视野中的突发公共卫生事件对策研究(1992—2008)[博士学位论文].长春:东北师范大学.

赵旭东.(2004).助人者自身的心理健康问题.中国医刊,11,56-59.

赵宇翔,张轩慧,朱庆华.(2021).面向突发公共卫生事件的公众科学应用探索及平台体系构建.情报资料工作,42(1),95-104.

赵玉芳,张庆林.(2004).医生职业倦怠研究.心理科学,5,1137-1138.

钟杰,钱铭怡,张黎黎,樊富珉,范丽华,霍莉钦,贾晓明,陆小娅,杨眉,朱建军,邹昂.(2003)."非典"心理援助热线来电初步分析报告.中国心理卫生杂志,17

（9），591－593＋599.

周爱保，何立国.（2005）. 重大突发事件的心理影响机制及个体的应对策略. 河西学院学报，21（1），106－109.

周婷，官锐园，浦浙宁，赵伟，孙立群.（2020）. 新冠肺炎抗疫一线医护人员的急性应激反应及相关因素：有调节的中介模型分析. 中国临床心理学杂志，28（4），751－755.

周裕琼.（2014）. 数字代沟与文化反哺：对家庭内"静悄悄的革命"的量化考察. 现代传播（中国传媒大学学报），36（2），117－123.

朱宏国，桂勇.（2005）. 经济社会学导论. 上海：复旦大学出版社.

朱旭，胡英哲，王婷婷，钟杰，闫玉朋，郭旭东，张莹，夏萌，林秀彬，江光荣.（2020）. 新冠肺炎流行期大众心理症状调查. 中国心理卫生杂志，34（8），703－709.

朱雅兰，张灵聪.（2021）. 疫情背景下大学生创伤后应激障碍研究. 漳州职业技术学院学报，23（1），43－48.

邹雨霞，黄振鑫，靳娟，张瑛.（2014）. 广州市社区卫生服务中心工作人员职业倦怠及其影响因素调查研究. 中国全科医学，17（6），679－682.

Aboujaoude, E., & Gega, L. (2020). From digital mental health interventions to digital "addiction"：Where the two fields converge. Frontiers in Psychiatry, 10, 1017. https：//doi. org/10. 3389/fpsyt. 2019. 01017.

Abramson, D. M., Grattan, L. M., Mayer, B., Colten, C. E., Arosemena, F. A., Bedimo-Rung, A., & Lichtveld, M. (2015). The resilience activation framework：A conceptual model of how access to social resources promotes adaptation and rapid recovery in post-disaster settings. The Journal of Behavioral Health Services & Research, 42 (1), 42－57. https：//doi. org/10. 1007/s11414－014－9410－2.

Ackerman, S. J., & Hilsenroth, M. J. (2001). A review of therapist characteristics and techniques negatively impacting the therapeutic alliance. Psychotherapy：Theory, Research, Practice, Training, 38 (2), 171－185. https：//doi. org/10. 1037/0033－3204. 38. 2. 171.

Acuña, M. A., & Kataoka, S. (2017). Family communication styles and resilience among adolescents. Social Work, 62 (3), 261－269. https：//doi. org/10. 1093/sw/swx017.

Adams, R. E., Figley, C. R., & Boscarino, J. A. (2008). The Compassion Fatigue Scale：Its use with social workers following urban disaster. Research on Social Work Practice, 18 (3), 238－250. https：//doi. org/10. 1177/1049731507310190.

Adger, W. N. (2000). Social and ecological resilience：Are they related? Progress in Human Geography, 24 (3), 347－364. https：//doi. org/10. 1191/030913200701540465.

Adja, K. Y. C., Golinelli, D., Lenzi, J., Fantini, M. P., & Wu, E. (2020). Pandemics and social stigma：Who's next? Italy's experience with COVID－19. Public

Health，185，39 – 41. https：//doi. org/10. 1016/j. puhe. 2020. 05. 054.

Afifi, T. D. , Granger, D. , Ersig, A. , Tsalikian, E. , Shahnazi, A. , Davis, S. , Harrison, K. , Acevedo, M. , & Scranton, A. (2018). Testing the theory of resilience and relational load (TRRL) in families with type I diabetes. Health Communication, 34 (10), 1107 – 1119. https：//doi. org/10. 1080/10410236. 2018. 1461585.

Afifi, T. D. , Harrison, K. , Zamanzadeh, N. , & Acevedo Callejas, M. (2020). Testing the theory of resilience and relational load in dual career families：Relationship maintenance as stress management. Journal of Applied Communication Research, 48 (1), 5 – 25. https：//doi. org/10. 1080/00909882. 2019. 1706097.

Afifi, T. D. , Merrill, A. F. , & Davis, S. (2016). The theory of resilience and relational load：The theory of resilience and relational load. Personal Relationships, 23 (4), 663 –683. https: //doi. org/10. 1111/pere. 12159.

Ager, A. (1997). Feedback. Development in Practice, 7 (4), 402 – 407. https: //doi. org/10. 1080/09614529754198.

Aggarwal, N. K. (2015). Cultural issues in psychiatric administration and leadership. Psychiatric Quarterly, 86 (3), 337 – 342. https: //doi. org/10. 1007/s11126 – 015 – 9374 – 2.

Aghili, S. M. , & Arbabi, M. (2020). The COVID – 19 pandemic and the health care providers：what does it mean psychologically? Advanced Journal of Emergency Medicine, 4 (2), e63. https: //doi. org/10. 22114/ajem. v4i2s. 419.

Agung, S. , Nanto, D. , Adrefiza, A. , Diamah, A. , & Ramayanti, I. (2020). ICEMS 2019：Proceedings of the 5th International Conference on Education in Muslim Society, ICEMS 2019, 30 September – 01 October 2019, Jakarta, Indonesia. European Alliance for Innovation.

Ahmad, A. R. , Murad, H. R. , & Gardner, M. R. (2020). The impact of social media on panic during the COVID – 19 pandemic in Iraqi Kurdistan：Online questionnaire study. JMIR Mental Health, 22 (5), e19556. https: //doi. org/10. 2196/19556.

Ahmed, R. , Seedat, M. , Van Niekerk, A. , & Bulbulia, S. (2004). Discerning community resilience in disadvantaged communities in the context of violence and injury prevention. South African Journal of Psychology, 34 (3), 386 – 408. https: //doi. org/ 10. 1177/008124630403400304.

Ahuja, K. K. , Dhillon, M. , Juneja, A. , & Sharma, B. (2017). Breaking barriers：An education and contact intervention to reduce mental illness stigma among Indian college students. Psychosocial Intervention, 26 (2), 103 – 109. https: //doi. org/10. 1016/j. psi. 2016. 11. 003.

Akhmerov, A. , & Marbán, E. (2020). COVID – 19 and the Heart. Circulation Research, 126 (10), 1443 – 1455. https: //doi. org/10. 1161/circresaha. 120. 317055.

Akobeng, A. K. (2005). Understanding randomised controlled trials. Archives of Disease in Childhood, 90 (8), 840 – 844. https：//doi. org/10. 1136/adc. 2004. 058222.

Al-Alawi, M. , McCall, R. K. , Sultan, A. , Al Balushi, N. , Al-Mahrouqi, T. , Al Ghailani, A. , Al Sabti, H. , Al-Maniri, A. , Panchatcharam, S. M. , & Al Sinawi, H. (2021). Efficacy of a six-week-long therapist-guided online therapy versus self-help internet-based therapy for COVID – 19-Induced anxiety and depression: Open-label, pragmatic, randomized controlled trial. JMIR Mental Health, 8 (2), e26683. https：//doi. org/10. 2196/26683.

Alam, K. , Mahumud, R. A. , Alam, F. , Keramat, S. A. , Erdiaw-Kwasie, M. O. , & Sarker, A. R. (2019). Determinants of access to eHealth services in regional Australia. International Journal of Medical Informatics, 131, 103960. https：//doi. org/10. 1016/j. ijmedinf. 2019. 103960.

Aldao, A. , Nolen-Hoeksema, S. , & Schweizer, S. (2010). Emotion-regulation strategies across psychopathology: A meta-analytic review. Clinical Psychology Review, 30 (2), 217 – 237. https：//doi. org/10. 1016/j. cpr. 2009. 11. 004.

Aldrich, D. P. (2017). The importance of social capital in building community resilience. In W. Yan & W. Galloway (Eds.). Rethinking resilience, adaptation and transformation in a time of change (pp. 357 – 364). Springer International Publishing. https：// doi. org/10. 1007/978 – 3 – 319 – 50171 – 0 _ 23.

Alexander, E. (2000). Confronting catastrophe: New perspectives on natural disasters. Dunedin Academic Press. https：//www. amazon. com/Confronting-Catastrophe-Perspectives-Natural-Disasters/dp/1903544009.

Alexopoulos, A. R. , Hudson, J. G. , & Otenigbagbe, O. (2020). The use of digital applications and COVID – 19. Community Mental Health Journal, 56 (7), 1202 – 1203. https：//doi. org/10. 1007/s10597 – 020 – 00689 – 2.

Allan, T. K. , & Allan, K. H. (1971). Sensitivity training for community leaders. Proceedings of the Annual Convention of the American Psychological Association, 6 (2), 577 – 578.

Allen, S. (2020). Artificial intelligence and the future of psychiatry. IEEE Pulse, 11 (3), 2 – 6. https：//doi. org/10. 1109/MPULS. 2020. 2993657.

Allenby, B. , & Fink, J. (2005). Toward inherently secure and resilient societies. Science, 309 (5737), 1034 – 1036. https：//doi. org/10. 1126/science. 1111534.

Allport, G. W. (1962). Prejudice: Is it societal or personal? Journal of Social Issues, 18 (2), 120 – 134. https：//doi. org/10. 1111/j. 1540 – 4560. 1962. tb02205. x.

Alonge, O. , Sonkarlay, S. , Gwaikolo, W. , Fahim, C. , Cooper, J. L. , & Peters, D. H. (2019). Understanding the role of community resilience in addressing the Ebola virus disease epidemic in Liberia: A qualitative study (community resilience in Liberia).

Global Health Action, 12 (1), 1662682. https://doi. org/10. 1080/16549716. 2019. 1662682.

Alonso-Tapia, J. , Rodríguez-Rey, R. , Garrido-Hernansaiz, H. , Ruiz, M. , & Nieto, C. (2016). Coping assessment from the perspective of the person-situation interaction: Development and validation of the Situated Coping Questionnaire for Adults (SCQA). Psicothema, 28 (4), 479 – 486.

Alonso-Tapia, J. , Rodriguez-Rey, R. , Garrido-Hernansaiz, H. , Ruiz, M. , & Nieto, C. (2019). Coping, personality and resilience: Prediction of subjective resilience from coping strategies and protective personality factors. Behavioral Psychology/Psicología Conductual, 27 (3), 375 – 389.

Alqahtani, F. , & Orji, R. (2019). Usability issues in mental health applications. Adjunct Publication of the 27th Conference on User Modeling, Adaptation and Personalization, 343 – 348. https://doi. org/10. 1145/3314183. 3323676.

Al-Refae, M. , Al-Refae, A. , Munroe, M. , Sardella, N. A. , & Ferrari, M. (2021). A self-compassion and mindfulness-based cognitive mobile intervention (Serene) for depression, anxiety, and stress: Promoting adaptive emotional regulation and wisdom. Frontiers in Psychology, 12, 648087. https://doi. org/10. 3389/fpsyg. 2021. 648087.

Alsawalqa, R. O. (2021). Cyberbullying, social stigma, and self-esteem: The impact of COVID – 19 on students from East and Southeast Asia at the University of Jordan. Heliyon, 7 (4), e06711. https://doi. org/10. 1016/j. heliyon. 2021. e06711.

Ammar, A. , Mueller, P. , Trabelsi, K. , Chtourou, H. , Boukhris, O. , Masmoudi, L. , Bouaziz, B. , Brach, M. , Schmicker, M. , & Bentlage, E. (2020). Psychological consequences of COVID – 19 home confinement: The ECLB-COVID19 multicenter study. PLoS One, 15 (11), 1 – 13. https://doi. org/10. 1371/journal. pone. 0240204.

Andersson, E. , Ljótsson, B. , Hedman, E. , Enander, J. , Kaldo, V. , Andersson, G. , Lindefors, N. , & Rück, C. (2015). Predictors and moderators of Internet-based cognitive behavior therapy for obsessive-compulsive disorder: Results from a randomized trial. Journal of Obsessive-Compulsive and Related Disorders, 4, 1 – 7.

Andersson, G. (2018). Internet interventions: Past, present and future. Internet Interventions, 12, 181 – 188. https://doi. org/10. 1016/j. invent. 2018. 03. 008.

Andersson, G. , Carlbring, P. , Furmark, T. , On, B. O. T. S. , & Fontenelle, L. (2012). Therapist experience and knowledge acquisition in Internet-delivered CBT for social anxiety disorder: A randomized controlled trial. PloS One, 7 (5), e37411. https://doi. org/10. 1371/journal. pone. 0037411.

Andersson, G. , Carlbring, P. , & Grimlund, A. (2008). Predicting treatment outcome in internet versus face to face treatment of panic disorder. Computers in Human Behavior, 24 (5), 1790 – 1801. https://doi. org/10. 1016/j. chb. 2008. 02. 003.

Andersson, G. , & Cuijpers, P. (2009). Internet-based and other computerized psychological treatments for adult depression: A meta-analysis. Cognitive Behaviour Therapy, 38 (4), 196 - 205. https://doi. org/10. 1080/16506070903318960.

Andersson, G. , Cuijpers, P. , Carlbring, P. , Riper, H. , & Hedman, E. (2014). Guided Internet-based vs. face-to-face cognitive behavior therapy for psychiatric and somatic disorders: A systematic review and meta-analysis. World Psychiatry, 13 (3), 288 - 295. https://doi. org/10. 1002/wps. 20151.

Andersson, G. , Hesser, H. , Hummerdal, D. , Bergman-Nordgren, L. , & Carlbring, P. (2013). A 3. 5-year follow-up of Internet-delivered cognitive behavior therapy for major depression. Journal of Mental Health, 22 (2), 155 - 164. https://doi. org/10. 3109/09638237. 2011. 608747.

Andersson, G. , Paxling, B. , Roch-Norlund, P. , Östman, G. , Norgren, A. , Almlöv, J. , Georén, L. , Breitholtz, E. , Dahlin, M. , & Cuijpers, P. (2012). Internet-based psychodynamic versus cognitive behavioral guided self-help for generalized anxiety disorder: A randomized controlled trial. Psychotherapy and Psychosomatics, 81 (6), 344 - 355. https://doi. org/10. 1159/000339371.

Andersson, G. , Titov, N. , Dear, B. F. , Rozental, A. , & Carlbring, P. (2019). Internet-delivered psychological treatments: From innovation to implementation. World Psychiatry, 18 (1), 20 - 28. https://doi. org/10. 1002/wps. 20610.

Andersson, G. , Topooco, N. , Havik, O. , & Nordgreen, T. (2016). Internet-supported versus face-to-face cognitive behavior therapy for depression. Expert Review of Neurotherapeutics, 16 (1), 55 - 60. https://doi. org/10. 1586/14737175. 2015. 1125783.

Andrews, G. , Cuijpers, P. , Craske, M. G. , McEvoy, P. , & Titov, N. (2010). Computer therapy for the anxiety and depressive disorders is effective, acceptable and practical health care: A meta-analysis. PloS One, 5 (10), e13196. https://doi. org/10. 1371/journal. pone. 0013196.

Antonovsky, A. (1979). Health, stress, and coping. Jossey-Bass. https://www. semanticscholar. org/paper/Health%2C-stress%2C-and-coping-Antonovsky/46cf56b3bc8db0351a7ec19d91d407be28657c42.

Antonovsky, A. , & Sourani, T. (1988). Family sense of coherence and family adaptation. National Council on Family Relations.

Aoun, S. M. , Breen, L. J. , Howting, D. A. , Rumbold, B. , McNamara, B. , & Hegney, D. (2015). Who needs bereavement support? A population based survey of bereavement risk and support need. PLoS One, 10 (3), e0121101. https://doi. org/10. 1371/journal. pone. 0121101.

Aoun, S. M. , Breen, L. J. , Rumbold, B. , Christian, K. M. , Same, A. , & Abel, J.

(2019). Matching response to need: What makes social networks fit for providing bereavement support? PLoS One, 14 (3), e0213367. https://doi.org/10.1371/journal.pone.0213367.

Aoun, S. M. , Breen, L. J. , White, I. , Rumbold, B. , & Kellehear, A. (2018). What sources of bereavement support are perceived helpful by bereaved people and why? Empirical evidence for the compassionate communities approach. Palliative Medicine, 32 (8), 1378–1388. https://doi.org/10.1177/0269216318774995.

Applegate, W. B. , & Ouslander, J. G. (2020). COVID-19 presents high risk to older persons. Journal of the American Geriatrics Society, 68 (4), 681. https://doi.org/10.1111/jgs.16426.

Araten-Bergman, T. , & Shpigelman, C. N. (2020). Staying connected during COVID-19: Family engagement with adults with developmental disabilities in supported accommodation. Research in Developmental Disabilities, 108 (14). https://doi.org/10.1016/j.ridd.2020.103812.

Arenas, D. L. , Viduani, A. C. , Bassols, A. M. S. , & Hauck, S. (2021). Peer support intervention as a tool to address college students' mental health amidst the COVID-19 pandemic. International Journal of Social Psychiatry, 67 (3), 301–302. https://doi.org/10.1177/0020764020954468.

Armelius, B. , & Andreassen, T. H. (2007). Cognitive-behavioral treatment for antisocial behavior in youth in residential treatment. Campbell Systematic Reviews, 3 (1), 1–57. https://doi.org/10.4073/csr.2007.8.

Arnberg, F. K. , Linton, S. J. , Hultcrantz, M. , Heintz, E. , Jonsson, U. , & Davey, C. G. (2014). Internet-delivered psychological treatments for mood and anxiety disorders: A systematic review of their efficacy, safety, and cost-effectiveness. PLoS One, 9 (5), e98118. https://doi.org/10.1371/journal.pone.0098118.

Arnetz, B. B. , Nevedal, D. C. , Lumley, M. A. , Backman, L. , & Lublin, A. (2009). Trauma resilience training for police: Psychophysiological and performance effects. Journal of Police and Criminal Psychology, 24 (1), 1–9. https://doi.org/10.1007/s11896-008-9030-y.

Assiri, A. , McGeer, A. , Perl, T. M. , Price, C. S. , Al Rabeeah, A. A. , Cummings, D. A. T. , Alabdullatif, Z. N. , Assad, M. , Almulhim, A. , Makhdoom, H. , Madani, H. , Alhakeem, R. , Al-Tawfiq, J. A. , Cotten, M. , Watson, S. J. , Kellam, P. , Zumla, A. I. , & Memish, Z. A. (2013). Hospital outbreak of middle east respiratory syndrome coronavirus. New England Journal of Medicine, 369 (5), 407–416. https://doi.org/10.1056/NEJMoa1306742.

A-Tjak, J. G. L. , Davis, M. L. , Morina, N. , Powers, M. B. , Smits, J. A. J. , & Emmelkamp, P. M. G. (2015). A meta-analysis of the efficacy of acceptance and commitment therapy for clinically relevant mental and physical health problems. Psychotherapy and Psychosomatics, 84 (1), 30 – 36. https: //doi. org/10. 1159/000365764.

Aupperle, R. L. , Melrose, A. J. , Stein, M. B. , & Paulus, M. P. (2012). Executive function and PTSD: Disengaging from trauma. Neuropharmacology, 62 (2), 686 – 694. https: //doi. org/10. 1016/j. neuropharm. 2011. 02. 008.

Babson, Kimberly, A. , Leyro, Teresa, M. , Bonn-Miller, Marcel, & O. (2014). Anxiety sensitivity in relation to sleep quality among HIV-infected individuals. Journal of the Association of Nurses in Aids Care Janac, 6, 638 – 645. https: //doi. org/10. 1016/J. JANA. 2014. 02. 002.

Baer, J. (2002). Is family cohesion a risk or protective factor during adolescent development? Journal of Marriage and Family, 64 (3), 668 – 675. https: //doi. org/10. 1111/j. 1741 – 3737. 2002. 00668. x.

Baer, R. A. (2003). Mindfulness training as a clinical intervention: A conceptual and empirical review. Clinical Psychology: Science and Practice, 10 (2), 125 – 143. https: //doi. org/10. 1093/clipsy. bpg015.

Bai, Y. , Lin, C. -C. , Lin, C. -Y. , Chen, J. -Y. , Chue, C. -M. , & Chou, P. (2004). Survey of stress reactions among health care workers involved with the SARS outbreak. Psychiatric Services, 55 (9), 1055 – 1057. https: //doi. org/10. 1176/appi. ps. 55. 9. 1055.

Bai, Z. , Luo, S. , Zhang, L. , Wu, S. , & Chi, I. (2020). Acceptance and Commitment Therapy (ACT) to reduce depression: A systematic review and meta-analysis. Journal of Affective Disorders, 260, 728 – 737. https: //doi. org/10. 1016/j. jad. 2019. 09. 040.

Baikie, K. A. , Geerligs, L. , & Wilhelm, K. (2012). Expressive writing and positive writing for participants with mood disorders: An online randomized controlled trial. Journal of Affective Disorders, 136 (3), 310 – 319. https: //doi. org/10. 1016/j. jad. 2011. 11. 032.

Bailey, T. C. , Merritt, M. W. , & Tediosi, F. (2015). Investing in justice: Ethics, evidence, and the eradication investment cases for lymphatic filariasis and onchocerciasis. American Journal of Public Health, 105 (4), 629 – 636. https: //doi. org/10. 2105/AJPH. 2014. 302454.

Bakic, H. , & Ajdukovic, D. (2019). Stability and change post-disaster: dynamic relations between individual, interpersonal and community resources and psychosocial functioning. European Journal of Psychotraumatology, 10 (1), 1614821.

Balcombe, L. , & De Leo, D. (2021). Digital mental health challenges and the horizon ahead for solutions. JMIR Mental Health, 8 (3), e26811. https: //doi. org/10. 2196/26811.

Balgiu, B. A. (2017). Self-esteem, personality and resilience. Study of a students emerging adults group. Journal of Educational Sciences and Psychology, 7 (1), 93 - 99.

Bandelow, B. , Michaelis, S. , & Wedekind, D. (2017). Treatment of anxiety disorders. Dialogues in Clinical Neuroscience, 19 (2), 93 - 107. https://doi.org/10.31887/DCNS.2017.19.2/bbandelow.

Bandura, A. (1977). Self-efficacy: Toward a unifying theory of behavioral change. Psychological Review, 84 (2), 191 - 215. https://doi.org/10.1037/0033 - 295X.84.2.191.

Bandura, A. (1997). Self-efficacy: The exercise of control. W. H. Freeman. https://www.semanticscholar.org/paper/Self-Efficacy%3A-The-Exercise-of-Control-Bandura/89b68138a9f99ce8ad92e60a9272318f7355cf34.

Banks, K. , Newman, E. , & Saleem, J. (2015). An overview of the research on mindfulness-based interventions for treating symptoms of posttraumatic stress disorder: A systematic review. Journal of Clinical Psychology, 71 (10), 935 - 963. https://doi.org/10.1002/jclp.22200.

Barak, A. , Hen, L. , Boniel-Nissim, M. , & Shapira, N. (2008). A comprehensive review and a meta-analysis of the effectiveness of Internet-based psychotherapeutic interventions. Journal of Technology in Human Services, 26 (2 - 4), 109 - 160. https://doi.org/10.1080/15228830802094429.

Barak, A. , Klein, B. , & Proudfoot, J. G. (2009). Defining internet-supported therapeutic interventions. Annals of Behavioral Medicine, 38 (1), 4 - 17. https://doi.org/10.1007/s12160 - 009 - 9130 - 7.

Barnes, J. A. (1954). Class and committees in a Norwegian island parish. Human Relations, 7 (1), 39 - 58. https://doi.org/10.1177/001872675400700102.

Barrett, C. B. , & Constas, M. A. (2014). Toward a theory of resilience for international development applications. Proceedings of the National Academy of Sciences, 111 (40), 14625 - 14630. https://doi.org/10.1073/pnas.1320880111.

Barth, J. , Munder, T. , Gerger, H. , Nüesch, E. , Trelle, S. , Znoj, H. , Jüni, P. , & Cuijpers, P. (2016). Comparative efficacy of seven psychotherapeutic interventions for patients with depression: A network meta-analysis. Focus, 14 (2), 229 - 243. https://doi.org/10.1176/appi.focus.140201.

Bartholomew, K. , & Horowitz, L. M. (1991). Attachment styles among young adults: A test of a four-category model. Journal of Personality and Social Psychology, 61 (2), 226 - 244. https://doi.org/10.1037/0022 - 3514.61.2.226.

Başoğlu, M. , Salcioğlu, E. , Livanou, M. , Kalender, D. , & Acar, G. (2005). Single-session behavioral treatment of earthquake-related posttraumatic stress disorder: A randomized waiting list controlled trial. Journal of Traumatic Stress, 18 (1), 1 - 11.

https：//doi. org/10. 1002/jts. 20011.

Batterham, P. J. , Christensen, H. , Calear, A. L. , Werner-Seidler, A. , & Kazan, D. (2020). Rates and predictors of deterioration in a trial of internet-delivered cognitive behavioral therapy for reducing suicidal thoughts. Archives of Suicide Research, Advance-online publication. https：//doi. org/10. 1080/13811118. 2020. 1848671.

Baumeister, H. (2017). Behavioural activation training for depression. The Lancet, 389 (10067), 366 – 367. https：//doi. org/10. 1016/S0140 – 6736 (17) 30158 – 7.

Baumeister, H. , Reichler, L. , Munzinger, M. , & Lin, J. (2014). The impact of guidance on Internet-based mental health interventions—A systematic review. Internet Interventions, 1 (4), 205 – 215. https：//doi. org/10. 1016/j. invent. 2014. 08. 003.

Bayageldi, N. K. (2021). Psychological first aid and practice principles in the coronavirus (COVID – 19) outbreak process. Bezmialem Science, 9 (2), 244 – 249. https：//doi. org/10. 14235/bas. galenos. 2020. 4472.

Beasley, M. , Thompson, T. , & Davidson, J. (2003). Resilience in response to life stress：The effects of coping style and cognitive hardiness. Personality and Individual Differences, 34 (1), 77 – 95. https：//doi. org/10. 1016/S0191 – 8869 (02) 00027 – 2.

Beck, A. T. (2005). The current state of cognitive therapy：A 40 – year retrospective. Archives of General Psychiatry, 62 (9), 953. https：//doi. org/10. 1001/archpsyc. 62. 9. 953.

Beck, A. T. , & Clark, D. A. (1997). An information processing model of anxiety：Automatic and strategic processes. Behaviour Research and Therapy, 35 (1), 49 – 58. https：//doi. org/10. 1016/S0005 – 7967 (96) 00069 – 1.

Beck, A. T. , & Dozois, D. J. A. (2011). Cognitive therapy：Current status and future directions. Annual Review of Medicine, 62 (1), 397 – 409. https：//doi. org/10. 1146/annurev-med-052209 – 100032.

Beck, A. T. , Emery, G. , & Greenberg, R. L. (2005). Anxiety disorders and phobias：A cognitive perspective. (2rd ed.). Basic books.

Beck, A. T. , Hollon, S. D. , Young, J. E. , Bedrosian, R. C. , & Budenz, D. (1985). Treatment of depression with cognitive therapy and amitriptyline. Archives of General Psychiatry, 42 (2), 142. https：//doi. org/10. 1001/archpsyc. 1985. 01790250036005.

Beck, A. T. , Rush, A. J. , & Shaw, B. F. (1979). Cognitive therapy of depression. Guilford press.

Becker, J. C. (2012). The system-stabilizing role of identity management strategies：Social creativity can undermine collective action for social change. Journal of Personality and Social Psychology, 103 (4), 647 – 662. https：//doi. org/10. 1037/a0029240.

Becker, J. , Paton, D. , & McBride, S. (2013). Improving community resilience in the Hawke's Bay：A review of resilience research, and current public education, communication and resilience strategies. 82.

Becvar, D. S. (2013). Handbook of Family Resilience. Springer New York. https：//doi. org/10. 1007/978 – 1 – 4614 – 3917 – 2.

Bedford, L. A. , Dietch, J. R. , Taylor, D. J. , Boals, A. , & Zayfert, C. (2018). Computer-guided problem-solving treatment for depression, PTSD, and insomnia symptoms in student veterans: A pilot randomized controlled trial. Behavior Therapy, 49 (5), 756 – 767. https：//doi. org/10. 1016/j. beth. 2017. 11. 010.

Beltman, M. W. , Voshaar, R. C. O. , & Speckens, A. E. (2010). Cognitive-behavioural therapy for depression in people with a somatic disease: Meta-analysis of randomised controlled trials. British Journal of Psychiatry, 197 (1), 11 – 19. https：//doi. org/10. 1192/bjp. bp. 109. 064675.

Benetti, C. , & Kambouropoulos, N. (2006). Affect-regulated indirect effects of trait anxiety and trait resilience on self-esteem. Personality and Individual Differences, 41 (2), 341 – 352. https：//doi. org/10. 1016/j. paid. 2006. 01. 015.

Benight, C. C. (2004). Collective efficacy following a series of natural disasters. Anxiety, Stress & Coping, 17 (4), 401 – 420. https：//doi. org/10. 1080/106158005123313-28768.

Benight, C. C. , McFarlane, A. C. , & Norris, F. H. (2006). Formulating questions about postdisaster mental health. In F. H. Norris, S. Galea, M. J. Friedman, & P. J. Watson (Eds.). Methods for disaster mental health research (pp. 62 – 77). Guilford Press.

Benight, C. C. , Shoji, K. , Yeager, C. M. , Weisman, P. , & Boult, T. E. (2018). Predicting change in posttraumatic distress through change in coping self-efficacy after using the my trauma recovery ehealth intervention: Laboratory investigation. JMIR Mental Health, 5 (4), e10309. https：//doi. org/10. 2196/10309.

Bennett, C. B. , Ruggero, C. J. , Sever, A. C. , & Yanouri, L. (2020). eHealth to redress psychotherapy access barriers both new and old: A review of reviews and meta-analyses. Journal of Psychotherapy Integration, 30 (2), 188 – 207. https：//doi. org/10. 1037/int0000217.

Bensimon, M. (2012). Elaboration on the association between trauma, PTSD and posttraumatic growth: The role of trait resilience. Personality and Individual Differences, 52 (7), 782 – 787. https：//doi. org/10. 1016/j. paid. 2012. 01. 011.

Benzies, K. , & Mychasiuk, R. (2009). Fostering family resiliency: A review of the key protective factors. Child & Family Social Work, 14 (1), 103 – 114. https：//doi. org/10. 1111/j. 1365 – 2206. 2008. 00586. x.

Berezin, M. , & Lamont, M. (2016). Mutuality, mobilization, and messaging for health promotion: Toward collective cultural change. Social Science & Medicine (1982), 165,

201 - 205. https：//doi. org/10. 1016/j. socscimed. 2016. 07. 040.

Berger, J. , & Milkman, K. L. (2012). What makes online content viral. Journal of Marketing Research, 49 (2), 192 - 205. https：//doi. org/10. 1108/sd. 2012. 05628haa. 014.

Berger, T. (2017). The therapeutic alliance in Internet interventions：A narrative review and suggestions for future research. Psychotherapy Research, 27 (5), 511 - 524. https：//doi. org/10. 1080/10503307. 2015. 1119908.

Berger, T. , Bur, O. , & Krieger, T. (2019). Internet-based psychotherapeutic interventions. Psychotherapie, Psychosomatik, Medizinische Psychologie, 69 (9/10), 413 - 426. https：//doi. org/10. 1055/a - 0963 - 9055.

Berger, T. , Caspar, F. , Richardson, R. , Kneubühler, B. , Sutter, D. , & Andersson, G. (2011). Internet-based treatment of social phobia：A randomized controlled trial comparing unguided with two types of guided self-help. Behaviour Research and Therapy, 49 (3), 158 - 169. https：//doi. org/10. 1016/j. brat. 2010. 12. 007.

Berger, T. , Hämmerli, K. , Gubser, N. , Andersson, G. , & Caspar, F. (2011). Internet-based treatment of depression：A randomized controlled trial comparing guided with unguided self-help. Cognitive Behaviour Therapy, 40 (4), 251 - 266. https：//doi. org/10. 1080/16506073. 2011. 616531.

Bergman Nordgren, L. (2013). Individually tailored Internet-based cognitive behavioural therapy for anxiety disorders [Doctoral dissertation]. Linköping University.

Berkes, F. , & Ross, H. (2013). Community resilience：Toward an integrated approach. Society & Natural Resources, 26 (1), 5 - 20. https：//doi. org/10. 1080/08941920. 2012. 736605.

Bernard, H. S. , & MacKenzie, K. R. (2016). 团体心理治疗基础（鲁小华，阎博，张英俊，Trans.). 北京：机械工业出版社.

Besio, C. , du Gay, P. , & Serrano Velarde, K. (2020). Disappearing organization? Reshaping the sociology of organizations. Current Sociology, 68 (4), 411 - 418. https：//doi. org/10. 1177/0011392120907613.

Beynon, M. J. , Jones, P. , & Pickernell, D. (2016). Country-based comparison analysis using fsQCA investigating entrepreneurial attitudes and activity. Journal of Business Research, 69 (4), 1271 - 1276. https：//doi. org/10. 1016/j. jbusres. 2015. 10. 091.

Bianca, R. (2018). Influence of social capital on community resilience in the case of emergency situations in Romania. Transylvanian Review of Administrative Sciences, 14 (54), 73 - 89.

Bielinski, L. L. , & Berger, T. (2020). Internet interventions for mental health：Current state of research, lessons learned and future directions. Counseling Psychology and Psychotherapy, 28 (3), 65 - 83. https：//doi. org/10. 17759/cpp. 2020280305.

Bird, M. D. , Chow, G. M. , Meir, G. , & Freeman, J. (2019). The influence of stigma on college students' attitudes toward online video counseling and face-to-face counseling. Journal of College Counseling, 22 (3), 256 - 269. https://doi. org/10. 1002/jocc. 12141.

Birkeland, M. S. , & Heir, T. (2017). Making connections: Exploring the centrality of posttraumatic stress symptoms and covariates after a terrorist attack. European Journal of Psychotraumatology, 8 (sup3), 1333387. https://doi. org/10. 1080/20008198. 2017. 1333387.

Bisson, J. , & Andrew, M. (2007). Psychological treatment of post-traumatic stress disorder (PTSD). Cochrane Database of Systematic Reviews, 3. https://doi. org/10. 1002/14651858. CD003388. pub3.

Bisson, J. I. , Roberts, N. P. , Andrew, M. , Cooper, R. , Lewis, C. , & Cochrane, C. M. D. G. (2013). Psychological therapies for chronic post-traumatic stress disorder (PTSD) in adults. Cochrane Database of Systematic Reviews, 12, CD003388. https://doi. org/10. 1002/14651858. CD003388. pub4.

Black, K. , & Lobo, M. (2008). A conceptual review of family resilience factors. Journal of Family Nursing, 14 (1), 33 - 55. https://doi. org/10. 1177/1074840707312237.

Blackburn, L. , & Owens, G. P. (2015). The effect of self efficacy and meaning in life on posttraumatic stress disorder and depression severity among veterans. Journal of Clinical Psychology, 71 (3), 219 - 228. https://doi. org/10. 1002/jclp. 22133.

Blake, H. , Bermingham, F. , Johnson, G. , & Tabner, A. (2020). Mitigating the psychological impact of COVID - 19 on healthcare workers: A digital learning package. International Journal of Environmental Research and Public Health, 17 (9), 2997. https://doi. org/10. 3390/ijerph17092997.

Blanck, P. , Perleth, S. , Heidenreich, T. , Kröger, P. , Ditzen, B. , Bents, H. , & Mander, J. (2018). Effects of mindfulness exercises as stand-alone intervention on symptoms of anxiety and depression: Systematic review and meta-analysis. Behaviour Research and Therapy, 102, 25 - 35. https://doi. org/10. 1016/j. brat. 2017. 12. 002.

Boelen, P. A. , de Keijser, J. , van den Hout, M. A. , & van den Bout, J. (2007). Treatment of complicated grief: A comparison between cognitive-behavioral therapy and supportive counseling. Journal of Consulting and Clinical Psychology, 75 (2), 277 -284. https://doi. org/10. 1037/0022 - 006x. 75. 2. 277.

Boelen, P. A. , Eisma, M. C. , Smid, G. E. , de Keijser, J. , & Lenferink, L. I. M. (2021). Remotely delivered cognitive behavior therapy for disturbed grief during the COVID - 19 crisis: Challenges and opportunities. Journal of Loss & Trauma, 26 (3), 211 - 219. https://doi. org/10. 1080/15325024. 2020. 1793547.

Boelen, P. A. , & Prigerson, H. G. (2007). The influence of symptoms of prolonged grief disorder, depression, and anxiety on quality of life among bereaved adults. European Archives of Psychiatry and Clinical Neuroscience, 257 (8), 444 - 452. https: //doi. org/10. 1007/s00406 - 007 - 0744 - 0.

Boelen, P. A. , van de Schoot, R. , van den Hout, M. A. , de Keijser, J. , & van den Bout, J. (2010). Prolonged grief disorder, depression, and posttraumatic stress disorder are distinguishable syndromes. Journal of Affective Disorders, 125 (1 - 3), 374 - 378. https: //doi. org/10. 1016/j. jad. 2010. 01. 076.

Boelen, P. A. , van den Hout, M. A. , & van den Bout, J. (2006). A cognitive-behavioral conceptualization of complicated grief. Clinical Psychology-Science and Practice, 13 (2), 109 - 128. https: //doi. org/10. 1111/j. 1468 - 2850. 2006. 00013. x.

Boks, M. P. , Mierlo, H. C. V. , Rutten, B. P. F. , Radstake, T. R. D. J. , De Witte, L. , Geuze, E. , Horvath, S. , Schalkwyk, L. C. , Vinkers, C. H. , Broen, J. C. A. , & Vermetten, E. (2015). Longitudinal changes of telomere length and epigenetic age related to traumatic stress and post-traumatic stress disorder. Psychoneuroendocrinology, 51, 506 - 512. https: //doi. org/10. 1016/j. psyneuen. 2014. 07. 011.

Bolger, N. , DeLongis, A. , Kessler, R. C. , & Schilling, E. A. (1989). Effects of daily stress on negative mood. Journal of Personality and Social Psychology, 57 (5), 808 - 818. https: //doi. org/10. 1037/0022 - 3514. 57. 5. 808.

Bomyea, J. , Johnson, A. , & Lang, A. J. (2017). Information processing in PTSD: Evidence for biased attentional, interpretation, and memory processes. Psychopathology Review, 4 (3), 218 - 243. https: //doi. org/10. 5127/pr. 037214.

Bonanno, G. A. (2004). Loss, trauma, and human resilience: Have we underestimated the human capacity to thrive after extremely aversive events? The American Psychologist, 59 (1), 20 - 28. https: //doi. org/10. 1037/0003 - 066X. 59. 1. 20.

Bonanno, G. A. (2006). Grief, trauma, and resilience. In E. K. Rynearson (Ed.). Violent death (pp. 31 - 46). Routledge.

Bonanno, G. A. , & Diminich, E. D. (2013). Annual research review: Positive adjustment to adversity-trajectories of minima impact resilience and emergent resilience. Journal of Child Psychology and Psychiatry, 54 (4), 378 - 401. https: //doi. org/10. 1111/jcpp. 12021.

Bonanno, G. A. , Galea, S. , Bucciarelli, A. , & Vlahov, D. (2007). What predicts psychological resilience after disaster? The role of demographics, resources, and life stress. Journal of Consulting and Clinical Psychology, 75 (5), 671 - 682. https: //doi. org/10. 1037/0022 - 006X. 75. 5. 671.

Bonanno, G. A. , Ho, S. M. Y. , Chan, J. C. K. , Kwong, R. S. Y. , Cheung, C. K. Y. , Wong, C. P. Y. , & Wong, V. C. W. (2008). Psychological resilience and dysfunction among hospitalized survivors of the SARS epidemic in Hong Kong: A latent class approach. Health Psychology, 27 (5), 659 - 667. https: //doi. org/10. 1037/0278 -

6133. 27. 5. 659.

Bonanno, G. A. , & Kaltman, S. (1999). Toward an integrative perspective on bereavement. Psychological Bulletin, 125 (6), 760 – 776. https: //doi. org/10. 1037/0033 – 2909. 125. 6. 760.

Bonanno, G. A. , & Kaltman, S. (2001). The varieties of grief experience. Clinical Psychology Review, 21 (5), 705 – 734. https: //doi. org/10. 1016/s0272 – 7358 (00) 00062 – 3.

Bonanno, G. A. , Mancini, A. D. , Horton, J. L. , Powell, T. M. , LeardMann, C. A. , Boyko, E. J. , Wells, T. S. , Hooper, T. I. , Gackstetter, G. D. , Smith, T. C. , & For, T. M. C. S. (2012). Trajectories of trauma symptoms and resilience in deployed US military service members: Prospective cohort study. British Journal of Psychiatry, 200 (4), 317 – 323. https: //doi. org/10. 1192/bjp. bp. 111. 096552.

Bonanno, G. A. , Papa, A. , Lalande, K. , Zhang, N. P. , & Noll, J. G. (2005). Grief processing and deliberate grief avoidance: A prospective comparison of bereaved spouses and parents in the United States and the People's Republic of China. Journal of Consulting and Clinical Psychology, 73 (1), 86 – 98. https: //doi. org/10. 1037/0022 – 006x. 73. 1. 86.

Bonanno, G. A. , Romero, S. A. , & Klein, S. I. (2015). The temporal elements of psychological resilience: An integrative framework for the study of individuals, families, and communities. Psychological Inquiry, 26 (2), 139 – 169. https: //doi. org/10. 1080/1047840X. 2015. 992677.

Bonanno, G. A. , Westphal, M. , & Mancini, A. D. (2011). Resilience to loss and potential trauma. Annual Review of Clinical Psychology, 7, 511 – 535. https: //doi. org/ 10. 1146/annurev-clinpsy-032210 – 104526.

Bordin, E. S. (1994). Theory and research on the therapeutic working alliance: New directions. The Working Alliance: Theory, Research, and Practice, 173, 13 – 37.

Borghouts, J. , Eikey, E. , Mark, G. , De Leon, C. , Schueller, S. M. , Schneider, M. , Stadnick, N. , Zheng, K. , Mukamel, D. , & Sorkin, D. H. (2021). Barriers to and facilitators of user engagement with digital mental health interventions: Systematic review. Journal of Medical Internet Research, 23 (3), e24387. https: //doi. org/10. 2196/24387.

Boruff, B. J. , & Shirley, W. L. (2003). Social Vulnerability to Environmental Hazards. Routledge.

Boss, P. , Beaulieu, L. , Wieling, E. , Turner, W. , & LaCruz, S. (2003). Healing loss, ambiguity, and trauma: A community-based intervention with families of union workers missing after the 9/11 attack in New York city. Journal of Marital and Family Therapy, 29 (4), 455 – 467. https: //doi. org/10. 1111/j. 1752 – 0606. 2003.

tb01688. x.

Boss, P. , Caron, W. , Horbal, J. , & Mortimer, J. (1990). Predictors of depression in caregivers of dementia patients: Boundary ambiguity and mastery. Family Process, 29 (3), 245 – 254. https: //doi. org/10. 1111/j. 1545 – 5300. 1990. 00245. x.

Boullion, G. Q. , Pavlacic, J. M. , Schulenberg, S. E. , Buchanan, E. M. , & Steger, M. F. (2020). Meaning, social support, and resilience as predictors of posttraumatic growth: A study of the Louisiana flooding of August 2016. American Journal of Ortho-psychiatry, 90 (5), 578 – 585. https: //doi. org/10. 1037/ort0000464.

Bower, P. , Kontopantelis, E. , Sutton, A. , Kendrick, T. , Richards, D. A. , Gilbody, S. , Knowles, S. , Cuijpers, P. , Andersson, G. , Christensen, H. , Meyer, B. , Huibers, M. , Smit, F. , van Straten, A. , Warmerdam, L. , Barkham, M. , Bilich, L. , Lovell, K. , & Liu, E. T. H. (2013). Influence of initial severity of depression on effectiveness of low intensity interventions: Meta-analysis of individual patient data. BMJ, 346 (feb26 2), f540 – f540. https: //doi. org/10. 1136/bmj. f540.

Boyd, J. E. , Lanius, R. A. , & McKinnon, M. C. (2018). Mindfulness-based treatments for posttraumatic stress disorder: A review of the treatment literature and neurobio-logical evidence. Journal of Psychiatry & Neuroscience, 43 (1), 7 – 25. https: //doi. org/10. 1503/jpn. 170021.

Bradley, R. , Greene, J. , Russ, E. , Dutra, L. , & Westen, D. (2005). A multidimen-sional meta-analysis of psychotherapy for PTSD. American Journal of Psychiatry, 162 (2), 214 – 227. https: //doi. org/10. 1176/appi. ajp. 162. 2. 214.

Bragesjö, M. , Arnberg, F. K. , Särnholm, J. , Olofsdotter Lauri, K. , & Andersson, E. (2021). Condensed Internet-delivered prolonged exposure provided soon after trau-ma: A randomised pilot trial. Internet Interventions, 23, 100358. https: //doi. org/ 10. 1016/j. invent. 2020. 100358.

Bragin, M. (2014). Clinical social work with survivors of disaster and terrorism: A social ecological approach. In J. Brandell (Ed.). Essentials of clinical social work (pp. 366 – 401). Sage.

Bränström, R. , Kvillemo, P. , Brandberg, Y. , & Moskowitz, J. T. (2010). Self-report mindfulness as a mediator of psychological well-being in a stress reduction intervention for cancer patients—A randomized study. Annals of Behavioral Medicine, 39 (2), 151 –161. https: //doi. org/10. 1007/s12160 – 010 – 9168 – 6.

Bray, I. , & Gunnell, D. (2006). Suicide rates, life satisfaction and happiness as markers for population mental health. Social Psychiatry and Psychiatric Epidemiology, 41 (5), 333 – 337. https: //doi. org/10. 1007/s00127 – 006 – 0049 – z.

Breslau, N. , Bohnert, K. M. , & Koenen, K. C. (2010). The 9/11 terrorist attack and posttraumatic stress disorder revisited. The Journal of Nervous and Mental Disease,

198 (8), 539 – 543. https：//doi. org/10. 1097/NMD. 0b013e3181ea1e2f.

Brewin, C. R. (2003). Posttraumatic stress disorder：Myth or malady.

Brewin, C. R. , Andrews, B. , & Valentine, J. D. (2000). Meta-analysis of risk factors for posttraumatic stress disorder in trauma-exposed adults. Journal of Consulting and Clinical Psychology, 68 (5), 748 – 766. https：//doi. org/10. 1037/0022 – 006X. 68. 5. 748.

Brivio, E. , Guiddi, P. , Scotto, L. , Giudice, A. V. , Pettini, G. , Busacchio, D. , Didier, F. , Mazzocco, K. , & Pravettoni, G. (2021). Patients living with breast cancer during the coronavirus pandemic：The role of family resilience, coping flexibility, and locus of control on affective responses. Frontiers in Psychology, 11, 567230. https：// doi. org/10. 3389/fpsyg. 2020. 567230.

Brog, N. A. , Hegy, J. K. , Berger, T. , & Znoj, H. (2022). Effects of an Internet-based self-help intervention for psychological distress due to COVID – 19：Results of a randomized controlled trial. Internet Interventions, 27, 100492. https：//doi. org/10. 1016/j. invent. 2021. 100492.

Brooks, S. K. , Webster, R. K. , Smith, L. E. , Woodland, L. , Wessely, S. , Greenberg, N. , & Rubin, G. J. (2020). The psychological impact of quarantine and how to reduce it：Rapid review of the evidence. The Lancet, 395 (10227), 912 – 920. https：//doi. org/10. 1016/S0140 – 6736 (20) 30460 – 8.

Brown, L. A. , Belli, G. M. , Asnaani, A. , & Foa, E. B. (2019). A review of the role of negative cognitions about oneself, others, and the world in the treatment of PTSD. Cognitive Therapy and Research, 43 (1), 143 – 173. https：//doi. org/10. 1007/ s10608 – 018 – 9938 – 1.

Brown, L. A. , Zandberg, L. J. , & Foa, E. B. (2019). Mechanisms of change in prolonged exposure therapy for PTSD：Implications for clinical practice. Journal of Psychotherapy Integration, 29 (1), 6 – 14. https：//doi. org/10. 1037/int0000109.

Brown, T. I. , Gagnon, S. A. , & Wagner, A. D. (2020). Stress disrupts human hippocampal-prefrontal function during prospective spatial navigation and hinders flexible behavior. Current Biology, 30 (10), 1821 – 1833. e8. https：//doi. org/10. 1016/j. cub. 2020. 03. 006.

Bruijniks, S. J. E. , Bosmans, J. , Peeters, F. P. M. L. , Hollon, S. D. , van Oppen, P. , van den Boogaard, M. , Dingemanse, P. , Cuijpers, P. , Arntz, A. , Franx, G. , & Huibers, M. J. H. (2015). Frequency and change mechanisms of psychotherapy among depressed patients：Study protocol for a multicenter randomized trial comparing twice-weekly versus once-weekly sessions of CBT and IPT. BMC Psychiatry, 15 (1), 137. https：//doi. org/10. 1186/s12888 – 015 – 0532 – 8.

Bruneau, M. , Chang, S. E. , Eguchi, R. T. , Lee, G. C. , O'Rourke, T. D. , Reinhorn,

A. M., Shinozuka, M., Tierney, K., Wallace, W. A., & von Winterfeldt, D. (2003). A framework to quantitatively assess and enhance the seismic resilience of communities. Earthquake Spectra, 19 (4), 733 - 752. https: //doi. org/10. 1193/ 1. 1623497.

Bryant, D. J., Oo, M., & Damian, A. J. (2020). The rise of adverse childhood experiences during the COVID - 19 pandemic. Psychological Trauma: Theory, Research, Practice, and Policy, 12 (S1), S193. https: //doi. org/10. 1037/tra0000711.

Bryant, R. (2006). Cognitive behavior therapy: Implications from advances in neuroscience. In N. Kato, M. Kawata, & R. K. Pitman (Eds.). PTSD (pp. 255 - 269). Springer.

Bryant, R. A., Gallagher, H. C., Gibbs, L., Pattison, P., MacDougall, C., Harms, L., Block, K., Baker, E., Sinnott, V., Ireton, G., Richardson, J., Forbes, D., & Lusher, D. (2017). Mental health and social networks after disaster. American Journal of Psychiatry, 174 (3), 277 - 285. https: //doi. org/10. 1176/appi. ajp. 2016. 15111403.

Bryant, R. A., & Guthrie, R. M. (2005). Maladaptive appraisals as a risk factor for posttraumatic stress: A study of trainee firefighters. Psychological Science, 16 (10), 749 - 752. https: //doi. org/10. 1111/j. 1467 - 9280. 2005. 01608. x

Bryant, R. A., & Guthrie, R. M. (2007). Maladaptive self-appraisals before trauma exposure predict posttraumatic stress disorder. Journal of Consulting and Clinical Psychology, 75 (5), 812 - 815. https: //doi. org/10. 1037/0022 - 006X. 75. 5. 812.

Bryant, R. A., Harvey, A. G., Guthrie, R. M., & Moulds, M. L. (2003). Acute psychophysiological arousal and posttraumatic stress disorder: A two-year prospective study. Journal of Traumatic Stress, 16 (5), 439 - 443. https: //doi. org/10. 1023/A: 1025750209553.

Bryant, R. A., Kenny, L., Joscelyne, A., Rawson, N., Maccallum, F., Cahill, C., Hopwood, S., Aderka, I., & Nickerson, A. (2014). Treating prolonged grief disorder: A randomized clinical trial. Jama Psychiatry, 71 (12), 1332 - 1339. https: // doi. org/10. 1001/jamapsychiatry. 2014. 1600.

Bu, Z. A., Yh, B., & Qian, L. C. (2020). Mental health toll from the coronavirus: Social media usage reveals Wuhan residents' depression and secondary trauma in the COVID - 19 outbreak—Science direct. Computers in Human Behavior, 114, 106524. https: //doi. org/10. 1016/j. chb. 2020. 106524.

Budd, J., Miller, B. S., Manning, E. M., Lampos, V., Zhuang, M., Edelstein, M., Rees, G., Emery, V. C., Stevens, M. M., Keegan, N., Short, M. J., Pillay, D., Manley, E., Cox, I. J., Heymann, D., Johnson, A. M., & McKendry, R. A. (2020). Digital technologies in the public-health response to COVID - 19. Nature Medicine, 26 (8), 1183 – 1192. https：//doi. org/10. 1038/s41591 – 020 – 1011 – 4.

Buenaventura, R. D. , Ho, J. B. , &. Lapid, M. I. (2020). COVID – 19 and mental health of older adults in the philippines：A perspective from a developing country. International Psychogeriatrics, 32 (10), 1129 – 1133. https：//doi. org/10. 1017/S1041610220000757.

Buhr, K. , &. Dugas, M. J. (2009). The role of fear of anxiety and intolerance of uncertainty in worry：An experimental manipulation. Behaviour Research and Therapy, 47 (3), 215 – 223. https：//doi. org/10. 1016/j. brat. 2008. 12. 004.

Bults, M. , Beaujean, D. J. , Zwart, O. D. , Kok, G. , Empelen, P. V. , Steenbergen, J. E. V. , Richardus, J. H. , &. Voeten, H. A. (2011). Perceived risk, anxiety, and behavioural responses of the general public during the early phase of the Influenza A (H1N1) pandemic in the Netherlands：Results of three consecutive online surveys. BMC Public Health, 11 (1), 1 – 13. https：//doi. org/10. 1186/1471 – 2458 – 11 – 2.

Burke, L. A. , Neimeyer, R. A. , &. McDevitt-Murphy, M. E. (2010). African American homicide bereavement：Aspects of social support that predict complicated grief, PTSD, and depression. Omega-Journal of Death and Dying, 61 (1), 1 – 24. https：//doi. org/10. 2190/OM. 61. 1. a.

Burkle Jr. , F. M. (2019). Challenges of global public health emergencies：Development of a health-crisis management framework. The Tohoku Journal of Experimental Medicine, 249 (1), 33 – 41. https：//doi. org/10. 1620/tjem. 249. 33.

Burns, D. D. , &. Spangler, D. L. (2000). Does psychotherapy homework lead to improvements in depression in cognitive behavioral therapy or does improvement lead to increased homework compliance? Journal of Consulting and Clinical Psychology, 68 (1), 46 – 56. https：//doi. org/10. 1037/0022 – 006X. 68. 1. 46.

Busuttil, W. , Turnbull, G. J. , Neal, L. A. , Rollins, J. , West, A. G. , Blanch, N. , &. Herepath, R. (1995). Incorporating psychological debriefing techniques within a brief group psychotherapy programme for the treatment of post-traumatic stress disorder. The British Journal of Psychiatry, 167 (4), 495 – 502.

Buyruk Genc, A. , Amanvermez, Y. , Zeren, S. G. , &. Erus, S. M. (2019). Early separations：Dropout from online and face-to-face counseling. Pegem Egitim Ve Ogretim Dergisi, 9 (4), 1001 – 1029. https：//doi. org/10. 14527/pegegog. 2019. 032.

Cacioppo, J. T. , Berntson, G. G. , Larsen, J. T. , Poehlmann, K. M. , &. Ito, T. A. (2000). The psychophysiology of emotion. Handbook of Emotions, 2 (1), 173 – 191.

Cacioppo, J. T. , Hawkley, L. C. , &. Thisted, R. A. (2010). Perceived social isolation makes me sad：5-year cross-lagged analyses of loneliness and depressive symptomatology in the Chicago Health, Aging, and Social Relations Study. Psychol Aging, 25 (2), 453 – 463. https：//doi. org/10. 1037/a0017216.

Cai, W. , Ding, C. , Tang, Y. -L. , Wu, S. , & Yang, D. (2014). Effects of social supports on posttraumatic stress disorder symptoms: Moderating role of perceived safety. Psychological Trauma: Theory, Research, Practice, and Policy, 6, 724 - 730. https: //doi. org/10. 1037/a0036342.

Cai, W. , Pan, Y. , Zhang, S. , Wei, C. , Dong, W. , & Deng, G. (2017). Relationship between cognitive emotion regulation, social support, resilience and acute stress responses in Chinese soldiers: Exploring multiple mediation model. Psychiatry Research, 256, 71 - 78. https: //doi. org/10. 1016/j. psychres. 2017. 06. 018.

Callaghan, E. G. , & Colton, J. (2008). Building sustainable & resilient communities: A balancing of community capital. Environment, Development and Sustainability, 10 (6), 931 - 942. https: //doi. org/10. 1007/s10668 - 007 - 9093 - 4.

Callus, E. , Bassola, B. , Fiolo, V. , Bertoldo, E. G. , Pagliuca, S. , & Lusignani, M. (2020). Stress reduction techniques for health care providers dealing with severe coronavirus infections (SARS, MERS, and COVID - 19): A rapid review. Frontiers in Psychology, 11, 589698. https: //doi. org/10. 3389/fpsyg. 2020. 589698.

Calzada, E. J. , Huang, K. -Y. , Anicama, C. , Fernandez, Y. , & Brotman, L. M. (2012). Test of a cultural framework of parenting with Latino families of young children. Cultural Diversity and Ethnic Minority Psychology, 18 (3), 285 - 296. https: //doi. org/10. 1037/a0028694.

Campbell, J. C. (2002). Health consequences of intimate partner violence. The Lancet, 359 (9314), 1331 - 1336. https: //doi. org/10. 1016/S0140 - 6736 (02) 08336 - 8.

Cannon, T. (2008). Vulnerability, "innocent" disasters and the imperative of cultural understanding. Disaster Prevention and Management, 17, 350 - 357. https: //doi. org/ 10. 1108/09653560810887275.

Cao, W. , Fang, Z. , Hou, G. , Han, M. , Xu, X. , Dong, J. , & Zheng, J. (2020). The psychological impact of the COVID - 19 epidemic on college students in China. Psychiatry Research, 287, 112934. https: //doi. org/10. 1016/j. psychres. 2020. 112934.

Cao, X. , Wang, L. , Cao, C. , Fang, R. , Chen, C. , Hall, B. J. , & Elhai, J. D. (2019). Sex differences in global and local connectivity of adolescent posttraumatic stress disorder symptoms. Journal of Child Psychology and Psychiatry, 60 (2), 216 - 224. https: //doi. org/10. 1111/jcpp. 12963.

Caricati, L. (2018). Considering intermediate-status groups in intergroup hierarchies: A theory of triadic social stratification. Journal of Theoretical Social Psychology, 2 (2), 58 - 66. https: //doi. org/10. 1002/jts5. 19.

Carlbring, P. , Andersson, G. , Cuijpers, P. , Riper, H. , & Hedman-Lagerlöf, E. (2018). Internet-based vs. face-to-face cognitive behavior therapy for psychiatric and somatic disorders: An updated systematic review and meta-analysis. Cognitive Behaviour Therapy, 47 (1), 1 - 18. https://doi. org/10. 1080/16506073. 2017. 1401115.

Carll. (2008). IASC Guidelines on Mental Health and Psychosocial Support in Emergency Settings. IASC.

Carmit-Noa, S. (2018). Leveraging social capital of individuals with intellectual disabilities through participation on Facebook. Journal of Applied Research in Intellectual Disabilities, 31 (1), e79 - e91. https://doi. org/10. 1111/jar. 12321.

Carpenter, J. K. , Andrews, L. A. , Witcraft, S. M. , Powers, M. B. , Smits, J. A. , & Hofmann, S. G. (2018). Cognitive behavioral therapy for anxiety and related disorders: A meta-analysis of randomized placebo-controlled trials. Depression and Anxiety, 35 (6), 502 - 514. https://doi. org/10. 1002/da. 22728.

Carr, D. , Boerner, K. , & Moorman, S. (2020). Bereavement in the time of Coronavirus: Unprecedented challenges demand novel interventions. Journal of Aging & Social Policy, 32 (4 - 5), 425 - 431. https://doi. org/10. 1080/08959420. 2020. 1764320.

Carr, W. , Bradley, D. , Ogle, A. D. , Eonta, S. E. , Pyle, B. L. , & Santiago, P. (2013). Resilience training in a population of deployed personnel. Military Psychology, 25 (2), 148 - 155. https://doi. org/10. 1037/h0094956.

Carter, B. E. , & McGoldrick, M. E. (1988). The changing family life cycle: A framework for family therapy. Gardner Press.

Carter, H. , Araya, R. , Anjur, K. , Deng, D. , & Naslund, J. A. (2021). The emergence of digital mental health in low-income and middle-income countries: A review of recent advances and implications for the treatment and prevention of mental disorders. Journal of Psychiatric Research, 133, 223 - 246. https://doi. org/10. 1016/j. jpsychires. 2020. 12. 016.

Carter, J. A. , Buckey, J. C. , Greenhalgh, L. , Holland, A. W. , & Hegel, M. T. (2005). An interactive media program for managing psychosocial problems on long-duration spaceflights. Aviation, Space, and Environmental Medicine, 76 (6), B213 - B223.

Cartreine, J. A. , Locke, S. E. , Buckey, J. C. , Sandoval, L. , & Hegel, M. T. (2012). Electronic problem-solving treatment: Description and pilot study of an interactive media treatment for depression. JMIR Research Protocols, 1 (2), e11. https://doi. org/10. 2196/resprot. 1925.

Castro, F. G. , & Murray, K. E. (2010). Cultural adaptation and resilience. In J. W. Reich, A. J. Zautra, & J. S. Hall (Eds.). Handbook of adult resilience (pp. 375 - 403). Guilford Press.

Caton, S. , & Chapman, M. (2016). The use of social media and people with intellectual disability: A systematic review and thematic analysis. Journal of Intellectual & Developmental Disability, 41 (2), 125 - 139. https://doi. org/10. 3109/13668250.

2016. 1153052.

Cavaiola, A. A. , & Colford, J. E. (2017). Crisis intervention: A practical guide. Sage Publications.

Cavanagh, K. , & Millings, A. (2013). (Inter) personal computing: The role of the therapeutic relationship in e-mental health. Journal of Contemporary Psychotherapy, 43 (4), 197 - 206. https: //doi. org/10. 1007/s10879 - 013 - 9242 - z.

Cerimele, J. M. , Bauer, A. M. , Fortney, J. C. , & Bauer, M. S. (2017). Patients with co-occurring bipolar disorder and posttraumatic stress disorder: A rapid review of the literature. The Journal of Clinical Psychiatry, 78 (5), e506 - e514. https: //doi. org/ 10. 4088/JCP. 16r10897.

Cesur-Soysal, G. , & Ari, E. (2022). How we disenfranchise grief for self and other: An empirical study. OMEGA-Journal of Death and Dying, Advance-online publication. https: //doi. org/10. 1177/00302228221075203.

Chan, A. H. Y. , & Honey, M. L. L. (2022). User perceptions of mobile digital apps for mental health: Acceptability and usability—An integrative review. Journal of Psychiatric and Mental Health Nursing, 29 (1), 147 - 168. https: //doi. org/10. 1111/ jpm. 12744.

Charles, S. T. , & Carstensen, L. L. (2010). Social and emotional aging. Annual Review of Psychology, 61 (1), 383 - 409. https: //doi. org/10. 1146/annurev. psych. 093008. 100448.

Charles, Z. , Kirst-Ashman, K. K. , & Hessenauer, S. L. (2018). Understanding human behavior and the social environment. Cengage Learning. https: //book. douban. com/ subject/31911203/.

Chaumet, G. , Taillard, J. , Sagaspe, P. , Pagani, M. , Dinges, D. F. , Pavy-Le-Traon, A. , Bareille, M. P. , Rascol, O. , & Philip, P. (2009). Confinement and sleep deprivation effects on propensity to take risks. Aviation, Space, and Environmental Medicine, 80 (2), 73 - 80 (8). https: //doi. org/10. 3357/ASEM. 2366. 2009.

Chen, C. S. , Wu, H. Y. , Yang, P. C. , & Yen, C. F. (2005). Psychological distress of nurses in Taiwan who worked during the outbreak of SARS. Psychiatric Services, 56 (1), 76 - 79. https: //doi. org/10. 1176/appi. ps. 56. 1. 76.

Chen, Q. , Liang, M. , Li, Y. , Guo, J. , & Zhang, Z. (2020). Mental health care for medical staff in China during the COVID - 19 outbreak. The Lancet Psychiatry, 7 (4), e15 - e16. https: //doi. org/10. 1016/S2215 - 0366 (20) 30078 - X.

Chen, R. , Chou, K. -R. , Huang, Y. -J. , Wang, T. -S. , Liu, S. -Y. , & Ho, L. -Y. (2006). Effects of a SARS prevention programme in Taiwan on nursing staff's anxiety, depression and sleep quality: A longitudinal survey. International Journal of Nursing Studies, 43 (2), 215 - 225. https: //doi. org/10. 1016/j. ijnurstu. 2005. 03. 006.

Chen, Y., Shen, W. W., Gao, K., Lam, C. S., Chang, W. C., & Deng, H. (2014). Effectiveness RCT of a CBT intervention for youths who lost parents in the Sichuan, China, Earthquake. Psychiatric Services, 65 (2), 259 - 262. https://doi.org/10. 1176/appi. ps. 201200470.

Chen, Y.-R., Hung, K.-W., Tsai, J.-C., Chu, H., Chung, M.-H., Chen, S.-R., Liao, Y.-M., Ou, K.-L., Chang, Y.-C., Chou, K.-R., & Chao, L. (2014). Efficacy of eye-movement desensitization and reprocessing for patients with posttraumatic-stress disorder: A meta-analysis of randomized controlled trials. PloS One, 9 (8), e103676. https://doi.org/10. 1371/journal. pone. 0103676.

Cheng, S. K., Wong, C. W., Tsang, J., & Wong, K. C. (2004). Psychological distress and negative appraisals in survivors of severe acute respiratory syndrome (SARS). Psychological Medicine, 34 (7), 1187 - 1195. https://doi.org/10. 1017/S0033291704002272.

Cheng, W., Zhang, F., Liu, Z., Zhang, H., Lyu, Y., Xu, H., Hua, Y., Gu, J., Yang, Z., & Liu, J. (2020). A psychological health support scheme for medical teams in COVID - 19 outbreak and its effectiveness. General Psychiatry, 33 (5), e100288. https://doi.org/10. 1136/gpsych-2020 - 100288.

Cheshmehzangi, A., Zou, T., & Su, Z. (2022). The digital divide impacts on mental health during the COVID - 19 pandemic. Brain, Behavior, and Immunity, 101, 211 - 213. https://doi.org/10. 1016/j. bbi. 2022. 01. 009.

Cheung, Y. T., Chau, P. H., & Yip, P. (2008). A revisit on older adult suicides and Severe Acute Respiratory Syndrome (SARS) epidemic in Hong Kong. International Journal of Geriatric Psychiatry, 23 (12), 1231 - 1238. https://doi.org/10. 1002/gps. 2056.

Chew, N. W. S., Lee, G. K. H., Tan, B. Y. Q., Jing, M., Goh, Y., Ngiam, N. J. H., Yeo, L. L. L., Ahmad, A., Ahmed Khan, F., Napolean Shanmugam, G., Sharma, A. K., Komalkumar, R. N., Meenakshi, P. V., Shah, K., Patel, B., Chan, B. P. L., Sunny, S., Chandra, B., Ong, J. J. Y., … Sharma, V. K. (2020). A multinational, multicentre study on the psychological outcomes and associated physical symptoms amongst healthcare workers during COVID - 19 outbreak. Brain, Behavior, and Immunity, 88, 559 - 565. https://doi.org/10. 1016/j. bbi. 2020. 04. 049.

Chipise, E., Wassenaar, D., & Wilkinson, A. (2019). Towards new ethics guidelines: The ethics of online therapy in South Africa. South African Journal of Psychology, 49 (3), 337 - 352. https://doi.org/10. 1177/0081246318811562.

Chopra, K. K., & Arora, V. K. (2020). COVID - 19 and social stigma: Role of scientific community. Indian Journal of Tuberculosis, 67 (3), 284 - 285. https://doi.org/10. 1016/j. ijtb. 2020. 07. 012.

Chow, N., Fleming-Dutra, K., Gierke, R., Hall, A., Hughes, M., Pilishvili, T.,

Ritchey, M. , Roguski, K. , Skoff, T. , & Ussery, E. (2020). Preliminary estimates of the prevalence of selected underlying health conditions among patients with coronavirus disease 2019—United States, February 12 – March 28, 2020. Morbidity and Mortality Weekly Report, 69 (13), 382 – 386. https: //doi. org/10. 15585/mmwr. mm6913e2.

Chua, S. E. , Cheung, V. , Cheung, C. , McAlonan, G. M. , Wong, J. W. , Cheung, E. P. , Chan, M. T. , Wong, M. M. , Tang, S. W. , Choy, K. M. , Wong, M. K. , Chu, C. M. , & Tsang, K. W. (2004). Psychological effects of the SARS outbreak in Hong Kong on high-risk health care workers. The Canadian Journal of Psychiatry, 49 (6), 391 – 393. https: //doi. org/10. 1177/070674370404900609.

Clair, M. , Daniel, C. , & Lamont, M. (2016). Destigmatization and health: Cultural constructions and the long-term reduction of stigma. Social Science & Medicine, 165, 223 – 232. https: //doi. org/10. 1016/j. socscimed. 2016. 03. 021.

Clausen, A. N. , Thelen, J. , Francisco, A. J. , Bruce, J. , Martin, L. , McDowd, J. , & Aupperle, R. L. (2019). Computer-based executive function training for combat veterans with PTSD: A pilot clinical trial assessing feasibility and predictors of dropout. Frontiers in Psychiatry, 10, 62. https: //doi. org/10. 3389/fpsyt. 2019. 00062.

Clifton, E. G. , Feeny, N. C. , & Zoellner, L. A. (2017). Anger and guilt in treatment for chronic posttraumatic stress disorder. Journal of Behavior Therapy and Experimental Psychiatry, 54, 9 – 16. https: //doi. org/10. 1016/j. jbtep. 2016. 05. 003.

Cloitre, M. , Petkova, E. , Su, Z. , & Weiss, B. J. (2016). Patient characteristics as a moderator of posttraumatic stress disorder treatment outcome: Combining symptom burden and strengths. BJPsych Open, 2 (2), 101 – 106. https: //doi. org/10. 1192/ bjpo. bp. 115. 000745.

Cloninger, C. R. , Svrakic, D. M. , & Przybeck, T. R. (1993). A psychobiological model of temperament and character. Archives of General Psychiatry, 50 (12), 975 – 990. https://doi. org/10. 1001/archpsyc. 1993. 01820240059008.

Clouston, S. A. , Rubin, M. S. , Phelan, J. C. , & Link, B. G. (2016). A social history of disease: Contextualizing the rise and fall of social inequalities in cause-specific mortality. Demography, 53 (5), 1631 – 1656. https: //doi. org/10. 1007/s13524 – 016 – 0495 – 5.

Coleman, D. , Cole, D. , & Wuest, L. (2009). Cognitive and psychodynamic mechanisms of change in treated and untreated depression. Journal of Clinical Psychology, 66 (3), 215 – 228. https: //doi. org/10. 1002/jclp. 20645.

Collins, S. , & Long, A. (2003). Working with the psychological effects of trauma: Consequences for mental health-care workers—A literature review. Journal of Psychiatric and Mental Health Nursing, 10 (4), 417 – 424. https: //doi. org/10. 1046/j.

1365 – 2850. 2003. 00620. x.

Conger, R. D. , & Conger, K. J. (2002). Resilience in Midwestern families: Selected findings from the first decade of a prospective, longitudinal study. Journal of Marriage and Family, 64 (2), 361 – 373.

Corbin, J. , & Miller, J. (2009). Collaborative psychosocial capacity building in Northern Uganda. Families in Society, 90 (1), 103 – 109. https: //doi. org/10. 1606/ 1044 – 3894. 3851.

Corcoran, J. (2000). Recommendations for future research. Crisis Intervention Handbook: Assessment, Treatment, and Research, 453.

Corona, R. , Rodríguez, V. M. , McDonald, S. E. , Velazquez, E. , Rodríguez, A. , & Fuentes, V. E. (2017). Associations between cultural stressors, cultural values, and Latina/o college students' mental health. Journal of Youth and Adolescence, 46 (1), 63 – 77. https: //doi. org/10. 1007/s10964 – 016 – 0600 – 5.

Corrigan, P. W. (2004). How stigma interferes with mental health care. The American Psychologist, 59 (7), 614 – 625. https: //doi. org/10. 1037/0003 – 066X. 59. 7. 614.

Corrigan, P. W. , Morris, S. B. , Michaels, P. J. , Rafacz, J. D. , & Rüsch, N. (2012). Challenging the public stigma of mental illness: A meta-analysis of outcome studies. Psychiatric Services, 63 (10), 963 – 973. https: //doi. org/10. 1176/appi. ps. 201100529.

Corrigan, P. W. , & Watson, A. C. (2002). The paradox of self-stigma and mental illness. Clinical Psychology: Science and Practice, 9 (1), 35 – 53. https: //doi. org/10. 1093/clipsy. 9. 1. 35.

Cosci, F. , & Fava, G. A. (2021). When anxiety and depression coexist: The role of differential diagnosis using clinimetric criteria. Psychotherapy and Psychosomatics, 90 (5), 308 – 317. https: //doi. org/10. 1159/000517518.

Costello, D. , Johns, M. , Scott, H. , & Guilfoyle, A. (2006). Understanding and building resilience in the South West. West Perth, Australia: Injury Control Council of WA, Inc.

Coto-Lesmes, R. , Fernández-Rodríguez, C. , & González-Fernández, S. (2020). Acceptance and Commitment Therapy in group format for anxiety and depression: A systematic review. Journal of Affective Disorders, 263, 107 – 120. https: //doi. org/10. 1016/j. jad. 2019. 11. 154.

Cottrell, L. S. (1976). The competent community. In B. Kaplan, R. Wilson, & A. Leighton (Eds.). Further explorations in social psychiatry (Vol. 1976, pp. 195 – 209). Basic books.

Council, N. R. (2009). Applications of social network analysis for building community disaster resilience: Workshop summary. National Academies Press.

Cowan, G. A. , Pines, D. , & Meltzer, D. (1994). Complexity: Metaphors, models and reality addison-wesley. Addison-Wesley.

Cowpertwait, L. , & Clarke, D. (2013). Effectiveness of web-based psychological interventions for depression: A meta-analysis. International Journal of Mental Health and Addiction, 11 (2), 247 – 268. https://doi. org/10. 1007/s11469 – 012 – 9416 – z.

Crespo, C. , Kielpikowski, M. , Pryor, J. , & Jose, P. E. (2011). Family rituals in New Zealand families: Links to family cohesion and adolescents' well-being. Journal of Family Psychology, 25 (2), 184. https://doi. org/10. 1037/a0023113.

Cristea, I. A. , Huibers, M. J. H. , David, D. , Hollon, S. D. , Andersson, G. , & Cuijpers, P. (2015). The effects of cognitive behavior therapy for adult depression on dysfunctional thinking: A meta-analysis. Clinical Psychology Review, 42, 62 – 71. https://doi.org/10. 1016/j. cpr. 2015. 08. 003.

Cristea, I. A. , Kok, R. N. , & Cuijpers, P. (2015). Efficacy of cognitive bias modification interventions in anxiety and depression: Meta-analysis. The British Journal of Psychiatry, 206, 7 – 16. https://doi. org/10. 1192/bjp. bp. 114. 146761.

Crocker, J. , Major, B. , & Steele, C. (1998). Social stigma. McGraw-Hill.

Crowther, E. R. (1993). How to break bad news: A guide for health care professionals. The Journal of the Canadian Chiropractic Association, 37 (2), 121 – 122.

Cuffe, S. P. , McKeown, R. E. , Addy, C. L. , & Garrison, C. Z. (2005). Family and psychosocial risk factors in a longitudinal epidemiological study of adolescents. Journal of the American Academy of Child & Adolescent Psychiatry, 44 (2), 121 – 129. https://doi. org/10. 1097/00004583 – 200502000 – 00004.

Cuijpers, P. (2019). Targets and outcomes of psychotherapies for mental disorders: An overview. World Psychiatry, 18 (3), 276 – 285. https://doi. org/10. 1002/wps. 20661.

Cuijpers, P. , Geraedts, A. S. , van Oppen, P. , Andersson, G. , Markowitz, J. C. , & van Straten, A. (2011). Interpersonal psychotherapy for depression: A meta-analysis. American Journal of Psychiatry, 168 (6), 581 – 592. https://doi. org/10. 1176/appi. ajp. 2010. 10101411.

Cuijpers, P. , Kleiboer, A. , Karyotaki, E. , & Riper, H. (2017). Internet and mobile interventions for depression: Opportunities and challenges. Depression and Anxiety, 34 (7), 596 – 602. https://doi. org/10. 1002/da. 22641.

Cuijpers, P. , Marks, I. M. , van Straten, A. , Cavanagh, K. , Gega, L. , & Andersson, G. (2009). Computer-aided psychotherapy for anxiety disorders: A meta-analytic review. Cognitive Behaviour Therapy, 38 (2), 66 – 82.

Cuijpers, P. , Noma, H. , & Karyotaki, E. (2019). Effectiveness and acceptability of cognitive behavior therapy delivery formats in adults with depression: A network meta-analysis. JAMA Psychiatry, 76 (7), 700 - 707. https: //doi. org/doi: 10. 1001/ jamapsychiatry. 2019. 0268.

Cuijpers, P. , Riper, H. , & Andersson, G. (2015). Internet-based treatment of depression. Current Opinion in Psychology, 4, 131 - 135. https: //doi. org/10. 1016/j. cops-yc. 2014. 12. 026.

Cuijpers, P. , Riper, H. , & Karyotaki, E. (2018). Internet-based cognitive-behavioral therapy in the treatment of depression. Focus, 16 (4), 393 - 394. https: //doi. org/ 10. 1176/appi. focus. 20180019.

Cuijpers, P. , van Straten, A. , Andersson, G. , & van Oppen, P. (2010). Psychothera-py for depression in adults: A meta-analysis of comparative outcome studies. Focus, 8 (1), 75 - 75. https: //doi. org/10. 1176/foc. 8. 1. foc75.

Currier, J. M. , Holland, J. M. , & Neimeyer, R. A. (2006). Sense-making, grief, and the experience of violent loss: Toward a mediational model. Death Studies, 30 (5), 403 - 428. https: //doi. org/10. 1080/07481180600614351.

Currier, J. M. , Neimeyer, R. A. , & Berman, J. S. (2008). The effectiveness of psycho-therapeutic interventions for bereaved persons: A comprehensive quantitative review. Psychological Bulletin, 134 (5), 648 - 661. https: //doi. org/10. 1037/0033 - 2909. 134. 5. 648.

Cutter, S. L. , Ahearn, J. A. , Amadei, B. , Crawford, P. , Eide, E. A. , Galloway, G. E. , Goodchild, M. F. , Kunreuther, H. C. , Li-Vollmer, M. , Schoch-Spana, M. , Scrimshaw, S. C. , Stanley, E. M. , Whitney, G. , & Zoback, M. L. (2013). Disaster resilience: A national imperative. Environment: Science and Policy for Sustainable De-velopment, 55 (2), 25 - 29. https: //doi. org/10. 1080/00139157. 2013. 768076.

Cutter, S. L. , Barnes, L. , Berry, M. , Burton, C. , Evans, E. , Tate, E. , & Webb, J. (2008). A place-based model for understanding community resilience to natural di-sasters. Global Environmental Change, 18 (4), 598 - 606. https: //doi. org/10. 1016/ j. gloenvcha. 2008. 07. 013.

Dahl, R. E. , Allen, N. B. , Wilbrecht, L. , & Suleiman, A. B. (2018). Importance of investing in adolescence from a developmental science perspective. Nature, 554 (7693), 441 - 450. https: //doi. org/10. 1038/nature25770.

Dahlin, M. , Andersson, G. , Magnusson, K. , Johansson, T. , Sjögren, J. , Håkansson, A. , Pettersson, M. , Kadowaki, A. , Cuijpers, P. , & Carlbring, P. (2016). Internet-delivered acceptance-based behaviour therapy for generalized anxiety disorder: A randomized controlled trial. Behaviour Research and Therapy, 77, 86 - 95. https: //doi. org/10. 1016/j. brat. 2015. 12. 007.

D'Alfonso, S. (2020). AI in mental health. Current Opinion in Psychology, 36, 112 - 117. https: //doi. org/10. 1016/j. copsyc. 2020. 04. 005.

Dalton, L., Rapa, E., & Stein, A. (2020). Protecting the psychological health of children through effective communication about COVID - 19. The Lancet Child & Adolescent Health, 4 (5), 346 - 347. https: //doi. org/10. 1016/S2352 - 4642(20)30097 - 3.

Dalton, L., Rapa, E., Ziebland, S., Rochat, T., Kelly, B., Hanington, L., Bland, R., Yousafzai, A., Stein, A., & Betancourt, T. (2019). Communication with children and adolescents about the diagnosis of a life-threatening condition in their parent. The Lancet, 393 (10176), 1164 - 1176. https: //doi. org/10. 1016/S0140 - 6736 (18)33202 - 1.

Daly, M., & Robinson, E. (2020). Psychological distress and adaptation to the COVID - 19 crisis in the United States. Journal of Psychiatric Research, 136, 603 - 609. https: // doi. org/10. 1016/j. jpsychires. 2020. 10. 035.

Das, V., & Goffman, E. (2001). Stigma, contagion, defect: Issues in the anthropology of public health. Stigma and Global Health: Developing a Research Agenda, 1, 5 - 7.

D'Avanzato, C., Joormann, J., Siemer, M., & Gotlib, I. H. (2013). Emotion regulation in depression and anxiety: Examining diagnostic specificity and stability of strategy use. Cognitive Therapy and Research, 37 (5), 968 - 980.

David, K. (2019). Finding meaning: The sixth stage of grief. Scribner Book Company.

Davidson, J. R. T., Hughes, D., Blazer, D. G., & George, L. K. (1991). Post-traumatic stress disorder in the community: An epidemiological study. Psychological Medicine, 21 (3), 713 - 721. https: //doi. org/10. 1017/S0033291700022352.

Davis, C. G., Wortman, C. B., Lehman, D. R., & Silver, R. C. (2000). Searching for meaning in loss: Are clinical assumptions correct. Death Studies, 24 (6), 497 - 540.

Davis, E. L., Deane, F. P., & Lyons, G. C. B. (2015). Acceptance and valued living as critical appraisal and coping strengths for caregivers dealing with terminal illness and bereavement. Palliative & Supportive Care, 13 (2), 359 - 368. https: //doi. org/10. 1017/S1478951514000431.

Davis, E. L., Deane, F. P., Lyons, G. C. B., Barclay, G. D., Bourne, J., & Connolly, V. (2020). Feasibility randomised controlled trial of a self-help acceptance and commitment therapy intervention for grief and psychological distress in carers of palliative care patients. Journal of Health Psychology, 25 (3), 322 - 339. https: //doi. org/10. 1177/1359105317715091.

Dawson, D. L., & Golijani-Moghaddam, N. (2020). COVID - 19: Psychological flexibility, coping, mental health, and wellbeing in the UK during the pandemic. Journal of Contextual Behavioral Science, 17, 126 - 134. https: //doi. org/10. 1016/j. jcbs. 2020. 07. 010.

D'Cruz, M., & Banerjee, D. (2020). An invisible human rights crisis: The marginalization of older adults during the COVID - 19 pandemic—An advocacy review. Psychiatry

Research, 292, 113369. https: //doi. org/10. 1016/j. psychres. 2020. 113369.

De Groeve, T. , Poljansek, K. , & Vernaccini, L. (2014). Index for risk management——InfoRM: Concept and methodology, version 2014. European Commission Joint Research Centre.

de Kleine, R. A. , Woud, M. L. , Ferentzi, H. , Hendriks, G. -J. , Broekman, T. G. , Becker, E. S. , & Van Minnen, A. (2019). Appraisal-based cognitive bias modification in patients with posttraumatic stress disorder: A randomised clinical trial. European Journal of Psychotraumatology, 10 (1), 1625690. https: //doi. org/10. 1080/ 20008198. 2019. 1625690.

Dear, B. F. , Staples, L. G. , Terides, M. D. , Karin, E. , Zou, J. , Johnston, L. , Gandy, M. , Fogliati, V. J. , Wootton, B. M. , McEvoy, P. M. , & Titov, N. (2015). Transdiagnostic versus disorder-specific and clinician-guided versus self-guided internet-delivered treatment for generalized anxiety disorder and comorbid disorders: A randomized controlled trial. Journal of Anxiety Disorders, 36, 63 - 77. https: //doi. org/10. 1016/j. janxdis. 2015. 09. 003.

DeFrain, J. , & Olson, D. H. (1999). Contemporary family patterns and relationships. In M. B. Sussman, S. K. Steinmetz, & G. W. Peterson (Eds.). Handbook of marriage and the family (pp. 309 - 326). Springer.

Demetriou, L. (2021). The impact of the COVID19 lockdown measures on mental health and well-being and the role of resilience: A review of studies in Cyprus. Journal of Humanities and Social Science, 26 (4), 54 - 65.

Den Boer, P. C. A. M. , Wiersma, D. , & Van Den Bosch, R. J. (2004). Why is self-help neglected in the treatment of emotional disorders? A meta-analysis. Psychological Medicine, 34 (6), 959 - 971. https: //doi. org/10. 1017/S003329170300179X.

DeRoon-Cassini, T. A. , Mancini, A. D. , Rusch, M. D. , & Bonanno, G. A. (2010). Psychopathology and resilience following traumatic injury: A latent growth mixture model analysis. Rehabilitation Psychology, 55 (1), 1 - 11. https: //doi. org/10. 1037/ a0018601.

DeRubeis, R. J. , Brotman, M. A. , & Gibbons, C. J. (2005). A conceptual and methodological analysis of the nonspecifics argument. Clinical Psychology: Science and Practice, 12 (2), 174 - 183. https: //doi. org/10. 1093/clipsy. bpi022.

DeRubeis, R. J. , Gelfand, L. A. , German, R. E. , Fournier, J. C. , & Forand, N. R. (2014). Understanding processes of change: How some patients reveal more than others——and some groups of therapists less——about what matters in psychotherapy. Psychotherapy Research, 24 (3), 419 - 428. https: //doi. org/10. 1080/10503307. 2013. 838654.

Desclaux, A. , Badji, D. , Ndione, A. G. , & Sow, K. (2017). Accepted monitoring or endured quarantine? Ebola contacts' perceptions in Senegal. Social Science & Medicine, 178, 38 – 45. https：//doi. org/10. 1016/j. socscimed. 2017. 02. 009.

Desmond, M. (2014). Relational ethnography. Theory and Society, 43 (5), 547 – 579. https：//doi. org/10. 1007/s11186 – 014 – 9232 – 5.

Dever Fitzgerald, T. , Hunter, P. V. , Hadjistavropoulos, T. , & Koocher, G. P. (2010). Ethical and legal considerations for Internet-based psychotherapy. Cognitive Behaviour Therapy, 39 (3), 173 – 187. https：//doi. org/10. 1080/16506071003636046.

Di Crosta, A. , Palumbo, R. , Marchetti, D. , Ceccato, I. , La Malva, P. , Maiella, R. , Cipi, M. , Roma, P. , Mammarella, N. , Verrocchio, M. C. , & Di Domenico, A. (2020). Individual differences, economic stability, and fear of contagion as risk factors for PTSD symptoms in the COVID – 19 emergency. Frontiers in Psychology, 11, 2329. https：//doi. org/10. 3389/fpsyg. 2020. 567367.

Di Renzo, L. , Gualtieri, P. , Pivari, F. , Soldati, L. , Attinà, A. , Cinelli, G. , Leggeri, C. , Caparello, G. , Barrea, L. , Scerbo, F. , Esposito, E. , & De Lorenzo, A. (2020). Eating habits and lifestyle changes during COVID – 19 lockdown: An Italian survey. Journal of Translational Medicine, 18, 229. https：//doi. org/10. 1186/ s12967 –020 – 02399 – 5.

Dias, P. C. , & Cadime, I. (2017). Protective factors and resilience in adolescents: The mediating role of self-regulation. Psicología Educativa, 23 (1), 37 – 43. https：//doi. org/10. 1016/j. pse. 2016. 09. 003.

Digiovanni, C. , Conley, J. , Chiu, D. , & Zaborski, J. (2004). Factors influencing compliance with quarantine in Toronto during the 2003 SARS outbreak. Biosecurity and Bioterrorism: Biodefense Strategy, Practice, and Science, 2 (4), 265 – 272. https：// doi. org/10. 1089/bsp. 2004. 2. 265.

Dixon, L. J. , & Linardon, J. (2020). A systematic review and meta-analysis of dropout rates from dialectical behaviour therapy in randomized controlled trials. Cognitive Behaviour Therapy, 49 (3), 181 – 196. https：//doi. org/10. 1080/16506073. 2019. 1620324.

Dobson, K. S. (1989). A meta-analysis of the efficacy of cognitive therapy for depression. Journal of Consulting and Clinical Psychology, 57 (3), 414 – 419. https：//doi. org/10. 1037/0022 – 006X. 57. 3. 414.

Dogan, M. D. (2020). The effect of laughter therapy on anxiety: A meta-analysis. Holistic Nursing Practice, 34 (1), 35 – 39. https：//doi. org/10. 1097/HNP. 0000000000000363.

Domhardt, M. , Geßlein, H. , von Rezori, R. E. , & Baumeister, H. (2019). Internet- and mobile-based interventions for anxiety disorders: A meta-analytic review of intervention components. Depression and Anxiety, 36 (3), 213 – 224. https：//doi. org/ 10. 1002/da. 22860.

Domhardt, M. , Letsch, J. , Kybelka, J. , Koenigbauer, J. , Doebler, P. , & Baumeister, H. (2020). Are Internet-and mobile-based interventions effective in adults with diagnosed panic disorder and/or agoraphobia? A systematic review and meta-analysis. Journal of Affective Disorders, 276, 169 – 182. https：//doi. org/10. 1016/j. jad. 2020. 06. 059.

Domhardt, M. , Steubl, L. , Boettcher, J. , Buntrock, C. , Karyotaki, E. , Ebert, D. D. , Cuijpers, P. , & Baumeister, H. (2021). Mediators and mechanisms of change in Internet- and mobile-based interventions for depression: A systematic review. Clinical Psychology Review, 83, 101953. https：//doi. org/10. 1016/j. cpr. 2020. 101953.

D'Onofrio, G. , Trotta, N. , Severo, M. , Iuso, S. , Ciccone, F. , Prencipe, A. M. , Nabavi, S. M. , De Vincentis, G. , & Petito, A. (2022). Psychological interventions in a pandemic emergency: A systematic review and meta-analysis of SARS-CoV – 2 studies. Journal of Clinical Medicine, 11 (11), 3209. https：//doi. org/10. 3390/jcm11113209.

Drake, C. L. , Roehrs, T. , Richardson, G. , Walsh, J. K. , & Roth, T. (2004). Shift work sleep disorder: Prevalence and consequences beyond that of symptomatic day workers. Sleep, 27 (8), 1453 – 1462. https：//doi. org/10. 1093/sleep/27. 8. 1453.

Driessen, E. , Cuijpers, P. , de Maat, S. C. M. , Abbass, A. A. , de Jonghe, F. , & Dekker, J. J. M. (2010). The efficacy of short-term psychodynamic psychotherapy for depression: A meta-analysis. Clinical Psychology Review, 30 (1), 25 – 36. https：// doi. org/10. 1016/j. cpr. 2009. 08. 010.

Drissi, N. , Ouhbi, S. , Idrissi, M. A. J. , & Ghogho, M. (2020). An analysis on self-management and treatment-related functionality and characteristics of highly rated anxiety apps. International Journal of Medical Informatics, 141, 104243. https：//doi. org/10. 1016/j. ijmedinf. 2020. 104243.

Duan, W. , Bu, H. , & Chen, Z. (2020). COVID – 19-related stigma profiles and risk factors among people who are at high risk of contagion. Social Science & Medicine, 266, 113425. https：//doi. org/10/ghjhhk.

Dubey, S. , Biswas, P. , Ghosh, R. , Chatterjee, S. , Dubey, M. J. , Chatterjee, S. , Lahiri, D. , & Lavie, C. J. (2020). Psychosocial impact of COVID – 19. Diabetes & Metabolic Syndrome: Clinical Research & Reviews, 14 (5), 779 – 788. https：//doi. org/10. 1016/j. dsx. 2020. 05. 035.

Dülsen, P. , Bendig, E. , Küchler, A. -M. , Christensen, H. , & Baumeister, H. (2020). Digital interventions in adult mental healthcare settings: Recent evidence and future directions. Current Opinion in Psychiatry, 33 (4), 422 – 431. https：//doi. org/10. 1097/YCO. 0000000000000614.

Duncan Lane, C. , Meszaros, P. S. , & Savla, J. (2017). Measuring Walsh's family resilience framework: Reliability and validity of the family resilience assessment among women with a history of breast cancer. Marriage & Family Review, 53 (7), 667 – 682. https: //doi. org/10. 1080/01494929. 2016. 1263588.

Dunham, Y. , Newheiser, A. -K. , Hoosain, L. , Merrill, A. , & Olson, K. R. (2014). From a different vantage: Intergroup attitudes among children from low-and intermediate-status racial groups. Social Cognition, 1, 1 – 21. https: //doi. org/10. 1521/soco. 2014. 32. 1. 1.

Eaton, Y. , & Ertl, B. (2000). The comprehensive crisis intervention model of Community Integration, Inc. Crisis Services. In A. R. Roberts (Ed.). Crisis intervention handbook: Assessment, treatment, and research (2nd ed. , pp. 373 – 387). Oxford University Press.

Eaton, Y. , & Roberts, A. (2002). Frontline crisis intervention: Step-by-step practice guidelines with case applications. In A. Roberts & G. J. Greene (Eds.). Social workers' desk reference (pp. 89 – 96). Oxford University Press.

Ebert, D. D. , Van Daele, T. , Nordgreen, T. , Karekla, M. , Compare, A. , Zarbo, C. , Brugnera, A. , Øverland, S. , Trebbi, G. , & Jensen, K. L. (2018). Internet-and mobile-based psychological interventions: Applications, efficacy, and potential for improving mental health: A report of the EFPA E-Health Taskforce. European Psychologist, 23 (2), 167 – 187. https: //doi. org/10. 1027/1016 – 9040/a000318.

Eggerman, M. , & Panter-Brick, C. (2010). Suffering, hope, and entrapment: Resilience and cultural values in Afghanistan. Social Science & Medicine, 71 (1), 71 –73. https: //doi. org/10. 1016/j. socscimed. 2010. 03. 023.

Ehlers, A. , & Clark, D. M. (2000). A cognitive model of posttraumatic stress disorder. Behaviour Research and Therapy, 38 (4), 319 – 345. https: //doi. org/10. 1016/ S0005 – 7967 (99) 00123 – 0.

Eifert, G. H. , & Forsyth, J. P. (2005). Acceptance and commitment therapy for anxiety disorders: A practitioner's treatment guide to using mindfulness, acceptance, and values-based behavior change. New Harbinger Publications.

Eilert, N. , Enrique, A. , Wogan, R. , Mooney, O. , Timulak, L. , & Richards, D. (2021). The effectiveness of Internet-delivered treatment for generalized anxiety disorder: An updated systematic review and meta-analysis. Depression and Anxiety, 38 (2), 196 – 219. https: //doi. org/10. 1002/da. 23115.

Ellison, N. B. , Steinfield, C. , & Lampe, C. (2007). The benefits of Facebook "friends": Social capital and college students' use of online social network sites. Journal of Computer-Mediated Communication, 12 (4), 1143 – 1168. https: //doi. org/10. 1111/j. 1083 – 6101. 2007. 00367. x.

Ellya, R. (2021). Online learning during the COVID – 19 pandemic from the perspective of parsons' structural functional theory. Alhikam Journal of Multidisciplinary Islamic Education.

Engel, C. C. , Litz, B. , Magruder, K. M. , Harper, E. , Gore, K. , Stein, N. , Yeager, D. , Liu, X. , & Coe, T. R. (2015). Delivery of self training and education for stressful situations (DESTRESS-PC): A randomized trial of nurse assisted online self-management for PTSD in primary care. General Hospital Psychiatry, 37 (4), 323 – 328. https://doi. org/10. 1016/j. genhosppsych. 2015. 04. 007.

Everly, G. S. (2000). Five principles of crisis intervention: Reducing the risk of premature crisis intervention. International Journal of Emergency Mental Health, 2 (1), 1 – 4.

Everly, G. S. , Flannery, R. B. , & Eyler, V. A. (2002). Critical incident stress management (CISM): A statistical review of the literature. Psychiatric Quarterly, 12. https://doi. org/10. 1023/A: 1016068003615.

Everly, G. S. , Flannery, R. B. , & Mitchell, J. T. (2000). Critical incident stress management (CISM): A review of the literature. Aggression and Violent Behavior, 5 (1), 23 – 40. https: //doi. org/10. 1016/S1359 – 1789 (98) 00026 – 3.

Everly, G. S. , & Lating, J. M. (2019). Crisis intervention and psychological first aid. In G. S. Everly & J. M. Lating (Eds.). A clinical guide to the treatment of the human stress response (pp. 213 – 225). Springer.

Everly, G. S. , & Mitchell, J. T. (1999). Critical incident stress management (CISM): A new era and standard of care in crisis intervention. Chevron Publishing Corporation.

Eysenbach, G. (2005). The law of attrition. Journal of Medical Internet Research, 7 (1), e11. https: //doi. org/10. 2196/jmir. 7. 1. e11.

Faccio, F. , Gandini, S. , Renzi, C. , Fioretti, C. , Crico, C. , & Pravettoni, G. (2019). Development and validation of the Family Resilience (FaRE) Questionnaire: An observational study in Italy. BMJ Open, 9 (6), e024670. https: //doi. org/10. 1136/bmjopen – 2018 – 024670.

Failing, M. , & Theeuwes, J. (2018). Selection history: How reward modulates selectivity of visual attention. Psychonomic Bulletin & Review, 25 (2), 514 – 538. https:// doi. org/10. 3758/s13423 – 017 – 1380 – y.

Farrer, L. , Christensen, H. , Griffiths, K. M. , & Mackinnon, A. (2011). Internet-based CBT for depression with and without telephone tracking in a national helpline: Randomised controlled trial. PLoS One, 6 (11), e28099. https: //doi. org/10. 1371/ journal. pone. 0028099.

Feeley, M. , DeRubeis, R. J. , & Gelfand, L. A. (1999). The temporal relation of adherence and alliance to symptom change in cognitive therapy for depression. Journal of Consulting and Clinical Psychology, 67 (4), 578 – 582. https: //doi. org/10. 1037/

0022 - 006X. 67. 4. 578.

Feeney, B. , & Lemay, E. (2012). Surviving relationship threats: The role of emotional capital. Personality & Social Psychology Bulletin, 38, 1004 - 1017. https: //doi. org/ 10. 1177/0146167212442971.

Fenski, F. , Rozental, A. , Heinrich, M. , Knaevelsrud, C. , Zagorscak, P. , & Boettcher, J. (2021). Negative effects in Internet-based interventions for depression: A qualitative content analysis. Internet Interventions, 26, 100469. https: //doi. org/10. 1016/j. invent. 2021. 100469.

Ferster, C. B. (1973). A functional analysis of depression. American Psychologist, 28 (10), 857 - 870. https: //doi. org/10. 1037/h0035605.

Festinger, L. (1950). Laboratory experiments: The role of group belongingness. In J. G. Miller (Ed.). Experiments in social process: A symposium on social psychology (pp. 31 - 46). McGraw-Hill.

Figley, C. R. (1995). Compassion fatigue: Coping with secondary traumatic stress disorder in those who treat the traumatized. Brunner/Routledge.

Figley, C. R. (2002). Compassion fatigue: Psychotherapists' chronic lack of self care. Journal of Clinical Psychology, 58 (11), 1433 - 1441. https: //doi. org/10. 1002/ jclp. 10090.

Fiore, J. (2019). A systematic review of the dual process model of coping with bereavement (1999—2016). Omega-Journal of Death and Dying, 84 (2), 414 - 458. https: // doi. org/10. 1177/0030222819893139.

Firth, J. , Torous, J. , Nicholas, J. , Carney, R. , Pratap, A. , Rosenbaum, S. , & Sarris, J. (2017). The efficacy of smartphone-based mental health interventions for depressive symptoms: A meta-analysis of randomized controlled trials. World Psychiatry, 16 (3), 287 - 298. https: //doi. org/10. 1002/wps. 20472.

Fischhoff, B. (2012). Good decision making requires good communication. Drug Safety, 35 (11), 983 - 993. https: //doi. org/10. 1007/BF03261986.

Fitri, A. , & Husni, D. (2020). Disaster education to increase family resilience (community based participatory action research on post flood reconstruction phase).

Fleming, J. , & Ledogar, R. J. (2008). Resilience, an evolving concept: A review of literature relevant to aboriginal research. Pimatisiwin, 6 (2), 7 - 23.

Fleming, T. M. , Bavin, L. , Stasiak, K. , Hermansson-Webb, E. , Merry, S. N. , Cheek, C. , Lucassen, M. , Lau, H. M. , Pollmuller, B. , & Hetrick, S. (2017). Serious games and gamification for mental health: Current status and promising directions. Frontiers in Psychiatry, 7, 215. https: //doi. org/10. 3389/fpsyt. 2016. 00215.

Fletcher, D. , Sarkar, M. (2013). Psychological resilience: A review and critique of definitions, concepts, and theory. European Psychologist, 18 (1), 12 - 23.

Foa, E. B. , Chrestman, K. R. , & Gilboa-Schechtman, E. (2008). Prolonged exposure therapy for adolescents with PTSD emotional processing of traumatic experiences, therapist guide. Oxford University Press.

Foa, E. B. , Ehlers, A. , Clark, D. M. , Tolin, D. F. , & Orsillo, S. M. (1999). The Posttraumatic Cognitions Inventory (PTCI): Development and validation. Psychological Assessment, 11 (3), 303 – 314. https: //doi. org/10. 1037/1040 – 3590. 11. 3. 303.

Foa, E. B. , Keane, T. M. , & Friedman, M. J. (2000). Guidelines for treatment of PTSD. Journal of Traumatic Stress, 13 (4), 539 – 588. https: //doi. org/10. 1023/A: 1007802031411.

Foa, E. B. , & Kozak, M. J. (1986). Emotional processing of fear: Exposure to corrective information. Psychological Bulletin, 99 (1), 20 – 35. https: //doi. org/10. 1037/0033 – 2909. 99. 1. 20.

Foa, E. B. , & Rauch, S. A. M. (2004). Cognitive changes during prolonged exposure versus prolonged exposure plus cognitive restructuring in female assault survivors with posttraumatic stress disorder. Journal of Consulting and Clinical Psychology, 72 (5), 879 – 884. https: //doi. org/10. 1037/0022 – 006X. 72. 5. 879.

Folkman, S. (2010). Stress, health, and coping: Synthesis, commentary, and future directions. In S. Folkman (Ed.). The Oxford handbook of stress, health, and coping (pp. 453 – 462). Oxford University Press.

Fonzo, G. A. , Fine, N. B. , Wright, R. N. , Achituv, M. , Zaiko, Y. V. , Merin, O. , Shalev, A. Y. , & Etkin, A. (2019). Internet-delivered computerized cognitive & affective remediation training for the treatment of acute and chronic posttraumatic stress disorder: Two randomized clinical trials. Journal of Psychiatric Research, 115, 82 – 89. https: //doi. org/10. 1016/j. jpsychires. 2019. 05. 007.

Forte, A. L. , Hill, M. , Pazder, R. , & Feudtner, C. (2004). Bereavement care interventions: A systematic review. BMC Palliative Care, 3 (1), 3 – 3. https: //doi. org/10. 1186/1472 – 684X – 3 – 3.

Fournier, J. C. , DeRubeis, R. J. , Shelton, R. C. , Hollon, S. D. , Amsterdam, J. D. , & Gallop, R. (2009). Prediction of response to medication and cognitive therapy in the treatment of moderate to severe depression. Journal of Consulting and Clinical Psychology, 77 (4), 775 – 787. https: //doi. org/10. 1037/a0015401.

Fox, V. , Dalman, C. , Dal, H. , Hollander, A. -C. , Kirkbride, J. B. , & Pitman, A. (2021). Suicide risk in people with post-traumatic stress disorder: A cohort study of 3. 1 million people in Sweden. Journal of Affective Disorders, 279, 609 – 616. https: //doi. org/10. 1016/j. jad. 2020. 10. 009.

Frankfurt, S. , Frazier, P. , Litz, B. T. , Schnurr, P. P. , Orazem, R. J. , Gravely, A. , &

Sayer, N. (2019). Online expressive writing intervention for reintegration difficulties among veterans: Who is most likely to benefit? Psychological Trauma: Theory, Research, Practice, and Policy, 11 (8), 861 – 868. https: //doi. org/10. 1037/tra0000462.

Franklin, T. , Saab, B. , & Mansuy, I. (2012). Neural mechanisms of stress resilience and vulnerability. Neuron, 75 (5), 747 – 761.

Fransen, J. , Peralta, D. O. , Vanelli, F. , Edelenbos, J. , & Olvera, B. C. (2022). The emergence of urban community resilience initiatives during the COVID – 19 pandemic: An international exploratory study. The European Journal of Development Research, 34 (1), 432 – 454. https: //doi. org/10. 1057/s41287 – 020 – 00348 – y.

Fredrickson, B. L. (2001). The role of positive emotions in positive psychology: The broaden-and-build theory of positive emotions. The American Psychologist, 56 (3), 218 – 226.

Freeman, A. M. (2013). Resilience and mental health: Challenges across the lifespan. The Journal of Clinical Psychiatry, 74 (6), e563. https: //doi. org/10. 4088/JCP. 13bk08487.

Friedman, M. J. , Keane, T. M. , & Resick, P. A. (2014). Handbook of PTSD: Science and practice. The Guilford Press.

Fruewald, S. , Loeffler log tastka, H. , Eher, R. , Saletu, B. , & Baumhacki, U. (2010). Depression and quality of life in multiple sclerosis. Acta Neurologica Scandinavica, 104 (5), 257 – 261. https: //doi. org/10. 1034/j. 1600 – 0404. 2001. 00022. x.

Fujita, K. , Henderson, M. D. , Eng, J. , Trope, Y. , & Liberman, N. (2006). Spatial distance and mental construal of social events. Psychological Science, 17 (4), 278 – 282. https: //doi. org/10. 1111/j. 1467 – 9280. 2006. 01698. x.

Fuller, H. R. , Huseth-Zosel, A. , & Bowers, B. J. (2021). Lessons in resilience: Initial coping among older adults during the COVID – 19 pandemic. The Gerontologist, 61 (1), 114 – 125. https: //doi. org/10. 1093/geront/gnaa170.

Funahashi, S. (2011). Brain mechanisms of happiness. Psychologia, 54 (4), 222 – 233. https: //doi. org/10. 2117/psysoc. 2011. 222.

Gabriele, Prati, Luca, Pietrantoni, Bruna, & Zani. (2011). A social-cognitive model of pandemic influenza H1N1 risk perception and recommended behaviors in Italy. Risk Analysis, 31 (4), 645 – 656. https: //doi. org/10. 1111/j. 1539 – 6924. 2010. 01529. x

Gaffan, E. A. , Tsaousis, J. , & Kemp-Wheeler, S. M. (1995). Researcher allegiance and meta-analysis: The case of cognitive therapy for depression. Journal of Consulting and Clinical Psychology, 63 (6), 966 – 980. https: //doi. org/10. 1037/0022 – 006X. 63. 6. 966.

Galante, J. , Dufour, G. , Vainre, M. , Wagner, A. P. , Stochl, J. , Benton, A. , Lathia, N., Howarth, E., & Jones, P. B. (2018). A mindfulness-based intervention to increase resilience to stress in university students (the Mindful Student Study): A pragmatic randomised controlled trial. The Lancet Public Health, 3 (2), e72 – e81. https://doi.org/10.1016/S2468 – 2667 (17) 30231 – 1.

Galante, J., Stochl, J., Dufour, G., Vainre, M., Wagner, A. P., & Jones, P. B. (2020). Effectiveness of providing university students with a mindfulness-based intervention to increase resilience to stress: 1-year follow-up of a pragmatic randomised controlled trial. Journal of Epidemiology and Community Health, jech-2020 – 214390. https://doi.org/10.1136/jech – 2020 – 214390.

Galatzer-Levy, I. R., Huang, S. H., & Bonanno, G. A. (2018). Trajectories of resilience and dysfunction following potential trauma: A review and statistical evaluation. Clinical Psychology Review, 63, 41 – 55. https://doi.org/10.1016/j.cpr.2018.05.008.

Gallagher, M. W., Smith, L. J., Richardson, A. L., D'Souza, J. M., & Long, L. J. (2021). Examining the longitudinal effects and potential mechanisms of hope on COVID – 19 stress, anxiety, and well-being. Cognitive Behaviour Therapy, 50 (3), 234 – 245. https://doi.org/10.1080/16506073.2021.1877341.

Gallo, L. A., Gallo, T. F., Young, S. L., Moritz, K. M., & Akison, L. K. (2020). The impact of isolation measures due to COVID – 19 on energy intake and physical activity levels in Australian university students. Nutrients, 12 (6), 1865. https://doi.org/10.1101/2020.05.10.20076414.

Gao, J., Zheng, P., Jia, Y., Chen, H., Mao, Y., Chen, S., Wang, Y., Fu, H., & Dai, J. (2020). Mental health problems and social media exposure during COVID – 19 outbreak. PLoS One, 15 (4). https://doi.org/10.1371/journal.pone.0231924.

Gärtner, A., Behnke, A., Conrad, D., Kolassa, I.-T., & Rojas, R. (2019). Emotion regulation in rescue workers: Differential relationship with perceived work-related stress and stress-related symptoms. Frontiers in Psychology, 9, 2744. https://doi.org/10.3389/fpsyg.2018.02744.

Germer, C. K. (2013). Mindfulness: What is it? What does it matter?. The Guilford Press.

Gerrig, R. J., Zimbardo, P. G., Campbell, A. J., Cumming, S. R., & Wilkes, F. J. (2015). Psychology and life. Pearson Higher Education AU.

Gershkovich, M., Herbert, J. D., Forman, E. M., Schumacher, L. M., & Fischer, L. E. (2017). Internet-delivered acceptance-based cognitive-behavioral intervention for social anxiety disorder with and without therapist support: A randomized trial. Behavior Modification, 41 (5), 583 – 608. https://doi.org/10.1177/0145445517694457.

Gibson, A., Wladkowski, S. P., Wallace, C. L., & Anderson, K. A. (2020). Considerations for developing online bereavement Support groups. Journal of Social Work In End-of-Life & Palliative Care, 16 (2), 99 - 115. https://doi.org/10.1080/15524256.2020.1745727.

Gillies, J. M., & Neimeyer, R. A. (2006). Loss, grief, and the search for significance: Toward a model of meaning reconstruction in bereavement. Journal of Constructivist Psychology, 19 (1), 31 - 65. https://doi.org/10.1080/10720530500311182.

Gillies, J. M., Neimeyer, R. A., & Milman, E. (2015). The Grief and Meaning Reconstruction Inventory (GMRI): Initial validation of a new measure. Death Studies, 39 (2), 61 - 74. https://doi.org/10.1080/07481187.2014.907089.

Gilligan, R. (2000). Adversity, resilience and young people: The protective value of positive school and spare time experiences. Children & Society, 14 (1), 37 - 47.

Giudice, M. D., Ellis, B. J., & Shirtcliff, E. A. (2011). The Adaptive Calibration Model of stress responsivity. Neuroscience and Biobehavioral Reviews, 35 (7), 1562 - 1592. https://doi.org/10.1016/j.neubiorev.2010.11.007.

Giuseppe, L., Henry, B. M., & Fabian, S. G. (2020). Physical inactivity and cardiovascular disease at the time of coronavirus disease 2019 (COVID - 19). European Journal of Preventive Cardiology, 27 (9), 906 - 908. https://doi.org/10.1177/2047487320916823.

Gloaguen, V., Cottraux, J., Cucherat, M., & Ivy-Marie, B. (1998). A meta-analysis of the effects of cognitive therapy in depressed patients. Journal of Affective Disorders, 49 (1), 59 - 72. https://doi.org/10.1016/S0165 - 0327 (97) 00199 - 7.

Gloria, C. T., & Steinhardt, M. A. (2016). Relationships among positive emotions, coping, resilience and mental health: Positive emotions, resilience and health. Stress and Health, 32 (2), 145 - 156. https://doi.org/10.1002/smi.2589.

Glynn, L. M., Davis, E. P., Luby, J. L., Baram, T. Z., & Sandman, C. A. (2021). A predictable home environment may protect child mental health during the COVID - 19 pandemic. Neurobiology of Stress, 14, 100291. https://doi.org/10.1016/j.ynstr.2020.100291.

Gnanavel, S., & Robert, R. S. (2013). Diagnostic and statistical manual of mental disorders, fifth edition, and the impact of events scale-revised. Chest, 144 (6), 1974 - 1975. https://doi.org/10.1378/chest.13 - 1691.

Goffman, E. (1963). Stigma: Notes on the management of spoiled identity. American Journal of Sociology, 70 (5), 636 - 636. https://doi.org/10.1086/223949.

Goldberg, S. B., Tucker, R. P., Greene, P. A., Davidson, R. J., Kearney, D. J., & Simpson, T. L. (2019). Mindfulness-based cognitive therapy for the treatment of current depressive symptoms: A meta-analysis. Cognitive Behaviour Therapy, 48 (6), 445 - 462. https://doi.org/10.1080/16506073.2018.1556330.

Gong, H., Hassink, R., Tan, J., & Huang, D. (2020). Regional resilience in times of a pandemic crisis: The case of COVID-19 in China. Tijdschrift Voor Economische En Sociale Geografie, 111 (3), 497-512. https://doi.org/10.1111/tesg.12447.

González-García, M., Álvarez, J. C., Pérez, E. Z., Fernandez-Carriba, S., & López, J. G. (2021). Feasibility of a brief online mindfulness and compassion-based intervention to promote mental health among university students during the COVID-19 pandemic. Mindfulness, 12, 1685-1695. https://doi.org/10.1007/s12671-021-01632-6.

Gooding, P. (2019). Mapping the rise of digital mental health technologies: Emerging issues for law and society. International Journal of Law and Psychiatry, 67, 101498. https://doi.org/10.1016/j.ijlp.2019.101498.

Gordon, T. A. (2013). Good grief: Exploring the dimensionality of grief experiences and social work support. Journal of Social Work in End-of-Life & Palliative Care, 9 (1), 27-42. https://doi.org/10.1080/15524256.2012.758607.

Gosangi, B., Park, H., Thomas, R., Gujrathi, R., & Khurana, B. (2020). Exacerbation of physical intimate partner violence during COVID-19 lockdown. Radiology, 298 (1), 202866. https://doi.org/10.1148/radiol.2020202866.

Gray, B., Eaton, J., Christy, J., Duncan, J., Hanna, F., & Kasi, S. (2021). A proactive approach: Examples for integrating disaster risk reduction and mental health and psychosocial support programming. International Journal of Disaster Risk Reduction, 54, 102051. https://doi.org/10.1016/j.ijdrr.2021.102051.

Greco, F. (2018). Resilience: Transform adverse events into an opportunity for growth and economic sustainability through the adjustment of emotions. Business Ethics and Leadership, 2 (1), 44-52. https://doi.org/10.21272/bel.2 (1).44-52.2018.

Griffiths, K. M., Carron-Arthur, B., Parsons, A., & Reid, R. (2014). Effectiveness of programs for reducing the stigma associated with mental disorders: A meta-analysis of randomized controlled trials. World Psychiatry, 13 (2), 161-175. https://doi.org/10.1002/wps.20129.

Griffiths, K. M., & Christensen, H. (2006). Review of randomised controlled trials of Internet interventions for mental disorders and related conditions. Clinical Psychologist, 10 (1), 16-29. https://doi.org/10.1080/13284200500378696.

Gross, J. J. (1998). The Emerging field of emotion regulation: An integrative review. Review of General Psychology, 2 (3), 271-299. https://doi.org/10.1037/1089-2680.2.3.271.

Gross, N. (2009). A pragmatist theory of social mechanisms. American Sociological Review, 74 (3), 358-379. https://doi.org/10.1177/000312240907400302.

Grossman, P., Niemann, L., Schmidt, S., & Walach, H. (2004). Mindfulness-based stress reduction and health benefits: A meta-analysis. Journal of Psychosomatic Research, 57 (1), 35 – 43.

Grych, J. , Hamby, S. , & Banyard, V. (2015). The resilience portfolio model: Understanding healthy adaptation in victims of violence. Psychology of Violence, 5 (4), 343 –354. https: //doi. org/10. 1037/a0039671.

Guidi, J. , Lucente, M. , Sonino, N. , & Fava, G. (2020). Allostatic load and its impact on health: A systematic review. Psychotherapy and Psychosomatics, 90 (1), 11 – 27. https: //doi. org/10. 1159/000510696.

Gupta, P. (2021). Indian Academy of Pediatrics National Conference (CIAP-PEDI-CON), 5th February, 2021, Mumbai. Indian Pediatrics, 58, 3. https: //doi. org/10. 1007/s13312 – 021 – 2123 – 8.

Gupta, S. (2011). Intention-to-treat concept: A review. Perspectives in Clinical Research, 2 (3), 109 – 112. https: //doi. org/10. 4103/2229 – 3485. 83221.

Gutierrez, L. (1990). Working with women of color: An empowerment perspective. Social Work, 35, 149 – 153. https: //doi. org/10. 1093/sw/35. 2. 149.

Haase, J. E. , Britt, T. , Coward, D. D. , Leidy, N. K. , & Penn, P. E. (1992). Simultaneous concept analysis of spiritual perspective, hope, acceptance and self-transcendence. Image: The Journal of Nursing Scholarship, 24 (2), 141 – 147. https: //doi. org/10. 1111/j. 1547 – 5069. 1992. tb00239. x.

Habibovic, M. , Pedersen, S. S. , Van den B. , Krista C. , Theuns, D. A. M. J. , Jordaens, L. , Van der V. , Pepijn H. , Alings, M. , & Denollet, J. (2013). Anxiety and risk of ventricular arrhythmias or mortality in patients with an implantable cardioverter defibrillator. Psychosomatic Medicine, 75 (1), 36 – 41. https: //doi. org/10. 1097/PSY. 0b013e3182769426.

Haby, M. M. , Donnelly, M. , Corry, J. , & Vos, T. (2006). Cognitive behavioural therapy for depression, panic disorder and generalized anxiety disorder: A meta-regression of factors that may predict outcome. Australian & New Zealand Journal of Psychiatry, 40 (1), 9 – 19. https: //doi. org/10. 1080/j. 1440 – 1614. 2006. 01736. x.

Hackler, A. H. , Cornish, M. , & Vogel, D. (2016). Reducing mental illness stigma: Effectiveness of hearing about the normative experiences of others. Stigma and Health, 1 (3), 201 – 205.

Hadjistavropoulos, H. D. , Thompson, M. J. , Klein, B. , & Austin, D. W. (2012). Dissemination of therapist-assisted internet cognitive behaviour therapy: Development and open pilot study of a workshop. Cognitive Behaviour Therapy, 41 (3), 230 – 240. https: //doi. org/10. 1080/16506073. 2011. 645550.

Hall, L. H. , Johnson, J. , Watt, I. S. , Tsipa, A. , & O'Connor, D. B. (2016). Healthcare staff wellbeing, burnout, and patient safety: A systematic review. PLoS One, 11 (7), e0159015. https: //doi. org/10. 1371/journal. pone. 0159015.

Halpern, J. , & Tramontin, M. (2007). Disaster mental health: Theory and practice. Thomson.

Halpern, J. , & Vermeulen, K. (2017). Disaster mental health interventions: Core principles and practices. Routledge.

Hamaoka, D. A. , Fullerton, C. S. , Benedek, D. M. , Gifford, R. , Nam, T. , & Ursano, R. J. (2007). Medical students' responses to an inpatient suicide: Opportunities for education and support. Acad Psychiatry, 31 (5), 350 – 353. https: //doi. org/10. 1176/appi. ap. 31. 5. 350.

Hamby, S. , Grych, J. , & Banyard, V. (2018). Resilience portfolios and polystrengths: Identifying protective factors associated with thriving after adversity. Psychology of Violence, 8 (2), 172 – 183. https: //doi. org/10. 1037/vio0000135.

Hamilton, J. , Nesi, J. , & Choukas-Bradley, S. (2020). Teens and social media during the COVID – 19 pandemic: Staying socially connected while physically distant. Advance online publication. https: //doi. org/10. 31234/osf. io/5stx4.

Hamilton, K. E. , & Dobson, K. S. (2002). Cognitive therapy of depression: Pretreatment patient predictors of outcome. Clinical Psychology Review, 22 (6), 875 – 893. https: //doi. org/10. 1016/S0272 – 7358 (02) 00106 – X.

Han, G. Y. (2020). Seniors felt less socially satisfied, more isolated during COVID – 19 circuit breaker period: Survey. https: //www. straitstimes. com/singapore/lower-satisfaction-levels-higher-socialisolation-for-senior-citizens-during-circuit.

Han, L. , Berry, J. W. , Zheng, Y. , & Renzaho, A. (2016). The relationship of acculturation strategies to resilience: The moderating impact of social support among Qiang ethnicity following the 2008 Chinese earthquake. PloS One, 11 (10), e0164484. https://doi. org/10. 1371/journal. pone. 0164484.

Hans, E. , & Hiller, W. (2013). A meta-analysis of nonrandomized effectiveness studies on outpatient cognitive behavioral therapy for adult anxiety disorders. Clinical Psychology Review, 33 (8), 954 – 964. https: //doi. org/10. 1016/j. cpr. 2013. 07. 003.

Hawley, D. R. , & DeHaan, L. (1996). Toward a definition of family resilience: Integrating life-span and family perspectives. Family Process, 35 (3), 283 – 298. https://doi. org/10. 1111/j. 1545 – 5300. 1996. 00283. x.

Hayes, S. C. (2004). Acceptance and commitment therapy, relational frame theory, and the third wave of behavioral and cognitive therapies. Behavior Therapy, 35 (4), 639 – 665. https: //doi. org/10. 1016/S0005 – 7894 (04) 80013 – 3.

Hayes, S. C. , & Jacobson, N. S. (1987). A contextual approach to therapeutic change. In N. S. Jacobson & W. Dryden. Psychotherapists in clinical practice: Cognitive and behavioral perspectives (pp. 327 –387). Guilford Press.

Hayes, S. C. , Luoma, J. B. , Bond, F. W. , Masuda, A. , & Lillis, J. (2006). Acceptance and commitment therapy: Model, processes and outcomes. Behaviour Research and Therapy, 44 (1), 1 – 25. https: //doi. org/10. 1016/j. brat. 2005. 06. 006.

Hayes, S. C. , Pistorello, J. , & Levin, M. E. (2012). Acceptance and commitment therapy as a unified model of behavior change. Counseling Psychologist, 40 (7), 976 – 1002. https: //doi. org/10. 1177/0011000012460836.

Hayes, S. C. , Strosahl, K. D. , & Wilson, K. G. (2011). Acceptance and commitment therapy: The process and practice of mindful change. Guilford press.

He, L. , Tang, S. , Yu, W. , Xu, W. , Xie, Q. , & Wang, J. (2014). The prevalence, comorbidity and risks of prolonged grief disorder among bereaved Chinese adults. Psychiatry Research, 219 (2), 347 – 352. https: //doi. org/10. 1016/j. psychres. 2014. 05. 022.

He, Z. , Chen, J. , Pan, K. , Yue, Y. , Cheung, T. , Yuan, Y. , Du, N. , Zhao, Y. , Feng, Y. , Zhou, D. , Zhou, Y. , Lu, F. , Chen, Y. , He, M. , & Xiang, Y. -T. (2020). The development of the 'COVID – 19 Psychological Resilience Model' and its efficacy during the COVID – 19 pandemic in China. International Journal of Biological Sciences, 16 (15), 2828 – 2834. https: //doi. org/10. 7150/ijbs. 50127.

Hedlund, J. L. , & Gorodezky, M. J. (1980). Recent developments in computer applications in mental health: Discussion and perspective. Proceedings of the Annual Symposium on Computer Application in Medical Care, 2, 885 – 895.

Hedman, E. , Andersson, E. , Andersson, G. , Lindefors, N. , Lekander, M. , Rück, C. , & Ljótsson, B. (2013). Mediators in Internet-based cognitive behavior therapy for severe health anxiety. PLoS One, 8 (10), e77752. https: //doi. org/10. 1371/journal. pone. 0077752.

Hedman, E. , Ljótsson, B. , Kaldo, V. , Hesser, H. , El Alaoui, S. , Kraepelien, M. , Andersson, E. , Rück, C. , Svanborg, C. , Andersson, G. , & Lindefors, N. (2014). Effectiveness of Internet-based cognitive behaviour therapy for depression in routine psychiatric care. Journal of Affective Disorders, 155, 49 – 58. https: //doi. org/10. 1016/j. jad. 2013. 10. 023.

Heid, A. R. , Pruchno, R. , Cartwright, F. P. , & Wilson-Genderson, M. (2017). Exposure to Hurricane Sandy, neighborhood collective efficacy, and post-traumatic stress symptoms in older adults. Aging & Mental Health, 21 (7), 742 – 750. https: //doi. org/10. 1080/13607863. 2016. 1154016.

Helmreich, I. , Kunzler, A. , Chmitorz, A. , König, J. , Binder, H. , Wessa, M. , Lieb, K. , Cochrane Developmental, P. , & Problems, L. (2017). Psychological interventions for resilience enhancement in adults. Cochrane Database of Systematic Reviews, 2017 (2), Art. -No. : CD012527. https: //doi. org/10. 1002/14651858. CD012527.

Henderson, M. D. , Fujita, K. , Trope, Y. , & Liberman, N. (2006). Transcending the 'here': The effect of spatial distance on social judgment. Journal of Personality and Social Psychology, 91 (5), 845 - 856. https://doi.org/10.1037/0022 - 3514.91.5.845.

Hennein, R., Mew, E. J., & Lowe, S. R. (2021). Socio-ecological predictors of mental health outcomes among healthcare workers during the COVID - 19 pandemic in the United States. PLoS One, 16 (2), e0246602. https://doi.org/10.1371/journal.pone.0246602.

Henry, C. S., Sheffield Morris, A., & Harrist, A. W. (2015). Family resilience: Moving into the third wave. Family Relations, 64 (1), 22 - 43. https://doi.org/10.1111/fare.12106.

Hente, E., Sears, R., Cotton, S., Pallerla, H., Siracusa, C., Filigno, S. S., & Boat, T. (2020). A pilot study of mindfulness-based cognitive therapy to improve well-being for health professionals providing chronic disease care. The Journal of Pediatrics, 224, 87 - 93. https://doi.org/10.1016/j.jpeds.2020.02.081.

Herbst, N., Franzen, G., Voderholzer, U., Thiel, N., Knaevelsrud, C., Hertenstein, E., Nissen, C., & Külz, A. K. (2016). Working alliance in Internet-based cognitive-behavioral therapy for obsessive-compulsive disorder. Psychotherapy and Psychosomatics, 85, 117 - 118. https://doi.org/10.1159/000441282.

Herek, G. M., Capitanio, J. P., & Widaman, K. F. (2003). Stigma, social risk, and health policy: Public attitudes toward HIV surveillance policies and the social construction of illness. Health Psychology, 22 (5), 533 - 540. https://doi.org/10.1037/0278 - 6133.22.5.533.

Heron-Delaney, M., Kenardy, J., Charlton, E., & Matsuoka, Y. (2013). A systematic review of predictors of posttraumatic stress disorder (PTSD) for adult road traffic crash survivors. Injury, 44 (11), 1413 - 1422. https://doi.org/10.1016/j.injury.2013.07.011.

Hewlett, B. S., & Amola, R. P. (2003). Cultural contexts of Ebola in northern Uganda. Emerging Infectious Diseases, 9 (10), 1242 - 1248. https://doi.org/10.3201/eid0910.020493.

Heyland, D. K., Rocker, G. M., O'Callaghan, C. J., Dodek, P. M., & Cook, D. J. (2003). Dying in the ICU: Perspectives of family members. Chest, 124 (1), 392 - 397. https://doi.org/10.1378/chest.124.1.392.

Hiemstra, W., De Castro, B. O., & Thomaes, S. (2019). Reducing aggressive children's hostile attributions: A cognitive bias modification procedure. Cognitive Therapy and Research, 43 (2), 387 - 398. https://doi.org/10.1007/s10608 - 018 - 9958 - x.

Hill, R. (1958). Generic features of families under stress. Social Casework, 39 (2 - 3),

139 - 150. https：//doi. org/10. 1177/1044389458039002 - 318.

Hilvert-Bruce, Z. , Rossouw, P. J. , Wong, N. , Sunderland, M. , & Andrews, G. (2012). Adherence as a determinant of effectiveness of internet cognitive behavioural therapy for anxiety and depressive disorders. Behaviour Research and Therapy, 50 (7 -8), 463 - 468. https：//doi. org/10. 1016/j. brat. 2012. 04. 001.

Himle, J. A. , Weaver, A. , Zhang, A. , & Xiang, X. (2022). Digital mental health interventions for depression. Cognitive and Behavioral Practice, 29 (1), 50 - 59. https：//doi. org/10. 1016/j. cbpra. 2020. 12. 009.

Hirai, M. , Dolma, S. , Vernon, L. L. , & Clum, G. A. (2020). A longitudinal investigation of the efficacy of online expressive writing interventions for Hispanic students exposed to traumatic events：Competing theories of action. Psychology & Health, 35 (12), 1459 - 1476. https：//doi. org/10. 1080/08870446. 2020. 1758324.

Hirschel, M. , & Schulenberg, S. (2009). Hurricane Katrina's impact on the Mississippi Gulf Coast：General self-efficacy's relationship to PTSD prevalence and severity. Psychological Services, 6, 293 - 303. https：//doi. org/10. 1037/a0017467.

Ho, C. , Chee, C. , & Ho, R. (2020). Mental health strategies to combat the psychological impact of Coronavirus Disease 2019 (COVID - 19) beyond paranoia and panic. Annals Academy of Medicine Singapore, 49 (3), 155 - 160. https：//doi. org/10. 47102/annals-acadmedsg. 202043.

Ho, S. M. Y. , Chan, I. S. F. , Ma, E. P. W. , & Field, N. P. (2013). Continuing Bonds, Attachment Style, and Adjustment in the Conjugal Bereavement Among Hong Kong Chinese. Death Studies, 37 (3), 248 - 268. https：//doi. org/10. 1080/ 07481187. 2011. 634086.

Hobfoll, S. E. (1988). The ecology of stress. Taylor & Francis.

Hobfoll, S. E. , Blais, R. K. , Stevens, N. R. , Walt, L. , & Gengler, R. (2016). Vets prevail online intervention reduces PTSD and depression in veterans with mild-to-moderate symptoms. Journal of Consulting and Clinical Psychology, 84 (1), 31. https：// doi. org/10. 1037/ccp0000041.

Hobfoll, S. E. , Watson, P. , Bell, C. C. , Bryant, R. A. , Brymer, M. J. , Friedman, M. J. , Friedman, M. , Gersons, B. P. R. , de Jong, J. T. V. M. , Layne, C. M. , Maguen, S. , Neria, Y. , Norwood, A. E. , Pynoos, R. S. , Reissman, D. , Ruzek, J. I. , Shalev, A. Y. , Solomon, Z. , Steinberg, A. M. , & Ursano, R. J. (2007). Five essential elements of immediate and mid-term mass trauma intervention：Empirical evidence. Psychiatry, 70 (4), 283 - 315. https：//doi. org/10. 1521/psyc. 2007. 70. 4. 283.

Hoeboer, C. M. , De Kleine, R. A. , Molendijk, M. L. , Schoorl, M. , Oprel, D. A. C. , Mouthaan, J. , Van der Does, W. , & Van Minnen, A. (2020). Impact of dissociation on the effectiveness of psychotherapy for post-traumatic stress disorder: Meta-analysis. BJPsych Open, 6 (3), e53. https://doi.org/10.1192/bjo.2020.30.

Hofmann, S., Beverungen, D., Räckers, M., & Becker, J. (2013). What makes local governments' online communications successful? Insights from a multi-method analysis of Facebook. Government Information Quarterly, 30 (4), 387 - 396. https://doi.org/10.1016/j.giq.2013.05.013.

Hogan, B. E., Linden, W., & Najarian, B. (2002). Social support interventions: Do they work? Clinical Psychology Review, 22 (3), 381 - 440. https://doi.org/10.1016/S0272 - 7358 (01) 00102 - 7.

Hohashi, N. (2019). A family belief systems theory for transcultural family health care nursing. Journal of Transcultural Nursing, 30 (5), 434 - 443. https://doi.org/10.1177/1043659619853017.

Holland, J. H. (1992). Complex adaptive systems. Daedalus, 121 (1), 17 - 30.

Holland, J. M., & Neimeyer, R. A. (2010). An examination of stage theory of grief among individuals bereaved by natural and violent causes: A meaning-oriented contribution. Omega-Journal of Death And Dying, 61 (2), 103 - 120. https://doi.org/10.2190/OM.61.2.b.

Holländare, F., Johnsson, S., Randestad, M., Tillfors, M., Carlbring, P., Andersson, G., & Engström, I. (2011). Randomized trial of Internet-based relapse prevention for partially remitted depression: Preventing relapse in MDD via the Internet. Acta Psychiatrica Scandinavica, 124 (4), 285 - 294. https://doi.org/10.1111/j.1600 - 0447.2011.01698.x.

Holling, C. S. (1973). Resilience and stability of ecological systems. Annual Review of Ecology and Systematics, 4, 1 - 23. https://doi.org/10.1146/annurev.es.04.110173.000245.

Holmes, E. A., Lang, T. J., & Shah, D. M. (2009). Developing interpretation bias modification as a 'cognitive vaccine' for depressed mood: Imagining positive events makes you feel better than thinking about them verbally. Journal of Abnormal Psychology, 118 (1), 76 - 88. https://doi.org/10.1037/a0012590.

Holmes, E. A., & Mathews, A. (2010). Mental imagery in emotion and emotional disorders. Clinical Psychology Review, 30 (3), 349 - 362. https://doi.org/10.1016/j.cpr.2010.01.001.

Holmes, E. A., O'Connor, R. C., Perry, V. H., Tracey, I., Wessely, S., Arseneault, L., Ballard, C., Christensen, H., Cohen Silver, R., Everall, I., Ford, T., John, A., Kabir, T., King, K., Madan, I., Michie, S., Przybylski, A. K., Shafran, R., Sweeney, A., ··· Bullmore, E. (2020). Multidisciplinary research priorities for the COVID - 19 pandemic: A call for action for mental health science. The Lancet.

Psychiatry, 7 (6), 547 - 560. https: //doi. org/10. 1016/S2215 - 0366 (20) 30168 - 1.

Holroyd, E. , & Mcnaught, C. (2010). The SARS crisis: Reflections of Hong Kong nurses. International Nursing Review, 55 (1), 27 - 33. https: //doi. org/10. 1111/j. 1466 - 7657. 2007. 00586. x.

Hong, Y. A. , Zhou, Z. , Fang, Y. , & Shi, L. (2017). The digital divide and health disparities in China: Evidence from a national survey and policy implications. Journal of Medical Internet Research, 19 (9), e317. https: //doi. org/10. 2196/jmir. 7786.

Hopko, D. R. , Clark, C. G. , Cannity, K. , & Bell, J. L. (2016). Pretreatment depression severity in breast cancer patients and its relation to treatment response to behavior therapy. Health Psychology, 35 (1), 10 - 18. https: //doi. org/10. 1037/ hea0000252.

Hopwood, T. L. , & Schutte, N. S. (2017). A meta-analytic investigation of the impact of mindfulness-based interventions on post traumatic stress. Clinical Psychology Review, 57, 12 - 20. https: //doi. org/10. 1016/j. cpr. 2017. 08. 002.

Horn, R. , O'May, F. , Esliker, R. , Gwaikolo, W. , Woensdregt, L. , Ruttenberg, L. , & Ager, A. (2019). The myth of the 1-day training: The effectiveness of psychosocial support capacity-building during the Ebola outbreak in West Africa. Global Mental Health, 6, e5. https: //doi. org/10. 1017/gmh. 2019. 2.

Horn, S. R. , Charney, D. S. , & Feder, A. (2016). Understanding resilience: New approaches for preventing and treating PTSD. Experimental Neurology, 284, 119 - 132. https: //doi. org/10. 1016/j. expneurol. 2016. 07. 002.

Hou, T. , Zhang, T. , Cai, W. , Song, X. , Chen, A. , Deng, G. , Ni, C. , & Soundy, A. (2020). Social support and mental health among health care workers during Coronavirus Disease 2019 outbreak: A moderated mediation model. PloS One, 15 (5), e0233831. https: //doi. org/10. 1371/journal. pone. 0233831.

Hsiung, R. C. (2001). Suggested principles of professional ethics for the online provision of mental health services. Telemedicine and E-Health, 7 (1), 39 - 45. https: //doi. org/10. 1089/153056201300093895.

Hu, C. C. , Huang, J. W. , Wei, N. , Hu, S. H. , Hu, J. B. , Li, S. G. , Lai, J. B. , Wang, D. D. , Chen, J. K. , Zhou, X. Y. , Wang, Z. , Xu, Y. , & Huang, M. L. (2020). Interpersonal psychotherapy-based psychological intervention for patient suffering from COVID - 19: A case report. World Journal of Clinical Cases, 8 (23), 6064 -6070. https: //doi. org/10. 12998/wjcc. v8. i23. 6064.

Huang, C. , Wang, Y. , Li, X. , Ren, L. , & Cao, B. (2020). Clinical features of patients infected with 2019 novel coronavirus in Wuhan, China. The Lancet, 395 (10223). https: //doi. org/10. 1037/0278 - 6133. 22. 5. 533.

Huang, Y. , & Wong, H. (2014). Impacts of sense of community and satisfaction with governmental recovery on psychological status of the Wenchuan earthquake survivors. Social Indicators Research, 117 (2), 421 - 436. https: //doi. org/10. 1007/s11205 - 013 - 0354 - 3.

Huber, D. , Zimmermann, J. , & Klug, G. (2017). Change in personality functioning during psychotherapy for depression predicts long-term outcome. Psychoanalytic Psychology, 34 (4), 434 - 445. https: //doi. org/10. 1037/pap0000129.

Hulbert-Williams, N. J. , Storey, L. , & Wilson, K. G. (2015). Psychological interventions for patients with cancer: Psychological flexibility and the potential utility of Acceptance and Commitment Therapy. European Journal of Cancer Care, 24 (1), 15 - 27. https: //doi. org/10. 1111/ecc. 12223.

Hunt, C. , & Andrews, G. (1992). Drop-out rate as a performance indicator in psychotherapy. Acta Psychiatrica Scandinavica, 85 (4), 275 - 278. https: //doi. org/10. 1111/j. 1600 - 0447. 1992. tb01469. x.

Huremović, D. (Ed.). (2019). Psychiatry of pandemics: A mental health response to infection outbreak (1st ed.). Springer International Publishing.

Hussein, H. , & Oyebode, J. R. (2009). Influences of religion and culture on continuing bonds in a sample of British Muslims of Pakistani origin. Death Studies, 33 (10), 890 -912. https: //doi. org/10. 1080/07481180903251554.

Hynan, A. , Goldbart, J. , & Murray, J. (2015). A grounded theory of Internet and social media use by young people who use augmentative and alternative communication (AAC). Disability and Rehabilitation, 37 (16 - 17), 1559 - 1575. https: //doi. org/ 10. 3109/09638288. 2015. 1056387.

Iglewicz, A. , Shear, M. K. , Reynolds, C. F. , III, Simon, N. , Lebowitz, B. , & Zisook, S. (2020). Complicated grief therapy for clinicians: An evidence-based protocol for mental health practice. Depression and Anxiety, 37 (1), 90 - 98. https: //doi. org/10. 1002/da. 22965.

IJntema, R. C. , Schaufeli, W. B. , & Burger, Y. D. (2021). Resilience mechanisms at work: The psychological immunity-psychological elasticity (PI-PE) model of psychological resilience. Current Psychology. https: //doi. org/10. 1007/s12144 - 021 - 01813 - 5.

Iloabachie, C. , Wells, C. , Goodwin, B. , Baldwin, M. , Vanderplough-Booth, K. , Gladstone, T. , Murray, M. , Fogel, J. , & Van Voorhees, B. W. (2011). Adolescent and parent experiences with a primary care/Internet-based depression prevention intervention (CATCH-IT). General Hospital Psychiatry, 33 (6), 543 - 555. https: //doi. org/10. 1016/j. genhosppsych. 2011. 08. 004.

Internet World Stats. (2022). World internet users statistics and 2022 world population stats. https: //www. internetworldstats. com/stats. htm.

Irwin, & Michael, R. (2015). Why sleep is important for health: A psychoneuroimmunology perspective. Annual Review of Psychology, 16 (1), 21 - 25. https: //doi. org/ 10. 1146/annurev-psych-010213 - 115205.

Isaacs, S. A. , Roman, N. , & Carlson, S. (2020). Fostering family resilience: A community participatory action research perspective. Child Care in Practice, 26 (4), 358 - 372. https: //doi. org/10. 1080/13575279. 2020. 1801578.

Iserson, K. V. (2020). Healthcare ethics during a pandemic. Western Journal of Emergency Medicine, 21 (3), 7. https: //doi. org/10. 5811/westjem. 2020. 4. 47549.

Jacobs, R. H. , Becker, S. J. , Curry, J. F. , Silva, S. G. , Ginsburg, G. S. , Henry, D. B. , & Reinecke, M. A. (2014). Increasing positive outlook partially mediates the effect of empirically supported treatments on depression symptoms among adolescents. Journal of Cognitive Psychotherapy, 28 (1), 3 - 19. https: //doi. org/10. 1891/0889 - 8391. 28. 1. 3.

Jambunathan, P. , Jindal, M. , Patra, P. , & Madhusudan, T. (2020). COVID-warriors: Psychological impact of the severe acute respiratory syndrome coronavirus 2 pandemic on health-care professionals. Journal of Marine Medical Society, 22, 57 - 61. .

James, P. B. , Wardle, J. , Steel, A. , & Adams, J. (2020). An assessment of Ebola-related stigma and its association with informal healthcare utilisation among Ebola survivors in Sierra Leone: A cross-sectional study. BMC Public Health, 20 (1), 182. https: //doi. org/10. 1186/s12889 - 020 - 8279 - 7.

Janicki-Deverts, D. , & Cohen, S. (2011). Social ties and resilience in chronic disease. In S. M. Southwick, B. T. Litz, D. Charney, & M. J. Friedman (Eds.), Resilience and mental health: Challenges across the lifespan (pp. 76 - 89). Cambridge University Press.

Janoff-Bulman, R. (1992). Shattered assumptions: Towards a new psychology of trauma. Free Press.

Janoušková, M. , Tušková, E. , Weissová, A. , Tran čik, P. , Pasz, J. , Evans-Lacko, S. , & Winkler, P. (2017). Can video interventions be used to effectively destigmatize mental illness among young people? A systematic review. European Psychiatry: The Journal of the Association of European Psychiatrists, 41, 1 - 9. https: //doi. org/10. 1016/j. eurpsy. 2016. 09. 008.

Jaramillo, E. (1999). Tuberculosis and stigma: Predictors of prejudice against people with tuberculosis. Journal of Health Psychology, 4 (1), 71 - 79. https: //doi. org/ 10. 1177/135910539900400101.

Jayakody, S. , Hewage, S. A. , Wickramasinghe, N. D. , Piyumanthi, R. A. P. , Wijewickrama, A. , Gunewardena, N. S. , Prathapan, S. , & Arambepola, C. (2021). 'Why are you not dead yet?' —dimensions and the main driving forces of stigma and discrimination among COVID - 19 patients in Sri Lanka. Public Health, 199, 10 - 16.

https：//doi. org/10/gnhmgf.

Jenkins, E. K., McAuliffe, C., Hirani, S., Richardson, C., Thomson, K. C., McGuinness, L., Morris, J., Kousoulis, A., & Gadermann, A. (2021). A portrait of the early and differential mental health impacts of the COVID-19 pandemic in Canada: Findings from the first wave of a nationally representative cross-sectional survey. Preventive Medicine, 145, 106333. https：//doi. org/10. 1016/j. ypmed. 2020. 106333.

Jennings, B., Arras, J. D., Barrett, D. H., & Ellis, B. A. (2016). Emergency ethics: Public health preparedness and response. Oxford University Press. https：//doi. org/ 10. 1093/med/9780190270742. 001. 0001.

Jerome, H., Smith, K. V., Shaw, E. J., Szydlowski, S., Barker, C., Pistrang, N., & Thompson, E. H. (2018). Effectiveness of a cancer bereavement therapeutic group. Journal of Loss & Trauma, 23 (7), 574-587. https：//doi. org/10. 1080/15325024. 2018. 1518772.

Jha, A. P., Denkova, E., Zanesco, A. P., Witkin, J. E., Rooks, J., & Rogers, S. L. (2019). Does mindfulness training help working memory 'work' better? Current Opinion in Psychology, 28, 273-278. https：//doi. org/10. 1016/j. copsyc. 2019. 02. 012.

Jia, R., Ayling, K., Chalder, T., Massey, A., & Vedhara, K. (2020). Young people, mental health and COVID-19 infection: The canaries we put in the coal mine. Public Health, 189, 158-161. https：//doi. org/10. 1016/j. puhe. 2020. 10. 018.

Jiang, H., Nan, J., Lv, Z., & Yang, J. (2020). Psychological impacts of the COVID-19 epidemic on Chinese people: Exposure, post-traumatic stress symptom, and emotion regulation. Asian Pacific Journal of Tropical Medicine, 13 (6), 252. https：//doi. org/10. 4103/1995-7645. 281614.

Jiménez, F. J. R. (2012). Acceptance and commitment therapy versus traditional cognitive behavioral therapy: A systematic review and meta-analysis of current empirical evidence. International Journal of Psychology and Psychological Therapy, 12 (3), 333-358.

Johannsen, M., Damholdt, M. F., Zachariae, R., Lundorff, M., Farver-Vestergaard, I., & O'Connor, M. (2019). Psychological interventions for grief in adults: A systematic review and meta-analysis of randomized controlled trials. Journal of Affective Disorders, 253, 69-86. https：//doi. org/10. 1016/j. jad. 2019. 04. 065.

Johansson, A., Celli, J., Conlan, W., Elkins, K. L., Forsman, M., Keim, P. S., Larsson, P., Manoil, C., Nano, F. E., Petersen, J. M., & Others. (2010). Objections to the transfer of Francisella novicida to the subspecies rank of Francisella tularensis. International Journal of Systematic and Evolutionary Microbiology, 60 (8), 1717-1718. https：//doi. org/10. 1099/ijs. 0. 022830-0.

Johansson, R., Frederick, R. J., & Andersson, G. (2013). Using the internet to provide psychodynamic psychotherapy. Psychodynamic Psychiatry, 41 (4), 513 - 540. https: //doi. org/10. 1521/pdps. 2013. 41. 4. 513.

Johansson, R. , Sjöberg, E. , Sjögren, M. , Johnsson, E. , Carlbring, P. , Andersson, T. , Rousseau, A. , Andersson, G. , & Bruce, A. (2012). Tailored vs. Standardized internet-based cognitive behavior therapy for depression and comorbid symptoms: A randomized controlled trial. PloS One, 7 (5), e36905. https: //doi. org/10. 1371/ journal. pone. 0036905.

Johnson, D. C. , Thom, N. J. , Stanley, E. A. , Haase, L. , Simmons, A. N. , Shih, P. B. , Thompson, W. K. , Potterat, E. G. , Minor, T. R. , & Paulus, M. P. (2014). Modifying resilience mechanisms in at-risk individuals: A controlled study of mindfulness training in marines preparing for deployment. The American Journal of Psychiatry, 171 (8), 844 - 853. https: //doi. org/10. 1176/appi. ajp. 2014. 13040502.

Johnson, J. H. , Harris, W. , Thompson, C. , Marcus, S. , Block, D. , Novak, K. , Yingst, N. , Allert, A. , Hobin, G. , Byrnes, E. , Strauch, D. , Feldman, C. , Niedner, D. , & Fink, A. (1981). New uses for the on-line computer medium in mental health care. Behavior Research Methods & Instrumentation, 13 (2), 243 - 250. https: //doi. org/10. 3758/BF03207942.

Johnson, S. F. , & Boals, A. (2015). Refining our ability to measure posttraumatic growth. Psychological Trauma: Theory, Research, Practice, and Policy, 7 (5), 422 - 429. https: //doi. org/10. 1037/tra0000013.

Johnston, L. , Titov, N. , Andrews, G. , Spence, J. , & Dear, B. F. (2011). A RCT of a Transdiagnostic internet-delivered treatment for three anxiety disorders: Examination of support roles and disorder-specific outcomes. PLoS ONE, 6 (11), e28079. https: // doi. org/10. 1371/journal. pone. 0028079.

Jonas, D. E. , Cusack, K. , Forneris, C. A. , Wilkins, T. M. , Sonis, J. , Middleton, J. C. , Feltner, C. , Meredith, D. , Cavanaugh, J. , Brownley, K. A. , Olmsted, K. R. , Greenblatt, A. , Weil, A. , & Gaynes, B. N. (2013). Psychological and pharmacological treatments for adults with posttraumatic stress disorder (PTSD). Agency for Healthcare Research and Quality (US).

Jónasdóttir, E. (2015). How to eat an elephant: Psychosocial support during an Ebola outbreak in Sierra Leone. Intervention, 13 (1), 82 - 84. https: //doi. org/10. 1097/ WTF. 0000000000000078.

Josephine, K. , Josefine, L. , Philipp, D. , David, E. , & Harald, B. (2017). Internet- and mobile-based depression interventions for people with diagnosed depression: A systematic review and meta-analysis. Journal of Affective Disorders, 223, 28 - 40. https: //doi. org/10. 1016/j. jad. 2017. 07. 021.

Jost, J. T. , & Banaji, M. R. (1994). The role of stereotyping in system-justification and the production of false consciousness. British Journal of Social Psychology, 33 (1), 1 -27. https：//doi. org/10. 1111/j. 2044 - 8309. 1994. tb01008. x.

Jost, J. T. , Kay, A. C. , Fiske, S. T. , Gilbert, D. T. , & Lindzey, G. (2010). Social justice: History, theory, and research. In Handbook of social psychology. John Wiley & Sons, Inc. .

Jost, J. T. , Ledgerwood, A. , & Hardin, C. D. (2008). Shared reality, system justification, and the relational basis of ideological beliefs. Social and Personality Psychology Compass, 2 (1), 171 - 186. https：//doi. org/10. 1111/j. 1751 - 9004. 2007. 00056. x.

Joyce, S. , Shand, F. , Tighe, J. , Laurent, S. J. , Bryant, R. A. , & Harvey, S. B. (2018). Road to resilience: A systematic review and meta-analysis of resilience training programmes and interventions. BMJ Open, 8 (6), e017858. https：//doi. org/10. 1136/bmjopen - 2017 - 017858.

Jun, J. J. , Zoellner, L. A. , & Feeny, N. C. (2013). Sudden gains in prolonged exposure and sertraline for chronic PTSD. Depression and Anxiety, 30 (7), 607 - 613. https：//doi. org/10. 1002/da. 22119.

Juul, S. H. , & Nemeroff, C. B. (2012). Psychiatric epidemiology. Handbook of Clinical Neurology, 106, 167 - 189. https：//doi. org/10. 1016/B978 - 0 - 444 - 52002 - 9. 00010 - 3.

Kabat-Zinn, J. (2005). Coming to our senses. Hyperion.

Kafka, R. R. , & London, P. (1991). Communication in relationships and adolescent substance use: The influence of parents and friends. Adolescence, 26 (103), 587.

Kahn, J. R. , Collinge, W. , & Soltysik, R. (2016). Post-9/11 veterans and their partners improve mental health outcomes with a self-directed mobile and web-based wellness training program: A randomized controlled trial. Journal of Medical Internet Research, 18 (9), e255. https：//doi. org/10. 2196/jmir. 5800.

Kahn, R. L. , & Antonucci, T. C. (1980) . Convoys over the life course: Attachment, roles, and social support. In P. B. Baltes, & O. G. Brim (Eds.), Life-span development and behavior (pp. 254 - 283) . New York: Academic Press.

Kailes, J. I. , & Enders, A. (2007). Moving beyond "special needs": A function-based framework for emergency management and planning. Journal of Disability Policy Studies, 17 (4), 230 - 237. https：//doi. org/10. 1177/10442073070170040601.

Kalisch, R. , Baker, D. G. , Basten, U. , Boks, M. P. , Bonanno, G. A. , Brummelman, E. , Chmitorz, A. , Fernàndez, G. , Fiebach, C. J. , Galatzer-Levy, I. , Geuze, E. , Groppa, S. , Helmreich, I. , Hendler, T. , Hermans, E. J. , Jovanovic, T. , Kubiak, T. , Lieb, K. , Lutz, B. , ⋯ Kleim, B. (2017). The resilience framework as a strategy to combat stress-related disorders. Nature Human Behaviour, 1 (11), 784 - 790. https：//doi. org/10. 1038/s41562 - 017 - 0200 - 8.

Kalisch, R., Müller, M. B., & Tüscher, O. (2015). A conceptual framework for the neurobiological study of resilience. Behavioral and Brain Sciences, 38, e92. https://doi.org/10.1017/S0140525X1400082X.

Kamara, S., Walder, A., Duncan, J., Kabbedijk, A., Hughes, P., & Muana, A. (2017). Mental health care during the Ebola virus disease outbreak in Sierra Leone. Bulletin of the World Health Organization, 95 (12), 842 – 847. https://doi.org/10.2471/BLT.16.190470.

Kanani, K., & Regehr, C. (2003). Clinical, ethical, and legal issues in e-therapy. Families in Society, 84 (2), 155 – 162. https://doi.org/10.1606/1044 – 3894.98.

Kang, C., Tong, J., Meng, F., Feng, Q., Ma, H., Shi, C., Yuan, J., Yang, S., Liu, L., Xu, L., Xi, Y., Li, W., Zhao, X., & Yang, J. (2020). The role of mental health services during the COVID – 19 outbreak in China. Asian Journal of Psychiatry, 52, 102176. https://doi.org/10.1016/j.ajp.2020.102176.

Kang, H.-Y., & Yoo, Y.-S. (2007). Effects of a bereavement intervention program in middle-aged widows in Korea. Archives of Psychiatric Nursing, 21 (3), 132 – 140. https://doi.org/10.1016/j.apnu.2006.12.007.

Kang, L., Li, Y., Hu, S., Chen, M., Yang, C., Yang, B. X., Wang, Y., Hu, J., Lai, J., Ma, X., Chen, J., Guan, L., Wang, G., Ma, H., & Liu, Z. (2020). The mental health of medical workers in Wuhan, China dealing with the 2019 novel coronavirus. The Lancet Psychiatry, 7 (3), e14. https://doi.org/10.1016/S2215 – 0366 (20) 30047 – X.

Kangaslampi, S., & Peltonen, K. (2022). Mechanisms of change in psychological interventions for posttraumatic stress symptoms: A systematic review with recommendations. Current Psychology, 41 (1), 258 – 275. https://doi.org/10.1007/s12144 – 019 – 00478 – 5.

Kaniasty, K. (2006). Searching for points of convergence: A commentary on prior research on disasters and some community programs initiated in response to September 11, 2001 (p. 542). Cambridge University Press. https://doi.org/10.1017/CBO9780511544132.032.

Kaniasty, K., & Norris, F. H. (2000). Help-seeking comfort and receiving social support: The role of ethnicity and context of need. American Journal of Community Psychology, 28 (4), 545 – 581. https://doi.org/10.1023/A:1005192616058.

Kaniasty, K., & Norris, F. H. (2004). Social support in the aftermath of disasters, catastrophes, and acts of terrorism: Altruistic, overwhelmed, uncertain, antagonistic, and patriotic communities. Cambridge University Press.

Kar, S. K., & Singh, A. (2020). Mental health of mental health professionals during COVID – 19 pandemic: Who cares for it? Asian Journal of Psychiatry, 53, 102385. https: //doi. org/10. 1016/j. ajp. 2020. 102385.

Karyotaki, E. , Ebert, D. D. , Donkin, L. , Riper, H. , Twisk, J. , Burger, S. , Rozen-tal, A. , Lange, A. , Williams, A. D. , Zarski, A. C. , Geraedts, A. , van Straten, A. , Kleiboer, A. , Meyer, B. , Ünlü Ince, B. B. , Buntrock, C. , Lehr, D. , Snoek, F. J. , Andrews, G. , ⋯ Cuijpers, P. (2018). Do guided internet-based interventions result in clinically relevant changes for patients with depression? An individual partici-pant data meta-analysis. Clinical Psychology Review, 63, 80 – 92. https: //doi. org/ 10. 1016/j. cpr. 2018. 06. 007.

Kay, S. A. (2016). Emotion regulation and resilience: Overlooked connections. Industrial and Organizational Psychology, 9 (2), 411 – 415. https: //doi. org/10. 1017/iop. 2016. 31.

Kazantzis, N. , Luong, H. K. , Usatoff, A. S. , Impala, T. , Yew, R. Y. , & Hof-mann, S. G. (2018). The processes of cognitive behavioral therapy: A review of meta-analyses. Cognitive Therapy and Research, 42 (4), 349 – 357. https: //doi. org/10. 1007/s10608 – 018 – 9920 – y.

Kazdin, A. E. (2007). Mediators and mechanisms of change in psychotherapy research. Annual Review of Clinical Psychology, 3, 1 – 27. https: //doi. org/10. 1146/annurev. clinpsy. 3. 022806. 091432.

Keane, T. M. , Fisher, L. M. , Krinsley, K. E. , & Niles, B. L. (1994). Posttraumatic stress disorder. In R. T. Ammerman & H. Michel (Eds.), Handbook of prescriptive treatments for adults (pp. 237 – 260). Springer.

Kearney, D. J. , McDermott, K. , Malte, C. , Martinez, M. , & Simpson, T. L. (2012). Effects of participation in a mindfulness program for veterans with posttrau-matic stress disorder: A randomized controlled pilot study. Journal of Clinical Psychol-ogy, 69 (1), 14 – 27. https: //doi. org/10. 1002/jclp. 21911.

Keaten, J. , & Kelly, L. (2008). Emotional intelligence as a mediator of family commu-nication patterns and reticence. Communication Reports, 21 (2), 104 – 116. https: // doi. org/10. 1080/08934210802393008.

Kelly, G. , Kelly, G. A. , & Kelly, G. A. (1963). A theory of personality: The psychol-ogy of personal constructs. WW Norton & Company.

Kelly, W. F. , Kelly, M. J. , & Faragher, B. (2010). A prospective study of psychiatric and psychological aspects of Cushing's syndrome. Clinical Endocrinology, 45 (6), 715 –720. https: //doi. org/10. 1046/j. 1365 – 2265. 1996. 8690878. x.

Kelson, J. , Rollin, A. , Ridout, B. , & Campbell, A. (2019). Internet-delivered accept-ance and commitment therapy for anxiety treatment: Systematic review. Journal of Medical Internet Research, 21 (1), e12530.

Kemp, S. (2002). Digital 2022: Global Overview Report. https: //datareportal. com/reports/digital-2022-global-overview-report.

Kentish-Barnes, N. , McAdam, J. L. , Kouki, S. , Cohen-Solal, Z. , Chaize, M. , Galon, M. , Souppart, V. , Puntillo, K. A. , & Azoulay, E. (2015). Research participation for bereaved family members: Experience and insights from a qualitative study. Critical Care Medicine, 43 (9), 1839 – 1845. https: //doi. org/10. 1097/ ccm. 0000000000001092.

Kersting, A. , Doelemeyer, R. , Steinig, J. , Walter, F. , Kroker, K. , Baust, K. , & Wagner, B. (2013). Brief internet-based intervention reduces posttraumatic stress and prolonged grief in parents after the loss of a child during pregnancy: A randomized controlled trial. Psychotherapy and Psychosomatics, 82 (6), 372 – 381. https: //doi. org/10. 1159/000348713.

Khan, S. , Siddique, R. , Xiaoyan, W. , Zhang, R. , Nabi, G. , Sohail Afzal, M. , Liu, J. , & Xue, M. (2021). Mental health consequences of infections by coronaviruses including severe acute respiratory syndrome coronavirus 2 (SARS-CoV-2). Brain and Behavior, 11 (2), e01901. https: //doi. org/10. 1002/brb3. 1901.

Khandelwal, N. , Long, A. C. , Lee, R. Y. , McDermott, C. L. , Engelberg, R. A. , & Curtis, J. R. (2019). Pragmatic methods to avoid intensive care unit admission when it does not align with patient and family goals. Lancet Respiratory Medicine, 7 (7), 613 –625. https: //doi. org/10. 1016/S2213 – 2600 (19) 30170 – 5.

Khanna, R. , Honavar, S. , Metla, A. L. , Bhattacharya, A. , & Maulik, P. (2020). Psychological impact of COVID – 19 on ophthalmologists-in-training and practising ophthalmologists in India. Indian Journal of Ophthalmology, 68 (6), 994. https: // doi. org/10. 4103/ijo. IJO _ 1458 _ 20.

Khosla, M. (2017). Resilience and health: Implications for interventions and policy making. Psychological Studies, 62 (3), 233 – 240. https: //doi. org/10. 1007/s12646 – 017 – 0415 – 9.

Killgore, W. D. S. , Taylor, E. C. , Cloonan, S. A. , & Dailey, N. S. (2020). Psychological resilience during the COVID – 19 lockdown. Psychiatry Research, 291, N. PAG-N. PAG. Academic Search Premier.

Kim, S. H. , Schneider, S. M. , Kravitz, L. , Mermier, C. , & Burge, M. R. (2013). Mind-body practices for posttraumatic stress disorder. Journal of Investigative Medicine, 61 (5), 827 – 834. https: //doi. org/10. 231/JIM. 0b013e3182906862.

Kimhi, S. , & Shamai, M. (2004). Community resilience and the impact of stress: Adult response to Israel's withdrawal from Lebanon. Journal of Community Psychology, 32 (4), 439 – 451. https: //doi. org/10. 1002/jcop. 20012.

Kini, P. , Wong, J. , McInnis, S. , Gabana, N. , & Brown, J. W. (2016). The effects of gratitude expression on neural activity. NeuroImage, 128, 1 – 10. https: //doi. org/

10. 1016/j. neuroimage. 2015. 12. 040.

Kirmayer, L. J. , Sehdev, M. , Whitley, R. , Dandeneau, S. F. , & Isaac, C. (2009). Community resilience: Models, metaphors and measures. International Journal of Indigenous Health, 5 (1), Article 1.

Kirsch, T. D. , Moseson, H. , Massaquoi, M. , Nyenswah, T. G. , Goodermote, R. , Rodriguez-Barraquer, I. , Lessler, J. , Cumings, D. A. T. , & Peters, D. H. (2017). Impact of interventions and the incidence of ebola virus disease in Liberia—Implications for future epidemics. Health Policy and Planning, 32 (2), 205 - 214. https: //doi. org/10. 1093/heapol/czw113.

Kissane, D. W. , Bloch, S. , Onghena, P. , McKenzie, D. P. , Snyder, R. D. , & Dowe, D. L. (1996). The Melbourne Family Grief Study, II: Psychosocial morbidity and grief in bereaved families. The American Journal of Psychiatry, 153 (5), 659 - 666.

Klasa, K. , Galaitsi, S. , Wister, A. , & Linkov, I. (2021). System models for resilience in gerontology: Application to the COVID - 19 pandemic. BMC Geriatrics, 21 (1), 1 - 12. https: //doi. org/10. 1186/s12877 - 020 - 01965 - 2.

Klass, D. , Sliverman, P. R. , & Nickman, S. L. (1996). Continuing bonds: New understandings of grief. Taylor & Francis.

Kleiboer, A. , Donker, T. , Seekles, W. , van Straten, A. , Riper, H. , & Cuijpers, P. (2015). A randomized controlled trial on the role of support in Internet-based problem solving therapy for depression and anxiety. Behaviour Research and Therapy, 72, 63 - 71. https: //doi. org/10. 1016/j. brat. 2015. 06. 013.

Klein, B. , Mitchell, J. , Gilson, K. , Shandley, K. , Austin, D. , Kiropoulos, L. , Abbott, J. , & Cannard, G. (2009). A therapist-assisted internet-based CBT intervention for posttraumatic stress disorder: Preliminary results. Cognitive Behaviour Therapy, 38 (2), 121 - 131. https: //doi. org/10. 1080/16506070902803483.

Klein, J. P. , Berger, T. , Schröder, J. , Späth, C. , Meyer, B. , Caspar, F. , Lutz, W. , Arndt, A. , Greiner, W. , Gräfe, V. , Hautzinger, M. , Fuhr, K. , Rose, M. , Nolte, S. , Löwe, B. , Andersson, G. , Vettorazzi, E. , Moritz, S. , & Hohagen, F. (2016). Effects of a Psychological Internet Intervention in the Treatment of Mild to Moderate Depressive Symptoms: Results of the EVIDENT Study, a Randomized Controlled Trial. Psychotherapy and Psychosomatics, 85 (4), 218 - 228. https: //doi. org/10. 1159/000445355.

Klemm, C. , Das, E. , & Hartmann, T. (2016). Swine flu and hype: A systematic review of media dramatization of the H1N1 influenza pandemic. Journal of Risk Research, 19 (1 - 2), 1 - 20. https: //doi. org/10. 1080/13669877. 2014. 923029.

Klerman, G. L. , & Weissman, M. M. (1994). Interpersonal psychotherapy of depression: A brief, focused, specific strategy. Jason Aronson, Incorporated.

Kobak, K. A., Greist, R., Jacobi, D. M., Levy-Mack, H., & Greist, J. H. (2015). Computer-assisted cognitive behavior therapy for obsessive-compulsive disorder: A randomized trial on the impact of lay vs. Professional coaching. Annals of General Psychiatry, 14 (1), 10- (2015). https://doi.org/10.1186/s12991 - 015 - 0048 - 0.

Kobau, R., Seligman, M. E. P., Peterson, C., Diener, E., Zack, M. M., Chapman, D., & Thompson, W. (2011). Mental health promotion in public health: Perspectives and strategies from positive psychology. American Journal of Public Health, 101 (8), e1 - e9. https://doi.org/10.2105/AJPH.2010.300083.

Koh, D., Meng, K. L., Chia, S. E., Ko, S. M., Qian, F., Ng, V., Ban, H. T., Wong, K. S., Chew, W. M., & Hui, K. T. (2005). Risk perception and impact of Severe Acute Respiratory Syndrome (SARS) on work and personal lives of healthcare workers in Singapore: What can we learn? Medical Care, 43 (7), 676 - 682. https://doi.org/10.1097/01.mlr.0000167181.36730.cc.

Koliou, M., van de Lindt, J. W., McAllister, T. P., Ellingwood, B. R., Dillard, M., & Cutler, H. (2018). State of the research in community resilience: Progress and challenges. Sustainable and Resilient Infrastructure, 5 (3), 131 - 151. https://doi.org/10.1080/23789689.2017.1418547.

Komariah, M., Amirah, S., Faisal, E. G., Prayogo, S. A., Maulana, S., Platini, H., Suryani, S., Yosep, I., & Arifin, H. (2022). Efficacy of internet-based cognitive behavioral therapy for depression and anxiety among global population during the COVID - 19 pandemic: A systematic review and meta-analysis of a randomized controlled trial study. Healthcare, 10 (7), 1224.

Kooistra, L. C., Wiersma, J. E., Ruwaard, J., Neijenhuijs, K., Lokkerbol, J., van Oppen, P., Smit, F., & Riper, H. (2019). Cost and effectiveness of blended versus standard cognitive behavioral therapy for outpatients with depression in routine specialized mental health care: Pilot randomized controlled trial. Journal of Medical Internet Research, 21 (10), e14261. https://doi.org/10.2196/14261.

Kopelovich, S. L., & Turkington, D. (2021). Remote CBT for psychosis during the COVID - 19 pandemic: Challenges and opportunities. Community Mental Health Journal, 57 (1), 30 - 34. https://doi.org/10.1007/s10597 - 020 - 00718 - 0.

Kopetz, C. E. (2017). Risk and self-defeating behaviors as goal pursuit rather than regulatory failure. In C. E. Kopetz & A. Fishbach (Eds.), The motivation-cognition interface. Routledge.

Korn, K. (1998). Computer Comments. Mental Health Information on the Internet. Journal of the American Academy of Nurse Practitioners, 10 (6), 267 - 268. https://doi.org/10.1111/j.1745 - 7599.1998.tb00504.x.

Koskela, T., Pihlainen, K., Piispa-Hakala, S., Vornanen, R., & Hämäläinen, J.

(2020). Parents' views on family resiliency in sustainable remote schooling during the COVID-19 outbreak in Finland. Sustainability, 12 (21), 8844. https://doi.org/10.3390/su12218844.

Koster, E. H. W., Fox, E., & MacLeod, C. (2009). Introduction to the special section on cognitive bias modification in emotional disorders. Journal of Abnormal Psychology, 118 (1), 1-4. https://doi.org/10.1037/a0014379.

Kotsila, P., & Kallis, G. (2019). Biopolitics of public health and immigration in times of crisis: The malaria epidemic in Greece (2009-2014). Geoforum, 106, 223-233. https://doi.org/10.1016/j.geoforum.2019.08.019.

Kraemer, H. C., Wilson, G. T., Fairburn, C. G., & Agras, W. S. (2002). Mediators and moderators of treatment effects in randomized clinical trials. Archives of General Psychiatry, 59 (10), 877. https://doi.org/10.1001/archpsyc.59.10.877.

Kreibig, S. D. (2010). Autonomic nervous system activity in emotion: A review. Biological Psychology, 84 (3), 394-421. https://doi.org/10.1016/j.biopsycho.2010.03.010.

Krikorian, A., Maldonado, C., & Pastrana, T. (2020). Patient's Perspectives on the Notion of a Good Death: A Systematic Review of the Literature. Journal of Pain and Symptom Management, 59 (1), 152-164. https://doi.org/10.1016/j.jpainsymman.2019.07.033.

Krkovic, K., Clamor, A., & Lincoln, T. M. (2018). Emotion regulation as a predictor of the endocrine, autonomic, affective, and symptomatic stress response and recovery. Psychoneuroendocrinology, 94, 112-120.

Kübler-Ross, E. (1969). On death and dying. Routledge.

Kuester, A., Niemeyer, H., & Knaevelsrud, C. (2016). Internet-based interventions for posttraumatic stress: A meta-analysis of randomized controlled trials. Clinical Psychology Review, 43, 1-16. https://doi.org/10.1016/j.cpr.2015.11.004.

Kuester, A., Niemeyer, H., Schumacher, S., Engel, S., Spies, J., Weiß, D., Muschalla, B., Burchert, S., Tamm, S., Weidmann, A., Willmund, G., Rau, H., & Knaevelsrud, C. (2020). Attentional bias in veterans with deployment-related posttraumatic stress disorder before and after internet-based cognitive behavioral therapy-An eye-tracking investigation. Journal of Behavioral and Cognitive Therapy, 30 (4), 267-281. https://doi.org/10.1016/j.jbct.2020.03.003.

Kunzler, A. M., Stoffers-Winterling, J., Stoll, M., Mancini, A. L., Lehmann, S., Blessin, M., Gilan, D., Helmreich, I., Hufert, F., & Lieb, K. (2021). Mental health and psychosocial support strategies in highly contagious emerging disease outbreaks of substantial public concern: A systematic scoping review. Plos One, 16 (2), e0244748. https://doi.org/10.1371/journal.pone.0244748.

Kurzban, R., & Leary, M. R. (2001). Evolutionary origins of stigmatization: The functions of social exclusion. Psychological Bulletin, 127 (2), 187 - 208. https: // doi. org/10. 1037/0033 - 2909. 127. 2. 187.

Kwong, A. S. F., Pearson, R. M., Adams, M. J., Northstone, K., Tilling, K., Smith, D., Fawns-Ritchie, C., Bould, H., Warne, N., Zammit, S., Gunnell, D. J., Moran, P. A., Micali, N., Reichenberg, A., Hickman, M., Rai, D., Haworth, S., Campbell, A., Altschul, D., … Timpson, N. J. (2021). Mental health before and during the COVID - 19 pandemic in two longitudinal UK population cohorts. The British Journal of Psychiatry, 218 (6), 334 - 343. https: //doi. org/10. 1192/bjp. 2020. 242.

Labrague, L. J., & Santos, J. A. A. (2020). COVID-19 anxiety among front-line nurses: Predictive role of organisational support, personal resilience and social support. Journal of Nursing Management, 28 (7), 1653 - 1661. https: //doi. org/10. 1111/jonm. 13121.

Lai, A. Y., Lee, L., Wang, M., Feng, Y., Lai, T. T., Ho, L., Lam, V. S., Ip, M. S., & Lam, T. (2020). Mental health impacts of the COVID - 19 pandemic on international university students, related stressors, and coping strategies. Frontiers in Psychiatry, 11, 584240. https: //doi. org/10. 3389/fpsyt. 2020. 584240.

Lai, J., Ma, S., Wang, Y., Cai, Z., Hu, J., Wei, N., Wu, J., Du, H., Chen, T., Li, R., Tan, H., Kang, L., Yao, L., Huang, M., Wang, H., Wang, G., Liu, Z., & Hu, S. (2020). Factors associated with mental health outcomes among health care workers exposed to Coronavirus Disease 2019. JAMA Network Open, 3 (3), e203976. https: //doi. org/10. 1001/jamanetworkopen. 2020. 3976.

Laidlaw, K. (2021). Cognitive behavioral therapy with older people. American Psychological Association.

Lalande, C. M., & Bonanno, G. A. (2006). Culture and continuing bonds: A prospective comparison of bereavement in the United States and the People's Republic of China. Death Studies, 30 (4), 303 - 324. https: //doi. org/10. 1080/07481180500544708.

Lam, C. B., & McBride-Chang, C. A. (2007). Resilience in young adulthood: The moderating influences of gender-related personality traits and coping flexibility. Sex Roles, 56 (3 - 4), 159 - 172. https: //doi. org/10. 1007/s11199 - 006 - 9159 - z.

Lampert & Rachel. (2010). Anger and ventricular arrhythmias. Current Opinion in Cardiology, 25 (1), 46 - 52. https: //doi. org/10. 1097/HCO. 0b013e32833358e8.

Lancioni, G. E., Singh, N. N., O'Reilly, M., Sigafoos, J., Alberti, G., Perilli, V., Chiariello, V., Grillo, G., & Turi, C. (2018). A tablet-based program to enable people with intellectual and other disabilities to access leisure activities and video calls. Disability and Rehabilitation: Assistive Technology, 15 (1), 14 - 20. https: //

doi. org/10. 1080/17483107. 2018. 1508515.

Landau, J. , & Saul, J. (2004) . Facilitating family and community resilience in response to major disaster. In F. Walsh & M. McGoldrick (Eds.), Living beyond loss: Death in the family (pp. 285 – 309) . Norton.

Lange, A. , van de Ven, J. -P. , Schrieken, B. , & Emmelkamp, P. M. G. (2001). Interapy. Treatment of posttraumatic stress through the Internet: A controlled trial. Journal of Behavior Therapy and Experimental Psychiatry, 32 (2), 73 – 90. https: //doi. org/10. 1016/S0005 – 7916 (01) 00023 – 4.

Lapierre, L. M. , & Allen, T. D. (2012) . Control at work, control at home, and planning behavior: Implications for work-family conflict. Journal of Management, 38 (5), 1500 – 1516. https: //doi. org/10. 1177/0149206310385868.

Larson, D. G. , & Hoyt, W. T. (2007) . What has become of grief counseling? An evaluation of the empirical foundations of the new pessimism. Professional Psychology-Research and Practice, 38 (4), 347 – 355. https: //doi. org/10. 1037/0735 – 7028. 38. 4. 347.

Lau, J. , Yang, X. , Pang, E. , Tsui, H. Y. , & Yun, K. W. (2005) . SARS-related perceptions in Hong Kong. Emerging Infectious Diseases, 11 (3), 417 – 424. https: //doi. org/10. 3201/eid1103. 040675.

Laurenceau, J. -P. , Hayes, A. M. , & Feldman, G. C. (2007) . Some methodological and statistical issues in the study of change processes in psychotherapy. Clinical Psychology Review, 27 (6), 682 – 695. https: //doi. org/10. 1016/j. cpr. 2007. 01. 007.

Lazarus, R. S. (1993) . From psychological stress to the emotions: A history of changing outlooks. Annual Review of Psychology, 44, 1 – 21. https: //doi. org/10. 1146/ annurev. ps. 44. 020193. 000245.

Lazarus, R. S. , & Folkman, S. (1984) . Stress, appraisal, and coping. Springer publishing company.

Leaning, J. , & Guha-Sapir, D. (2013) . Natural disasters, armed conflict, and public health. New England Journal of Medicine, 369 (19), 1836 – 1842. https: //doi. org/ 10. 1056/NEJMra1109877.

Lee, A. M. , Wong, J. G. W. S. , McAlonan, G. M. , Cheung, V. , Cheung, C. , Sham, P. C. , Chu, C. -M. , Wong, P. -C. , Tsang, K. W. T. , & Chua, S. E. (2007). Stress and psychological distress among SARS survivors 1 year after the outbreak. The Canadian Journal of Psychiatry, 52 (4), 233 – 240. https: //doi. org/10. 1177/ 070674370705200405.

Lee, H. -S. , Brown, S. L. , Mitchell, M. M. , & Schiraldi, G. R. (2008) . Correlates of resilience in the face of adversity for Korean women immigrating to the US. Journal of Immigrant and Minority Health, 10 (5), 415 – 422. https: //doi. org/10. 1007/

s10903 - 007 - 9104 - 4.

Lee, J.-K., Choi, H.-G., Kim, J.-Y., Nam, J., Kang, H.-T., Koh, S.-B., & Oh, S.-S. (2016). Self-resilience as a protective factor against development of post-traumatic stress disorder symptoms in police officers. Annals of Occupational and Environ-mental Medicine, 28 (1), 1 - 7. https://doi.org/10.1186/s40557 - 016 - 0145 - 9.

Lee, S., Chan, L. Y. Y., Chau, A. M. Y., Kwok, K. P. S., & Kleinman, A. (2005). The experience of SARS-related stigma at Amoy Gardens. Social Science & Medicine, 61 (9), 2038 - 2046. https://doi.org/10.1016/j.socscimed.2005.04.010.

Lee, S.-H., Juang, Y.-Y., Su, Y.-J., Lee, H.-L., Lin, Y.-H., & Chao, C.-C. (2005). Facing SARS: psychological impacts on SARS team nurses and psychiatric services in a Taiwan general hospital. General Hospital Psychiatry, 27 (5), 352 - 358. https://doi.org/10.1016/j.genhosppsych.2005.04.007.

Leeb, R. T., Lewis, T., & Zolotor, A. J. (2011). A review of physical and mental health consequences of child abuse and neglect and implications for practice. American Journal of Lifestyle Medicine, 5 (5), 454 - 468. https://doi.org/10.1177/1559827611410266.

Lehmann, M., Bruenahl, C. A., Löwe, B., Addo, M. M., Schmiedel, S., Lohse, A. W., & Schramm, C. (2015). Ebola and psychological stress of health care profes-sionals. Emerging Infectious Diseases, 21 (5), 913 - 914. https://doi.org/10.3201/eid2105.141988.

Lei, L., Huang, X., Zhang, S., Yang, J., Yang, L., & Xu, M. (2020). Comparison of prevalence and associated factors of anxiety and depression among people affected by versus people unaffected by quarantine during the COVID - 19 epidemic in Southwest-ern China. Medical Science Monitor, 26, e924609 - e924609. PubMed. https://doi.org/10.12659/MSM.924609.

Leichsenring, F., & Steinert, C. (2018). Towards an evidence-based unified psychody-namic protocol for emotional disorders. Journal of Affective Disorders, 232, 400 - 416. https://doi.org/10.1016/j.jad.2017.11.036.

Lejano, R. P., & Stokols, D. (2013). Social ecology, sustainability, and econom-ics. Ecological Economics, 89, 1 - 6. https://doi.org/10.1016/j.ecolecon.2013.01.011.

Lektorsky, V. A. (2020). Individual And Collective Memory: Old Problems And New Challenges. Voprosy Filosofii, 6, 11 - 17. https://doi.org/10.21146/0042 - 8744 - 2020 - 6 - 11 - 17.

Lemmens, L. H. J. M., Müller, V. N. L. S., Arntz, A., & Huibers, M. J. H. (2016). Mechanisms of change in psychotherapy for depression: An empirical update and eval-uation of research aimed at identifying psychological mediators. Clinical Psychology Re-view, 50, 95 - 107. https://doi.org/10.1016/j.cpr.2016.09.004.

Lenferink, L. I. M., Meyerbröker, K., & Boelen, P. A. (2020). PTSD treatment in times of COVID - 19: A systematic review of the effects of online EMDR. Psychiatry Research, 293, 113438. https: //doi. org/10. 1016/j. psychres. 2020. 113438.

Leon, G. R. (2004) . Overview of the psychosocial impact of disasters. Prehospital and Disaster Medicine, 19 (1), 4 - 9. https: //doi. org/10. 1017/S1049023X00001424.

Leppin, A. , & Aro, A. R. (2009) . Risk perceptions related to SARS and avian influenza: Theoretical foundations of current empirical research. International Journal of Behavioral Medicine, 16 (1), 7 - 29. https: //doi. org/10. 1007/s12529 - 008 - 9002 - 8.

Lerner, J. , S. , Gonzalez, R. , M. , Small, D. , A. , Fischhoff, & B. (2003) . Effects of fear and anger on perceived risks of terrorism: A national field experiment. Psychological Science, 14 (2), 144 - 150. https: //doi. org/10. 1111/1467 - 9280. 01433.

Lerner, M. D. , & Shelton, R. (2001) . Acute Traumatic Stress Management, ATSM: Addressing Emergent Psychological Needs During Traumatic Events: A Traumatic Stress Pesponse Protocol for All Emergency Responders. American Academy of Experts in Traumatic Stress.

Levin, M. E. , Haeger, J. A. , Pierce, B. G. , & Twohig, M. P. (2017) . Web-based acceptance and commitment therapy for mental health problems in college students: A randomized controlled trial. Behavior Modification, 41 (1), 141 - 162.

Levin, M. E. , Pistorello, J. , Hayes, S. C. , Seeley, J. R. , & Levin, C. (2015). Feasibility of an acceptance and commitment therapy adjunctive web-based program for counseling centers. Journal of Counseling Psychology, 62 (3), 529 - 536.

Levin, M. E. , Pistorello, J. , Seeley, J. R. , & Hayes, S. C. (2014) . Feasibility of a prototype web-based acceptance and commitment therapy prevention program for college students. Journal of American College Health, 62 (1), 20 - 30.

Lewis, C. , Roberts, N. P. , Bethell, A. , Robertson, L. , Bisson, J. I. , & Cochrane, C. M. D. G. (2018) . Internet-based cognitive and behavioural therapies for post-traumatic stress disorder (PTSD) in adults. Cochrane Database of Systematic Reviews, 12 (12), CD011710. https: //doi. org/10. 1002/14651858. CD011710. pub2.

Lewis, C. , Roberts, N. P. , Gibson, S. , & Bisson, J. I. (2020) . Dropout from psychological therapies for post-traumatic stress disorder (PTSD) in adults: Systematic review and meta-analysis. European Journal of Psychotraumatology, 11 (1), 1709709. https: //doi. org/10. 1080/20008198. 2019. 1709709.

Lewis, C. , Roberts, N. P. , Simon, N. , Bethell, A. , & Bisson, J. I. (2019). Internet-delivered cognitive behavioural therapy for post-traumatic stress disorder: Systematic review and meta-analysis. Acta Psychiatrica Scandinavica, 140 (6), 508 - 521. https: //doi. org/10. 1111/acps. 13079.

Lewis, S. , & Roberts, A. R. (2001) . Crisis assessment tools: The good, the bad, and the available. Brief Treatment & Crisis Intervention, 1 (1).

Lewis-Fernandez, R. , Aggarwal, N. K. , Baarnhielm, S. , Rohlof, H. , Kirmayer, L. J. , Weiss, M. G. , Jadhav, S. , Hinton, L. , Alarcon, R. D. , Bhugra, D. , Groen, S. , van Dijk, R. , Qureshi, A. , Collazos, F. , Rousseau, C. , Caballero, L. , Ramos, M. , & Lu, F. (2014) . Culture and psychiatric evaluation: Operationalizing cultural formulation for DSM-5. Psychiatry, 77 (2), 130 - 154. https: //doi. org/ 10. 1521/psyc. 2014. 77. 2. 130.

Li, F. , Luo, S. , Mu, W. , Li, Y. , Ye, L. , Zheng, X. , Xu, B. , Ding, Y. , Ling, P. , Zhou, M. , & Chen, X. (2021) . Effects of sources of social support and resilience on the mental health of different age groups during the COVID - 19 pandemic. BMC Psychiatry, 21, 16. https: //doi. org/10. 1186/s12888 - 020 - 03012 - 1.

Li, H. , Lewis, C. , Chi, H. , Singleton, G. , & Williams, N. (2020) . Mobile health applications for mental illnesses: An Asian context. Asian Journal of Psychiatry, 54, 102209. https: //doi. org/10. 1016/j. ajp. 2020. 102209.

Li, J. , & Chen, S. (2016) . A new model of Social Support in Bereavement (SSB): An empirical investigation with a Chinese sample. Death Studies, 40 (4), 223 - 228. https: //doi. org/10. 1080/07481187. 2015. 1127296.

Li, J. , Huang, Y. -G. , Ran, M. -S. , Fan, Y. , Chen, W. , Evans-Lacko, S. , & Thornicroft, G. (2018) . Community-based comprehensive intervention for people with schizophrenia in Guangzhou, China: Effects on clinical symptoms, social functioning, internalized stigma and discrimination. Asian Journal of Psychiatry, 34, 21 - 30. https: //doi. org/10. 1016/j. ajp. 2018. 04. 017.

Li, J. , Li, X. , Jiang, J. , Xu, X. , Wu, J. , Xu, Y. , Lin, X. , Hall, J. , Xu, H. , Xu, J. , & Xu, X. (2020) . The effect of cognitive behavioral therapy on depression, anxiety, and stress in patients with COVID - 19: A randomized controlled trial. Frontiers in Psychiatry, 11, 580827. https: //doi. org/10. 3389/fpsyt. 2020. 580827.

Li, J. , Zhang, M. -M. , Zhao, L. , Li, W. -Q. , Mu, J. -L. , & Zhang, Z. -H. (2018). Evaluation of attitudes and knowledge toward mental disorders in a sample of the Chinese population using a web-based approach. BMC Psychiatry, 18 (1), 367. https: //doi. org/10. 1186/s12888 - 018 - 1949 - 7.

Li, T. , Duan, W. , & Guo, P. (2017) . Character strengths, social anxiety, and physiological stress reactivity. PeerJ, 2017 (5), e3396. https: //doi. org/10. 7717/peerj. 3396.

Li, W. , Yang, Y. , Liu, Z. -H. , Zhao, Y. -J. , Zhang, Q. , Zhang, L. , Cheung, T. , & Xiang, Y. -T. (2020) . Progression of mental health services during the COVID - 19 outbreak in China. International Journal of Biological Sciences, 16 (10), 1732 - 1738. https: //doi. org/10. 7150/ijbs. 45120.

Li, W. , Zhao, Y. , Zhang, S. , Yang, B. , Cheung, T. , Jackson, T. , Sha, S. , &

Xiang, Y.-T. (2022). Mapping post-traumatic stress disorder symptoms and quality of life among residents of Wuhan, China after the COVID-19 outbreak: A network perspective. Journal of Affective Disorders, 318 (1), 80-87. https://doi.org/10.1016/j.jad.2022.08.074.

Lichtenthal, W. G., Currier, J. M., Neimeyer, R. A., & Keesee, N. J. (2010). Sense and significance: A mixed methods examination of meaning making after the loss of one's child. Journal of Clinical Psychology, 66 (7), 791-812. https://doi.org/10.1002/jclp.20700.

Liem, A., Wang, C., Wariyanti, Y., Latkin, C. A., & Hall, B. J. (2020). The neglected health of international migrant workers in the COVID-19 epidemic. The Lancet Psychiatry, 7 (4), e20. https://doi.org/10.1016/S2215-0366 (20) 30076-6.

Lin, N., Fu, Y. C., & Hsung, R.-M. (2001). Measurement techniques for investigations of social capital. Social Capital: Theory and Research, 4, 57-81.

Linardon, J., Fitzsimmons-Craft, E. E., Brennan, L., Barillaro, M., & Wilfley, D. E. (2019). Dropout from interpersonal psychotherapy for mental health disorders: A systematic review and meta-analysis. Psychotherapy Research, 29 (7), 870-881. https://doi.org/10.1080/10503307.2018.1497215.

Linardon, J., & Fuller-Tyszkiewicz, M. (2020). Attrition and adherence in smartphone-delivered interventions for mental health problems: A systematic and meta-analytic review. Journal of Consulting and Clinical Psychology, 88 (1), 1-13. https://doi.org/10.1037/ccp0000459.

Lindsey, E. W., & Mize, J. (2001). Interparental agreement, parent-child responsiveness, and children's peer competence. Family Relations, 50 (4), 348-354. https://doi.org/10.1111/j.1741-3729.2001.00348.x.

Linehan, M. M. (1993). Cognitive-behavioral treatment of borderline personality disorder. Guilford Press.

Link, B. G., & Phelan, J. C. (2001). Conceptualizing Stigma. Annual Review of Sociology, 27, 363-385. https://doi.org/10.1146/annurev.soc.27.1.363.

Linkov, I., Bridges, T., Creutzig, F., Decker, J., Fox-Lent, C., Kröger, W., Lambert, J. H., Levermann, A., Montreuil, B., Nathwani, J., Nyer, R., Renn, O., Scharte, B., Scheffler, A., Schreurs, M., & Thiel-Clemen, T. (2014). Changing the resilience paradigm. Nature Climate Change, 4 (6), Article 6. https://doi.org/10.1038/nclimate2227.

Linkov, I., Eisenberg, D. A., Bates, M. E., Chang, D., Convertino, M., Allen, J. H., Flynn, S. E., & Seager, T. P. (2013). Measurable Resilience for Actionable Policy. Environmental Science & Technology, 130903081548008. https://doi.org/10.1021/es403443n.

Linley, P. A. , & Joseph, S. (2011) . Meaning in Life and Posttraumatic Growth. Journal of Loss and Trauma, 16 (2), 150 - 159. https: //doi. org/10. 1080/15325024. 2010. 519287.

Lintvedt, O. K. , Griffiths, K. M. , Sørensen, K. , Østvik, A. R. , Wang, C. E. A. , Eisemann, M. , & Waterloo, K. (2013) . Evaluating the effectiveness and efficacy of unguided internet-based self-help intervention for the prevention of depression: A randomized controlled trial: Unguided Internet-Based Self-Help Intervention for Depression. Clinical Psychology & Psychotherapy, 20 (1), 10 - 27. https: //doi. org/10. 1002/cpp. 770.

Lippke, S. , Gao, L. , Keller, F. M. , Becker, P. , & Dahmen, A. (2021) . Adherence with online therapy vs face-to-face therapy and with online therapy vs care as usual: Secondary analysis of two randomized controlled trials. Journal of Medical Internet Research, 23 (11), e31274. https: //doi. org/10. 2196/31274.

Lipsitz, J. D. , & Markowitz, J. C. (2013) . Mechanisms of change in interpersonal therapy (IPT) . Clinical Psychology Review, 33 (8), 1134 - 1147. https: //doi. org/10. 1016/j. cpr. 2013. 09. 002.

Lissoni, B. , Del Negro, S. , Brioschi, P. , Casella, G. , Fontana, I. , Bruni, C. , & Lamiani, G. (2020) . Promoting resilience in the acute phase of the COVID - 19 pandemic: Psychological interventions for intensive care unit (ICU) clinicians and family members. Psychological Trauma: Theory, Research, Practice, and Policy, 12 (S1), S105 - S107. https: //doi. org/10. 1037/tra0000802.

Liston, C. , Mcewen, B. S. , & Casey, B. J. (2009) . Psychosocial stress reversibly disrupts prefrontal processing and attentional control. Proceedings of the National Academy of Sciences of the United States of America, 106 (3), 912 - 917. https: //doi. org/10. 1073/pnas. 0807041106.

Littleton, H. , Buck, K. , Rosman, L. , & Grills-Taquechel, A. (2012) . From survivor to thriver: A pilot study of an online program for rape victims. Cognitive and Behavioral Practice, 19 (2), 315 - 327. https: //doi. org/10. 1016/j. cbpra. 2011. 04. 002.

Littleton, H. , & Grills, A. (2019) . Changes in coping and negative cognitions as mechanisms of change in online treatment for rape-related posttraumatic stress disorder. Journal of Traumatic Stress, 32 (6), 927 - 935. https: //doi. org/10. 1002/jts. 22447.

Litz, B. T. (2008) . Early intervention for trauma: Where are we and where do we need to go? A commentary. Journal of Traumatic Stress: Official Publication of The International Society for Traumatic Stress Studies, 21 (6), 503 - 506.

Litz, B. T. , Engel, C. C. , Bryant, R. A. , & Papa, A. (2007) . A randomized, controlled proof-of-concept trial of an internet-based, therapist-assisted self-management treatment for posttraumatic stress disorder. American Journal of Psychiatry, 164 (11), 1676 - 1684. https: //doi. org/10. 1176/appi. ajp. 2007. 06122057.

Litz, B. T., Schorr, Y., Delaney, E., Au, T., Papa, A., Fox, A. B., Morris, S., Nickerson, A., Block, S., & Prigerson, H. G. (2014). A randomized controlled trial of an internet-based therapist-assisted indicated preventive intervention for prolonged grief disorder. Behaviour Research and Therapy, 61, 23 – 34. https://doi.org/10.1016/j.brat.2014.07.005.

Liu, J., & Gao, L. (2021). Analysis of topics and characteristics of user reviews on different online psychological counseling methods. International Journal of Medical Informatics, 147, 104367. https://doi.org/10.1016/j.ijmedinf.2020.104367.

Liu, J. J. W., Ein, N., Gervasio, J., Battaion, M., Reed, M., & Vickers, K. (2020). Comprehensive meta-analysis of resilience interventions. Clinical Psychology Review, 82, 101919. https://doi.org/10.1016/j.cpr.2020.101919.

Liu, K., Pan, M., Xiao, Z., & Xu, X. (2020). Neurological manifestations of the coronavirus (SARS-CoV-2) pandemic 2019 – 2020. Journal of Neurology, Neurosurgery & Psychiatry, 91 (6), 669 – 670. https://doi.org/10.1136/jnnp-2020 – 323177.

Liu, X., Kakade, M., Fuller, C. J., Fan, B., Fang, Y., Kong, J., Guan, Z., & Ping, W. (2012). Depression after exposure to stressful events: Lessons learned from the severe acute respiratory syndrome epidemic. Comprehensive Psychiatry, 53 (1), 15 – 23. https://doi.org/10.1016/j.comppsych.2011.02.003.

Lloyd, M. G., Schlosser, B., & Stricker, G. (1996). Case vignette: Cybertherapy. Ethics & Behavior, 6 (2), 169 – 177. https://doi.org/10.1207/s15327019eb0602 _ 9.

Loewenstein, G., Weber, E. U., & Hsee, C. K. (2001). Risk as Feelings. Psychological Bulletin, 127 (2), 267 – 286. https://doi.org/10.1037/0033 – 2909.127.2.267.

Logie, C. H. (2020). Lessons learned from HIV can inform our approach to COVID – 19 stigma. Journal of the International AIDS Society, 23 (5), e25504. https://doi.org/10.1002/jia2.25504.

Logie, C. H., & Turan, J. M. (2020). How do we balance tensions between COVID – 19 public health responses and stigma mitigation? Learning from HIV research. AIDS and Behavior, 24 (7), 2003 – 2006. https://doi.org/10.1007/s10461 – 020 – 02856 – 8.

Loh, L. C., Cherniak, W., Dreifuss, B. A., Dacso, M. M., Lin, H. C., & Evert, J. (2015). Short term global health experiences and local partnership models: A framework. Globalization and Health, 11 (1), 50. https://doi.org/10.1186/s12992 – 015 –0135 – 7.

Longstaff, P. H. (2005). Security, resilience, and communication in unpredictable environments such as terrorism, natural disasters, and complex technology. Retrieved October 24, 2008.

López-Vázquez, Esperanza, Marván, L., & Maria. (2003). Risk perception, stress and coping strategies in two catastrophe risk situations. Social Behavior and Personality, 31 (1), 61 - 70. https：//doi. org/10. 2224/sbp. 2003. 31. 1. 61.

Loprinzi, C. E. , Prasad, K. , Schroeder, D. R. , & Sood, A. (2011) . Stress Management and Resilience Training (SMART) program to decrease stress and enhance resilience among breast cancer survivors：A pilot randomized clinical trial. Clin Breast Cancer, 11 (6), 364 - 368. https：//doi. org/10. 1016/j. clbc. 2011. 06. 008.

Lorenzo-Luaces, L. , German, R. E. , & DeRubeis, R. J. (2015) . It's complicated：The relation between cognitive change procedures, cognitive change, and symptom change in cognitive therapy for depression. Clinical Psychology Review, 41, 3 - 15. https：//doi. org/10. 1016/j. cpr. 2014. 12. 003.

Lótsch, F. , Schnyder, J. , Goorhuis, A. , & Grobusch, M. P. (2017) . Neuropsychological long-term sequelae of Ebola virus disease survivors—A systematic review. Travel Medicine and Infectious Disease, 18, 18 - 23. https：//doi. org/10. 1016/j. tmaid. 2017. 05. 001.

Lowe, S. R. , Sampson, L. , Gruebner, O. , Galea, S. , & Chao, L. (2015). Psychological resilience after hurricane sandy：The influence of individual- and community-level factors on mental health after a large-scale natural disaster. PloS One, 10 (5), e - 0125761. https：//doi. org/10. 1371/journal. pone. 0125761.

Lu, T. , Guo, Z. , Li, H. , Zhang, X. , Ren, Z. , Yang, W. , Wei, L. , & Huang, L. (2021) . Effects of wise intervention on perceived discrimination among college students returning home from wuhan during the COVID - 19 outbreak. Frontiers in Psychology, 12, 689251. https：//doi. org/10. 3389/fpsyg. 2021. 689251.

Lundorff, M. , Holmgren, H. , Zachariae, R. , Farver-Vestergaard, I. , & O'Connor, M. (2017) . Prevalence of prolonged grief disorder in adult bereavement：A systematic review and meta-analysis. Journal of Affective Disorders, 212, 138 - 149. https：//doi. org/10. 1016/j. jad. 2017. 01. 030.

Luo, M. , Guo, L. , Yu, M. , Jiang, W. , & Wang, H. (2020) . The psychological and mental impact of coronavirus disease 2019 (COVID - 19) on medical staff and general public-A systematic review and meta-analysis. Psychiatry Research, 291, 113190. https：//doi. org/10. 1016/j. psychres. 2020. 113190.

Luthans, F. , Vogelgesang, G. R. , & Lester, P. B. (2006) . Developing the psychological capital of resiliency. Human Resource Development Review, 5 (1), 25 - 44. https：//doi. org/10. 1177/1534484305285335.

Luthar, S. S. , & Cicchetti, D. (2000) . The construct of resilience：Implications for interventions and social policies. Development and Psychopathology, 12 (4), 857 - 885. https：//doi. org/10. 1017/S0954579400004156.

Ly, K. H. , Janni, E. , Wrede, R. , Sedem, M. , Donker, T. , Carlbring, P. , & Andersson, G. (2015) . Experiences of a guided smartphone-based behavioral activation therapy for depression: A qualitative study. Internet Interventions, 2, 60 – 68. https://doi. org/10. 1016/j. invent. 2014. 12. 002.

Lynch, J. W. , Smith, G. D. , Kaplan, G. A. , & House, J. S. (2000) . Income inequality and mortality: Importance to health of individual income, psychosocial environment, or material conditions. British Medical Journal, 320 (7243), 1200 – 1204.

Ma, L. , Zhang, Y. , Huang, C. , & Cui, Z. (2020) . Resilience-oriented cognitive behavioral interventions for depressive symptoms in children and adolescents: A meta-analytic review. Journal of Affective Disorders, 270, 150 – 164. https://doi. org/ 10. 1016/j. jad. 2020. 03. 051.

Ma, Y. , She, Z. , Siu, A. F. -Y. , Zeng, X. , & Liu, X. (2018) . Effectiveness of online mindfulness-based interventions on psychological distress and the mediating role of emotion regulation. Frontiers in Psychology, 9, 2090. https://doi. org/10. 3389/ fpsyg. 2018. 02090.

Ma, Y. , & Zhan, N. (2020) . To mask or not to mask amid the COVID – 19 pandemic: How Chinese students in America experience and cope with stigma. Chinese Sociological Review, 54, 1 – 26.

Machado, L. , & Cantilino, A. (2017) . A systematic review of the neural correlates of positive emotions. Brazilian Journal of Psychiatry, 39 (2), 172 – 179. https:// doi. org/10. 1590/1516 – 4446 – 2016 – 1988.

Maciejewski, P. K. , Zhang, B. , Block, S. D. , & Prigerson, H. G. (2007) . The stage theory of grief—Reply. JAMA-Journal of The American Medical Association, 297 (24), 2693 – 2694. https://doi. org/10. 1001/jama. 297. 24. 2693 – b.

Magis, K. (2010) . Community resilience: An indicator of social sustainability. Society & Natural Resources, 23 (5), 401 – 416. https://doi. org/10. 1080/08941920903305674.

Major, B. , Dovidio, J. F. , Link, B. G. , & Calabrese, S. K. (2018) . Stigma and Its Implications for Health: Introduction and Overview In B. Major, J. F. Dovidio, & B. G. Link (Eds.), The Oxford handbook of stigma, discrimination and health (pp. 3 – 28) . Oxford University Press. http://oxfordhandbooks. com/view/10. 1093/oxfordhb/9780190243470. 001. 0001/oxfordhb – 9780190243470 – e – 1.

Mak, W. , Ng, I. , & Wong, C. (2011) . Resilience: Enhancing well-being through the positive cognitive triad. Journal of Counseling Psychology, 58, 610 – 617. https:// doi. org/10. 1037/a0025195.

Malouff, J. , Thorsteinsson, E. , & Schutte, N. (2007) . The efficacy of problem solving therapy in reducing mental and physical health problems: A meta-analysis. Clinical Psychology Review, 27 (1), 46 – 57. https://doi. org/10. 1016/j. cpr. 2005. 12. 005.

Månsson, K. N. T. , Frick, A. , Boraxbekk, C. -J. , Marquand, A. F. , Williams, S. C. R. , Carlbring, P. , Andersson, G. , & Furmark, T. (2015) . Predicting long-term outcome of Internet-delivered cognitive behavior therapy for social anxiety disorder using fMRI and support vector machine learning. Translational Psychiatry, 5 (3), e530. https：//doi. org/10. 1038/tp. 2015. 22.

Mao, S. (2020) . MAS and financial industry to support individuals and SMEs affected by the COVID - 19 Pandemic. Available from：https：//www. mas. gov. sg/news/media-releases/2020/mas-and-financialindustry- to-support-individuals-and-smes-affected-by-the-COVID - 19-pandemic.

Marcinko, D. , School of Medicine, U. of Z. , Zagreb, Croatia, Jakovljevic, M. , Department of Psychiatry and Psychological Medicine, U. H. C. Z. , Zagreb, Croatia, School of Medicine, U. of Z. , Zagreb, Croatia, Jaksic, N. , Department of Psychiatry and Psychological Medicine, U. H. C. Z. , Zagreb, Croatia, Bjedov, S. , Department of Psychiatry and Psychological Medicine, U. H. C. Z. , Zagreb, Croatia, Mindoljevic Drakulic, A. , & Faculty of Humanities and Social Sciences, U. of Z. , Zagreb, Croatia. (2020) . The importance of psychodynamic approach during COVID - 19 pandemic. Psychiatria Danubina, 32 (1), 15 - 21. https：//doi. org/10. 24869/psyd. 2020. 15.

Marmot, M. , Friel, S. , Bell, R. , Houweling, T. A. , Taylor, S. , & Health, C. O. S. D. (2008) . Closing the gap in a generation：Health equity through action on the social determinants of health. The Lancet, 372 (9650), 1661 - 1669. https：//doi. org/10. 1016/S0140 - 6736 (08) 61690 - 6.

Marsella, A. J. , Johnson, J. L. , Watson, P. , & Gryczynski, J. (2007). Ethnocultural perspectives on disaster and trauma：Foundations, issues, and applications. Springer Science & Business Media.

Marshall, J. M. , Dunstan, D. A. , & Bartik, W. (2020a) . The role of digital mental health resources to treat trauma symptoms in Australia during COVID - 19. Psychological Trauma：Theory, Research, Practice, and Policy, 12 (S1), S269 - S271. https：//doi. org/10. 1037/tra0000627.

Marshall, J. M. , Dunstan, D. A. , & Bartik, W. (2020b) . Treating psychological trauma in the midst of COVID - 19：The role of smartphone Apps. Frontiers in Public Health, 8, 402. https：//doi. org/10. 3389/fpubh. 2020. 00402.

Martin, T. , Adam, S. , Nora, D. , Venja, M. , Madeleine, H. , Benjamin, W. , Henrike, L. , Mark, S. , Hannah, K. , & Alexander, B. (2020) . Not all world leaders use Twitter in response to the COVID - 19 pandemic：Impact of the way of Angela Merkel on psychological distress, behaviour and risk perception. Journal of Public Health, 42 (3), 644 - 646. https：//doi. org/10. 1093/pubmed/fdaa060.

Maslow, A. H. (1943) . A theory of human motivation. Psychological Review, 50 (4), 370 - 396. https：//doi. org/10. 1037/h0054346.

Massey, D. S. （2007）. Categorically unequal：The American stratification system. Russell Sage Foundation.

Masten, A. S. (2001). Ordinary magic: Resilience processes in development. American Psychologist, 56 (3), 227 – 238. https://doi.org/10.1037/0003 – 066X. 56. 3. 227.

Masten, A. S., & Monn, A. R. (2015). Child and family resilience: A call for integrated science, practice, and professional training. Family Relations, 64 (1), 5 – 21. https://doi.org/10.1111/fare. 12103.

Matthews, S., Dwyer, R., & Snoek, A. (2017). Stigma and self-stigma in addiction. Journal of Bioethical Inquiry, 14 (2), 275. https://doi.org/10.1007/s11673 – 017 – 9784 – y.

Maunder, R. G., Lancee, W. J., Rourke, S., Hunter, J. J., Goldbloom, D., Balderson, K., Petryshen, P., Steinberg, R., Wasylenki, D., & Koh, D. (2004). Factors associated with the psychological impact of severe acute respiratory syndrome on nurses and other hospital workers in Toronto. Psychosomatic Medicine, 66 (6), 938 – 942. https://doi.org/10.1097/01. psy. 0000145673. 84698. 18.

Maunder, R., Hunter, J., Vincent, L., Bennett, J., & Mazzulli, T. (2003). The immediate psychological and occupational impact of the 2003 SARS outbreak in a teaching hospital. CMAJ: Canadian Medical Association Journal, 168 (10), 1245 – 1251. https://doi.org/10.1001/jama. 289. 18. 2432.

Mayer, B. (2019). A review of the literature on community resilience and disaster recovery. Current Environmental Health Reports, 6 (3), 167 – 173. https://doi.org/10.1007/s40572 – 019 – 00239 – 3.

McCabe, R., & Priebe, S. (2004). The therapeutic relationship in the treatment of severe mental illness: A review of methods and findings. International Journal of Social Psychiatry, 50 (2), 115 – 128. https://doi.org/10.1177/0020764004040959.

McCarty, C. A., & McMahon, R. J. (2003). Mediators of the relation between maternal depressive symptoms and child internalizing and disruptive behavior disorders. Journal of Family Psychology, 17 (4), 545. https://doi.org/10.1037/0893 – 3200. 17. 4. 545.

McCreary, L. L., & Dancy, B. L. (2004). Dimensions of family functioning: Perspectives of low-income African American single-parent families. Journal of Marriage and Family, 66 (3), 690 – 701. https://doi.org/10.1111/j. 0022 – 2445. 2004. 00047. x.

McCubbin, H. I., & McCubbin, M. A. (1988). Typologies of resilient families: Emerging roles of social class and ethnicity. National Council on Family Relations.

McCubbin, H. I., McCubbin, M. A., & Thompson, A. I. (1993). Resiliency in families: The role of family schema and appraisal in family adaptation to crises. In T. H. Brubaker (Ed.), Family relations: Challenges for the future (pp. 153 – 177). Sage Publications.

McCubbin, H. I. , & Patterson, J. M. (1983) . The family stress process: The double ABCX model of adjustment and adaptation. Marriage & Family Review, 6 (1 – 2), 7 – 37. https: //doi. org/10. 1300/J002v06n01 _ 02.

McCubbin, M. , Balling, K. , Possin, P. , Frierdich, S. , & Bryne, B. (2002) . Family resiliency in childhood cancer. Family Relations, 51 (2), 103 – 111. https: //doi. org/ 10. 1111/j. 1741 – 3729. 2002. 00103. x.

McDevitt-Murphy, M. E. , Neimeyer, R. A. , Burke, L. A. , Williams, J. L. , & Lawson, K. (2012) . The toll of traumatic loss in african americans bereaved by homicide. Psychological Trauma-Theory Research Practice and Policy, 4 (3), 303 – 311. https: //doi. org/10. 1037/a0024911.

McEwen, B. S. (1993) . Stress and the individual: Mechanisms leading to disease. Archives of Internal Medicine, 153 (18), 2093 – 2101. https: //doi. org/10. 1001/archinte. 1993. 00410180039004.

McFarlane, W. R. (2004) . Multifamily groups in the treatment of severe psychiatric disorders. Guilford Press.

Mcginty, E. E. , Presskreischer, R. , Han, H. , & Barry, C. L. (2020) . Psychological distress and loneliness reported by US adults in 2018 and April 2020. JAMA, 324 (1), 93 – 94. https: //doi. org/10. 1001/jama. 2020. 9740.

McGruder-Johnson, A. K. , Davidson, E. S. , Gleaves, D. H. , Stock, W. , & Finch, J. F. (2000) . Interpersonal violence and posttraumatic symptomatology: The effects of ethnicity, gender, and exposure to violent events. Journal of Interpersonal Violence, 15 (2), 205 – 221. https: //doi. org/10. 1177/088626000015002006.

Mealer, M. , Conrad, D. , Evans, J. , Jooste, K. , Solyntjes, J. , Rothbaum, B. , & Moss, M. (2014) . Feasibility and acceptability of a resilience training program for intensive care unit nurses. American Journal of Critical Care, 23 (6), e97 – e-105. https: //doi. org/10. 4037/ajcc2014747.

Megawati, S. , Ma'ruf, M. F. , Fanida, E. H. , Niswah, F. , & Oktariyanda, T. A. (2020) . Strengthening family resilience through financial management education in facing the COVID – 19 pandemic. Journal La Bisecoman, 1 (5), 8 – 15. https: // doi. org/10. 37899/journallabisecoman. v1i5. 246.

Mendes-Santos, C. , Andersson, G. , Weiderpass, E. , & Santana, R. (2020). Mitigating COVID – 19 impact on the Portuguese population mental health: The opportunity that lies in digital mental health. Frontiers in Public Health, 8, 553345. https: // doi. org/10. 3389/fpubh. 2020. 553345.

Meng, H. , Xu, Y. , Dai, J. , Zhang, Y. , Liu, B. , & Yang, H. (2020) . Analyze the psychological impact of COVID – 19 among the elderly population in China and make corresponding suggestions. Psychiatry Research, 289, 112983. https: //doi. org/

10. 1016/j. psychres. 2020. 112983.

Mertens, G. , Gerritsen, L. , Duijndam, S. , Salemink, E. , & Engelhard, I. M. (2020). Fear of the coronavirus (COVID－19): Predictors in an online study conducted in March 2020. Journal of Anxiety Disorders, 74, 102258. https: //doi. org/ 10. 1016/j. janxdis. 2020. 102258.

Mileti, DS, & Peek. (2000) . The social psychology of public response to warnings of a nuclear power plant accident. Journal of Hazardous Materials, 75 (2 － 3), 181 － 194. https: //doi. org/10. 1016/S0304 － 3894 (00) 00179 － 5.

Miller, J. (2012) . Psychosocial capacity building in response to disasters. Columbia University Press.

Miller, J. L. , & Pescaroli, G. (2018) . Psychosocial capacity building in response to cascading disasters: A culturally informed approach. International Journal of Disaster Risk Reduction, 30, 164 － 171. https: //doi. org/10. 1016/j. ijdrr. 2018. 04. 018.

Miller, K. E. , Kulkarni, M. , & Kushner, H. (2006) . Beyond trauma-focused psychiatric epidemiology: Bridging research and practice with war-affected populations. American Journal of Orthopsychiatry, 76 (4), 409 － 422. https: //doi. org/ 10. 1037/0002 － 9432. 76. 4. 409.

Miller, M. W. , & Harrington, K. M. (2011) . Personality factors in resilience to traumatic stress. In S. M. Southwick, B. T. Litz, D. Charney, & M. J. Friedman (Eds.), Resilience and mental health: Challenges across the lifespan (pp. 56 － 75). Cambridge University Press.

Miller-Graff, L. E. (2022) . The multidimensional taxonomy of individual resilience. Trauma, Violence, & Abuse, 23 (2), 660 － 675. https: //doi. org/10. 1177/ 1524838020967329.

Minahan, J. , Falzarano, F. , Yazdani, N. , & Siedlecki, K. L. (2020). The COVID－19 pandemic and psychosocial outcomes across age through the stress and coping framework. The Gerontologist, 61 (2), 228 － 239. https: //doi. org/10. 1093/geront/ gnaa205.

Mitte, K. (2005). Meta-analysis of cognitive-behavioral treatments for generalized anxiety disorder: A comparison with pharmacotherapy. Psychological Bulletin, 131 (5), 785 － 795. https: //doi. org/10. 1037/0033 － 2909. 131. 5. 785.

Miu, A. , Cao, H. , Zhang, B. , & Zhang, H. (2020). Review of mental health response to COVID － 19, China. Emerging Infectious Diseases, 26 (10), 2482 － 2484. https: //doi. org/10. 3201/eid2610. 201113.

Mo, G. H. , Wang, Z. X. , Chen, X. S. , & Jiang, Q. (2020). The prognosis and prevention measures for mental health in COVID－19 patients: Through the experience of SARS. BioPsychoSocial Medicine, 14 (1), 22. https: //doi. org/10. 1186/s13030 －

020 - 00196 - 6.

Mohr, D. C. , Duffecy, J. , Ho, J. , Kwasny, M. , Cai, X. , Burns, M. N. , Begale, M. , & Mazza, M. (2013). A randomized controlled trial evaluating a manualized tele-coaching protocol for improving adherence to a web-based intervention for the treatment of depression. PLoS One, 8 (8), e70086. https：//doi. org/10. 1371/journal. pone. 0070086.

Mohr, D. C. , Siddique, J. , Ho, J. , Duffecy, J. , Jin, L. , & Fokuo, J. K. (2010). Interest in behavioral and psychological treatments delivered face-to-face, by telephone, and by internet. Annals of Behavioral Medicine, 40 (1), 89 - 98. https：//doi. org/10. 1007/s12160 - 010 - 9203 - 7.

Monterrosa-Castro, A. , Redondo-Mendoza, V. , & Mercado-Lara, M. (2020). Psychosocial factors associated with symptoms of generalized anxiety disorder in general practitioners during the COVID - 19 pandemic. Journal of Investigative Medicine：The Official Publication of the American Federation for Clinical Research, 68 (7), 1228 - 1234. https：//doi. org/10. 1136/jim - 2020 - 001456.

Mormina, M. , & Pinder, S. (2018). A conceptual framework for training of trainers (ToT) interventions in global health. Globalization and Health, 14 (1), 100. https：//doi. org/10. 1186/s12992 - 018 - 0420 - 3.

Morris, S. E. , Moment, A. , & Thomas, J. deLima. (2020). Caring for bereaved family members during the COVID - 19 pandemic：Before and after the death of a patient. Journal of Pain and Symptom Management, 60 (2), E70 - E74. https：//doi. org/10. 1016/j. jpainsymman. 2020. 05. 002.

Moser, J. S. , Cahill, S. P. , & Foa, E. B. (2010). Evidence for poorer outcome in patients with severe negative trauma-related cognitions receiving prolonged exposure plus cognitive restructuring：Implications for treatment matching in posttraumatic stress disorder. Journal of Nervous & Mental Disease, 198 (1), 72 - 75. https：//doi. org/10. 1097/NMD. 0b013e3181c81fac.

Mulder, R. , Murray, G. , & Rucklidge, J. (2017). Common versus specific factors in psychotherapy：Opening the black box. The Lancet Psychiatry, 4 (12), 953 - 962. https：//doi. org/10. 1016/S2215 - 0366 (17) 30100 - 1.

Mulder, R. , Rucklidge, J. , & Wilkinson, S. (2017). Why has increased provision of psychiatric treatment not reduced the prevalence of mental disorder. Australian and New Zealand Journal of Psychiatry, 51 (12), 1176 - 1177.

Munasinghe, S. , Sperandei, S. , Freebairn, L. , Conroy, E. , Jani, H. , Marjanovic, S. , & Page, A. (2020). The impact of physical distancing policies during the COVID - 19 pandemic on health and well-being among Australian adolescents. The Journal of Adolescent Health：Official Publication of the Society for Adolescent Medicine, 67 (5),

653 – 661. https：//doi. org/10. 1016/j. jadohealth. 2020. 08. 008.

Murphy, R. , Calugi, S. , Cooper, Z. , & Dalle Grave, R. (2020). Challenges and opportuni-
ties for enhanced cognitive behaviour therapy (CBT-E) in light of COVID‐19. The Cogni-
tive Behaviour Therapist, 13, E14. https：//doi. org/10. 1017/S1754470X20000161.

Mushtaq, R. , Shoib, S. , Shah, T. , & Mushtaq, S. (2014). Relationship between
loneliness, psychiatric disorders and physical health? A review on the psychological as-
pects of loneliness. Journal of Clinical and Diagnostic Research：JCDR, 8 (9), WE01 –
WE04. https：//doi. org/10. 7860/JCDR/2014/10077. 4828.

Musiat, P. , & Tarrier, N. (2014). Collateral outcomes in e-mental health：A systematic
review of the evidence for added benefits of computerized cognitive behavior therapy in-
terventions for mental health. Psychological Medicine, 44 (15), 3137 – 3150. ht-
tps：//doi. org/10. 1017/S0033291714000245.

Myer, R. , Lewis, J. , & James, R. (2013). The introduction of a task model for crisis
intervention. Journal of Mental Health Counseling, 35 (2), 95 – 107.

Nacasch, N. , Huppert, J. D. , Su, Y. -J. , Kivity, Y. , Dinshtein, Y. , Yeh, R. , &
Foa, E. B. (2015). Are 60-minute prolonged exposure sessions with 20-minute imaginal
exposure to traumatic memories sufficient to successfully treat PTSD? A randomized
noninferiority clinical trial. Behavior Therapy, 46 (3), 328 – 341. https：//doi. org/
10. 1016/j. beth. 2014. 12. 002.

Nam, I. S. (2016). Effects of psychoeducation on helpful support for complicated grief：
A preliminary randomized controlled single-blind study. Psychological Medicine, 46
(1), 189 – 195. https：//doi. org/10. 1017/S0033291715001658.

Naslund, J. A. , Shidhaye, R. , & Patel, V. (2019). Digital technology for building ca-
pacity of non-specialist health workers for task-sharing and scaling up mental health
care globally. Harvard Review of Psychiatry, 27 (3), 181 – 192. https：//doi. org/
10. 1097/HRP. 0000000000000217.

Neimeyer, R. A. (2000). Searching for the meaning of meaning：Grief therapy and the
process of reconstruction. Death Studies, 24 (6), 541 – 558. https：//doi. org/10.
1080/07481180050121480.

Neimeyer, R. A. (2016). 哀伤治疗：陪伴丧亲者走过幽谷之路（王建平，何丽，闫煜
蕾，Trans.). 北京：机械工业出版社.

Neimeyer, R. A. , & Currier, J. M. (2009). Grief therapy：Evidence of efficacy and
emerging directions. Current Directions in Psychological Science, 18 (6), 352 – 356.
https：//doi. org/10. 1111/j. 1467 – 8721. 2009. 01666. x.

Nemati, H. , Sahebihagh, M. H. , Mahmoodi, M. , Ghiasi, A. , Ebrahimi, H. , Barza-
njeh Atri, S. , & Mohammadpoorasl, A. (2020). Non-suicidal self-injury and its rela-
tionship with family psychological function and perceived social support among iranian

high school students. Journal of Research in Health Sciences, 20 (1), e00469. https://doi.org/10.34172/jrhs.2020.04.

Neto, M. L. R., Almeida, H. G., Esmeraldo, J. D., Nobre, C. B., Pinheiro, W. R., de Oliveira, C. R. T., Sousa, I. da C., Lima, O. M. M. L., Lima, N. N. R., Moreira, M. M., Lima, C. K. T., Júnior, J. G., & da Silva, C. G. L. (2020). When health professionals look death in the eye: The mental health of professionals who deal daily with the 2019 coronavirus outbreak. Psychiatry Research, 288, 112972. https://doi.org/10.1016/j.psychres.2020.112972.

Newman, M. G., & Zainal, N. H. (2020). Interpersonal and Emotion-Focused Therapy (I/EP) for Generalized Anxiety Disorder (GAD). In L. G. Alexander & T. G. Andrew (Eds.), Generalized anxiety disorder and worrying: A comprehensive handbook for clinicians and researchers (pp. 231 - 244). John Wiley & Sons Ltd.

Ng, Y., Li, Z., Chua, Y. X., Chaw, W. L., Zhao, Z., Er, B., Pung, R., Chiew, C. J., Lye, D. C., Heng, D., & Lee, V. J. (2020). Evaluation of the effectiveness of surveillance and containment measures for the first 100 patients with COVID - 19 in Singapore—January 2 - February 29, 2020. MMWR. Morbidity and Mortality Weekly Report, 69 (11), 307 - 311. https://doi.org/10.15585/mmwr.mm6911e1.

Nguyen, H. B., Nguyen, T. H. M., Vo, T. H. N., Vo, T. C. N., Nguyen, D. N. Q., Nguyen, H. -T., Tang, T. -N., Nguyen, T. -H., Do, V. T., & Truong, Q. B. (2022). Post-traumatic stress disorder, anxiety, depression and related factors among COVID - 19 patients during the fourth wave of the pandemic in Vietnam. International Health, ihac040. https://doi.org/10.1093/inthealth/ihac040.

Ni, X., Zhou, H., & Chen, W. (2020). Addition of an emotionally stable node in the SOSa-SPSa model for group emotional contagion of panic in public health emergency: Implications for epidemic emergency responses. International Journal of Environmental Research and Public Health, 17, 5044. https://doi.org/10.3390/ijerph17145044.

Nielson, T. (2015). Practice-based research: Meeting the demands of program evaluation through the single-case design. Journal of Mental Health Counseling, 37 (4), 364 - 376.

Nikbakht, A., Neshat-Doost, H. T., & Mehrabi, H. (2018). Comparison of none-attendance interventions methods of standardized cognitive bias modification, cognitive bias modification based on self-generation and cognitive-behavior training on depressed students. Iranian Journal of Psychiatry & Clinical Psychology, 24 (3), 270 - 283. https://doi.org/10.32598/ijpcp.24.3.270.

Nikolich-Zugich, J., Knox, K. S., Rios, C. T., Natt, B., Bhattacharya, D., & Fain, M. J. (2020). SARS-CoV-2 and COVID - 19 in older adults: What we may expect regarding pathogenesis, immune responses, and outcomes. GeroScience, 42 (2), 505 - 514. PubMed. https://doi.org/10.1007/s11357 - 020 - 00186 - 0.

Nitschke, J. P. , Forbes, P. A. G. , Ali, N. , Cutler, J. , Apps, M. A. J. , Lockwood, P. L. , & Lamm, C. (2021). Resilience during uncertainty? Greater social connectedness during CO-VID-19 lockdown is associated with reduced distress and fatigue. British Journal of Health Psychology, 26 (2), 553-569. https：//doi. org/10. 1111/bjhp. 12485.

Noar, S. M. , Hall, M. G. , Francis, D. B. , Ribisl, K. M. , Pepper, J. K. , & Brewer, N. T. (2016). Pictorial cigarette pack warnings: A meta-analysis of experimental studies. Tobacco Control, 25 (3), 341-354. https：//doi. org/10. 1136/tobaccocontrol-2014-051978.

Norcross, J. C. , & Wampold, B. E. (2011). Evidence-based therapy relationships: Research conclusions and clinical practices. Psychotherapy, 48 (1), 98-102. https：// doi. org/10. 1037/a0022161.

Normann, N. , van Emmerik, A. A. P. , & Morina, N. (2014). The efficacy of metacognitive therapy for anxiety and depression: A meta-analytic review. Depression and Anxiety, 31 (5), 402-411. https：//doi. org/10. 1002/da. 22273.

Norris, F. H. , & Alegría, M. (2008). Promoting Disaster Recovery in Ethnic-Minority Individuals and Communities. In A. J. Marsella, J. L. Johnson, P. Watson, & J. Gryczynski (Eds.), Ethnocultural perspectives on disaster and trauma (pp. 15 - 35). Springer.

Norris, F. H. , Friedman, M. J. , Watson, P. J. , Byrne, C. M. , Diaz, E. , & Kaniasty, K. (2002). 60, 000 Disaster Victims Speak: Part I. An Empirical Review of the Empirical Literature, 1981-2001. Psychiatry: Interpersonal and Biological Processes, 65 (3), 207-239. https：//doi. org/10. 1521/psyc. 65. 3. 207. 20173.

Norris, F. H. , Kaniasty, K. Z. , & Scheer, D. A. (1990). Use of mental health services among victims of crime: Frequency, correlates, and subsequent recovery. Journal of Consulting and Clinical Psychology, 58 (5), 538-547. https：//doi. org/10. 1037// 0022-006X. 58. 5. 538.

Norris, F. H. , Perilla, J. L. , Ibañez, G. E. , & Murphy, A. D. (2001). Sex differences in symptoms of posttraumatic stress: Does culture play a role? Journal of Traumatic Stress, 14 (1), 7-28. https：//doi. org/10. 1023/A: 1007851413867.

Norris, F. H. , Stevens, S. P. , Pfefferbaum, B. , Wyche, K. F. , & Pfefferbaum, R. L. (2008). Community resilience as a metaphor, theory, set of capacities, and strategy for disaster readiness. American Journal of Community Psychology, 41 (1-2), 127-150. https：//doi. org/10. 1007/s10464-007-9156-6.

North, C. S. (2016). Disaster mental health epidemiology: Methodological review and interpretation of research findings. Psychiatry, 79 (2), 130-146. https：//doi. org/10. 1080/00332747. 2016. 1155926.

North, C. S. , & Pfefferbaum, B. (2013). Mental health response to community disasters a systematic review. JAMA, 310, 507 – 518. https://doi. org/10. 1001/jama. 2013. 107799.

Norton, P. J. , & Price, E. C. (2007). A meta-analytic review of adult cognitive-behavioral treatment outcome across the anxiety disorders. Journal of Nervous & Mental Disease, 195 (6), 521 – 531. https://doi. org/10. 1097/01. nmd. 0000253843. 70149. 9a.

Nyarko, Y. , Goldfrank, L. , Ogedegbe, G. , Soghoian, S. , & Aikins, A. de-Graft. (2015). Preparing for Ebola Virus Disease in West African countries not yet affected: Perspectives from Ghanaian health professionals. Globalization and Health, 1 – 6.

Nyklíček, I. , Mommersteeg, P. M. C. , Van Beugen, S. , Ramakers, C. , & Van Boxtel, G. J. (2013). Mindfulness-based stress reduction and physiological activity during acute stress: A randomized controlled trial. Health Psychology: Official Journal of the Division of Health Psychology, American Psychological Association, 32 (10), 1110 – 1113. https://doi. org/10. 1037/a0032200.

O'Dea, B. , Han, J. , Batterham, P. J. , Achilles, M. R. , Calear, A. L. , Werner Seidler, A. , Parker, B. , Shand, F. , & Christensen, H. (2020). A randomised controlled trial of a relationship-focussed mobile phone application for improving adolescents' mental health. Journal of Child Psychology and Psychiatry, 61 (8), 899 – 913. https://doi. org/10. 1111/jcpp. 13294.

O'Donohue, W. T. , & Fisher, J. E. (2012). Cognitive behavior therapy: Core principles for practice. John Wiley & Sons.

Olsson, L. , Jerneck, A. , Thoren, H. , Persson, J. , & O'Byrne, D. (2015). Why resilience is unappealing to social science: Theoretical and empirical investigations of the scientific use of resilience. Science Advances, 1 (4), e1400217. https://doi. org/10. 1126/sciadv. 1400217.

Olthuis, J. V. , Wozney, L. , Asmundson, G. J. G. , Cramm, H. , Lingley-Pottie, P. , & McGrath, P. J. (2016). Distance-delivered interventions for PTSD: A systematic review and meta-analysis. Journal of Anxiety Disorders, 44, 9 – 26. https://doi. org/ 10. 1016/j. janxdis. 2016. 09. 010.

Oren, E. , & Solomon, R. (2012). EMDR therapy: An overview of its development and mechanisms of action. European Review of Applied Psychology, 62 (4), 197 – 203. https://doi. org/10. 1016/j. erap. 2012. 08. 005.

Oromendia, P. , Orrego, J. , Bonillo, A. , & Molinuevo, B. (2016). Internet-based self-help treatment for panic disorder: A randomized controlled trial comparing mandatory versus optional complementary psychological support. Cognitive Behaviour Therapy, 45 (4), 270 – 286. https://doi. org/10. 1080/16506073. 2016. 1163615.

Orthner, D. K. , Jones-Sanpei, H. , & Williamson, S. (2004). The resilience and strengths of low-income families. Family Relations, 53 (2), 159 – 167. https://doi. org/10. 1111/j. 0022 – 2445. 2004. 00006. x.

Osborne, D. , & Sibley, C. G. (2013). Through rose-colored glasses: System-justifying beliefs dampen the effects of relative deprivation on well-being and political mobilization. Personality and Social Psychology Bulletin, 39 (8), 991 – 1004. https://doi. org/10. 1177/0146167213487997.

Oshio, A. , Taku, K. , Hirano, M. , & Saeed, G. (2018). Resilience and Big Five personality traits: A meta-analysis. Personality and Individual Differences, 127, 54 – 60. https://doi. org/10. 1016/j. paid. 2018. 01. 048.

Ospina-Pinillos, L. , Davenport, T. , Mendoza Diaz, A. , Navarro-Mancilla, A. , Scott, E. M. , & Hickie, I. B. (2019). Using participatory design methodologies to co-design and culturally adapt the Spanish version of the mental health eClinic: Qualitative study. Journal of Medical Internet Research, 21 (8), e14127. https://doi. org/10. 2196/14127.

Öst, L. -G. (2008). Efficacy of the third wave of behavioral therapies: A systematic review and meta-analysis. Behaviour Research and Therapy, 46 (3), 296 – 321. https://doi. org/10. 1016/j. brat. 2007. 12. 005.

Ostrom, E. (2009). A general framework for analyzing sustainability of social-ecological systems. Science (New York, N. Y.), 325 (5939), 419 – 422. https://doi. org/10. 1126/science. 1172133.

Ott, C. H. , & Lueger, R. J. (2002). Patterns of change in mental health status during the first two years of spousal bereavement. Death Studies, 26 (5), 387 – 411. https://doi. org/10. 1080/07481180290087375.

Ozbay, F. , Johnson, D. C. , Dimoulas, E. , Morgan, C. A. , Charney, D. , & Southwick, S. (2007). Social support and resilience to stress: From neurobiology to clinical practice. Psychiatry, 4 (5), 35 – 40.

Ozer, E. J. , Best, S. R. , Lipsey, T. L. , & Weiss, D. S. (2003). Predictors of posttraumatic stress disorder and symptoms in adults: A meta-analysis. Psychological Bulletin, 129 (1), 52 – 73. https://doi. org/10. 1037/0033 – 2909. 129. 1. 52.

Paarlberg, L. E. , LePere-Schloop, M. , Walk, M. , Ai, J. , & Ming, Y. (2020). Activating Community Resilience: The Emergence of COVID – 19 Funds Across the United States. Nonprofit and Voluntary Sector Quarterly, 49 (6), 1119 – 1128. https://doi. org/10. 1177/0899764020968155.

Pablo, G. , Serrano, J. V. , Catalan, A. , Arango, C. , & Fusar-Poli, P. (2020). Impact of coronavirus syndromes on physical and mental health of health care workers: Systematic review and meta-analysis. Journal of Affective Disorders, 275 (1), 48 – 57. https://doi. org/10. 1016/j. jad. 2020. 06. 022.

Padesky, C. A. , & Mooney, K. A. (2012). Strengths-based cognitive-behavioural thera-py: A four-step model to build resilience. Clinical Psychology & Psychotherapy, 19 (4), 283 - 290. https://doi. org/10. 1002/cpp. 1795.

Paga, B. , Stc, D. , Cb, E. , Cdc, D. , & Ylsc, D. (2020). Shorter and longer durations of sleep are associated with an increased twelve-month prevalence of psychiatric and substance use disorders: Findings from a nationally representative survey of US adults (NESARC-III) —ScienceDirect. Journal of Psychiatric Research, 124, 34 - 41. ht-tps://doi. org/10. 1016/j. jpsychires. 2020. 02. 018.

Paladino, L. , Sharpe, R. , Galwankar, S. , Sholevar, F. , Marchionni, C. , Papadimos, T. , Paul, E. , Hansoti, B. , Firstenberg, M. , Garg, M. , Watson, M. , Baxter, R. , & Stawicki, S. (2017). Reflections on the ebola public health emergency of inter-national concern, part 2: The unseen epidemic of posttraumatic stress among health-care personnel and survivors of the 2014 - 2016 Ebola outbreak. Journal of Global Infec-tious Diseases, 9 (2), 45 - 50. https://doi. org/10. 4103/jgid. jgid _ 24 _ 17.

Palgi, Y. , Shrira, A. , Hamama-Raz, Y. , Palgi, S. , Goodwin, R. , & Ben-Ezra, M. (2014). Not so close but still extremely loud: Recollection of the world trade center terror attack and previous hurricanes moderates the association between exposure to hurricane sandy and posttraumatic Stress Symptoms. Comprehensive Psychiatry, 55 (4), 807 - 812. https://doi. org/10. 1016/j. comppsych. 2014. 01. 013.

Palmer, S. (2013). Resilience Enhancing Imagery: A cognitive behavioural technique which includes resilience undermining thinking and resilience enhancing thinking. The Coaching Psychologist, 9 (1), 48 - 50.

Park, N. , & Peterson, C. (2006). Character strengths and happiness among young chil-dren: Content analysis of parental descriptions. Journal of Happiness Studies, 7 (3), 323 - 341. https://doi. org/10. 1007/s10902 - 005 - 3648 - 6.

Park, Y. , Miller, J. L. , & Bao, C. V. (2010). 'Everything has changed': Narratives of the Vietnamese-American community in Biloxi, Mississippi in the aftermath of Hur-ricane Katrina. Journal of Sociology & Social Welfare, 37 (3), 79 - 105.

Parsons, C. E. , Crane, C. , Parsons, L. J. , Fjorback, L. O. , & Kuyken, W. (2017). Home practice in Mindfulness-Based Cognitive Therapy and Mindfulness-Based Stress Reduction: A systematic review and meta-analysis of participants' mindfulness practice and its association with outcomes. Behaviour Research and Therapy, 95, 29 - 41. ht-tps://doi. org/10. 1016/j. brat. 2017. 05. 004.

Paton, D. , & Johnston, D. (2001). Disasters and communities: Vulnerability, resilience and preparedness. Disaster Prevention and Management: An International Journal, 10 (4), 270 - 277. https://doi. org/10. 1108/EUM0000000005930.

Patten, S. B. , Remillard, A. , Phillips, L. , Modgill, G. , Szeto, A. C. , Kassam, A. , &

Gardner, D. M. (2012). Effectiveness of contact-based education for reducing mental illness-related stigma in pharmacy students. BMC Medical Education, 12, 120. https: //doi. org/10. 1186/1472 – 6920 – 12 – 120.

Patterson, J. M. (2002). Integrating family resilience and family stress theory. Journal of Marriage and Family, 64 (2), 349 – 360. https: //doi. org/10. 1111/j. 1741 – 3737. 2002. 00349. x.

Paturas, J. L. , Smith, D. , Smith, S. , & Albanese, J. (2010). Collective response to public health emergencies and large-scale disasters: Putting hospitals at the core of community resilience. Journal of Business Continuity & Emergency Planning, 4 (3), 286 – 295.

Payne, L. , Flannery, H. , Kambakara Gedara, C. , Daniilidi, X. , Hitchcock, M. , Lambert, D. , Taylor, C. , & Christie, D. (2020). Business as usual? Psychological support at a distance. Clinical Child Psychology and Psychiatry, 25 (3), 672 – 686. https: //doi. org/10. 1177/1359104520937378.

Peacock, J. , & Whang, W. (2013). Psychological distress and arrhythmia: Risk prediction and potential modifiers. Progress in Cardiovascular Diseases, 55 (6), 582 – 589. https: //doi. org/10. 1016/j. pcad. 2013. 03. 001.

Pearson, J. A. (2008). Can't buy me whiteness: New lessons from the Titanic on race, ethnicity, and health. Du Bois Review: Social Science Research on Race, 5 (1), 27 – 47. https: //doi. org/10. 1017/S1742058X0808003X.

Penedo, F. J. , Oswald, L. B. , Kronenfeld, J. P. , Garcia, S. F. , Cella, D. , & Yanez, B. (2020). The increasing value of eHealth in the delivery of patient-centred cancer care. The Lancet Oncology, 21 (5), e240 – e251. https: //doi. org/10. 1016/S1470 – 2045 (20) 30021 – 8.

Pennant, M. E. , Loucas, C. E. , Whittington, C. , Creswell, C. , Fonagy, P. , Fuggle, P. , Kelvin, R. , Naqvi, S. , Stockton, S. , & Kendall, T. (2015). Computerised therapies for anxiety and depression in children and young people: A systematic review and meta-analysis. Behaviour Research and Therapy, 67, 1 – 18. https: //doi. org/10. 1016/j. brat. 2015. 01. 009.

Perkins, D. D. , Hughey, J. , & Speer, P. W. (2002). Community psychology perspectives on social capital theory and community development practice. Community Development, 33 (1), 33 – 52.

Perle, J. G. , Langsam, L. C. , & Nierenberg, B. (2011). Controversy clarified: An updated review of clinical psychology and tele-health. Clinical Psychology Review, 31 (8), 1247 – 1258. https: //doi. org/10. 1016/j. cpr. 2011. 08. 003.

Perrin, P. C. , McCabe, O. L. , Everly, G. S. , & Links, J. M. (2009). Preparing for an influenza pandemic: Mental health considerations. Prehospital and Disaster Medicine,

24 (3), 223 - 230. https: //doi. org/10. 1017/S1049023X00006853.

Pescaroli, G. (2018). Perceptions of cascading risk and interconnected failures in emergency planning: Implications for operational resilience and policy making. International Journal of Disaster Risk Reduction, 30, 269 - 280. https: //doi. org/10. 1016/j. ijdrr. 2018. 01. 019.

Pescaroli, G. , & Alexander, D. (2016). Critical infrastructure, panarchies and the vulnerability paths of cascading disasters. Natural Hazards, 82 (1), 175 - 192. https: // doi. org/10. 1007/s11069 - 016 - 2186 - 3.

Peteet, J. R. (2020). COVID - 19 anxiety. Journal of Religion and Health, 59 (5), 2203 - 2204. https: //doi. org/10. 1007/s10943 - 020 - 01041 - 4.

Peters, E. , & Slovic, P. (2010). The role of affect and worldviews as orienting dispositions in the perception and acceptance of nuclear power. Journal of Applied Social Psychology, 26 (16), 1427 - 1453. https: //doi. org/10. 1111/j. 1559 - 1816. 1996. tb00079. x.

Peterson, C. , & Seligman, M. E. P. (2004). Character strengths and virtues: A handbook and classification. Oxford University Press.

Petzold, M. B. , Bendau, A. , Plag, J. , Pyrkosch, L. , Mascarell Maricic, L. , Betzler, F. , Rogoll, J. , Große, J. , & Ströhle, A. (2020). Risk, resilience, psychological distress, and anxiety at the beginning of the COVID - 19 pandemic in Germany. Brain and Behavior, 10 (9), e01745. https: //doi. org/10. 1002/brb3. 1745.

Pfefferbaum, B. J. , Reissman, D. B. , Pfefferbaum, R. L. , & Klomp, R. W. (2007). Building Resilience to Mass Trauma Events. In L. S. Doll, S. E. Bonzo, D. A. Sleet, & J. A. Mercy (Eds.), Handbook of injury and violence prevention (pp. 347 - 358). Springer.

Pfefferbaum, PhD, MPH, R. L. , Pfefferbaum, MD, JD, B. , Van Horn, PhD, R. L. , Neas, PhD, B. R. , & Houston, PhD, J. B. (2017). Building community resilience to disasters through a community-based intervention: CART © applications. Journal of Emergency Management, 11 (2), 151. https: //doi. org/10. 5055/jem. 2013. 0134.

Pfefferbaum, R. L. , Pfefferbaum, B. , Van Horn, R. L. , Neas, B. R. , & Houston, J. B. (2017). Building community resilience to disasters through a community-based intervention: CART © applications. Journal of Emergency Management, 11 (2), 151. https: //doi. org/10. 5055/jem. 2013. 0134.

Phelan, J. C. , & Link, B. G. (2015). Is racism a fundamental cause of inequalities in health. Annual Review of Sociology, 41 (1), 311 - 330. https: //doi. org/10. 1146/ annurev-soc-073014 - 112305.

Pizzoli, S. F. M. , Marzorati, C. , Mazzoni, D. , & Pravettoni, G. (2020). Web-based relaxation intervention for stress during social isolation: Randomized controlled trial.

JMIR Mental Health, 7 (12), e22757. https: //doi. org/10. 2196/22757.

Place, M. , Reynolds, J. , Cousins, A. , & O'Neill, S. (2002). Developing a resilience package for vulnerable children. Child and Adolescent Mental Health, 7 (4), 162 - 167. https: //doi. org/10. 1111/1475 - 3588. 00029.

Plough, A. , Fielding, J. E. , Chandra, A. , Williams, M. , Eisenman, D. , Wells, K. B. , Law, G. Y. , Fogleman, S. , & Magaña, A. (2013). Building community disaster resilience: Perspectives from a large urban county department of public health. American Journal of Public Health, 103 (7), 1190 - 1197. https: //doi. org/10. 2105/ AJPH. 2013. 301268.

Podina, I. R. , Mogoase, C. , David, D. , Szentagotai, A. , & Dobrean, A. (2016). A meta-analysis on the efficacy of technology mediated CBT for anxious children and adolescents. Journal of Rational-Emotive & Cognitive-Behavior Therapy, 34 (1), 31 - 50. https: //doi. org/10. 1007/s10942 - 015 - 0228 - 5.

Polak, A. R. , Witteveen, A. B. , Reitsma, J. B. , & Olff, M. (2012). The role of executive function in posttraumatic stress disorder: A systematic review. Journal of Affective Disorders, 141 (1), 11 - 21. https: //doi. org/10. 1016/j. jad. 2012. 01. 001

Polizzi, C. P. , & Lynn, S. J. (2021). Regulating emotionality to manage adversity: A systematic review of the relation between emotion regulation and psychological resilience. Cognitive Therapy and Research, 45 (4), 577 - 597. https: //doi. org/10. 1007/ s10608 - 020 - 10186 - 1.

Poortinga, W. (2012). Community resilience and health: The role of bonding, bridging, and linking aspects of social capital. Health & Place, 18 (2), 286 - 295. https: //doi. org/10. 1016/j. healthplace. 2011. 09. 017.

Powell, A. C. , Chen, M. , & Thammachart, C. (2017). The economic benefits of mobile apps for mental health and telepsychiatry services when used by adolescents. Child and Adolescent Psychiatric Clinics of North America, 26 (1), 125 - 133. https: // doi. org/10. 1016/j. chc. 2016. 07. 013.

Powell, T. , & Leytham, S. (2014). Building resilience after a natural disaster: An evaluation of a parental psycho-educational curriculum. Australian Social Work, 67 (2), 285 - 296. https: //doi. org/10. 1080/0312407X. 2014. 902981.

Powley, E. H. (2009). Reclaiming resilience and safety: Resilience activation in the critical period of crisis. Human Relations, 62 (9), 1289 - 1326. https: //doi. org/10. 1177/0018726709334881.

Preti, E. , Di Mattei, V. , Perego, G. , Ferrari, F. , Mazzetti, M. , Taranto, P. , Di Pierro, R. , Madeddu, F. , & Calati, R. (2020). The psychological impact of epidemic and pandemic outbreaks on healthcare workers: Rapid review of the evidence. Current Psychiatry Reports, 22 (8), 43. https: //doi. org/10. 1007/s11920 - 020 - 01166 - z.

Pretorius, C. , Chambers, D. , & Coyle, D. (2019). Young people's online help-seeking and mental health difficulties: Systematic narrative review. Journal of Medical Internet Research, 21 (11), e13873. https://doi.org/10.2196/13873.

Prigerson, H. G. , Horowitz, M. J. , Jacobs, S. C. , Parkes, C. M. , Aslan, M. , Goodkin, K. , Raphael, B. , Marwit, S. J. , Wortman, C. , Neimeyer, R. A. , Bonanno, G. A. , Block, S. D. , Kissane, D. , Boelen, P. , Maercker, A. , Litz, B. T. , Johnson, J. G. , First, M. B. , & Maciejewski, P. K. (2009). Prolonged grief disorder: Psychometric validation of criteria proposed for DSM-V and ICD-11. Plos Medicine, 6 (8), e1000121. https://doi.org/10.1371/journal.pmed.1000121.

Prime, H. , Wade, M. , & Browne, D. T. (2020). Risk and resilience in family well-being during the COVID-19 pandemic. American Psychologist, 75 (5), 631–643. https://doi.org/10.1037/amp0000660.

Probst, D. R. , Gustin, J. L. , Goodman, L. F. , Lorenz, A. , & Wells-Di Gregorio, S. M. (2016). ICU versus Non-ICU hospital death: Family member complicated grief, posttraumatic stress, and depressive symptoms. Journal of Palliative Medicine, 19 (4), 387–393. https://doi.org/10.1089/jpm.2015.0120.

Qian, M. , Ye, D. , Jie, Z. , Xu, K. , Zhang, L. , Zheng, H. , Wei, D. , Liu, X. , Zhang, X. , & Zhang, Z. (2005). Behavioural, cognitive and emotional responses to SARS: differences between college students in Beijing and Suzhou. Stress and Health, 21 (2), 87–98. https://doi.org/10.1002/smi.1043.

Qiu, D. , Li, Y. , Li, L. , He, J. , Ouyang, F. , & Xiao, S. (2020). Policies to improve the mental health of people influenced by COVID-19 in China: A scoping review. Frontiers in Psychiatry, 11, 588137. https://doi.org/10.3389/fpsyt.2020.588137.

Quigley, L. , Dozois, D. J. A. , Bagby, R. M. , Lobo, D. S. S. , Ravindran, L. , & Quilty, L. C. (2019). Cognitive change in cognitive-behavioural therapy v. pharmacotherapy for adult depression: A longitudinal mediation analysis. Psychological Medicine, 49 (15), 2626–2634. https://doi.org/10.1017/S0033291718003653.

Quinton, M. L. , Clarke, F. J. , Parry, B. J. , & Cumming, J. (2021). An evaluation of My Strengths Training for Life™ for improving resilience and well-being of young people experiencing homelessness. Journal of Community Psychology, jcop.22517. https://doi.org/10.1002/jcop.22517.

Rabelo, I. , Lee, V. , Fallah, M. P. , Massaquoi, M. , Evlampidou, I. , Crestani, R. , Decroo, T. , Van den Bergh, R. , & Severy, N. (2016). Psychological Distress among Ebola Survivors Discharged from an Ebola Treatment Unit in Monrovia, Liberia—A Qualitative Study. Frontiers in Public Health, 4, 142. https://doi.org/10.3389/fpubh.2016.00142.

Raes, F. , & Williams, J. M. G. (2010). The Relationship between mindfulness and uncontrollability of ruminative thinking. Mindfulness, 1, 199 – 203.

Raghavan, S. , & Sandanapitchai, P. (2020). The relationship between cultural variables and resilience to psychological trauma: A systematic review of the literature. Traumatology, Advance-online publication. https: //doi. org/10. 1037/trm0000239.

Rajabi Majd, N. , Broström, A. , Ulander, M. , Lin, C. -Y. , Griffiths, M. D. , Imani, V. , Ahorsu, D. K. , Ohayon, M. M. , & Pakpour, A. H. (2020). Efficacy of a theory-based cognitive behavioral technique app-based intervention for patients with insomnia: Randomized controlled trial. Journal of Medical Internet Research, 22 (4), e15841. https: //doi. org/10. 2196/15841.

Rajkumar, R. P. (2020). COVID – 19 and mental health: A review of the existing literature. Asian Journal of Psychiatry, 52, 102066. https: //doi. org/10. 1016/j. ajp. 2020. 102066.

Ramirez, A. J. , Graham, J. , Richards, M. A. , Gregory, W. M. , & Cull, A. (1996). Mental health of hospital consultants: The effects of stress and satisfaction at work. The Lancet, 347 (9003), 724 – 728. https: //doi. org/10. 1016/S0140 – 6736 (96) 90077 – X.

Rana, W. , Mukhtar, S. , & Mukhtar, S. (2020). Mental health of medical workers in Pakistan during the pandemic COVID – 19 outbreak. Asian Journal of Psychiatry, 51, 102080. https: //doi. org/10. 1016/j. ajp. 2020. 102080.

Rando, T. A. (1984). Grief, dying, and death: Clinical interventions for caregivers. Research Press.

Rapaport, C. , Hornik-Lurie, T. , Cohen, O. , Lahad, M. , Leykin, D. , & Aharonson-Daniel, L. (2018). The relationship between community type and community resilience. International Journal of Disaster Risk Reduction, 31, 470 – 477. https: //doi. org/10. 1016/j. ijdrr. 2018. 05. 020.

Raphael, B. , & Maguire, P. (2009). Disaster mental health research: Past, present, and future. In Y. Neria, S. Galea, & F. H. Norris (Eds.), Mental health and disasters (pp. 7 – 28). Cambridge University Press. https: //www. researchgate. net/publication/286003027 _ Disaster _ Mental _ Health _ Research _ Past _ Present _ and _ Future.

Räsänen, P. , Lappalainen, P. , Muotka, J. , Tolvanen, A. , & Lappalainen, R. (2016). An online guided ACT intervention for enhancing the psychological wellbeing of university students: A randomized controlled clinical trial. Behaviour Research and Therapy, 78, 30 – 42. https: //doi. org/10. 1016/j. brat. 2016. 01. 001.

Rashidi Fakari, F. , & Simbar, M. (2020). Coronavirus Pandemic and Worries during Pregnancy; a Letter to Editor. Archives of Academic Emergency Medicine, 8 (1), e21.

Rauch, S. A. M. , King, A. P. , Abelson, J. , Tuerk, P. W. , Smith, E. , Rothbaum, B. O. , Clifton, E. , Defever, A. , & Liberzon, I. (2015). Biological and symptom changes in posttraumatic stress disorder treatment: A randomized clinical trial. Depression and Anxiety, 32 (3), 204 – 212. https://doi. org/10. 1002/da. 22331.

Raude, J. , & Setbon, M. (2009). Lay perceptions of the pandemic influenza threat. European Journal of Epidemiology, 24 (7), 339 – 342. https://doi. org/10. 1007/s10654 – 009 – 9351 – x.

Rauschenberg, C. , Schick, A. , Hirjak, D. , Seidler, A. , Paetzold, I. , Apfelbacher, C. , Riedel-Heller, S. G. , & Reininghaus, U. (2021). Evidence synthesis of digital interventions to mitigate the negative impact of the COVID – 19 pandemic on public mental health: Rapid meta-review. Journal of Medical Internet Research, 23 (3), e23365. https://doi. org/10. 2196/23365.

Reblin, M. , & Uchino, B. N. (2008). Social and emotional support and its implication for health: Current Opinion in Psychiatry, 21 (2), 201 – 205. https://doi. org/10. 1097/YCO. 0b013e3282f3ad89.

Reger, M. A. , & Gahm, G. A. (2009). A meta-analysis of the effects of internet-and computer-based cognitive-behavioral treatments for anxiety. Journal of Clinical Psychology, 65 (1), 53 – 75.

Reinert, K. G. , Campbell, J. C. , Bandeen-Roche, K. , Sharps, P. , & Lee, J. (2015). Gender and race variations in the intersection of religious involvement, early trauma, and adult health: Religious involvement, early trauma, and health. Journal of Nursing Scholarship, 47 (4), 318 – 327. https://doi. org/10. 1111/jnu. 12144.

Reissman, D. B. , Spencer, S. , Tanielian, T. L. , & Stein, B. D. (2005). Integrating behavioral aspects into community preparedness and response systems. Journal of Aggression, Maltreatment & Trauma, 10 (3 – 4), 707 – 720. https://doi. org/10. 1300/J146v10n03 _ 04.

Reivich, K. J. , Seligman, M. E. P. , & McBride, S. (2011). Master resilience training in the U. S. Army. American Psychologist, 66 (1), 25 – 34. https://doi. org/10. 1037/a0021897.

Relvas, A. P. , & Major, S. (2016). Avaliação Familiar: Vulnerabilidade, stress e adaptação vol II. Imprensa da Universidade de Coimbra / Coimbra University Press.

Renn, B. N. , Hoeft, T. J. , Lee, H. S. , Bauer, A. M. , & Areán, P. A. (2019). Preference for in-person psychotherapy versus digital psychotherapy options for depression: Survey of adults in the U. S. NPJ Digital Medicine, 2 (1), 6. https://doi. org/10. 1038/s41746 – 019 – 0077 – 1.

Rettie, H. , & Daniels, J. (2020). Coping and tolerance of uncertainty: Predictors and mediators of mental health during the COVID – 19 pandemic. American Psychologist,

76 (3), 427 – 437. https: //doi. org/10. 1037/amp0000710.

Reyes, A. T. , Bhatta, T. R. , Muthukumar, V. , &. Gangozo, W. J. (2020). Testing the acceptability and initial efficacy of a smartphone-app mindfulness intervention for college student veterans with PTSD. Archives of Psychiatric Nursing, 34 (2), 58 – 66. https: //doi. org/10. 1016/j. apnu. 2020. 02. 004.

Reyes, G. (2004). Psychosocial interventions in the early phases of disasters. Psychotherapy, 41, 399 – 411. https: //doi. org/10. 1037/0033 – 3204. 41. 4. 399.

Rice, A. (2015). Common Therapeutic Factors in Bereavement Groups. Death Studies, 39 (3), 165 – 172. https: //doi. org/10. 1080/07481187. 2014. 946627.

Richards, D. A. , Ekers, D. , McMillan, D. , Taylor, R. S. , Byford, S. , Warren, F. C. , Barrett, B. , Farrand, P. A. , Gilbody, S. , Kuyken, W. , O'Mahen, H. , Watkins, E. R. , Wright, K. A. , Hollon, S. D. , Reed, N. , Rhodes, S. , Fletcher, E. , &. Finning, K. (2016). Cost and outcome of behavioural activation versus cognitive behavioural therapy for depression (COBRA): A randomised, controlled, non-inferiority trial. The Lancet, 388 (10047), 871 – 880. https: //doi. org/10. 1016/S0140 – 6736 (16) 31140 – 0.

Richards, D. , &. Richardson, T. (2012). Computer-based psychological treatments for depression: A systematic review and meta-analysis. Clinical Psychology Review, 32 (4), 329 – 342.

Richardson, G. E. (2002). The metatheory of resilience and resiliency. Journal of Clinical Psychology, 58 (3), 307 – 321. https: //doi. org/10. 1002/jclp. 10020.

Richardson, S. , Hirsch, J. S. , Narasimhan, M. , Crawford, J. M. , Mcginn, T. , Davidson, K. W. , Barnaby, D. P. , Becker, L. B. , Chelico, J. D. , &. Cohen, S. L. (2020). Presenting characteristics, comorbidities, and outcomes among 5700 patients hospitalized with COVID – 19 in the New York City area. JAMA, 323 (20), 2052 – 2059. https: //doi. org/10. 1001/jama. 2020. 6775.

Rickard, N. S. , Chin, T. C. , &. Vella-Brodrick, D. A. (2016). Cortisol awakening response as an index of mental health and well-being in adolescents. Journal of Happiness Studies, 17 (6), 2555 – 2568. https: //doi. org/10. 1007/s10902 – 015 – 9706 – 9.

Rigby, K. (2011). Confronting catastrophe: Ecocriticism in a warming world. In Literature and the environment (pp. 212 – 225). Cambridge University Press.

Riskind, J. H. , &. Calvet, E. (2020). Anxiety and the dynamic self as defined by the prospection and mental simulation of looming future threats. Journal of Personality, 88 (1), 31 – 44. https: //doi. org/10. 1111/jopy. 12465.

Riskind, J. H. , &. Rector, N. A. (2018). Looming vulnerability: Theory, research and practice in anxiety. Springer.

Riskind, J. H. , Williams, N. L. , Gessner, T. L. , Chrosniak, L. D. , &. Cortina, J. M.

(2000). The looming maladaptive style: Anxiety, danger, and schematic processing. Journal of Personality and Social Psychology, 79 (5), 837 - 852. https://doi. org/ 10. 1037/0022 - 3514. 79. 5. 837.

Roberts, A. R. (2002). Assessment, crisis intervention, and trauma treatment: The integrative ACT intervention model. Brief Treatment and Crisis Intervention, 2 (1), 1 - 22. https://doi. org/10. 1093/brief-treatment/2. 1. 1.

Robertson, E., Hershenfield, K., Grace, S. L., & Stewart, D. E. (2004). The psycho-social effects of being quarantined following exposure to SARS: A qualitative study of Toronto health care workers. The Canadian Journal of Psychiatry, 49 (6), 403 - 407. https://doi. org/10. 1177/070674370404900612.

Robertson, I., & Cooper, C. L. (2013). Resilience. Stress and Health, 29 (3), 175 - 176. https://doi. org/10. 1002/smi. 2512.

Robertson, I. T., Cooper, C. L., Sarkar, M., & Curran, T. (2015). Resilience train-ing in the workplace from 2003 to 2014: A systematic review. Journal of Occupational and Organizational Psychology, 88 (3), 533 - 562. https://doi. org/10. 1111/ joop. 12120.

Robinson, E., Sutin, A. R., Daly, M., & Jones, A. (2022). A systematic review and meta-analysis of longitudinal cohort studies comparing mental health before versus dur-ing the COVID - 19 pandemic in 2020. Journal of Affective Disorders, 296, 567 - 576. https://doi. org/10. 1016/j. jad. 2021. 09. 098.

Robinson, E., Titov, N., Andrews, G., McIntyre, K., Schwencke, G., Solley, K., & García, A. V. (2010). Internet treatment for generalized anxiety disorder: A random-ized controlled trial comparing clinician vs. Technician assistance. PloS One, 5 (6), e10942. https://doi. org/10. 1371/journal. pone. 0010942.

Rocchi, S., Ghidelli, C., Burro, R., Vitacca, M., Scalvini, S., Della Vedova, A. M., Roselli, G., Ramponi, J. -P., & Bertolotti, G. (2017). The Walsh Family Resil-ience Questionnaire: The Italian version. Neuropsychiatric Disease and Treatment, 13, 2987 - 2999. https://doi. org/10. 2147/NDT. S147315.

Rodriguez, J., Hoagwood, K. E., Gopalan, G., Olin, S., McKay, M. M., Marcus, S. M., Radigan, M., Chung, M., & Legerski, J. (2013). Engagement in trauma-specific CBT for youth post-9/11. Journal of Emotional and Behavioral Disorders, 21 (1), 53 - 65. https://doi. org/10. 1177/1063426611428157.

Roediger, H. L., III. (2021). Three facets of collective memory. American Psychologist, 76 (9), 1388 - 1400. https://doi. org/10. 1037/amp0000938.

Rogers, J. P., Chesney, E., Oliver, D., Pollak, T. A., McGuire, P., Fusar-Poli, P., Zandi, M. S., Lewis, G., & David, A. S. (2020). Psychiatric and neuropsychiat-ric presentations associated with severe coronavirus infections: A systematic review and meta-analysis with comparison to the COVID - 19 pandemic. The Lancet Psychiatry, 7 (7), 611 - 627. https：//doi. org/10. 1016/S2215 - 0366 (20) 30203 - 0.

Romero, M. M. (2021). Meaning reconstruction in bereaved family caregivers of person's with Alzheimer's disease：A mixed-methods study. OMEGA-Journal of Death and Dying, 82 (4), 548 - 569. https：//doi. org/10. 1177/0030222818821024.

Rose, R. (2000). How much does social capital add to individual health? A survey study of Russians. Social Science, 15.

Rothman, M. , & Brown, L. (2007). The vulnerable geriatric casualty：Medical needs of frail older adults during disasters. Generations, 31 (4), 16 - 20.

Rozental, A. , Andersson, G. , Boettcher, J. , Ebert, D. D. , Cuijpers, P. , Knaevelsrud, C. , Ljótsson, B. , Kaldo, V. , Titov, N. , & Carlbring, P. (2014). Consensus statement on defining and measuring negative effects of Internet interventions. Internet Interventions, 1, 12 - 19. https：//doi. org/10. 1016/j. invent. 2014. 02. 001.

Rozental, A. , Magnusson, K. , Boettcher, J. , Andersson, G. , & Carlbring, P. (2017). For better or worse：An individual patient data meta-analysis of deterioration among participants receiving Internet-based cognitive behavior therapy. Journal of Consulting and Clinical Psychology, 85 (2), 160 - 177. https：//doi. org/10. 1037/ccp0000158.

Rubeis, G. (2021). E-mental health applications for depression：An evidence-based ethical analysis. European Archives of Psychiatry and Clinical Neuroscience, 271 (3), 549 -555. https：//doi. org/10. 1007/s00406 - 019 - 01093 - y.

Rubin, G. J. , Potts, H. W. W. , & Michie, S. (2010). The impact of communications about swine flu (influenza A HINIv) on public responses to the outbreak：Results from 36 national telephone surveys in the UK. Health Technology Assessment, 14 (34), 183 - 266. https：//doi. org/20150520114410774.

Rubin, S. S. (1999). The two-track model of bereavement：Overview, retrospect, and prospect. Death Studies, 23 (8), 681 - 714. https：//doi. org/10. 1080/074811899200731.

Rubio-Valera, M. , Aznar-Lou, I. , Vives-Collet, M. , Fernández, A. , Gil-Girbau, M. , & Serrano-Blanco, A. (2018). Reducing the mental health - related stigma of social work students：A cluster RCT. Research on Social Work Practice, 28 (2), 164 - 172. https：//doi. org/10. 1177/1049731516641492.

Ruiz, Y. , Wadsworth, S. M. M. , Elias, C. M. , Marceau, K. , Purcell, M. L. , Redick, T. S. , Richards, E. A. , & Schlesinger-Devlin, E. (2020). Ultra-rapid development and deployment of a family resilience program during the COVID - 19 pandemic：Lessons learned from Families Tackling Tough Times Together. Journal of Military, Veteran and Family Health, 6 (S2), 35 - 43. https：//doi. org/10. 3138/jmvfh-CO19 - 0013.

Ruiz-Fernández, M. D., Ramos-Pichardo, J. D., Ibáñez-Masero, O., Cabrera-Troya, J., Carmona-Rega, M. I., & Ortega-Galán, Á. M. (2020). Compassion fatigue, burnout, compassion satisfaction and perceived stress in healthcare professionals during the COVID – 19 health crisis in Spain. Journal of Clinical Nursing, 29 (21 – 22), 4321 – 4330. https://doi.org/10.1111/jocn.15469.

Rusbult, C. E. (1980). Commitment and satisfaction in romantic associations: A test of the investment model. Journal of Experimental Social Psychology, 16 (2), 172 – 186. https://doi.org/10.1016/0022 – 1031 (80) 90007 – 4.

Russell, C. (2022). Supporting community participation in a pandemic. Gaceta Sanitaria, 36 (2), 184 – 187. https://doi.org/10.1016/j.gaceta.2021.01.001.

Russo, S. J., Murrough, J. W., Han, M.-H., Charney, D. S., & Nestler, E. J. (2012). Neurobiology of resilience. Nature Neuroscience, 15 (11), 1475 – 1484. https://doi.org/10.1038/nn.3234.

Ruwaard, J., Lange, A., Schrieken, B., Dolan, C. V., Emmelkamp, P., & Botbol, M. (2012). The effectiveness of online cognitive behavioral treatment in routine clinical practice. PloS One, 7 (7), e40089. https://doi.org/10.1371/journal.pone.0040089.

Ruwaard, J., Lange, A., Schrieken, B., & Emmelkamp, P. (2011). Efficacy and effectiveness of online cognitive behavioral treatment: A decade of interapy research. Annual Review of Cybertherapy and Telemedicine 2011, 9 – 14.

Ruwaard, J., Schrieken, B., Schrijver, M., Broeksteeg, J., Dekker, J., Vermeulen, H., & Lange, A. (2009). Standardized web-based cognitive behavioural therapy of mild to moderate depression: A randomized controlled trial with a long-term follow-up. Cognitive Behaviour Therapy, 38 (4), 206 – 221. https://doi.org/10.1080/16506070802408086.

Ryu, S., Chun, B. C., & Korean Society of Epidemiology 2019-nCoV Task Force Team. (2020). An interim review of the epidemiological characteristics of 2019 novel coronavirus. Epidemiology and Health, 42, e2020006. https://doi.org/10.4178/epih.e2020006.

Sabo, B. (2011). Reflecting on the concept of compassion fatigue. Online Journal of Issues in Nursing, 16 (1). https://doi.org/10.3912/OJIN.Vol16No01Man01.

Saddichha, S., Al-Desouki, M., Lamia, A., Linden, I. A., & Krausz, M. (2014). Online interventions for depression and anxiety – a systematic review. Health Psychology and Behavioral Medicine: An Open Access Journal, 2 (1), 841 – 881.

Sadri, A. M., Ukkusuri, S. V., Lee, S., Clawson, R., Aldrich, D., Nelson, M. S., Seipel, J., & Kelly, D. (2018). The role of social capital, personal networks, and emergency responders in post-disaster recovery and resilience: A study of rural communities in Indiana. Natural Hazards, 90 (3), 1377 – 1406. https://doi. org/10. 1007/s11069 – 017 – 3103 – 0.

Sagaltici, E. , Cetinkaya, M. , Department of Psychiatry, I. U. F. of M. , Istanbul, Turkey, Kocamer Sahin, S. , Department of Psychiatry, G. U. F. of M. , Gaziantep, Turkey, Gulen, B. , Liman Psychology, I. , Turkey, Karaman, S. , & Liman Psychology, I. , Turkey. (2022). Recent traumatic episode protocol EMDR applied online for COVID – 19-related symptoms of Turkish health care workers diagnosed with COVID – 19- related PTSD: A pilot study. Alpha Psychiatry, 23 (3), 121 – 127. https:// doi. org/10. 5152/alphapsychiatry. 2022. 21763.

Sagita, D. D. , Amsal, F. , Utami, S. , & Fairuz, N. (2020). Analysis of Family Resilience: The Effects of the COVID – 19. 15 (2), 20.

Saleebey, D. (2013). The strengths perspective in social work practice. Pearson.

Sales, J. M. , Merrill, N. A. , & Fivush, R. (2013). Does making meaning make it better? Narrative meaning-making and well-being in at-risk African-American adolescent females. Memory, 21 (1), 97 – 110. https://doi. org/10. 1080/09658211. 2012. 706614.

Salisu, I. , & Hashim, N. (2017). A critical review of scales used in resilience research. IOSR Journal of Business and Management, 19, 23 – 33. https://doi. org/10. 9790/ 487X – 1904032333.

Saltzman, L. Y. , Hansel, T. C. , & Bordnick, P. S. (2020). Loneliness, isolation, and social support factors in post-COVID – 19 mental health. Psychological Trauma: Theory, Research, Practice, and Policy, 12 (S1), S55 – S57. https://doi. org/10. 1037/ tra0000703.

Saltzman, W. R. (2016). The FOCUS family resilience program: An innovative family intervention for trauma and loss. Family Process, 55 (4), 647 – 659. https://doi. org/10. 1111/famp. 12250.

Sánchez-García, J. , Cortés-Martín, J. , Rodríguez-Blanque, R. , Marín-Jiménez, A. , & Díaz-Rodríguez, L. (2021). Depression and anxiety in patients with rare diseases during the COVID – 19 pandemic. International Journal of Environmental Research and Public Health, 18 (6), 3234. https://doi. org/10. 3390/ijerph18063234.

Santucci, L. C. , McHugh, R. K. , Elkins, R. M. , Schechter, B. , Ross, M. S. , Landa, C. E. , Eisen, S. , & Barlow, D. H. (2014). Pilot implementation of computerized cognitive behavioral therapy in a university health setting. Administration and Policy in Mental Health and Mental Health Services Research, 41 (4), 514 – 521. https:// doi. org/10. 1007/s10488 – 013 – 0488 – 2.

Sanz, Fernandez, Dolores, Gongora, Oliver, Beatriz, Rodriguez, Chinchilla, Agueda, & Sanchez. (2014). Help for the helper: Self-care strategies for managing burnout and stress. WW Norton & Company.

Satici, B. , Saricali, M. , Seydi, Satici, A. , & Satici, S. A. (2020). Intolerance of uncertainty and mental wellbeing: Serial mediation by rumination and fear of COVID – 19. International Journal of Mental Health and Addiction, 15 (4), 1 – 12. https://doi. org/10. 1007/s11469 – 020 – 00305 – 0.

Sauer-Zavala, S. , Wilner, J. G. , & Barlow, D. H. (2017). Addressing neuroticism in psychological treatment. Personality Disorders: Theory, Research, and Treatment, 8 (3), 191 – 198. https://doi. org/10. 1037/per0000224.

Savarese, G. , Curcio, L. , D'Elia, D. , Fasano, O. , & Pecoraro, N. (2020). Online university counselling services and psychological problems among Italian students in lockdown due to COVID – 19. Healthcare, 8 (4), 440. https://doi. org/10. 3390/healthcare8040440.

Schneider, D. , Harknett, K. , & Mclanahan, S. (2016). Intimate partner violence in the great recession. Demography, 53 (2), 471 – 505. https://doi. org/10. 1007/s13524 – 016 – 0462 – 1.

Schoech, D. , & Smith, K. K. (1995). Use of electronic networking for the enhancement of mental health services. Behavioral Healthcare Tomorrow, 4 (1), 23 – 29.

Seery, M. D. , Leo, R. J. , Lupien, S. P. , Kondrak, C. L. , & Almonte, J. L. (2013). An upside to adversity? Moderate cumulative lifetime adversity is associated with resilient responses in the face of controlled stressors. Psychological Science, 24 (7), 1181 –1189. https://doi. org/10. 1177/0956797612469210.

Seidler, G. H. , & Wagner, F. E. (2006). Comparing the efficacy of EMDR and trauma-focused cognitive-behavioral therapy in the treatment of PTSD: a meta-analytic study. Psychological Medicine, 36 (11), 1515 – 1522. https://doi. org/10. 1017/S0033291706007963.

Sellberg, M. M. , Ryan, P. , Borgström, S. T. , Norström, A. V. , & Peterson, G. D. (2018). From resilience thinking to Resilience Planning: Lessons from practice. Journal of Environmental Management, 217, 906 – 918. https://doi. org/10. 1016/j. jenvman. 2018. 04. 012.

Selman, L. E. , Chao, D. , Sowden, R. , Marshall, S. , Chamberlain, C. , & Koffman, J. (2020). Bereavement support on the frontline of COVID – 19: Recommendations for hospital clinicians. Journal of Pain and Symptom Management, 60 (2), E81 – E86. https://doi. org/10. 1016/j. jpainsymman. 2020. 04. 024.

Semple, R. , Lee, J. , Rosa, D. , & Miller, L. (2009). A randomized trial of mindfulness-based cognitive therapy for children: Promoting mindful attention to enhance social-emotional resiliency in children. Journal of Child and Family Studies, 19, 218 – 229. https://doi. org/10. 1007/s10826 – 009 – 9301 – y.

Seow, L. S. E. , Ong, C. , Mahesh, M. V. , Sagayadevan, V. , Shafie, S. , Chong, S.

A. , & Subramaniam, M. (2016). A systematic review on comorbid post-traumatic stress disorder in schizophrenia. Schizophrenia Research, 176 (2 - 3), 441 - 451. https: //doi. org/10. 1016/j. schres. 2016. 05. 004.

Sexton, M. B. , Davis, M. T. , Bennett, D. C. , Morris, D. H. , & Rauch, S. A. M. (2018). A psychometric evaluation of the Posttraumatic Cognitions Inventory with Veterans seeking treatment following military trauma exposure. Journal of Affective Disorders, 226, 232 - 238. https: //doi. org/10. 1016/j. jad. 2017. 09. 048.

Shah, S. A. (2012). Ethical standards for transnational Mental Health and Psychosocial Support (MHPSS): Do no harm, preventing cross-cultural errors and inviting pushback. Clinical Social Work Journal, 40 (4), 438 - 449. https: //doi. org/10. 1007/s10615 - 011 - 0348 - z.

Shah, S. G. S. , Nogueras, D. , van Woerden, H. C. , & Kiparoglou, V. (2020). The COVID - 19 pandemic: A pandemic of lockdown loneliness and the role of digital technology. Journal of Medical Internet Research, 22 (11), e22287. https: //doi. org/10. 2196/22287.

Shanafelt, T. D. , Balch, C. M. , Bechamps, G. , Russell, T. , Dyrbye, L. , Satele, D. , Collicott, P. , Novotny, P. J. , Sloan, J. , & Freischlag, J. (2010). Burnout and medical errors among American surgeons. Annals of Surgery, 251 (6), 995 - 1000. https: //doi. org/10. 1097/SLA. 0b013e3181bfdab3.

Shanafelt, T. D. , Bradley, K. A. , Wipf, J. E. , & Back, A. L. (2002). Burnout and self-reported patient care in an internal medicine residency program. Annals of Internal Medicine, 136 (5), 358 - 367. https: //doi. org/10. 7326/0003 - 4819 - 136 - 5 - 200203050 - 00008.

Shapira, S. , Yeshua-Katz, D. , Cohn-Schwartz, E. , Aharonson-Daniel, L. , Sarid, O. , & Clarfield, A. M. (2021). A pilot randomized controlled trial of a group intervention via Zoom to relieve loneliness and depressive symptoms among older persons during the COVID - 19 outbreak. Internet Interventions, 24, 100368. https: //doi. org/10. 1016/j. invent. 2021. 100368.

Shapiro, F. (2001). Eye movement desensitization and reprocessing: Basic principles, protocols, and procedures. The Guilford Press.

Sharma, M. , Yadav, K. , Yadav, N. , & Ferdinand, K. C. (2017). Zika virus pandemic—Analysis of Facebook as a social media health information platform. Ajic American Journal of Infection Control, 45 (3), 301 - 302. https: //doi. org/10. 1016/j. ajic. 2016. 08. 022.

Sharpe, D. (1997). Of apples and oranges, file drawers and garbage: Why validity issues in meta-analysis will not go away. Clinical Psychology Review, 17 (8), 881 - 901. https: //doi. org/10. 1016/S0272 - 7358 (97) 00056 - 1.

Shaw, D. , & Chand, C. (2021). Yoga for improving mental health during COVID - 19 pandemic: A review. Eastern Journal of Psychiatry, 23 (1), 8 - 11. https: //doi. org/ 10. 5005/jp-journals-11001 - 0004.

Shaygan, M. , Yazdani, Z. , & Valibeygi, A. (2021). The effect of online multimedia psychoeducational interventions on the resilience and perceived stress of hospitalized patients with COVID - 19: A pilot cluster randomized parallel-controlled trial. BMC Psychiatry, 21 (1), 93. https: //doi. org/10. 1186/s12888 - 021 - 03085 - 6.

Shear, K. , Frank, E. , Houck, P. R. , & Reynolds, C. F. (2005). Treatment of complicated grief: A randomized controlled trial. JAMA, 293 (21), 2601 - 2608. https: // doi. org/10. 1001/jama. 293. 21. 2601.

Shear, M. K. , Frank, E. , Foa, E. , Cherry, C. , Reynolds, C. F. 3rd, Vander Bilt, J. , & Masters, S. (2001). Traumatic grief treatment: A pilot study. The American Journal of Psychiatry, 158 (9), 1506 - 1508. https: //doi. org/10. 1176/appi. ajp. 158. 9. 1506.

Shear, M. K. , Reynolds, C. F. , Ⅲ , Simon, N. M. , Zisook, S. , Wang, Y. , Mauro, C. , Duan, N. , Lebowitz, B. , & Skritskaya, N. (2016). Optimizing treatment of complicated grief: A randomized clinical trial. JAMA Psychiatry, 73 (7), 685 - 694. https: //doi. org/10. 1001/jamapsychiatry. 2016. 0892.

Shepherd, K. , Golijani-Moghaddam, N. , & Dawson, D. L. (2022). ACTing towards better living during COVID - 19: The effects of Acceptance and Commitment therapy for individuals affected by COVID - 19. Journal of Contextual Behavioral Science, 23, 98 - 108. https: //doi. org/10. 1016/j. jcbs. 2021. 12. 003.

Sher, L. (2020). COVID - 19, anxiety, sleep disturbances and suicide. Sleep Medicine, 70, 124. https: //doi. org/10. 1016/j. sleep. 2020. 04. 019.

Sherif, M. , & Harvey, B. (1955). Status in experimentally produced groups. American Journal of Sociology, 60 (4), 370 - 379. https: //doi. org/10. 2307/2772030.

Sherman, A. D. F. , Poteat, T. C. , Budhathoki, C. , Kelly, U. , Clark, K. D. , & Campbell, J. C. (2020). Association of depression and post-traumatic stress with poly-victimization and emotional transgender and gender diverse community connection among black and latinx transgender women. LGBT Health, 7 (7), 358 - 366. https: //doi. org/10. 1089/lgbt. 2019. 0336.

Sherrieb, K. , Norris, F. H. , & Galea, S. (2010). Measuring capacities for community resilience. Social Indicators Research, 99 (2), 227 - 247. https: //doi. org/10. 1007/ s11205 - 010 - 9576 - 9.

Shi, L. , Lu, Z. A. , Que, J. Y. , Huang, X. L. , Liu, L. , Ran, M. S. , Gong, Y. M. , Yuan, K. , Yan, W. , Sun, Y. K. , Shi, J. , Bao, Y. P. , & Lu, L. (2020). Prevalence of and risk factors associated with mental health symptoms among the general population in china during the coronavirus disease 2019 pandemic. JAMA Network Open, 3 (7), e2014053. https: //doi. org/10. 1001/jamanetworkopen. 2020. 14053.

Shim, M. , Mahaffey, B. , Bleidistel, M. , & Gonzalez, A. (2017). A scoping review of human-support factors in the context of Internet-based psychological interventions (IP-Is) for depression and anxiety disorders. Clinical Psychology Review, 57, 129 – 140. https: //doi. org/10. 1016/j. cpr. 2017. 09. 003.

Shirotsuki, K. , Sugaya, N. , & Nakao, M. (2022). Descriptive review of internet-based cognitive behavior therapy on anxiety-related problems in children under the circumstances of COVID – 19. Biopsychosocial Medicine, 16, 3. https: //doi. org/10. 1186/ s13030 – 021 – 00233 – y.

Shultz, J. M. , Baingana, F. , & Neria, Y. (2015). The 2014 Ebola outbreak and mental health: Current status and recommended response. JAMA, 313 (6), 567 – 568. https: //doi. org/10. 1001/jama. 2014. 17934.

Shultz, J. M. , & Forbes, D. (2014). Psychological first aid: Rapid proliferation and the search for evidence. Disaster Health, 2 (1), 3 – 12.

Siegrist, M. , Luchsinger, L. , & Bearth, A. (2021). The impact of trust and risk perception on the acceptance of measures to reduce COVID-19 cases. Risk Analysis, 41 (5), 787 – 800. https: //doi. org/10. 1111/risa. 13675.

Sijbrandij, M. , Kunovski, I. , & Cuijpers, P. (2016). Effectiveness of internet-delivered cognitive behavioral therapy for posttraumatic stress disorder: A systematic review and meta-analysis. Depression and Anxiety, 33 (9), 783 – 791. https: //doi. org/10. 1002/da. 22533.

Silva, D. S. , Gibson, J. L. , Robertson, A. , Bensimon, C. M. , Sahni, S. , Maunula, L. , & Smith, M. J. (2012). Priority setting of ICU resources in an influenza pandemic: A qualitative study of the Canadian public's perspectives. BMC Public Health, 12 (1), 241. https: //doi. org/10. 1186/1471 – 2458 – 12 – 241.

Simon, J. , Helter, T. M. , White, R. G. , van der Boor, C. , & Łaszewska, A. (2021). Impacts of the COVID – 19 lockdown and relevant vulnerabilities on capability well-being, mental health and social support: An Austrian survey study. BMC Public Health, 21, 314. https: //doi. org/10. 1186/s12889 – 021 – 10351 – 5.

Simon, N. , Ploszajski, M. , Lewis, C. , Smallman, K. , Roberts, N. P. , Kitchiner, N. J. , Brookes-Howell, L. , & Bisson, J. I. (2021). Internet-based psychological therapies: A qualitative study of National Health Service commissioners and managers views. Psychology and Psychotherapy: Theory, Research and Practice, 94 (4), 994 – 1014. https: //doi. org/10. 1111/papt. 12341.

Simon, T. , Goldberg, A. , & Adini, B. (2015). Socializing in emergencies—A review of the use of social media in emergency situations. International Journal of Information

Management，35（5），609 - 619. https：//doi. org/10. 1016/j. ijinfomgt. 2015. 07. 001.

Singh，R. ，& Subedi，M. (2020). COVID - 19 and stigma：Social discrimination towards frontline healthcare providers and COVID - 19 recovered patients in Nepal. Asian Journal of Psychiatry，53，102222. https：//doi. org/10/gjnqrf.

Sippel，L. M. ，Pietrzak，R. H. ，Charney，D. S. ，Mayes，L. C. ，& Southwick，S. M. (2015). How does social support enhance resilience in the trauma-exposed individual? Ecology and Society，20（4），136 - 145. https：//doi. org/10. 5751/ES-07832 - 200410.

Sixbey，M. T. (2005). Development of the Family Resilience Assessment Scale to identify family resilience constructs [Doctoral dissertation]. University of Florida.

Slaikeu，K. A. (1990). Crisis intervention：A handbook for practice and research. Allyn & Bacon.

Smallwood，J. ，Davies，J. B. ，Heim，D. ，Finnigan，F. ，Sudberry，M. ，O'Connor，R. ，& Obonsawin，M. (2004). Subjective experience and the attentional lapse：Task engagement and disengagement during sustained attention. Conscious Cognition，13 （4），657 - 690. https：//doi. org/10. 1016/j. concog. 2004. 06. 003.

Smirni，P. ，Lavanco，G. ，& Smirni，D. (2020). Anxiety in older adolescents at the time of COVID - 19. Journal of Clinical Medicine，9（10），E3064. https：//doi. org/10. 3390/jcm9103064.

Smith，B. M. ，Twohy，A. J. ，& Smith，G. S. (2020). Psychological inflexibility and intolerance of uncertainty moderate the relationship between social isolation and mental health outcomes during COVID - 19. Journal of Contextual Behavioral Science，18，162 -174. https：//doi. org/10. 1016/j. jcbs. 2020. 09. 005.

Smith，Haynes，C. A. ，Lazarus，K. N. ，Pope，R. S. ，& Lois，K. (1993). In search of the 'hot' cognitions：Attributions，appraisals，and their relation to emotion. Journal of Personality and Social Psychology，65（5），916 - 929. https：//doi. org/10. 1037/ 0022 - 3514. 65. 5. 916.

Smith，J. ，& Prior，M. (1995). Temperament and stress resilience in school-age children：A within-families study. Journal of the American Academy of Child & Adolescent Psychiatry，34（2），168 - 179. https：//doi. org/10. 1097/00004583 - 199502000 - 00012.

Smith，M. ，& Upshur，R. (2019). Pandemic disease, public health, and ethics. In A. C. Mastroianni，J. P. Kahn，& N. E. Kass（Eds. ），The Oxford Handbook of Public Health Ethics（pp. 796 - 811）. Oxford University Press. https：//doi. org/10. 1093/ oxfordhb/9780190245191. 013. 69.

Smith，N. D. ，& Cottler，L. B. (2018). The epidemiology of post-traumatic stress disorder and alcohol use disorder. Alcohol Research：Current Reviews，39（2），113 - 120.

Smith, R. P., Katz, C. L., Charney, D. S., & Southwick, S. M. (2007). Neurobiology of disaster exposure: Fear, anxiety, trauma, and resilience. In R. J. Ursano, C. S. Fullerton, & L. Weisaeth (Eds.), Textbook of disaster psychiatry (pp. 97 – 120). Cambridge University Press.

Smyth, J. M., & Pennebaker, J. W. (2008). Exploring the boundary conditions of expressive writing: In search of the right recipe. British Journal of Health Psychology, 13 (1), 1 – 7. https://doi.org/10.1348/135910707X260117.

Solomon, R. M., & Rando, T. A. (2012). Treatment of grief and mourning through EMDR: Conceptual considerations and clinical guidelines. European Review of Applied Psychology, 62 (4), 231 – 239. https://doi.org/10.1016/j.erap.2012.09.002.

Solomon, Z., Shklar, R., & Mikulincer, M. (2005). Frontline treatment of combat stress reaction: A 20-year longitudinal evaluation study. The American Journal of Psychiatry, 162 (12), 2309 – 2314. https://doi.org/10.1176/appi.ajp.162.12.2309.

Sommer, I. E., & Bakker, P. R. (2020). What can psychiatrists learn from SARS and MERS outbreaks? The Lancet Psychiatry, 7 (7), 565 – 566. https://doi.org/10.1016/S2215 – 0366 (20) 30219 – 4.

Song, J., Jiang, R., Chen, N., Qu, W., Liu, D., Zhang, M., Fan, H., Zhao, Y., & Tan, S. (2021). Self-help cognitive behavioral therapy application for COVID – 19-related mental health problems: A longitudinal trial. Asian Journal of Psychiatry, 60, 102656. https://doi.org/10.1016/j.ajp.2021.102656.

Sorenson, C., Bolick, B., Wright, K., & Hamilton, R. (2016). Understanding compassion fatigue in healthcare providers: A review of current literature. Journal of Nursing Scholarship, 48 (5), 456 – 465. https://doi.org/10.1111/jnu.12229.

Sotsky, S. M., Glass, D. R., Shea, M. T., Pilkonis, P. A., Collins, F., Elkin, I., Watkins, J. T., Imber, S. D., Leber, W. R., Moyer, J., & Oliveri, M. E. (2006). Patient predictors of response to psychotherapy and pharmacotherapy: Findings in the NIMH Treatment of Depression Collaborative Research Program. Focus, 4 (2), 278 – 290. https://doi.org/10.1176/foc.4.2.278.

Southwick, S. M., & Charney, D. S. (2012). The science of resilience: Implications for the prevention and treatment of depression. Science, 338 (6103), 79 – 82. https://doi.org/10.1126/science.1222942.

Sow, S., Desclaux, A., & Taverne, B. (2016). Ebola en Guinée: Formes de la stigmatisation des acteurs de santé survivants. Bulletin de la Société de pathologie exotique, 109 (4), 309 – 313. https://doi.org/10.1007/s13149 – 016 – 0510 – 5.

Spek, V., Cuijpers, P. I. M., Nyklíček, I., Riper, H., Keyzer, J., & Pop, V. (2007). Internet-based cognitive behaviour therapy for symptoms of depression and anxiety: A meta-analysis. Psychological Medicine, 37 (3), 319 – 328.

Spek, V., Nyklíček, I., Cuijpers, P., & Pop, V. (2008). Predictors of outcome of group and internet-based cognitive behavior therapy. Journal of Affective Disorders, 105 (1 - 3), 137 - 145. https://doi.org/10.1016/j.jad.2007.05.001.

Spence, J., Titov, N., Dear, B. F., Johnston, L., Solley, K., Lorian, C., Wootton, B., Zou, J., & Schwenke, G. (2011). Randomized controlled trial of Internet-delivered cognitive behavioral therapy for posttraumatic stress disorder. Depression and Anxiety, 28 (7), 541 - 550. https://doi.org/10.1002/da.20835.

Spence, J., Titov, N., Johnston, L., Dear, B. F., Wootton, B., Terides, M., & Zou, J. (2013). Internet-delivered eye movement desensitization and reprocessing (iEMDR): An open trial. F1000Research, 2, 79. https://doi.org/10.12688/f1000research.2 - 79.v2.

Spence, S. H., March, S., & Donovan, C. L. (2019). Social support as a predictor of treatment adherence and response in an open-access, self-help, internet-delivered cognitive behavior therapy program for child and adolescent anxiety. Internet Interventions, 18, 100268. https://doi.org/10.1016/j.invent.2019.100268.

Spinelli, M., Lionetti, F., Pastore, M., & Fasolo, M. (2020). Parents' stress and children's psychological problems in families facing the COVID - 19 outbreak in Italy. Frontiers in Psychology, 11, 1713. https://doi.org/10.3389/fpsyg.2020.01713.

Stamm, B. (2010). The Concise Manual for the Professional Quality of Life Scale (2nd ed.). Ireland: Eastwood.

Stanley, S. M., Markman, H. J., & Whitton, S. W. (2002). Communication, conflict, and commitment: Insights on the foundations of relationship success from a national survey. Family Process, 41 (4), 659 - 675. https://doi.org/10.1111/j.1545 - 5300.2002.00659.x.

Steiner, A. J., Boulos, N., Mirocha, J., Wright, S. M., Collison, K. L., & IsHak, W. W. (2017). Quality of life and functioning in comorbid posttraumatic stress disorder and major depressive disorder after treatment with citalopram monotherapy. Clinical Neuropharmacology, 40 (1), 16 - 23. https://doi.org/10.1097/WNF.0000000000000190.

Steinhardt, M., & Dolbier, C. (2008). Evaluation of a resilience intervention to enhance coping strategies and protective factors and decrease symptomatology. Journal of American College Health, 56 (4), 445 - 453. https://doi.org/10.3200/JACH.56.44.445 - 454.

Stelzer, E.-M., Zhou, N., Maercker, A., O'Connor, M.-F., & Killikelly, C. (2020). Prolonged grief disorder and the cultural crisis. Frontiers in Psychology, 10, 2982. https://doi.org/10.3389/fpsyg.2019.02982.

Steubl, L., Sachser, C., Baumeister, H., & Domhardt, M. (2021). Mechanisms of change in Internet- and mobile-based interventions for PTSD: A systematic review and meta-analysis. European Journal of Psychotraumatology, 12 (1), 1879551. https：// doi. org/10. 1080/20008198. 2021. 1879551.

Stockton, D. , Kellett, S. , Berrios, R. , Sirois, F. , Wilkinson, N. , & Miles, G. (2019). Identifying the underlying mechanisms of change during Acceptance and Commitment Therapy (ACT)：A systematic review of contemporary mediation studies. Behavioural and Cognitive Psychotherapy, 47 (3), 332 – 362. https：//doi. org/10. 1017/S1352465818000553.

Stockton, H. , Joseph, S. , & Hunt, N. (2014). Expressive writing and posttraumatic growth：An Internet-based study. Traumatology, 20 (2), 75 – 83. https：//doi. org/ 10. 1037/h0099377.

Stokols, D. (1992). Establishing and maintaining healthy environments：Toward a social ecology of health promotion. The American Psychologist, 47 (1), 6 – 22. https：// doi. org/10. 1037//0003 – 066x. 47. 1. 6.

Stroebe, M. S. , Stroebe, W. , & Hansson, R. O. (1993). Handbook of Bereavement： Theory, Research, and Intervention. Cambridge University Press.

Stroebe, M. , & Schut, H. (1999). The dual process model of coping with bereavement： Rationale and description. Death Studies, 23 (3), 197 – 224. https：//doi. org/10. 1080/074811899201046.

Stroebe, M. , & Schut, H. (2010). The dual process model of coping with bereavement： A decade on. OMEGA-Journal of Death and Dying, 61 (4), 273 – 289. https：//doi. org/10. 2190/OM. 61. 4. b.

Stroebe, M. , & Schut, H. (2021). Bereavement in times of COVID – 19：A review and theoretical framework. OMEGA-Journal of Death and Dying, 82 (3), 500 – 522. https：//doi. org/10. 1177/0030222820966928.

Stroebe, M. , Schut, H. , & Boerner, K. (2017). Models of coping with bereavement： An updated overview. Estudios De Psicologia, 38 (3), 582 – 607. https：//doi. org/ 10. 1080/02109395. 2017. 1340055.

Stroebe, M. , Schut, H. , & Finkenauer, C. (2001). The traumatization of grief? A conceptual framework for understanding the trauma-bereavement interface. The Israel Journal of Psychiatry and Related Sciences, 38 (3 – 4), 185 – 201.

Stroebe, M. , Schut, H. , & Stroebe, W. (2005). Attachment in coping with bereavement：A theoretical integration. Review of General Psychology, 9 (1), 48 – 66. https：//doi. org/10. 1037/1089 – 2680. 9. 1. 48.

Stroebe, M. , Schut, H. , & Stroebe, W. (2007). Health outcomes of bereavement. Lancet, 370 (9603), 1960 – 1973. https：//doi. org/10. 1016/s0140 – 6736 (07) 61816 – 9.

Stuntzner, S. , & Hartley, M. (2014). Resilience, coping, & disability：The development of a resilience intervention. Vistas Online, 2, 12 – 14.

Suhail, K. , Jamil, N. , Oyebode, J. , & Ajmal, M. A. (2011). Continuing bonds in bereaved Pakistani muslims: Effects of culture and religion. Death Studies, 35 (1), 22 – 41. https://doi. org/10. 1080/07481181003765592.

Sukhodolsky, D. G. , Golub, A. , Stone, E. C. , & Orban, L. (2005). Dismantling anger control training for children: A randomized pilot study of social problem-solving versus social skills training components. Behavior Therapy, 36 (1), 15 – 23. https://doi. org/10. 1016/S0005 – 7894 (05) 80050 – 4.

Summerfield, D. (2004). Cross-cultural perspectives on the medicalization of human suffering. In G. M. Rosen (Ed.), Posttraumatic Stress Disorder: Issues and controversies (pp. 233 – 245). John Wiley & Sons.

Sundararaman, T. , Muraleedharan, V. R. , & Ranjan, A. (2021). Pandemic resilience and health systems preparedness: Lessons from COVID – 19 for the twenty-first century. Journal of Social and Economic Development, 23 (S2), 290 – 300. https://doi. org/10. 1007/s40847 – 020 – 00133 – x.

Supiano, K. P. , Haynes, L. B. , & Pond, V. (2017). The transformation of the meaning of death in complicated grief group therapy for survivors of suicide: A treatment process analysis using the meaning of loss codebook. Death Studies, 41 (9), 553 – 561. https://doi. org/10. 1080/07481187. 2017. 1320339.

Supiano, K. P. , & Luptak, M. (2014). Complicated grief in older adults: A randomized controlled trial of complicated grief group therapy. Gerontologist, 54 (5), 840 – 856. https://doi. org/10. 1093/geront/gnt076.

Svendsen, J. , Kvernenes, K. V. , Wiker, A. S. , & Dundas, I. (2017). Mechanisms of mindfulness: Rumination and self-compassion. Nordic Psychology, 69, 71 – 82.

Swain, J. , Hancock, K. , Hainsworth, C. , & Bowman, J. (2013). Acceptance and commitment therapy in the treatment of anxiety: A systematic review. Clinical Psychology Review, 33 (8), 965 – 978.

Swaminath, G. , & Rao, B. R. S. (2010). Going beyond psychopathology-positive emotions and psychological resilience. Indian Journal of Psychiatry, 52 (1), 6 – 8. https://doi. org/10. 4103/0019 – 5545. 58887.

Sweeney, P. M. , Bjerke, E. F. , Guclu, H. , Keane, C. R. , Galvan, J. , Gleason, S. M. , & Potter, M. A. (2013). Social network analysis: A novel approach to legal research on emergency public health systems. Journal of Public Health Management and Practice, 19 (6), E38 – E40. https://doi. org/10. 1097/PHH. 0b013e31829fc013.

Szreter, S. , & Woolcock, M. (2004). Health by association? Social capital, social theory, and the political economy of public health. International Journal of Epidemiology, 33 (4), 650 – 667. https://doi. org/10. 1093/ije/dyh013.

Tambo, E. , Ngogang, J. Y. , Ning, X. , & Xiao Nong, Z. (2018). Strengthening community support, resilience programmes and interventions in infectious diseases of poverty. Eastern Mediterranean Health Journal, 24 (6), 598 – 603. https: //doi. org/10. 26719/2018. 24. 6. 598.

Tan, G. T. H. , Shahwan, S. , Goh, C. M. J. , Ong, W. J. , Wei, K. -C. , Verma, S. K. , Chong, S. A. , & Subramaniam, M. (2020). Mental illness stigma's reasons and determinants (MISReaD) among Singapore's lay public—A qualitative inquiry. BMC Psychiatry, 20 (1), 422. https: //doi. org/10. 1186/s12888 – 020 – 02823 – 6.

Tandon, R. (2020). The COVID – 19 pandemic, personal reflections on editorial responsibility. Asian Journal of Psychiatry, 50, 102100. https: //doi. org/10. 1016/j. ajp. 2020. 102100.

Tang, L. , Gao, Y. , Qi, S. , Cui, J. , Zhou, L. , & Feng, Y. (2022). Prevalence of post-traumatic stress disorder symptoms among patients with mental disorder during the COVID – 19 pandemic. BMC Psychiatry, 22 (1), 156. https: //doi. org/10. 1186/s12888 – 022 – 03790 – w.

Tang, W. , Hu, T. , Hu, B. , Jin, C. , Wang, G. , Xie, C. , Chen, S. , & Xu, J. (2020). Prevalence and correlates of PTSD and depressive symptoms one month after the outbreak of the COVID – 19 epidemic in a sample of home-quarantined Chinese university students. Journal of Affective Disorders, 274, 1 – 7. https: //doi. org/10. 1016/j. jad. 2020. 05. 009.

Tasnim, S. , Hossain, M. M. , & Mazumder, H. (2020). Impact of rumors and misinformation on COVID – 19 in social media. Journal of Preventive Medicine and Public Health, 53 (3), 171 – 174. https: //doi. org/10. 3961/jpmph. 20. 094.

Taylor, C. B. , Conrad, A. , Wilhelm, F. H. , Neri, E. , Delorenzo, A. , Kramer, M. A. , Giese-Davis, J. , Roth, W. T. , Oka, R. , & Cooke, J. P. (2006). Psychophysiological and cortisol responses to psychological stress in depressed and nondepressed older men and women with elevated cardiovascular disease risk. Psychosomatic Medicine, 68 (4), 538 – 546. https: //doi. org/10. 1097/01. psy. 0000222372. 16274. 92.

Taylor, M. R. , Agho, K. E. , Stevens, G. J. , & Raphael, B. (2008). Factors influencing psychological distress during a disease epidemic: Data from Australia's first outbreak of equine influenza. BMC Public Health, 8 (1), 347 – 358. https: //doi. org/10. 1186/1471 – 2458 – 8 – 347.

Taylor, S. (2017). Clinician's guide to PTSD: A cognitive-behavioral approach. The Guilford Press.

Taylor, S. E. (2011). Social Support: A Review. Oxford University Press. https: //doi. org/10. 1093/oxfordhb/9780195342819. 013. 0009.

Teasdale, J. D. , Scott, J. , Moore, R. G. , Hayhurst, H. , Pope, M. , & Paykel, E. S.

(2001). How does cognitive therapy prevent relapse in residual depression? Evidence from a controlled trial. Journal of Consulting and Clinical Psychology, 69 (3), 347 – 357. https://doi.org/10.1037/0022 – 006X.69.3.347.

Teixeira, C. P., Yzerbyt, V. Y., & Spears, R. (2020). 'Is Martin Luther King or Malcolm X the more acceptable face of protest? High-status groups' reactions to low-status groups' collective action': Correction to Teixeira, Spears, and Yzerbyt (2019). Journal of Personality and Social Psychology, 118 (5). https://doi.org/10.1037/pspi0000205.

Theeuwes, J. (2010). Top-down and bottom-up control of visual selection: Reply to commentaries. Acta Psychologica, 135 (2), 133 – 139. https://doi.org/10.1016/j.actpsy.2010.07.006.

Theiss, J. A. (2018). Family communication and resilience. Journal of Applied Communication Research, 46 (1), 10 – 13. https://doi.org/10.1080/00909882.2018.1426706.

Thomas, N. K. (2004). Resident burnout. JAMA, 292 (23), 2880 – 2889. https://doi.org/10.7326/0003 – 4819 – 137 – 8 – 200210150 – 00021.

Thompson, N. B., Hamidian Jahromi, A., Ballard, D. H., Rao, V. R., & Samra, N. S. (2015). Acquired post-traumatic aortic coarctation presenting as new-onset congestive heart failure: Treatment with endovascular repair. Annals of Vascular Surgery, 29 (4), 838. e11 – 5. https://doi.org/10.1016/j.avsg.2014.11.016.

Thompson, N. J., Fiorillo, D., Rothbaum, B. O., Ressler, K. J., & Michopoulos, V. (2018). Coping strategies as mediators in relation to resilience and posttraumatic stress disorder. Journal of Affective Disorders, 225, 153 – 159. https://doi.org/10.1016/j.jad.2017.08.049.

Thompson, R. W., Arnkoff, D. B., & Glass, C. R. (2011). Conceptualizing Mindfulness and Acceptance as Components of Psychological Resilience to Trauma. Trauma, Violence, & Abuse, 12 (4), 220 – 235. https://doi.org/10.1177/1524838011416375.

Tine, Bortel, V., Anoma, Basnayake, Fatou, Wurie, Musu, Jambai, Sultan, A., & Koroma. (2016). Psychosocial effects of an Ebola outbreak at individual, community and international levels. Bulletin of the World Health Organization, 94 (3), 210 – 214. https://doi.org/10.2471/BLT.15.158543.

Ting, C. Y. (2020). Coronavirus: Govt assures religious leaders that events and worship can continue, but with precautions. Available from: https://www.straitstimes.com/singapore/coronavirus-govt-assures-religious-leaders-that-events-and-worship-can-continue-but-with.

Tinsley, H. E. A., Bowman, S. L., & Ray, S. B. (1988). Manipulation of expectancies about counseling and psychotherapy: Review and analysis of expectancy manipulation strategies and results. Journal of Counseling Psychology, 35 (1), 99 – 108. https: // doi. org/10. 1037/0022 – 0167. 35. 1. 99.

Titov, N. (2007). Status of computerized cognitive behavioural therapy for adults. Australian & New Zealand Journal of Psychiatry, 41 (2), 95 – 114. https: //doi. org/10. 1080/00048670601109873.

Titov, N. , Andrews, G. , Choi, I. , Schwencke, G. , & Johnston, L. (2009). Randomized controlled trial of web-based treatment of social phobia without clinician guidance. Australian & New Zealand Journal of Psychiatry, 43 (10), 913 – 919. https: //doi. org/10. 1080/00048670903179160.

Titov, N. , Andrews, G. , Choi, I. , Schwencke, G. , & Mahoney, A. (2008). Shyness 3: Randomized controlled trial of guided versus unguided Internet-based CBT for social phobia. Australian & New Zealand Journal of Psychiatry, 42 (12), 1030 – 1040. https: //doi. org/10. 1080/00048670802512107.

Titov, N. , Andrews, G. , Davies, M. , McIntyre, K. , Robinson, E. , & Solley, K. (2010). Internet treatment for depression: A randomized controlled trial comparing clinician vs. Technician assistance. PloS One, 5 (6), e10939. https: //doi. org/10. 1371/journal. pone. 0010939.

Tittenbrun, J. (2013). Talcott parsons' economic sociology. International Letters of Social and Humanistic Sciences, 13, 20 – 40. https: //doi. org/10. 18052/www. scipress. com/ILSHS. 13. 20.

Torgalsbøen, A. -K. , Fu, S. , & Czajkowski, N. (2018). Resilience trajectories to full recovery in first-episode schizophrenia. European Psychiatry, 52, 54 – 60. https: // doi. org/10. 1016/j. eurpsy. 2018. 04. 007.

Torous, J. , & Firth, J. (2016). The digital placebo effect: Mobile mental health meets clinical psychiatry. The Lancet Psychiatry, 3 (2), 100 – 102. https: //doi. org/10. 1016/S2215 – 0366 (15) 00565 – 9.

Treacy, S. , O'Donnell, S. , Gavin, B. , Schloemer, T. , Quigley, E. , Adamis, D. , Nicholas, F. M. , & Hayden, J. C. (2021). Transferability of psychological interventions from disaster-exposed employees to healthcare workers working during the COVID – 19 pandemic. MedRxiv, 2021. 10. 28. 21265604. https: //doi. org/10. 1101/2021. 10. 28. 21265604.

Trimble, M. R. (2013). Post-traumatic stress disorder: History of a concept. In C. R. Figley (Ed.), Trauma and its wake (pp. 31 – 39). Routledge.

Trottier, K. , Monson, C. M. , Kaysen, D. , Wagner, A. C. , Liebman, R. E. , & Abbey, S. E. (2022). Initial findings on RESTORE for healthcare workers: An internet-delivered intervention for COVID – 19-related mental health symptoms. Translational Psychiatry, 12, 222. https: //doi. org/10. 1038/s41398 – 022 – 01965 – 3.

Troy, A. S., & Mauss, I. B. (2011). Resilience in the face of stress: Emotion regulation ability as a protective factor. In S. M. Southwick, B. T. Litz, D. Charney, & M. J. Friedman (Eds.), Resilience to stress (pp. 30 - 44). Cambridge University Press.

Tsai, J., & Wilson, M. (2020). COVID - 19: A potential public health problem for homeless populations. The Lancet Public Health, 5 (4), e186 - e187. https://doi.org/10.1016/S2468 - 2667 (20) 30053 - 0.

Tschacher, W., Junghan, U. M., & Pfammatter, M. (2014). Towards a taxonomy of common factors in psychotherapy—Results of an expert survey. Clinical Psychology & Psychotherapy, 21 (1), 82 - 96. https://doi.org/10.1002/cpp.1822.

Tugade, M. M., & Fredrickson, B. L. (2004). Resilient individuals use positive emotions to bounce back from negative emotional experiences. Journal of Personality and Social Psychology, 86 (2), 320 - 333. https://doi.org/10.1037/0022 - 3514.86.2.320.

Tuma, A. H., & Maser, J. D. (2019). Anxiety and the anxiety disorders. Routledge.

Turner, J. C. (2010). Towards a cognitive redefinition of the social group. In T. Postmes & N. R. Branscombe (Eds.), Rediscovering social identity (pp. 210 - 234). Psychology Press.

Twohig, M. P., Abramowitz, J. S., Bluett, E. J., Fabricant, L. E., Jacoby, R. J., Morrison, K. L., Reuman, L., & Smith, B. M. (2015). Exposure therapy for OCD from an acceptance and commitment therapy (ACT) framework. Journal of Obsessive-Compulsive and Related Disorders, 6, 167 - 173. https://doi.org/10.1016/j.jocrd.2014.12.007.

Tyhurst, J. S. (1951). Individual reactions to community disaster. The natural history of psychiatric phenomena. The American Journal of Psychiatry, 107 (10), 764 - 769. https://doi.org/10.1176/ajp.107.10.764.

Udipi, S., Veach, P. M., Kao, J., & LeRoy, B. S. (2008). The psychic costs of empathic engagement: Personal and demographic predictors of genetic counselor compassion fatigue. Journal of Genetic Counseling, 17 (5), 459 - 471. https://doi.org/10.1007/s10897 - 008 - 9162 - 3.

Umaña-Taylor, A. J., Alfaro, E. C., Bámaca, M. Y., & Guimond, A. B. (2009). The central role of familial ethnic socialization in latino adolescents' cultural orientation. Journal of Marriage and Family, 71 (1), 46 - 60. https://doi.org/10.1111/j.1741 - 3737.2008.00579.x.

Umberto, P., Rosa, C., Tom, D., Rafael, V., Yasmine, A. K., & Adriana, B. L. (2015). Social consequences of ebola containment measures in liberia. PLoS One, 10 (12), e0143036. https://doi.org/10.1371/journal.pone.0143036.

Ungar, M. (2011). Community resilience for youth and families: Facilitative physical and social capital in contexts of adversity. Children and Youth Services Review, 33 (9), 1742 - 1748. https://doi.org/10.1016/j.childyouth.2011.04.027.

Ungar, M. (2015). Practitioner Review: Diagnosing childhood resilience-a systemic approach to the diagnosis of adaptation in adverse social and physical ecologies. Journal of Child Psychology and Psychiatry, 56 (1), 4 - 17. https://doi.org/10.1111/jcpp.12306.

Ungar, M., Ghazinour, M., & Richter, J. (2013). Annual research review: What is resilience within the social ecology of human development? Journal of Child Psychology and Psychiatry, 54 (4), 348 - 366. https://doi.org/10.1111/jcpp.12025.

United Nations International Strategy for Disaster Reduction. (2015). Sendai Framework for Disaster Risk Reduction 2015—2030. http://www.unisdr.org/files/43291_sendaiframeworkfordrren.pdf.

Upshur, R., Faith, K., Gibson, J., Thompson, A., Tracy, C., Wilson, K., & Singer, P. A. (2005). Ethical considerations for preparedness planning for pandemic influenza. A Report of the University of Toronto Joint Centre for Bioethics Pandemic Influenza Working Group.

Valle, C. (2014). Psychological first aid: During Ebola virus disease outbreaks (Provisional version). World Health Organization.

Van Daele, T., Karekla, M., Kassianos, A. P., Compare, A., Haddouk, L., Salgado, J., Ebert, D. D., Trebbi, G., Bernaerts, S., Van Assche, E., & De Witte, N. A. J. (2020). Recommendations for policy and practice of telepsychotherapy and e-mental health in Europe and beyond. Journal of Psychotherapy Integration, 30 (2), 160 - 173. https://doi.org/10.1037/int0000218.

Van den Eynde, J., & Veno, A. (1999). Coping with disastrous events: An empowerment model of community healing. In R. Gis & B. Lubin (Eds.), Response to disaster: Psychosocial, community, and ecological approaches (pp. 167 - 192). Bruner/Mazel.

Van der Velden, A. M., Kuyken, W., Wattar, U., Crane, C., Pallesen, K. J., Dahlgaard, J., Fjorback, L. O., & Piet, J. (2015). A systematic review of mechanisms of change in mindfulness-based cognitive therapy in the treatment of recurrent major depressive disorder. Clinical Psychology Review, 37, 26 - 39. https://doi.org/10.1016/j.cpr.2015.02.001.

Van Straten, A., Geraedts, A., Verdonck-de Leeuw, I., Andersson, G., & Cuijpers, P. (2010). Psychological treatment of depressive symptoms in patients with medical disorders: A meta-analysis. Journal of Psychosomatic Research, 69 (1), 23 - 32. https://doi.org/10.1016/j.jpsychores.2010.01.019.

Vanderbruggen, N., Matthys, F., Laere, S. V., Zeeuws, D., & Crunelle, C. L. (2020). Self-reported alcohol, tobacco, and cannabis use during COVID - 19 lockdown measures: Results from a web-based survey. European Addiction Research, 26 (6), 309 - 315. https://doi.org/10.1159/000510822.

Van 't Hof, E., Cuijpers, P., & Stein, D. J. (2009). Self-help and Internet-guided interventions in depression and anxiety disorders: A systematic review of meta-analyses. CNS Spectrums, 14 (S3), 34 - 40. https://doi.org/10.1017/S1092852900027279.

Vanzhula, I. A., & Levinson, C. A. (2020). Mindfulness in the treatment of eating disorders: Theoretical rationale and hypothesized mechanisms of action. Mindfulness, 11 (5), 1090 - 1104. https://doi.org/10.1007/s12671 - 020 - 01343 - 4.

Varda, D., Forgette, R., Banks, D., & Contractor, N. (2009). Social network methodology in the study of disasters: Issues and insights prompted by post-katrina research. Population Research and Policy Review, 28, 11 - 29. https://doi.org/10.1007/s11113 - 008 - 9110 - 9.

Varma, P., Junge, M., Meaklim, H., & Jackson, M. L. (2021). Younger people are more vulnerable to stress, anxiety and depression during COVID - 19 pandemic: A global cross-sectional survey. Progress in Neuro-Psychopharmacology and Biological Psychiatry, 109, 110236. https://doi.org/10.1016/j.pnpbp.2020.110236.

Vatansever, D., Wang, S., & Sahakian, B. J. (2021). COVID - 19 and promising solutions to combat symptoms of stress, anxiety and depression. Neuropsychopharmacology, 46 (1), 217 - 218. https://doi.org/10.1038/s41386 - 020 - 00791 - 9.

Vaughan, E., & Tinker, T. (2009). Effective health risk communication about pandemic influenza for vulnerable populations. American Journal of Public Health, 99 (S2), S324 - 332. https://doi.org/10.2105/AJPH.2009.162537.

Vazquez, C. I., & Rosa, D. (2011). Grief therapy with Latinos: Integrating culture for clini_cians. Springer.

Vegsund, H. K., Reinfjell, T., Moksnes, U. K., Wallin, A. E., Hjemdal, O., & Eilertsen, M.-E. B. (2019). Resilience as a predictive factor towards a healthy adjustment to grief after the loss of a child to cancer. PLoS One, 14 (3), e0214138. https://doi.org/10.1371/journal.pone.0214138.

Verdolini, N., Amoretti, S., Montejo, L., García-Rizo, C., Hogg, B., Mezquida, G., Rabelo-da-Ponte, F. D., Vallespir, C., Radua, J., Martinez-Aran, A., Pacchiarotti, I., Rosa, A. R., Bernardo, M., Vieta, E., Torrent, C., & Solé, B. (2021). Resilience and mental health during the COVID - 19 pandemic. Journal of Affective Disorders, 283, 156 - 164. https://doi.org/10.1016/j.jad.2021.01.055.

Verity, R., Okell, L. C., Dorigatti, I., Winskill, P., Whittaker, C., Imai, N., Cuomo-Dannenburg, G., Thompson, H., Walker, P. G. T., Fu, H., Dighe, A., Griffin, J. T., Baguelin, M., Bhatia, S., Boonyasiri, A., Cori, A., Cucunubá, Z., FitzJohn, R., Gaythorpe, K., … Ferguson, N. M. (2020). Estimates of the severity of coronavirus disease 2019: A model-based analysis. The Lancet Infectious Diseases, 20 (6), 669 - 677. https://doi.org/10.1016/S1473 - 3099 (20) 30243 - 7.

Villa, S., Jaramillo, E., Mangioni, D., Bandera, A., Gori, A., & Raviglione, M. C. (2020). Stigma at the time of the COVID - 19 pandemic. Clinical Microbiology and Infection, 26 (11), 1450 - 1452. https://doi.org/10/gg7nk8.

Vindegaard, N., & Benros, M. E. (2020). COVID - 19 pandemic and mental health consequences: Systematic review of the current evidence. Brain, Behavior, and Immunity, 89, 531 - 542. https://doi.org/10.1016/j.bbi.2020.05.048.

Vindevogel, S., Ager, A., Schiltz, J., Broekaert, E., & Derluyn, I. (2015). Toward a culturally sensitive conceptualization of resilience: Participatory research with war-affected communities in northern Uganda. Transcultural Psychiatry, 52 (3), 396 - 416. https://doi.org/10.1177/1363461514565852.

Vinski, M. T., & Scott, W. (2013). Being a grump only makes things worse: A transactional account of acute stress on mind wandering. Frontiers in Psychology, 4, 730. https://doi.org/10.3389/fpsyg.2013.00730.

Vogel, D. L., Bitman, R. L., Hammer, J. H., & Wade, N. G. (2013). Is stigma internalized? The longitudinal impact of public stigma on self-stigma. Journal of Counseling Psychology, 60 (2), 311 - 316. https://doi.org/10.1037/a0031889.

Vollrath, M., Torgersen, S., & Alnæs, R. (1995). Personality as long-term predictor of coping. Personality and Individual Differences, 18 (1), 117 - 125. https://doi.org/10.1016/0191 - 8869 (94) 00110 - E.

Vosoughi, S., Roy, D., & Aral, S. (2018). The spread of true and false news online. Science, 359 (6380), 1146 - 1151. https://doi.org/10.1126/science.aap9559.

Voydanoff, P. (2005). Consequences of boundary-spanning demands and resources for work-to-family conflict and perceived stress. Journal of Occupational Health Psychology, 10 (4), 491 - 503. https://doi.org/10.1037/1076 - 8998.10.4.491.

Wagner, B., & Maercker, A. (2008). An Internet-based cognitive-behavioral preventive intervention for complicated grief: A pilot study. Giornale Italiano Di Medicina Del Lavoro Ed Ergonomia, 30 (3 Suppl B), B47 - 53.

Wagner, B., Rosenberg, N., Hofmann, L., & Maass, U. (2020). Web-Based Bereavement Care: A Systematic Review and Meta-Analysis. Frontiers in Psychiatry, 11, 525. https://doi.org/10.3389/fpsyt.2020.00525.

Wahlund, T., Mataix-Cols, D., Olofsdotter Lauri, K., De Schipper, E., Ljótsson, B., Aspvall, K., & Andersson, E. (2021). Brief online cognitive behavioural intervention for dysfunctional worry related to the COVID - 19 pandemic: A randomised controlled trial. Psychotherapy and Psychosomatics, 90 (3), 191 - 199. https://doi.org/10.1159/000512843.

Walsh, F. (2003). Family resilience: A framework for clinical practice. Family Process, 42 (1), 1 – 18. https: //doi. org/10. 1111/j. 1545 – 5300. 2003. 00001. x.

Walsh, F. (2006). Strengthening family resilience (2nd ed). Guilford Press.

Walsh, F. (2007). Traumatic loss and major disasters: Strengthening family and community resilience. Family Process, 46 (2), 207 – 227. https: //doi. org/10. 1111/j. 1545 –5300. 2007. 00205. x.

Walsh, F. (2013). Community-Based Practice Applications of a Family Resilience Framework. In D. S. Becvar (Ed.), Handbook of family resilience (pp. 65 – 82). Springer.

Walsh, F. (2015). Strengthening family resilience. Guilford Publications.

Walsh, F. (2016a). Applying a family resilience framework in training, practice, and research: Mastering the art of the possible. Family Process, 55 (4), 616 – 632. https: //doi. org/10. 1111/famp. 12260.

Walsh, F. (2016b). Family resilience: A developmental systems framework. European Journal of Developmental Psychology, 13 (3), 313 – 324. https: //doi. org/10. 1080/ 17405629. 2016. 1154035.

Walsh, F. (2020). Loss and resilience in the time of COVID-19: Meaning making, hope, and transcendence. Family Process, 59 (3), 898 – 911. https: //doi. org/10. 1111/ famp. 12588.

Walsh, K. (2011). Grief and Loss: Theories and Skills for the Helping Professions. Pearson.

Wampold, B. E. (2013). The great psychotherapy debate: Models, methods, and findings. Routledge.

Wampold, B. E. (2015). How important are the common factors in psychotherapy? An update. World Psychiatry, 14 (3), 270 – 277. https: //doi. org/10. 1002/wps. 20238.

Wampold, B. E. , Minami, T. , Baskin, T. W. , & Callen Tierney, S. (2002). A meta- (re) analysis of the effects of cognitive therapy versus 'other therapies' for depression. Journal of Affective Disorders, 68 (2 – 3), 159 – 165. https: //doi. org/10. 1016/S0165 – 0327 (00) 00287 – 1.

Wang, C. , Pan, R. , Wan, X. , Tan, Y. , Xu, L. , McIntyre, R. S. , Choo, F. N. , Tran, B. , Ho, R. , Sharma, V. K. , & Ho, C. (2020). A longitudinal study on the mental health of general population during the COVID – 19 epidemic in China. Brain, Behavior, and Immunity, 87, 40 – 48. https: //doi. org/10. 1016/j. bbi. 2020. 04. 028.

Wang, D. , Hu, B. , Hu, C. , Zhu, F. , Liu, X. , Zhang, J. , Wang, B. , Xiang, H. , Cheng, Z. , & Xiong, Y. (2020). Clinical characteristics of 138 hospitalized patients with 2019 novel coronavirus – infected pneumonia in Wuhan, China. JAMA, 323 (11), 1061 – 1069. https: //doi. org/10. 1001/jama. 2020. 1585.

Wang, F. , & Li, Y. (2020). An auto question answering system for Tree Hole Rescue.

In Z. Huang, S. Siuly, H. Wang, R. Zhou, Y. Zhang, Z. Huang, S. Siuly, H. Wang, R. Zhou, & Y. Zhang (Eds.), Health Information Science (pp. 15 – 24). Springer.

Wang, L., Zhuang, S., Zhou, X., & Liu, J. (2022). Effects of music therapy combined with progressive muscle relaxation on anxiety and depression symptoms in adult women with methamphetamine dependence: Study protocol for a randomized controlled trail. International Journal of Mental Health and Addiction, Advance-online publication. https: //doi. org/10. 1007/s11469 – 022 – 00786 – 1.

Wang, S. S. Y., Teo, W. Z. Y., Yee, C. W., & Chai, Y. W. (2020). Pursuing a good death in the time of COVID – 19. Journal of Palliative Medicine, 23 (6), 754 – 755. https: //doi. org/10. 1089/jpm. 2020. 0198.

Wang, X., Markert, C., & Sasangohar, F. (2021). Investigating popular mental health mobile application downloads and activity during the COVID – 19 pandemic. Human Factors, Advance-online publication. https: //doi. org/10. 1177/0018720821998110.

Wasil, A. R., Kacmarek, C. N., Osborn, T. L., Palermo, E. H., DeRubeis, R. J., Weisz, J. R., & Yates, B. T. (2021). Economic evaluation of an online single-session intervention for depression in Kenyan adolescents. Journal of Consulting and Clinical Psychology, 89 (8), 657 – 667. https: //doi. org/10. 1037/ccp0000669.

Watts, B. V., Schnurr, P. P., Mayo, L., Young-Xu, Y., Weeks, W. B., & Friedman, M. J. (2013). Meta-analysis of the efficacy of treatments for posttraumatic stress disorder. The Journal of Clinical Psychiatry, 74 (6), e541 – e550. https: //doi. org/ 10. 4088/JCP. 12r08225.

Wei, N., Huang, B., Lu, S., Hu, J., Zhou, X., Hu, C., Chen, J., Huang, J., Li, S., Wang, Z., Wang, D., Xu, Y., & Hu, S. (2020). Efficacy of internet-based integrated intervention on depression and anxiety symptoms in patients with COVID – 19. Journal of Zhejiang University-SCIENCE B, 21 (5), 400 – 404. https: //doi. org/ 10. 1631/jzus. B2010013.

Weightman, M. (2020). Digital psychotherapy as an effective and timely treatment option for depression and anxiety disorders: Implications for rural and remote practice. Journal of International Medical Research, 48 (6), 1 – 7. https: //doi. org/10. 1177/0300060520928686.

Weine, S., Ukshini, S., Griffith, J., Agani, F., Pulleyblank Coffey, E., Ulaj, J., Becker, C., Ajeti, L., Elliott, M., & Alidemaj Sereqi, V. (2005). A family approach to severe mental illness in post—War kosovo. Psychiatry, 68 (1), 17 – 27. https: //doi. org/10. 1521/psyc. 68. 1. 17. 64187.

Weiner, L., Berna, F., Nourry, N., Severac, F., Vidailhet, P., & Mengin, A. C. (2020). Efficacy of an online cognitive behavioral therapy program developed for healthcare workers during the COVID – 19 pandemic: The REduction of STress

(REST) study protocol for a randomized controlled trial. Trials, 21 (1), 870. https: //doi. org/10. 1186/s13063 - 020 - 04772 - 7.

Weiss, M. G. , & Ramakrishna, J. (2006). Stigma interventions and research for international health. Lancet, 367 (9509), 536 - 538. https: //doi. org/10. 1016/S0140 - 6736 (06) 68189 - 0.

Weissman, M. , & Markowitz, J. (2007). Clinician's quick guide to interpersonal psychotherapy. Oxford University Press.

Weizenbaum, J. (1966). ELIZA—a computer program for the study of natural language communication between man and machine. Communications of the ACM, 9 (1), 36 - 45. https: //doi. org/10. 1145/365153. 365168.

Wells, A. (2011). Metacognitive therapy for anxiety and depression. Guilford Press.

Wells, A. , & Matthews, G. (1996). Modelling cognition in emotional disorder: The SREF model. Behaviour Research and Therapy, 34 (11 - 12), 881 - 888. https: //doi. org/10. 1016/S0005 - 7967 (96) 00050 - 2.

Wen, X. , Zhao, C. , Kishimoto, T. , & Qian, M. (2020). Effect of perceived social support on the efficacy of online cognitive behavioral therapy for social anxiety disorder. Beijing Da Xue Xue Bao, 56 (3), 571 - 578.

Werner, E. E. , & Smith, R. S. (1992). Overcoming the odds: High risk children from birth to adulthood. Cornell University Press.

Wessells, M. G. (1999). Culture, power, and community: Intercultural approaches to psychosocial assistance and healing. In Honoring differences: Cultural issues in the treatment of trauma and loss (pp. 267 - 282). Brunner/Mazel.

Wessells, M. G. (2009). Do no harm: Toward contextually appropriate psychosocial support in international emergencies. The American Psychologist, 64 (8), 842 - 854. https: //doi. org/10. 1037/0003 - 066X. 64. 8. 842.

West, C. P. , Huschka, M. M. , Novotny, P. J. , Sloan, J. A. , Kolars, J. C. , Habermann, T. M. , & Shanafelt, T. D. (2006). Association of perceived medical errors with resident distress and empathy: A prospective longitudinal study. JAMA, 296 (9), 1071 - 1078. https: //doi. org/10. 1001/jama. 296. 9. 1071.

Wester, M. , & Giesecke, J. (2018). Ebola and healthcare worker stigma. Scandinavian Journal of Public Health, 47 (2), 99 - 104. https: //doi. org/10. 1177/1403494817753450.

Whang, W. , Kubzansky, L. D. , Kawachi, I. , Rexrode, K. M. , Kroenke, C. H. , Glynn, R. J. , Garan, H. , & Albert, C. M. (2009). Depression and risk of sudden cardiac death and coronary heart disease in women: Results from the Nurses' Health Study. Journal of the American College of Cardiology, 53 (11), 950 - 958. https: //doi. org/10. 1016/j. jacc. 2008. 10. 060.

Wheeler, D. P. , & McClain, A. (2015). Social work speaks: National association of social workers policy statements, 2015 – 2017. NASW Press.

WHO. (2002). Turkey's response to COVID – 19: First impressions (WHO/EURO: 2020 – 1168 – 40914 – 55408). https: //creativecommons. org/licenses/by-nc – sa/3. 0/igo.

Wild, J. , Warnock-Parkes, E. , Murray, H. , Kerr, A. , Thew, G. , Grey, N. , Clark, D. M. , & Ehlers, A. (2020). Treating posttraumatic stress disorder remotely with cognitive therapy for PTSD. European Journal of Psychotraumatology, 11 (1), 1785818. https: //doi. org/10. 1080/20008198. 2020. 1785818.

Willcock, S. M. , Daly, M. G. , Tennant, C. C. , & Allard, B. J. (2004). Burnout and psychiatric morbidity in new medical graduates. The Medical Journal of Australia, 181 (7), 357 – 360. https: //doi. org/10. 5694/j. 1326 – 5377. 2004. tb06325. x.

William, Schneider, Jane, Waldfogel, Jeanne, & Brooks-Gunn. (2017). The Great Recession and risk for child abuse and neglect. Children and Youth Services Review, 72, 71 – 81. https: //doi. org/10. 1016/j. childyouth. 2016. 10. 016.

Williams, A. D. , Andrews, G. , & Andersson, G. (2013). The effectiveness of Internet cognitive behavioural therapy (iCBT) for depression in primary care: A quality assurance study. PloS One, 8 (2), e57447. https: //doi. org/10. 1371/journal. pone. 0057447.

Williams, M. , & Penman, D. (2011). Mindfulness: A practical guide to finding peace in a frantic world. Piatkus Books.

Wilson, H. W. , Amo-Addae, M. , Kenu, E. , Ilesanmi, O. S. , Ameme, D. K. , & Sackey, S. O. (2018). Post-Ebola syndrome among Ebola virus disease survivors in Montserrado County, Liberia 2016. BioMed Research International, 2018, 1 – 8. https: //doi. org/10. 1155/2018/1909410.

Wilson, W. , & Miller, N. (1961). Shifts in evaluations of participants following intergroup competition. The Journal of Abnormal and Social Psychology, 63 (2), 428 – 431. https: //doi. org/10. 1037/h0043621.

Windle, G. , Bennett, K. M. , & Noyes, J. (2011). A methodological review of resilience measurement scales. Health and Quality of Life Outcomes, 9 (1), 8. https: //doi. org/10. 1186/1477 – 7525 – 9 – 8.

Wittchen, H. -U. , & Jacobi, F. (2005). Size and burden of mental disorders in Europe—A critical review and appraisal of 27 studies. European Neuropsychopharmacology, 15 (4), 357 – 376. https: //doi. org/10. 1016/j. euroneuro. 2005. 04. 012.

Witte & Allen. (2000). A meta-analysis of fear appeals: Implications for effective public health campaigns. Health Education & Behavior, 27 (5), 591 – 615. https: //doi. org/10. 1177/109019810002700506.

Wittouck, C. , Van Autreve, S. , De Jaegere, E. , Portzky, G. , & van Heeringen, K. (2011). The prevention and treatment of complicated grief: A meta-analysis. Clinical

Psychology Review, 31 (1), 69-78. https：//doi. org/10. 1016/j. cpr. 2010. 09. 005.

Wndi, B. (2020). Age differences in COVID-19 risk perceptions and mental health：Evidence from a national US survey conducted in March 2020. The Journals of Gerontology：Series B, 76 (2), e24-e29. https：//doi. org/10. 1093/geronb/gbaa074.

Wong, D. F. K. , Lau, Y. , Kwok, S. , Wong, P. , & Tori, C. (2017). Evaluating the effectiveness of mental health first aid program for Chinese people in Hong Kong. Research on Social Work Practice, 27, 59-67. https：//doi. org/10. 1177/1049731515585149.

Wong, T. W. , Gao, Y. , & Tam, W. W. S. (2007). Anxiety among university students during the SARS epidemic in Hong Kong. Stress and Health, 23 (1), 31-35. https：//doi. org/10. 1002/smi. 1116.

Worden, J. W. (2018). Grief Counseling and Grief Therapy：A Handbook for the Mental Health Practitioner. Springer Publishing Company.

World Health Organization. (2005). International Health Regulations (2005). https：//www. who. int/publications-detail-redirect/9789241580410.

World Health Organization. (2014). Social determinants of mental health. https：//www. who. int/publications/i/item/9789241506809.

World Health Organization. (2020). Coronavirus disease (COVID-19) outbreak：Rights, roles and responsibilities of health workers, including key considerations for occupational safety and health：Interim guidance, 19 March 2020. World Health Organization；WHO IRIS. https：//apps. who. int/iris/handle/10665/331510.

Wortman, C. B. , & Silver, R. C. (1989). The myths of coping with loss. Journal of Consulting and Clinical Psychology, 57 (3), 349-357. https：//doi. org/10. 1037/0022-006X. 57. 3. 349.

Woud, M. L. , Blackwell, S. E. , Cwik, J. C. , Margraf, J. , Holmes, E. A. , Steudte-Schmiedgen, S. , Herpertz, S. , & Kessler, H. (2018). Augmenting inpatient treatment for post-traumatic stress disorder with a computerised cognitive bias modification procedure targeting appraisals (CBM-App)：Protocol for a randomised controlled trial. BMJ Open, 8 (6), e019964. https：//doi. org/10. 1136/bmjopen-2017-019964.

Woud, M. L. , Blackwell, S. E. , Shkreli, L. , Würtz, F. , Cwik, J. C. , Margraf, J. , Holmes, E. A. , Steudte-Schmiedgen, S. , Herpertz, S. , & Kessler, H. (2021). The effects of modifying dysfunctional appraisals in posttraumatic stress disorder using a form of cognitive bias modification：Results of a randomized controlled trial in an inpatient setting. Psychotherapy and Psychosomatics, 90 (6), 386-402. https：//doi. org/10. 1159/000514166.

Woud, M. L. , Postma, P. , Holmes, E. A. , & Mackintosh, B. (2013). Reducing analogue trauma symptoms by computerized reappraisal training - Considering a cognitive prophylaxis? Journal of Behavior Therapy and Experimental Psychiatry, 44 (3), 312-

315. https: //doi. org/10. 1016/j. jbtep. 2013. 01. 003.

Woud, M. L. , Verwoerd, J. , & Krans, J. (2017). Modification of cognitive biases related to posttraumatic stress: A systematic review and research agenda. Clinical Psychology Review, 54, 81 – 95. https: //doi. org/10. 1016/j. cpr. 2017. 04. 003.

Wu, K. K. , Chan, S. K. , & Ma, T. M. (2005). Posttraumatic stress after SARS. Emerging Infectious Diseases, 11 (8), 1297 – 1300. https: //doi. org/10. 3201/ eid1108. 041083.

Wu, Y. , Zhang, C. , Liu, H. , Duan, C. , & Huang, H. (2020). Perinatal depressive and anxiety symptoms of pregnant women along with COVID – 19 outbreak in China. American Journal of Obstetrics and Gynecology, 223 (2), 240. e1 – 240. e9. https: // doi. org/10. 1016/j. ajog. 2020. 05. 009.

Xiao, C. X. , Lin, Y. J. , Lin, R. Q. , Liu, A. N. , Zhong, G. Q. , & Lan, C. F. (2020). Effects of progressive muscle relaxation training on negative emotions and sleep quality in COVID – 19 patients: A clinical observational study. Medicine, 99 (47), e23185. https: //doi. org/10. 1097/MD. 0000000000023185.

Xiong, J. , Lipsitz, O. , Nasri, F. , Lui, L. M. W. , Gill, H. , Phan, L. , Chen-Li, D. , Iacobucci, M. , Ho, R. , Majeed, A. , & McIntyre, R. S. (2020). Impact of COVID – 19 pandemic on mental health in the general population: A systematic review. Journal of Affective Disorders, 277, 55 – 64. https: //doi. org/10. 1016/j. jad. 2020. 08. 001.

Xiong, Y. , & Peng, L. (2020). Focusing on health-care providers' experiences in the COVID – 19 crisis. The Lancet. Global Health, 8 (6), e740 – e741. https: //doi. org/ 10. 1016/S2214 – 109X (20) 30214 – X.

Xu, J. , & Ou, L. (2014). Resilience and quality of life among Wenchuan earthquake survivors: The mediating role of social support. Public Health, 128 (5), 430 – 437. https: //doi. org/10. 1016/j. puhe. 2014. 03. 002.

Xu, W. , Xiang, L. , Proverbs, D. , & Xiong, S. (2020). The influence of COVID – 19 on community disaster resilience. International Journal of Environmental Research and Public Health, 18, 88. https: //doi. org/10. 3390/ijerph18010088.

Xu, Z. , Huang, F. , Kösters, M. , & Rüsch, N. (2017). Challenging mental health related stigma in China: Systematic review and meta-analysis. II. Interventions among people with mental illness. Psychiatry Research, 255, 457 – 464. https: //doi. org/10. 1016/j. psychres. 2017. 05. 002.

Yamada, S. , Caballero, J. , Matsunaga, D. S. , Agustin, G. , & Magana, M. (1999). Attitudes regarding tuberculosis in immigrants from the Philippines to the United States. Family Medicine, 31 (7), 477 – 482.

Yamaguchi, S. , Mino, Y. , & Uddin, S. (2011). Strategies and future attempts to reduce stigmatization and increase awareness of mental health problems among young people: A narrative review of educational interventions. Psychiatry and Clinical Neurosciences, 65 (5), 405 - 415. https: //doi. org/10. 1111/j. 1440 - 1819. 2011. 02239. x.

Yan, S. , Xu, R. , Stratton, T. D. , Kavcic, V. , Luo, D. , Hou, F. , Bi, F. , Jiao, R. , Song, K. , & Jiang, Y. (2021). Sex differences and psychological stress: Responses to the COVID - 19 pandemic in China. BMC Public Health, 21, 79. https: //doi. org/10. 1186/s12889 - 020 - 10085 - w.

Yang, L. H. , Kleinman, A. , Link, B. G. , Phelan, J. C. , Lee, S. , & Good, B. (2007). Culture and stigma: Adding moral experience to stigma theory. Social Science & Medicine (1982), 64 (7), 1524 - 1535. https: //doi. org/10. 1016/j. socscimed. 2006. 11. 013.

Yang, Y. , Li, W. , Zhang, Q. , Zhang, L. , Cheung, T. , & Xiang, Y. -T. (2020). Mental health services for older adults in China during the COVID - 19 outbreak. The Lancet Psychiatry, 7 (4), e19. https: //doi. org/10. 1016/S2215 - 0366 (20) 30079 - 1.

Yao, H. , Chen, J. -H. , & Xu, Y. -F. (2020). Rethinking online mental health services in China during the COVID - 19 epidemic. Asian Journal of Psychiatry, 50, 102015. https: //doi. org/10. 1016/j. ajp. 2020. 102015.

Yao, Z. -F. , & Hsieh, S. (2019). Neurocognitive mechanism of human resilience: A conceptual framework and empirical review. International Journal of Environmental Research and Public Health, 16 (24), 5123. https: //doi. org/10. 3390/ijerph16245123.

Yeager, K. R. , & Gregoire, T. K. (2000). Crisis intervention application of brief solution-focused therapy. Crisis Intervention Handbook: Assessment, Treatment, and Research, 275.

Yeager, K. , & Roberts, A. (2015). Crisis intervention handbook: Assessment, treatment, and research. Oxford University Press.

Yehuda, R. (2004). Risk and resilience in posttraumatic stress disorder. The Journal of Clinical Psychiatry, 65 Suppl 1, 29 - 36.

Yip, N. M. , Leung, T. T. F. , & Huang, R. (2013). Impact of community on personal well-being in urban China. Journal of Social Service Research, 39 (5), 675 - 689. https: //doi. org/10. 1080/01488376. 2013. 805180.

Yip, W. , Ge, L. , Ho, A. H. Y. , Heng, B. H. , & Tan, W. S. (2021). Building community resilience beyond COVID - 19: The Singapore way. The Lancet Regional Health-Western Pacific, 7, 100091. https: //doi. org/10. 1016/j. lanwpc. 2020. 100091.

Yuan, G. , Xu, W. , Liu, Z. , Liu, C. , Li, W. , & An, Y. (2018). Dispositional mindfulness, posttraumatic stress disorder symptoms and academic burnout in Chinese adolescents following a tornado: The role of mediation through regulatory emotional self-efficacy. European Journal of Psychotraumatology, 9, 1472989.

Yuan, K., Gong, Y.-M., Liu, L., Sun, Y.-K., Tian, S.-S., Wang, Y.-J., Zhong, Y., Zhang, A.-Y., Su, S.-Z., Liu, X.-X., Zhang, Y.-X., Lin, X., Shi, L., Yan, W., Fazel, S., Vitiello, M. V., Bryant, R. A., Zhou, X.-Y., Ran, M.-S., ··· Lu, L. (2021). Prevalence of posttraumatic stress disorder after infectious disease pandemics in the twenty-first century, including COVID – 19: A meta-analysis and systematic review. Molecular Psychiatry, 26, 4982 – 4998. https://doi.org/10.1038/s41380 – 021 – 01036 – x.

Yuan, Y. (2021). Mindfulness training on the resilience of adolescents under the COVID – 19 epidemic: A latent growth curve analysis. Personality and Individual Differences, 172, 110560. https://doi.org/10.1016/j.paid.2020.110560.

Zagorscak, P., Heinrich, M., Sommer, D., Wagner, B., & Knaevelsrud, C. (2018). Benefits of individualized feedback in internet-based interventions for depression: A randomized controlled trial. Psychotherapy and Psychosomatics, 87 (1), 32 – 45. https://doi.org/10.1159/000481515.

Zalta, A. K. (2015). Psychological mechanisms of effective cognitive – behavioral treatments for PTSD. Current Psychiatry Reports, 17 (4), 23. https://doi.org/10.1007/s11920 – 015 – 0560 – 6.

Zhai, Y., & Du, X. (2020a). Mental health care for international Chinese students affected by the COVID – 19 outbreak. The Lancet Psychiatry, 7 (4), e22. https://doi.org/10.1016/S2215 – 0366 (20) 30089 – 4.

Zhai, Y., & Du, X. (2020b). Loss and grief amidst COVID – 19: A path to adaptation and resilience. Brain Behavior and Immunity, 87, 80 – 81. https://doi.org/10.1016/j.bbi.2020.04.053.

Zhang, C., Ye, M., Fu, Y., Yang, M., Luo, F., Yuan, J., & Tao, Q. (2020). The psychological impact of the COVID – 19 pandemic on teenagers in China. Journal of Adolescent Health, 67 (6), 747 – 755. https://doi.org/10.1016/j.jadohealth.2020.08.026.

Zhang, L., Li, H., & Chen, K. (2020). Effective risk communication for public health emergency: Reflection on the COVID – 19 (2019-nCoV) outbreak in Wuhan, China. Healthcare, 8 (1), 64. https://doi.org/10.3390/healthcare8010064.

Zhang, L., Ren, Z., Jiang, G., Hazer-Rau, D., Zhao, C., Shi, C., Lai, L., & Yan, Y. (2020). Self-oriented empathy and compassion fatigue: The serial mediation of dispositional mindfulness and counselor's self-efficacy. Frontiers in Psychology, 11, 613908. https://doi.org/10.3389/fpsyg.2020.613908.

Zhang, L., Zhang, T., Ren, Z., & Jiang, G. (2021). Predicting compassion fatigue among psychological hotline counselors using machine learning techniques. Current

Psychology，04，1 - 12. https：//doi. org/10. 1007/s12144 - 021 - 01776 - 7.

Zhang，L. ，Zhao，J. ，Liu，J. ，& Chen，K. (2021). Community disaster resilience in the CO-VID - 19 outbreak：Insights from Shanghai's experience in China. Risk Management and Healthcare Policy，13，3259 - 3270. https：//doi. org/10. 2147/RMHP. S283447.

Zhang，W. ，Du，Y. ，Yang，X. ，Wang，E. ，Fang，J. ，Liu，Z. ，Wu，S. ，Liu，Q. ，& Hu，Y. (2022). Comparative efficacy of face-to-face and internet-based cognitive behavior therapy for generalized anxiety disorder：A meta-analysis of randomized controlled trial. Frontiers in Psychiatry，13，832167. https：//doi. org/10. 3389/fpsyt. 2022. 832167.

Zhao，C. ，Shi，C. ，Zhang，L. ，Zhai，Z. ，Ren，Z. ，Lin，X. ，& Jiang，G. (2020). Establishment of online platform for psychological assistance during a public health emergency. International Journal of Mental Health Promotion，22 (3)，123 - 132. https：//doi. org/10. 32604/IJMHP. 2020. 011077.

Zheng，Y. ，Goh，E. ，& Wen，J. (2020). The effects of misleading media reports about COVID - 19 on Chinese tourists' mental health：A perspective article. Anatolia，31 (2)，337 - 340. https：//doi. org/10. 1080/13032917. 2020. 1747208.

Zheng，Y. -Y. ，Ma，Y. -T. ，Zhang，J. -Y. ，& Xie，X. (2020). COVID - 19 and the cardiovascular system. Nature Reviews Cardiology，17 (5)，259 - 260. https：//doi. org/10. 1038/s41569 - 020 - 0360 - 5.

Zhong，B. -L. ，Zhou，D. -Y. ，He，M. -F. ，Li，Y. ，Li，W. -T. ，Ng，C. H. ，Xiang，Y. -T. ，& Chiu，H. F. -K. (2020). Mental health problems，needs，and service use among people living within and outside Wuhan during the COVID - 19 epidemic in China. Annals of Translational Medicine，8 (21)，1392. https：//doi. org/10. 21037/atm-20 - 4145.

Zhou，J. ，He，B. ，He，Y. ，Huang，W. ，Zhu，H. ，Zhang，M. ，& Wang，Y. (2020). Measurement properties of family resilience assessment questionnaires：A systematic review. Family Practice，37 (5)，581 - 591. https：//doi. org/10. 1093/fampra/cmaa027.

Zhou，X. ，Guo，J. ，Lu，G. ，Chen，C. ，Xie，Z. ，Liu，J. ，& Zhang，C. (2020). Effects of mindfulness-based stress reduction on anxiety symptoms in young people：A systematic review and meta-analysis. Psychiatry Research，289，113002. https：//doi. org/10. 1016/j. psychres. 2020. 113002.

Zhou，Y. ，Hu，D. ，Zhang，K. ，Mao，J. ，Teng，F. ，Yu，T. ，Xu，K. ，Tan，R. ，Ding，X. ，& Liu，Y. (2020). The mechanism of family adaptability and cohesion in suicidal ideation among Chinese cancer patients. Journal of Psychosocial Oncology，38 (5)，612 - 626. https：//doi. org/10. 1080/07347332. 2020. 1757799.

Zhu，Y. ，Chen，L. ，Ji，H. ，Xi，M. ，Fang，Y. ，& Li，Y. (2020). The risk and prevention of novel coronavirus pneumonia infections among inpatients in psychiatric hospitals. Neuroscience Bulletin, 36 (3), 299 - 302. https: //doi. org/10. 1007/s12264 - 020 - 00476 - 9.

Ziemba, S. J. , Bradley, N. S. , Landry, L. -A. P. , Roth, C. H. , Porter, L. S. , & Cuyler, R. N. (2014). Posttraumatic stress disorder treatment for operation enduring freedom/operation iraqi freedom combat veterans through a civilian community-based telemedicine network. Telemedicine and E-Health, 20 (5), 446 - 450. https: //doi. org/10. 1089/tmj. 2013. 0312.

Zou, L. , Lam, N. S. , Cai, H. , & Qiang, Y. (2018). Mining Twitter data for improved understanding of disaster resilience. Annals of the American Association of Geographers, 108 (5), 1422 - 1441.

图书在版编目（CIP）数据

重大公共卫生事件下社会心理干预与重建 / 任志洪
著 . -- 北京：中国人民大学出版社，2024.6
国家社科基金后期资助项目
ISBN 978-7-300-32858-4

Ⅰ.①重… Ⅱ.①任… Ⅲ.①公共卫生-突发事件-
社会心理-心理干预-研究 Ⅳ.①R493

中国国家版本馆 CIP 数据核字（2024）第 104257 号

国家社科基金后期资助项目
重大公共卫生事件下社会心理干预与重建
任志洪 著
Zhongda Gonggong Weisheng Shijian xia Shehui Xinli Ganyu yu Chongjian

出版发行	中国人民大学出版社	
社　　址	北京中关村大街 31 号	**邮政编码**　100080
电　　话	010 - 62511242（总编室）	010 - 62511770（质管部）
	010 - 82501766（邮购部）	010 - 62514148（门市部）
	010 - 62515195（发行公司）	010 - 62515275（盗版举报）
网　　址	http://www.crup.com.cn	
经　　销	新华书店	
印　　刷	唐山玺诚印务有限公司	
开　　本	720 mm×1000 mm　1/16	**版　　次**　2024 年 6 月第 1 版
印　　张	25.5 插页 2	**印　　次**　2024 年 6 月第 1 次印刷
字　　数	438 000	**定　　价**　128.00 元